Georg-Christian Zinn

Ernst Tabori

Peter Weidenfeller

Ambulantes Operieren – Praktische Hygiene

Vorwort von Prof. Dr. Franz Daschner

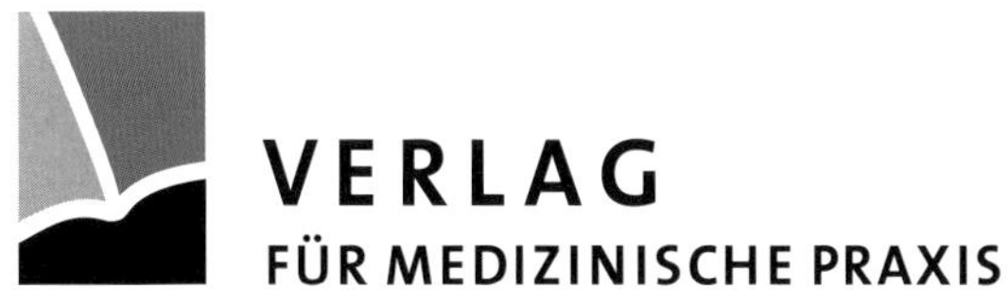

Neuauflage November 2012

Satz und Gestaltung: gutegrafik feinefotos Maria Reichenauer, Schwabmünchen
Lektorat: Sigrid Brust. Ihr Text-Service, Königsbrunn
Druck: AZ Druck und Datentechnik GmbH, Kempten
Printed in Germany

ISBN 978-3-938999-15-8

VERLAG FÜR MEDIZINISCHE PRAXIS
Zapf Media Group GmbH & Co. KG
Landsberger Str. 37 · D-86932 Pürgen
Tel.: +49 8196 9987660
E-Mail: info@verlag-medizin.de

Bildnachweis (sofern nicht in den Bildunterschriften gesondert vermerkt):

- Dr. Ernst Tabori, Freiburg i. Br.
- Dr. Georg-Christian Zinn, Ingelheim
- Dr. Bernhard Strittmatter, Freiburg i. Br.
- Dr. Dr. Daniel Groisman, Frankfurt a. M.
- Julia A. Tabori, Köln
- Ulrich Flury, Freiburg i. Br. (www.hygiene-im-bilde.de)
- Laurence Cuanillon, Lausanne
- Dr. Peter Weidenfeller, Stuttgart
- Dr. Verena Hoch, München
- Felix Zapf, Friedberg

Vorwort

„Endlich ein Buch, wie es wichtiger nicht sein kann!"

So lautete der Kommentar in der Fachzeitschrift „ambulant operieren" zur ersten Auflage von „Ambulantes Operieren – Praktische Hygiene". Und in der Tat war mit ihr ein Standardwerk erschienen, das praktischer und nützlicher nicht sein kann.

Seit seinem Erscheinen vor gut sechs Jahren hat sich im Bereich der Hygiene sehr viel getan. Die vollständig überarbeitete Neuauflage hat sowohl die Änderung des Infektionsschutzgesetzes, die neuen Landeshygieneverordnungen wie auch die neuen Empfehlungen der Kommission für Krankenhaushygiene und Infektionsprävention beim Robert Koch-Institut (KRINKO) eingearbeitet. Besondere Anerkennung verdienen die Autoren für ihre Mühe, auch die jüngsten Veröffentlichungen und deren Erkenntnisse berücksichtigt zu haben.

Neben einer anschaulichen Übersicht der Übertragungswege sowie der Hygiene im Praxis- und OP-Bereich werden alle relevanten Themen wie Bauhygiene, Abfallentsorgung, Personalschutz und rechtliche Rahmenbedingungen beim ambulanten Operieren behandelt und auch die Infektionserfassung und die Instrumentenaufbereitung präzise und griffig dargestellt. Ergänzt wird das neue Lehrbuch mit einem ausführlichen Kapitel über Multiresistente Keime einschließlich der neuen Einteilung multiresistenter gram-negativer Erreger (MRGN). Sehr differenziert und dennoch leicht verständlich erhält auch der technisch nicht so Interessierte eine Übersicht über Sinn und Unsinn Raumlufttechnischer Anlagen mit einer klaren Empfehlung für den Praxisbetreiber.
Zahlreiche Grafiken, Tabellen und Diagramme sowie aussagekräftige Bilder vervollständigen das rundum gelungene Werk.

Liebe Kolleginnen und Kollegen, dieses hochaktuelle Buch vereint übersichtliche Darstellung mit Detailtreue, klare und praktisch orientierte Empfehlungen mit fundiertem Hintergrundwissen.

Meiner Meinung nach das bisher beste Buch dieses Autorentrios!

Ihr Prof. Dr. Franz Daschner
Freiburg, im Oktober 2012

Autorenverzeichnis

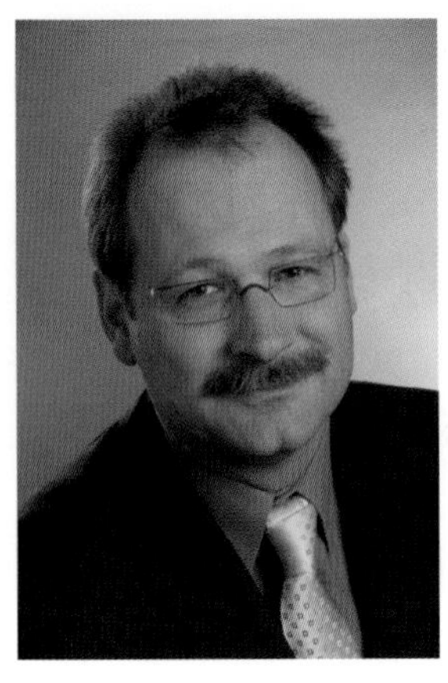

Dr. med. Ernst Tabori

- Studium der Psychologie und Humanmedizin in Freiburg, Bochum und Homburg
- Facharzt für Hygiene und Umweltmedizin, Infektiologe (DGI)
- Facharzt für Gynäkologie und Geburtshilfe
- Ärztlicher Direktor des Deutschen Beratungszentrums für Hygiene des Universitätsklinikums Freiburg (BZH)
- **Kontakt:** Deutsches Beratungszentrum für Hygiene (BZH GmbH), Schnewlinstraße 10, D-79098 Freiburg (www.bzh-freiburg.de)

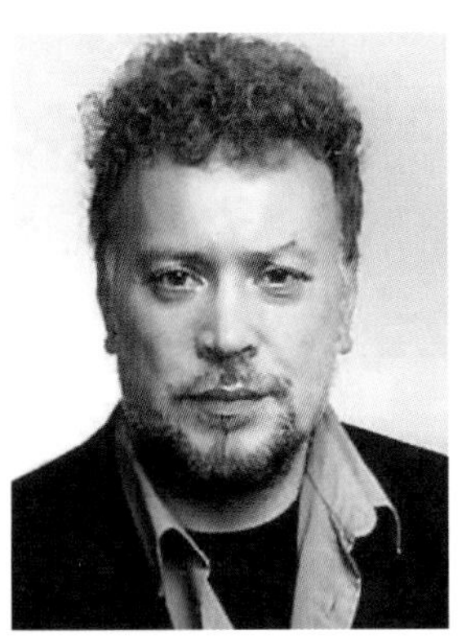

Dr. med. Peter Weidenfeller

- Studium der Humanmedizin in Aachen
- Facharzt für Hygiene und Umweltmedizin
- Facharzt für Mikrobiologie und Infektionsepidemiologie
- Leitender Mitarbeiter am Landesgesundheitsamt Baden-Württemberg, Stuttgart
- **Kontakt:** Regierungspräsidium Stuttgart, Landesgesundheitsamt, Nordbahnhofstraße 135, D-70191 Stuttgart (www.rp.baden-wuerttemberg.de)

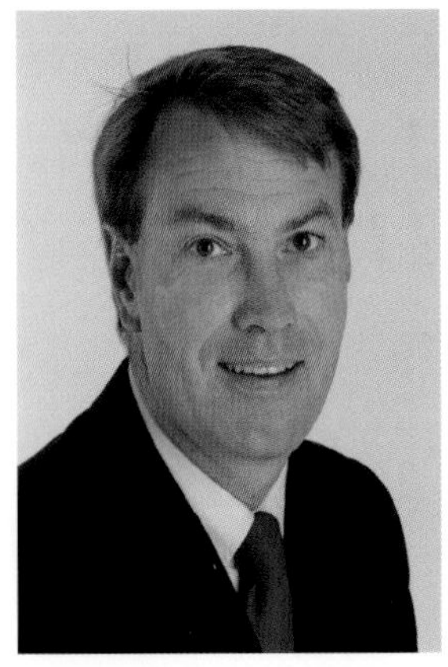

Dr. med. Georg-Christian Zinn

- Studium der Humanmedizin in Mainz
- Facharzt für Hygiene und Umweltmedizin
- Facharzt für Kinderheilkunde
- Ärztliches Qualitätsmanagement, Infektiologe (DGI)
- Leiter des Zentrums für Hygiene und Infektionsprävention der Bioscientia (ZHI), Ingelheim
- **Kontakt:** Bioscientia GmbH, Institut für Medizinische Diagnostik, Konrad-Adenauer-Str. 17, D-55218 Ingelheim/Rhein (www.bioscientia-hygiene.de)

Dr. med. Sandra Axmann, MPH postgrad.
Fachärztin für Hygiene und Umweltmedizin, Gesundheitswissenschaftlerin, Deutsches Beratungszentrum für Hygiene des Universitätsklinikums Freiburg (BZH)

Regina Babikir
Hygienefachkraft, Institut für Umweltmedizin und Krankenhaushygiene, Universitätsklinikum Freiburg

Joachim Becker
Leitende Hygienefachkraft, Qualitätsmanager im Gesundheitswesen, Auditor, Zentrum für Hygiene und Infektionsprävention (ZHI) der Bioscientia, Ingelheim

Dr. med. Peter Michael Bittighofer
Arzt für Arbeitsmedizin, Umweltmedizin, Leiter des Referats „Arbeitsmedizin, umweltbezogener Gesundheitsschutz, Staatlicher Gewerbearzt" am Landesgesundheitsamt Baden-Württemberg, Stuttgart

Prof. Dr. med. Markus Dettenkofer
Facharzt für Hygiene und Umweltmedizin, Leiter Sektion Krankenhaushygiene am Institut für Umweltmedizin und Krankenhaushygiene, Universitätsklinikum Freiburg

Dr. med. Winfried Ebner
Facharzt für Hygiene und Umweltmedizin, Leiter der Umweltmedizinischen Ambulanz am Institut für Umweltmedizin und Krankenhaushygiene, Universitätsklinikum Freiburg

Peter Glöckner
Geschäftsführer, Hygienefachkraft, frw Hygieneberatung GmbH, Mönchengladbach

Dr. med. Dr. med. dent. Daniel Groisman
Facharzt für Mund-Kiefer-Gesichtschirurgie, Fachzahnarzt für Oralchirurgie, Centrum für Mund-Kiefer-Gesichtschirurgie Bethanien – Competence Centrum Implantologie, Frankfurt am Main

PD Dr. Ursel Heudorf
Leiterin Abteilung Medizinische Dienste und Hygiene, Amt für Gesundheit, Frankfurt am Main

Dr. med. Frédérique Macher-Hanselmann
Fachärztin für Anästhesiologie, Anästhesiologische Gemeinschaftspraxis, Saarbrücken

Dr. med. Sylvia Parthé
Fachärztin für Mikrobiologie und Infektionsepidemiologie, Fachärztin für Laboratoriumsmedizin, Krankenhaushygienikerin (BÄMI), Zentrum für Hygiene und Infektionsprävention (ZHI) der Bioscientia, Ingelheim

Dr. med. Bernhard Strittmatter
Facharzt für Chirurgie und Proktologie, Vorsitzender des Berufsverbandes der Coloproktologen Deutschlands (BCD e.V.), Praxis für Koloproktologie Praxisklinik 2000, Freiburg

Dr. jur. Philip-André Zinn, LL.M.
Rechtsanwalt, ZinnBöcker Rechtsanwälte, Mannheim

Inhaltsverzeichnis

Einleitung

1

Liebe Kolleginnen und Kollegen,

seit dem Erscheinen der ersten Auflage dieses Buches ist das allgemeine Interesse an Hygiene und Infektionsprävention enorm gestiegen. Einen entscheidenden Anteil daran hat nicht zuletzt die öffentliche Berichterstattung. Das geänderte Infektionsschutzgesetz verpflichtet alle Bundesländer, eine eigene Landeshygieneverordnung zu erlassen, und stärkt die Empfehlungen der Kommission für Krankenhaushygiene und Infektionsprävention beim Robert Koch-Institut (KRINKO), da ihre Befolgung mit einer positiven Vermutungsregel assoziiert und ihnen folglich eine Indizwirkung beigemessen wird. In den vergangenen sechs Jahren sind zahlreiche neue Erkenntnisse hinzugekommen, die in die neuen Empfehlungen der KRINKO eingegangen sind.

Das große Interesse an der Erstauflage dieses Buches, das unter dem Motto *Aus der Praxis für die Praxis* stand, und die vielen positiven Rückmeldungen waren uns große Freude und Verpflichtung zugleich, weiterhin am Ball zu bleiben. Eine Neuauflage war inzwischen notwendig geworden, um die Änderungen und den beachtlichen Wissenszuwachs einzuarbeiten.

Alle Kapitel wurden vollständig überarbeitet, aktualisiert und ergänzt. Zu den bereits in der Erstauflage separat behandelten chirurgischen Disziplinen kam neu die Koloproktologie hinzu. Die Sorge über die zunehmende Zahl multiresistenter Bakterien sowie die Komplexität der erweiterten Resistenzmechanismen haben uns veranlasst, dem Thema ein eigenes Kapitel einzuräumen, in dem es ausführlich behandelt wird.

Wir danken allen unseren Mitautorinnen und -autoren, die ihr Wissen und ihre kostbare Zeit in das Verfassen der Kapitel investiert haben!

Die Herausgeber danken besonders dem Verlag, namentlich Herrn Christof Zapf, für die gute, konstruktive Zusammenarbeit, seine Geduld und Motivation und für die gelungene Ausstattung des Buches.

Dr. Georg-Christian Zinn, Ingelheim
Dr. Ernst Tabori, Freiburg
Dr. Peter Weidenfeller, Stuttgart

Oktober 2012

Dieses Buch ist
unseren Familien gewidmet,
die mit schier unendlicher Geduld
dessen Entstehen begleitet haben
und unzählige Stunden ihrer (Frei-)Zeit
opfern mussten. Ohne ihre Unterstützung,
Hilfe und Motivation wäre das Buch
nicht erschienen!

2 Rechtliche Grundlagen der Hygiene in der ärztlichen Praxis

Nach einer Reihe von Vorfällen in den vergangenen Jahren, die die hygienischen Zustände in Gesundheitseinrichtungen immer wieder in den Blickpunkt des öffentlichen Interesses gerückt haben, wurde im Jahr 2011 das Infektionsschutzgesetz geändert. In der Folge wurden alle Länder verpflichtet, bis zum 31.03.2012 Landeshygienegesetze zu erlassen. Damit haben sich auch für AOZs die gesetzlichen Vorgaben verschärft. In diesem Kapitel sollen die bestehenden und die neu hinzugekommenen gesetzlichen Regelungen behandelt und erklärt werden. Darüber hinaus werden die Art und Weise der durchzuführenden Kontrollen und die Besonderheiten der Rechtsfindung im Bereich der Hygiene deutlich gemacht.

In der Bundesrepublik wird unterschieden zwischen Gesetzen, welche die Hygiene zum Inhalt haben, und Richtlinien bzw. Normen, welche zwar keinen Gesetzescharakter haben, aber im Rahmen von rechtlichen Fragestellungen herangezogen werden. Die Überarbeitung des Infektionsschutzgesetzes 2011 hat insbesondere den KRINKO-Empfehlungen der Kommission für Krankenhaushygiene und Infektionsprävention beim Robert Koch-Institut (KRINKO) eine erweiterte Orientierungsverbindlichkeit verliehen (Reif 2012).

Hygiene im medizinischen Bereich ist mittlerweile ein wichtiges Qualitätskriterium, das aus der Sicht der Patienten teilweise einen ähnlich hohen Stellenwert wie die operative Leistung besitzt. Generell kann gesagt werden, dass die Hygiene noch weiter in den Fokus der öffentlichen Aufmerksamkeit gerückt ist.

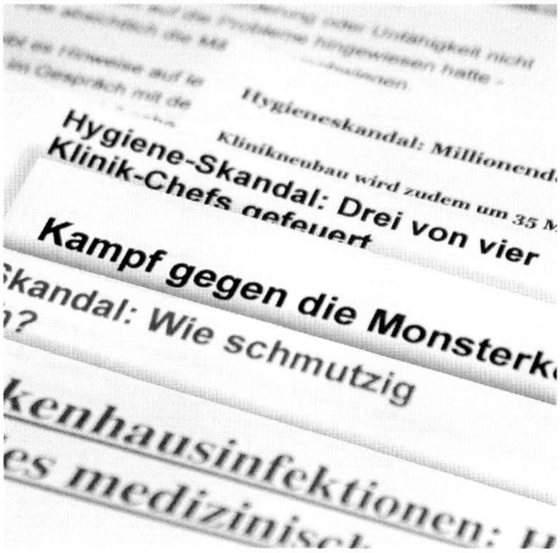

Abb. 2.1: Hygieneskandale in der Presse

Immer häufiger kommt es in diesem Zusammenhang auch zu juristischen Klärungen der Sachverhalte. So wurde im März 2012 in Fulda ein Chirurg zu zwei Jahren Haft ohne Bewährung aufgrund nachgewiesener Hygienemängel verurteilt (Ärztezeitung 2012).

Die Vorgaben der Gesetze, aber auch die Aufmerksamkeit der Öffentlichkeit in Bezug auf die Hygiene haben zu vermehrter Überwachung ambulant operierender Einrichtungen in der Bundesrepublik geführt.

Zwar gab es schon in der Vergangenheit eine Reihe von Gesetzen und Verordnungen, welche hygienische Inhalte behandelten, jedoch existiert in Deutschland kein bundeseinheitliches Hygienerecht, und die bestehenden Gesetze waren in der Regel ohne spezifischen Aussagewert bei zivilrechtlichen Beurteilungen hygienischer Fragestellungen. So waren spezielle hygienische Vorgehensweisen wie z. B.:

- Händedesinfektion
- Anrichten von Infusionen
- Hygienische Vorgaben für Operationen und Eingriffe
- Hygienische Organisation des Praxisablaufs

nicht explizit gesetzlich geregelt.

Durch die Überarbeitung des Infektionsschutzgesetzes im Jahr 2011 wurde den Empfehlungen der KRINKO eine positive Vermutungsregel verliehen (§ 23 Abs. 3). Damit erhalten sie einen Indizstatus. Bei zivilrechtlichen Fragestellungen kommen zusätzlich einzelne Urteile, sog. Präzedenzfälle, zustande, welche bei weiteren Rechtsstreitigkeiten und Rechtsfragen zur Entscheidungsfindung hinzugezogen werden.

Ein Beispiel bildet das Urteil des Landgerichts München I (AZ: 9 O 18834/00), welches in einem Schadensersatzprozess eindeutige Vorgaben zum unmittelbaren patientenbezogenen Vorrichten von i.v.-Medikationen machte. Ein Patient war nach einer Injektion mit Streptokokken der Gruppe A infiziert worden und daran verstorben. Als Ursache für die tödlich verlaufende Infektion wurden „en bloc" vorgerichtete Spritzen identifiziert. Das Gericht begründete im Urteil, dass das standardmäßige Vorrichten von Spritzen „en bloc" einen massiven Verstoß gegen die Maßgabe eines verantwortungsvollen hygienischen Vorgehens bedeutet und dass einschlägige Richtlinien das Anbrechen der Ampulle einer Injektionszubereitung erst unmittelbar vor der Injektion als korrekt ansehen. Dieses Urteil stellt seitdem in gewisser Weise eine Orientierung bei der Beurteilung vergleichbarer Fragestellungen zum Richten von Medikamenten dar; die Empfehlung des unmittelbaren patientenbezogenen Richtens von Medikamenten avancierte so über die Rechtsprechung zum verbindlichen Hygienestandard.
Dieses Beispiel zeigt, wie insbesondere in der Bundesrepublik sog. Richterrecht auch bei hygienischen Fragestellungen angewandt wird. Dort werden konkrete KRINKO-Empfehlungen ergänzt durch wissenschaftliche Arbeiten als Grundlagen genommen, um Recht bei zivilrechtlichen Fragestellungen zu sprechen. Dies geschieht aufgrund der Komplexität des Themas in der Regel (nur) unter Beteiligung von hygienischen Gutachtern.

Die wichtigsten Gesetze, welche sich in der Bundesrepublik mit Hygiene und hygienischer Qualitätssicherung beschäftigen, sind:

- Infektionsschutzgesetz (IfSG)
- Landeshygieneverordnungen
- Sozialgesetzbuch (SGB V)
- Medizinproduktegesetz (MPG)
- Medizinprodukte-Betreiberverordnung (MPBetreibV)
- Unfallverhütungsvorschriften (TRBA 250)
- Biostoffverordnung (BioStoffV)

Während bis 2011 nur in einigen Bundesländern (z. B. Sachsen, Berlin, Nordrhein-Westfalen, Saarland) sogenannte Landeshygieneverordnungen in Kraft waren, sind diese durch die Überarbeitung des Infektionsschutzgesetzes 2011 für alle Bundesländer verpflichtend und spätestens bis Frühjahr 2012 in Kraft zu setzen.

Die wesentlichen Inhalte der Landeshygieneverordnungen richten sich nach den Vorgaben der KRINKO. Dem föderalistischen Prinzip folgend sind diese Gesetze jedoch landesspezifisch verbindlich und nur in wenigen Punkten je nach Bundesland unterschiedlich. So können z. B. in Baden-Württemberg auch Veterinärmediziner als Hygieniker arbeiten, während Hessen verbindlich für Kliniken über 600 Betten zusätzlich sog. Hygieneingenieure vorschreibt.
In ihnen gelten dezidierte Anforderungen an die Organisation der Hygiene. Diese Landeshygieneverordnungen sind i.d.R. Hygienevorgaben, die eher auf Krankenhäuser denn auf ambulante Bereiche zugeschnitten waren; so werden in jeweiliger Abhängigkeit von der Art der Einrichtung und der vorgehaltenen Bettenzahl festangestellte Hygienefachkräfte, Hygienebeauftragte Ärzte bis hin zur Notwendigkeit eines eigenen Krankenhaushygienikers festgeschrieben. Zusätzlich verfügen einige Bundesländer über eigene Hygieneverordnungen für bestimmte Berufsgruppen wie Fußpfleger oder Heilpraktiker.
Genaue Vorgaben werden aber in den meisten Landeshygieneverordnungen bezüglich der Ambulant Operierenden Praxen gemacht. Diese müssen z. B. Hygieneverantwortliche Ärzte benennen. Auch müssen zusätzlich laut dem Infektionsschutzgesetz der jeweilige Antibiotikaverbrauch erfasst werden und Antibiotikaleitlinien Anwendung finden.

Dass behördliche Kontrollmaßnahmen Abweichungen von den geforderten Standards in Einrichtungen für ambulantes Operieren aufzeigen konnten, belegen die veröffentlichten Ergebnisse einer Studie des Amtes für Gesundheit Frankfurt am Main (Heudorf et al. 2003). Dort wurden 94 Praxen (Chirurgie, Dermatologie, Gynäkologie, Allgemeinmedizin, Ophthalmologie, HNO, Orthopädie und Urologie) durch das Gesundheitsamt begangen und die für die Hygiene festgesetzten Parameter mittels standardisierter Checkliste erfasst. Bewertet wurde die Praxis nach den Empfehlungen der Kommission für Krankenhaushygiene und Infektionsprävention am RKI und nach den Vorgaben aus der „Vereinbarung zur Qualitätssicherung beim ambulanten Operieren". In etwas weniger als der Hälfte der begangenen Praxen fehlte ein Hygieneplan.
Das größte Hygieneproblem stellte aber die defizitäre Instrumentenaufbreitung dar. Dabei wurden in einer Reihe von Praxen keine Desinfektionsmittel aus der VAH-DGHM-Liste eingesetzt bzw. es wurden nur Reiniger anstatt Desinfektionsmittel für die Instrumentenaufbereitung verwendet. Die Überprüfung der Sterilisatoren und die Dokumentation der Sterilisationsvorgänge waren zum Teil unzureichend. Ebenfalls negativ aufgefallen waren die erheblichen hygienischen Kenntnislücken der Praxisinhaber und des Personals im Hinblick auf sachgerechte Hygienestandards in den Praxen.

Die Ergebnisse der Folgebegehungen des Amtes für Gesundheit Frankfurt am Main aus den Jahren 2007-2010 wurden ebenfalls veröffentlicht (Heudorf et al. 2011). Dabei zeigten sich deutlich verbesserte Verhältnisse. Insbesondere die Hände-, Haut-und Flächendesinfektion, aber auch die Instrumentenaufbereitung wurden wesentlich standardisierter und hygienisch einwandfrei durchgeführt.
Diese Ergebnisse zeigen in eindrucksvoller Weise, dass nicht zuletzt durch die behördlichen Begehungen, aber auch durch das zunehmende Interesse der Öffentlichkeit und auch der AOZ selbst, zum Thema Hygiene einiges verbessert wurde.

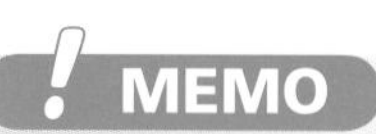

In der Bundesrepublik Deutschland existiert kein einheitliches Hygienegesetz, jedoch gibt es klare gesetzliche Vorgaben. Der Druck bzw. die Kontrolldichte durch die Kontrollbehörden nimmt jedoch hinsichtlich der einschlägigen Vorgaben und Empfehlungen der zuständigen Behörden deutlich zu, d. h. auch aus diesem Grunde steigt der Stellenwert der Hygiene und erfährt eine zunehmende Beachtung auch im niedergelassenen und v.a. ambulant operierenden Bereich. Mit dem Maß der Zunahme der Eigenverantwortlichkeit in Hygienefragen kommen bei der Umsetzung unweigerlich zusätzliche Belastungen auf die einzelnen Einrichtungen zu. Diesem Druck kann jedoch mit einer externen Unterstützung begegnet werden.

Um die Belastung für die einzelnen Einrichtungen auf ein vertretbares Maß zu reduzieren und vernünftige und vor allem bezahlbare Lösungen umsetzen zu können, ist es ratsam, auf externe hygienische Beratung zurückzugreifen. Langfristig führen nur die Umsetzung und Pflege der hygienischen Vorgaben im Sinne einer permanenten Anpassung und Verbesserung zu einem zuverlässig guten hygienischen Standard. Was wiederum eine deutliche Qualitätsverbesserung mit einem nicht zu unterschätzenden Wettbewerbsvorteil mit sich bringt.

Infektionsschutzgesetz

Das Infektionsschutzgesetz (IfSG 2008) löste mit Beginn des Jahres 2001 das Bundesseuchengesetz aus dem Jahr 1961 ab. Es ist das maßgebliche Gesetz zur Infektionsprävention in Deutschland. Im Sommer 2011 wurde es nicht zuletzt als Reaktion der Politik auf einige sog. „Hygieneskandale" überarbeitet.

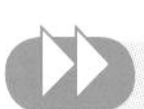

„Zweck des Gesetzes ist es, übertragbaren Krankheiten beim Menschen vorzubeugen, Infektionen frühzeitig zu erkennen und ihre Weiterverbreitung zu verhindern."

Dieses Ziel soll erreicht werden durch:

- Erkennen und Bekämpfen von Infektionskrankheiten
- Prävention übertragbarer Krankheiten
- Verbesserung des Öffentlichen Gesundheitsdienstes
- Verbesserung der Infektionsepidemiologie

Demzufolge beinhalten eine Reihe von Paragrafen hygienisch relevante Vorgaben:

§ **§ 36 des IfSG** beschäftigt sich mit der Einhaltung der Infektionshygiene und ist für Kliniken und auch ambulant operierende Zentren (AOZ) von maßgeblicher Bedeutung. Er besagt, dass Arzt- und Zahnarztpraxen sowie Einrichtungen sonstiger Heilberufe, in denen invasive Eingriffe vorgenommen werden, durch das Gesundheitsamt infektionshygienisch überwacht werden können. Dieser Passus stellt seit 2001 ein Novum dar, da diese Einrichtungen früher nicht der Überwachung durch die Gesundheitsämter unterlagen. Bis 2001 war nur die sog. „ereignisbezogene Begehung", die Begehung aufgrund eines konkreten Verdachts oder einer Anzeige durch die Gesundheitsämter, möglich. Das heißt, die Gesundheitsämter haben seit 2001 das Recht, Praxen infektionshygienisch zu überwachen.

In § 36 Abs. 2 wird erwähnt:

„.....Zahnarztpraxen sowie Arztpraxen und Praxen sonstiger Heilberufe, in denen invasive Eingriffe vorgenommen werden,... , bei denen durch Tätigkeiten am Menschen durch Blut Krankheitserreger übertragen werden können, können vom Gesundheitsamt infektionshygienisch überwacht werden." (IfSG 2000)

Grundlage dieser hygienischen Überwachung der Praxen bilden die Empfehlungen der Kommission für Krankenhaushygiene und Infektionsprävention am Robert Koch-Institut in Berlin. Weiter sieht § 36 IfSG die innerbetriebliche Festlegung von Hygieneplänen mit konkreten hygienischen Inhalten sowie Verfahrensanweisungen zur Infektionshygiene auch in Einrichtungen für ambulantes Operieren vor, welche den Kontrollbehörden auf Verlangen vorgelegt werden müssen.

Für Praxen und ambulant operierende Einrichtungen ist § 6 des Infektionsschutzgesetzes ebenfalls relevant. Er beinhaltet die namentliche Meldung bei Verdacht auf sowie Erkrankung und Tod durch bestimmte Infektionskrankheiten (*Abb. 2.2*):

Meldepflichtige Erkrankungen laut § 6 IfSG	
Botulismus	Milzbrand
Cholera	Pest
Diphtherie	Poliomyelitis
vCJK (neue Variante der Creutzfeld-Jakob-Krankheit)	Tollwut
Akute Virushepatitis	Typhus/Paratyphus
Hämolytisch-urämisches Syndrom (HUS)	Therapiebedürftige Tuberkulose
Virusbedingtes hämorrhagisches Fieber	Aviäre Influenza
Masern	Influenza
Meningokokken (Meningitis/Sepsis)	Schwere C. difficile-Erkrankungen

Abb. 2.2: Meldepflichtige Erkrankungen laut § 6 IfSG

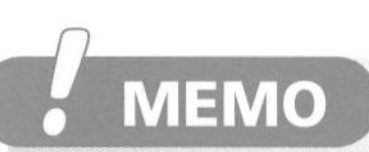

Seit August 2007 sind laut § 6 IfSG der Krankheitsverdacht, die Erkrankung sowie der Tod eines Menschen durch aviäre Influenza durch den Arzt namentlich meldepflichtig, zusätzlich auch schwere Erkrankungen an Clostridium difficile und Influenza.

Die Masernepidemie im Sommer 2006 in Nordrhein-Westfalen mit mehreren Tausend Erkrankten und zwei Todesfällen oder die Schweinegrippe 2009 und die EHEC- Erkrankungswelle in Norddeutschland 2011 zeigen, wie wichtig auch heute noch ein funktionierendes Meldewesen ist.
Seit 2012 wird die Ausweitung der Meldepflicht auf Röteln, Mumps, Windpocken und Keuchhusten beraten.

Zusätzlich sieht dieser Paragraf auch eine Meldepflicht bei gehäuftem Auftreten nosokomialer Infektionen vor. Ein solcher meldepflichtiger Infektionsausbruch kann schon bei zwei oder drei Fällen vorliegen, wenn Hinweise für eine Übertragung von Patient zu Patient vorhanden sind.
Dies ist zum Beispiel der Fall, wenn es – wie meist im Frühjahr – zu massenweisem Auftreten von Norovirus-Erkrankungen kommt.

Demgegenüber steht die namentliche Nennung bei Erregernachweis **(§ 7 IfSG)**. Es heißt:
„der direkte und indirekte Erregernachweis (ist) zu melden, soweit die Nachweise auf eine akute Infektion hinweisen."
Neu hinzugekommen ist die Meldepflicht von MRSA in Liquor und Blutkultur. In Hessen unterliegt zudem seit 2012 das Auftreten sog. Carbapenemasen-resistenter ESBL- Bakterien einer Labormeldepflicht.

§ In **§ 9 IfSG** wird auf die namentliche Meldung der Erkrankten an das Gesundheitsamt eingegangen. Dabei müssen weitaus genauere Angaben als nach dem alten Bundesseuchengesetz gemacht werden. Berücksichtigt werden u. a. Alter, Geschlecht, Wohnort und Infektionsquelle im Ausland.

Ein wichtiger Paragraf für ambulant operierende Einrichtungen und Praxen ist der **§ 23 IfSG**. Er schreibt die fortlaufende Erfassung, Aufzeichnung, Auswertung und Bewertung nosokomialer Infektionen und Krankheitserreger mit speziellen Resistenzen und Multiresistenzen in einer gesonderten Niederschrift vor:

„Leiter von Krankenhäusern und von Einrichtungen für ambulantes Operieren sind verpflichtet.... nosokomiale Infektionen und das Auftreten von Krankheitserregern mit speziellen Resistenzen und Multiresistenzen fortlaufend in einer gesonderten Niederschrift aufzuzeichnen und zu bewerten.... Dem zuständigen Gesundheitsamt ist auf Verlangen Einsicht in die Aufzeichnung zu gewähren."

Das heißt für die Einrichtungen, dass vom beauftragten Labor in regelmäßigen Abständen die Aufstellung der Liste der Krankheitserreger mit speziellen Resistenzen und Multiresistenzen anzufordern und zu bewerten ist. Zusätzlich müssen die in der Praxis aufgetretenen nosokomialen Infektionen, welche im Zusammenhang mit invasiven Eingriffen stehen (i.d.R. postoperative Wundinfektionen), aufgezeichnet und bewertet werden. Diese Aufstellungen sind den Kontrollbehörden auf Verlangen vorzulegen, wobei sie indes zur Mitnahme dieser Aufzeichnungen nicht befugt sind.

Liste der zu erfassenden Erreger gem. § 23 Abs. 1 Satz 1		
	Erregerspezies	Zu erfassen ist die Resistenz (auch Einzel-R) gegen folgende Substanzen, sofern im Rahmen der klinisch-mikrobiologischen Diagnostik getestet
1	S. aureus	Vancomycin, **Oxacillin**, Gentamicin, Chinolon Gr. IV (z. B: Moxifloxacin), Telcoplanin, Quinupristin/Dalfopristin
2	S. pneumoniae	Vancomyn, **Penicillin** (Oxacillin 1 μg), Cefotaxim, Erythromycin, Chinolon Gr. IV (z. B. Moxifloxacin)
3	E. faecalis E. facium	**Vancomycin**, Gentamicin ("high level": Gentamicin 500 mg/l; Streptomycin 1000 mg/1 (Mikrodil.) bzw. 2000 mg/l (Agrardilution), Telcoplanin E. faecium: zusätzlich Quinupristin/Dalfopristin
4	E.coli Klebsiella spp.	Imipenem/Meropenem, Chinolon Gr. II (z. B. Ciprofloxacin), Amikacin, Ceftazidim, Piperacillin/Tazobactam, Cefotaxim oder analoge Testsubstanz
5	Enterobacter cloacae Citrobacter spp. Serratia marcescens	Imipenem/Meropenem, Chinolon Gr. II (z. B. Ciprofloxacin), Amikacin
6	P. aeruginosa A. baumannii	Imipenem/Meropenem, Chinolon Gr. II (z.B. Ciprofloxacin), Amikacin, Ceftazidim, Piperacillin/Tazobactam
7	S. maltophilia	Chinolon Gr. II (z. B. Ciprofloxacin), Amikacin, Ceftazidim, Piperacillin/Tazobactam Cotrimoxazol
8	Candida spp.*	Fluconazol

* **Erfassung nur in Einrichtungen mit hämatologisch-onkologischen Abteilungen, auch von primär resistenten Spezies. Leitresistenzen sind fett gedruckt**

Abb. 2.3: Liste der Erreger mit speziellen Resistenzen und Multiresistenzen laut § 23 IfSG (KRINKO 2002)

Laut Infektionsschutzgesetz (IfSG) besteht für die nach § 23 IfSG angefertigten Aufzeichnungen eine zehnjährige Aufbewahrungsfrist. Bei unzureichender Führung oder Verweigerung der Einsicht oder Verstoß (Ordnungswidrigkeit) gegen diese Frist können prinzipiell Bußgelder bis zur Höhe von 25.000 Euro verhängt werden. Die bisherige Erfahrung zeigt allerdings, dass eher Fristen zur Umsetzung der Vorgaben gesetzt werden. Bei gravierenden Abweichungen wurden einzelne Einrichtungen durch die Gesundheitsämter jedoch auch schon zeitweilig geschlossen.
Seit 2011 haben laut § 23 Infektionsschutzgesetz nun Leiter von Krankenhäusern, Einrichtungen für ambulantes Operieren, aber auch von Arztpraxen und anderen Einrichtungen sicherzustellen, dass die nach dem Stand der medizinischen Wissenschaft erforderlichen Maßnahmen getroffen werden, um nosokomiale Infektionen zu verhüten und die Weiterverbreitung von Krankheitserregern, insbesondere solcher mit Resistenzen, zu vermeiden.

Des Weiteren wird beim RKI eine neue Kommission für Antibiotika, Resistenzen und Therapie (ART) einberufen, um in Zukunft genaue Vorgaben zur Antibiotikatherapie in Klinik und Praxis zu geben. Diese Empfehlungen sind dann für die Ärzteschaft bindend.

Medizinproduktegesetz/Medizinprodukte-Betreiberverordnung

Über die bisher genannten Gesetze hinaus sind in jüngster Zeit neben dem Medizinproduktegesetz (MPG 1998) insbesondere die Medizinprodukte-Betreiberverordnung (MPBetreibV 2002), d.h. die Verordnung über das Errichten, Betreiben und Anwenden von Medizinprodukten, mit ihrer Aktualisierung aus dem Jahr 2002 in den Fokus der Kontrollbehörden geraten. Durch das zweite Änderungsgesetz des Medizinproduktegesetzes (2. MPGÄndG) hat sich die Rechtslage für die Aufbereitung von Medizinprodukten geändert. Artikel 10 (Änderung der Verordnung für Betriebswege für Medizinprodukte) besagt, dass § 4 Absatz 1 und 2 wie folgt gefasst werden:

„1.) Der Betreiber darf nur Personen, Betriebe oder Einrichtungen mit der Instandhaltung (Wartung, Inspektion, Instandsetzung und Aufbereitung) von Medizinprodukten beauftragen, die die Sachkenntnis, Voraussetzungen und die erforderlichen Mittel zur ordnungsgemäßen Ausführung dieser Aufgabe besitzen.

2.) Die Aufbereitung von bestimmungsgemäß keimarm oder steril zur Anwendung kommenden Medizinprodukten ist unter Berücksichtigung der Angaben des Herstellers mit geeigneten validierten Verfahren so durchzuführen, dass der Erfolg dieser Verfahren nachvollziehbar gewährleistet ist und die Sicherheit und Gesundheit von Patienten, Anwendern oder Dritten nicht gefährdet wird. Dies gilt auch für Medizinprodukte, die vor der erstmaligen Anwendung desinfiziert oder sterilisiert werden. Eine ordnungsgemäße Aufbereitung nach Satz 1 wird vermutet, wenn die gemeinsame Empfehlung der Kommission für Krankenhaushygiene und Infektionsprävention am Robert Koch-Institut und des Bundesinstitutes für Arzneimittel und Medizinprodukte zu den Anforderungen an die Hygiene bei der Aufbereitung von Medizinprodukten beachtet wird. Die Fundstelle wird vom Bundesministerium für Gesundheit im Bundesanzeiger bekanntgemacht."

Die im Rahmen der Aufbereitung erfassten Messwerte, Prozessparameter und die Freigabeentscheidung sind in Anlehnung an § 9 Abs. 2 MPBetreibV aufzubewahren und auf Verlangen der zuständigen Behörde als Nachweis vorzulegen. Zusätzlich kommt es durch den expliziten Verweis auf die KRINKO-Empfehlung „Anforderungen an die Hygiene an die Aufbereitung von Medizinprodukten" zu sehr genauen Anforderungen, wie die einzelnen Aufbereitungsschritte und die damit zusammenhängende Dokumentation zu erfolgen haben. Erstmalig wird auch bei speziellen Tätigkeiten (z. B. der Aufbereitung von Kritisch-B-Instrumenten oder der Freigabe von Sterilgut) eine nachzuweisende Fachkunde bzw. im ambulanten Bereich eine entsprechend der Tätigkeit fundierte Sachkunde gefordert.

Durch diese Erwähnung erhält erstmalig eine KRINKO-Empfehlung Indizcharakter. Dies hat zur Folge, dass die Umsetzung dieser KRINKO-Empfehlung behördlicherseits überwacht wird und auch überwacht werden muss. Die Überwachung der Umsetzung der MPBetreibV ist allerdings je nach Bundesland unterschiedlich geregelt. Sie hat aber in einigen Bundesländern schon flächendeckend begonnen (z. B. Niedersachsen oder NRW). Je nach Bundesland verschieden ist die jeweilige Kontrollinstanz, welche die Umsetzung der Verordnung und die Instrumentenaufbereitung kontrolliert. In Nordrhein-Westfalen obliegt diese Aufgabe den Bezirksregierungen, in Hessen den Gesundheitsämtern und in Bayern der Gewerbeaufsicht.

Durchführung des Medizinproduktegesetzes (MPG), der Medizinprodukte-Betreiberverordnung (MPBetreibV) und der Medizinprodukte-Sicherheitsplanverordnung

Sehr geehrter Herr ....

gem. § 26 Abs. 1 des Gesetzes über Medizinprodukte (MPG) in der Fassung vom 07.08.2002 unterliegen Betriebe und Einrichtungen mit Sitz in Deutschland, in denen Medizinprodukte hergestellt, Klinik geprüft, angewendet, betrieben und aufbereitet werden, der Überwachung durch mich als zuständige Überwachungsbehörde. Um einen reibungslosen Ablauf der Inspektion zu ermöglichen, bitte ich für die Begehung die nachfolgenden Unterlagen bereit zu halten:

- Angewendete Reinigungs-, Desinfektions- bzw. Sterilisationsverfahren – Herstellerangaben zu den Verfahren, mit denen die Medizinprodukte aufbereitet werden sollen
- Darstellung der Verantwortlichkeiten und Aufgabenverteilung und Anzahl der Mitarbeiter in der Funktionseinheit, welche die Medizinprodukte aufbereitet (ggf. Organigramm)
- Liste der Medizinprodukte, die in Ihrer Betriebsstätte aufbereitet werden und deren Einstufung gemäß der Empfehlung des Robert Koch-Institutes (RKI) und des Bundesinstitutes für Arzneimittel und Medizinprodukte (BfArM) zu den Anforderungen an die Hygiene bei der Aufbereitung von Medizinprodukten
- Liste der Qualitätssicherungsmaßnahmen für die einzelnen Aufbereitungsverfahren und ggf. beauftragte Prüfeinrichtungen für diese Verfahren
- Liste der angewandten Normen
- Liste sämtlicher Arbeitsanweisungen
- Qualifikations- und Schulungsnachweise Ihres Personals
- Arbeitsanweisungen zur Prüfung der technisch-funktionellen Sicherheit der Medizinprodukte
- Arbeitsanweisung(en) über die Kennzeichnung der aufbereiteten Medizinprodukte bzw. deren Verpackung
- Validierungsunterlagen für alle Arbeitsschritte der Aufbereitung
- Bestandsverzeichnis gem. § 8 MPBetreibV der aktiven Medizinprodukte
- Gebrauchsanweisungen gemäß § 9 MPBetreibV und der Medizinprodukte-Sicherheitsplanverordnung
- Meldung von Vorkommnissen gem. § 3 MPBetreibV und der Medizinprodukte-Sicherheitsplanverordnung
- Unterlagen bzw. Protokolle der sicherheitstechnischen Kontrollen gemäß 6 MPBetreibV und der messtechnischen Kontrollen gemäß § 11 MPBetreibV
- Unterlagen über die Instandhaltung gemäß § 4 MPBetreibV

Abb. 2.4: Anschreiben Bezirksregierung Köln, Überprüfung MPG und MedProdbetreibV

Sozialgesetzbuch V

Weitere gesetzliche Vorgaben beinhalten die Vereinbarungen von Qualitätssicherungsmaßnahmen beim ambulanten Operieren gemäß des § 14 des Vertrags und nach § 115 b Abs. 1 Sozialgesetzbuch V (SGB V 1994). Bisher wurden lediglich baulich apparative, technische, hygienische und personelle Voraussetzungen gefordert. Seit dem 01.01.2004 werden zusätzliche Inhalte des Infektionsschutzgesetzes und der Medizinproduktebetreiberverordnung verlangt. Im Juli 2003 wurden Hygienestandards für operativ tätige Praxen verbindlich eingeführt. In § 6 werden explizit auch die im IfSG schon gesetzlich vorgeschriebenen Hygienepläne vereinbart (Felsing et al. 2005). Allerdings unterliegen die im Sozialgesetzbuch V geforderten Inhalte nicht der Überwachung durch die Gesundheitsbehörden. Jedoch stellen die hygienischen Inhalte in zunehmendem Maße die Grundlage der Vereinbarungen mit den Kassenärztlichen Vereinigungen dar und werden von ihnen und dem Medizinischen Dienst der Krankenkassen (MDK) kontrolliert.

Im Rahmen des Vertrags über die Förderung ambulant durchgeführter Katarakt-Operationen in der Vertragsärztlichen Versorgung zwischen der KV Nordrhein und der AOK Rheinland (Rahmenvertrag 2003) und der in diesem Zusammenhang erarbeiteten Checkliste werden das Vorhandensein von Hygienebeauftragten Ärzten und hygienischen Inhalten des § 115 SGB V abgefragt sowie eine Hygienezertifizierung gefordert. Die Tendenz geht eindeutig dahin, dass in Zukunft die Kostenträger verstärkt hygienische Inhalte abfordern und die Kostenerstattung von deren Umsetzung abhängig machen werden.

Unfallverhütungsvorschrift/TRBA 250

Ebenfalls erwähnt werden müssen die GUV-Regel Biologische Arbeitsstoffe im Gesundheitswesen und in der Wohlfahrtspflege (GUV-R 250/TRBA 250 2008) und die BGV A1 Unfallverhütungsvorschrift, d.h. die Berufsgenossenschaftlichen Vorschriften (Bundesverband der Unfallkassen 2008) für Sicherheit und Gesundheit, welche ganz konkrete Vorgaben bezüglich des Schutzes vor Verletzungen, Schutzkleidung, Immunisierung oder auch des Tragens von Schmuck in infektionsgefährdeten Bereichen beinhalten. Die neueste Änderung betrifft die Verwendung von Sicherheitskanülen, sofern in der Praxis Blut bei Patienten abgenommen wird, welche an einer parenteral übertragbaren Erkrankungen der Risikogruppe 3 (HIV, Hepatitis B, Hepatitis C etc.) leiden (Tabori 2007). Diese gesetzlichen Vorgaben werden von den Berufsgenossenschaften selbst überwacht und dienen hauptsächlich dem Personalschutz.

Biostoffverordnung

Die Verordnung über Sicherheit und Gesundheitsschutz bei Tätigkeiten mit biologischen Arbeitsstoffen vom 27.01.1999 in der letzten Änderung vom 23.12.2004 gilt für Tätigkeiten mit biologischen Arbeitsstoffen. Neben den hygienischen Grundregeln muss der Arbeitgeber festlegen, mit welchen biologischen Arbeitsstoffen in der Praxis umgegangen wird und welche Schutzstufen sich daraus ergeben, einschließlich der Tätigkeiten in deren Gefahrenbereich.

Allgemeines:	**Biologische Arbeitsstoffe sind:** ▸ Mikroorganismen (Viren, Viroide, Bakterien, Pilze, Protozoen) ▸ Gentechnisch veränderte Mikroorganismen ▸ Zellkulturen, die humanpathogene Infektionen, sensibilisierende oder toxische Wirkungen hervorrufen können ▸ Agenzien der übertragbaren spongiformen Enzephalopathien (z. B. BSE)
Tätigkeiten sind:	▸ Herstellen und Verwenden von biologischen Arbeitsstoffen ▸ Beruflicher Umgang mit Menschen, Tieren, Pflanzen, biologischen Produkten, Gegenständen und Materialien, wenn biologische Stoffe frei werden und Beschäftigte damit in Kontakt kommen können.
Gezielte Tätigkeiten:	▸ Sie sind bewusst auf die biologischen Arbeitsstoffe ausgerichtet ▸ Die biologischen Arbeitsstoffe sind der Spezies nach bekannt ▸ Die Exposition ist im Normalbetrieb bekannt oder abschätzbar
	▸ Nicht gezielte Tätigkeiten liegen vor, wenn eines dieser Kriterien nicht erfüllt ist. Im Krankenhausbereich liegen nicht gezielte Tätigkeiten vor.
Risikogruppen:	▸ Maßgeblich für die Einstufung eines biologischen Arbeitsstoffes in sog. Risikogruppen ist sein Gefährdungspotenzial

Abb. 2.5: Biostoffverordnung – Wichtige Begriffe

Laut Biostoffverordnung gelten einige Grundregeln:

- Für die einzelnen Bereiche ist ein Hygieneplan entsprechend der Infektionsgefährdung mit Maßnahmen zur Desinfektion, Reinigung und Sterilisation sowie Ver- und Entsorgung festzulegen.
- An Arbeitsplätzen mit Infektionsgefährdung darf nicht gegessen oder getrunken werden.
- Pausen- oder Bereitschaftsräume bzw. Tagesunterkünfte dürfen nicht mit Schutzkleidung oder kontaminierter Arbeitskleidung betreten werden.
- Straßenkleidung ist innerhalb des Schranks getrennt von Arbeits- und Schutzkleidung aufzubewahren.
- Die persönliche Schutzkleidung ist entsprechend den Vorgaben aus dieser Betriebsanweisung und den Hygienevorgaben zu benutzen.
- Die Arbeitsbereiche sind mit staubbindenden Reinigungsverfahren zu reinigen.
- Mit gebrauchten Skalpellen und Kanülen darf nicht manipuliert werden, insbesondere darf die Schutzhülle nicht zurückgesteckt werden. Spitze scharfe Gegenstände sind in gekennzeichneten Behältern zu entsorgen, diese dürfen nicht verdichtet werden.
- In Arbeitsbereichen mit Infektionsgefährdung dürfen an Händen und Unterarmen keine Schmuckstücke, Uhren und Eheringe getragen werden.
- Das klinisch-chemische Labor ist zu kennzeichnen.
- Die Maßnahmen zur Abwendung und Abgrenzung einer Infektion bei Stich- und Schnittverletzungen sind zu beachten. Beschäftigte mit Stich- und Schnittverletzungen melden sich in der chirurgischen Ambulanz. Dort wird die Verletzung behandelt und für die BG erfasst (ein gesondertes Verbandsbuch wird nicht geführt).

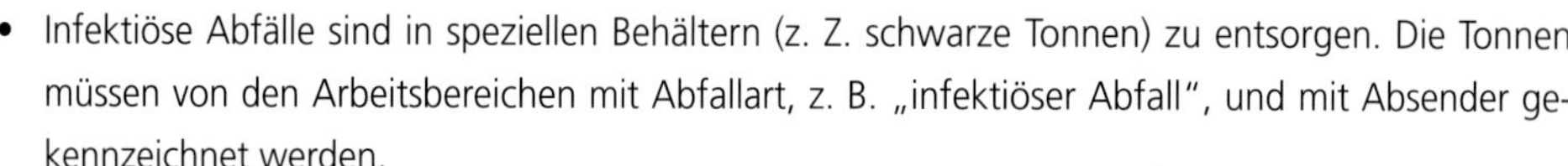

- Infektiöse Abfälle sind in speziellen Behältern (z. Z. schwarze Tonnen) zu entsorgen. Die Tonnen müssen von den Arbeitsbereichen mit Abfallart, z. B. „infektiöser Abfall", und mit Absender gekennzeichnet werden.
- Benutzte Wäsche, die kontaminiert ist, ist direkt abzuwerfen und in ausreichend widerstandsfähigen und dichten Behältern zu sammeln und so zu transportieren, dass Beschäftigte den Einwirkungen von Krankheitserregern nicht ausgesetzt sind. Infektiöse Wäsche wird in Wäschesäcken mit zusätzlicher gelber Kunststoffumhüllung gesammelt.
- Der innerbetriebliche Transport von gebrauchten Instrumenten hat außerhalb des Arbeitsbereichs in dicht verschlossenen und gegen Bruch geschützten Behältern zu erfolgen.
- Beschäftigte sind anhand dieser Betriebsanweisung vor Aufnahme der Tätigkeit und wiederkehrend zu unterweisen.
- Neben dem Schutz des Patienten vor Infektionen und sonstigen Anforderungen der Hygiene werden nachfolgend in erster Linie die persönlichen Schutzmaßnahmen für das Personal erläutert.

Persönliche Schutzausrüstung und Schutzmaßnahmen

Persönliche Schutzausrüstungen haben u.a. die Aufgabe, zu verhindern, dass Haut und/oder Kleidung – auch Arbeits- bzw. Berufskleidung – der Beschäftigten durch Krankheitserreger kontaminiert werden und unkontrollierbare Gefahren durch Keimverschleppung entstehen.
Je nach Beurteilung der Infektionsgefährdung muss die persönliche Schutzausrüstung gewählt werden (siehe auch *Kap. 14 Arbeitsschutz*):

Med. Einmalhandschuhe	immer dann, wenn Kontaktmöglichkeiten mit Blut, Körperflüssigkeiten, Ausscheidungen, Sekreten, Schleimhäuten, kontaminierten/infektiösen Körperarealen oder kontaminierten Gegenständen und Flächen bestehen
Chemikalienbeständige Handschuhe	immer dann, wenn Kontaktmöglichkeit mit kontaminierten Gegenständen, Flächen oder Instrumenten besteht und Chemikalien verwendet werden (z. B. Instrumentenaufbereitung)
Feste und flüssigkeitsdichte Handschuhe	immer dann, wenn Kontaktmöglichkeit mit kontaminierten Gegenständen besteht und die mechanische Belastung sehr groß ist (z. B. Müllentsorgung)
Mund-Nasenschutz / Schutzbrille	immer dann, wenn mit einem Verspritzen von Blut, Körperflüssigkeiten, Ausscheidungen, Sekreten etc. gerechnet werden muss
Atemschutzmasken (partikelfiltrierende Halbmaske der Schutzstufe 2)	beim Umgang mit Patienten mit offener Lungen-Tuberkulose (zum Schutz von Aerosolen)
Schutzkleidung (Plastikschürzen oder textile Schutzkittel zusätzlich zur Dienst- oder Bereichskleidung)	immer dann, wenn Kontaminationsmöglichkeit mit Blut, Körperflüssigkeiten, Sekreten, Ausscheidungen besteht und/oder zum Schutz vor Aerosolen

Abb. 2.6: Biostoffverordnung – Personalschutz

Relevante Richtlinien und DIN-Normen

Neben diesen reinen Gesetzesvorgaben, welche rechtlich verbindlich Vorgaben formulieren, sind noch die Empfehlungen der KRINKO zu nennen. Diese haben, wie bereits ausgeführt, durch die 2011 erfolgte Änderung des IfSG nun generell einen Indizstatus erhalten. In IfSG § 23 Abs. 3 heißt es: „ (...) Die Einhaltung des Standes der medizinischen Wissenschaft... wird vermutet, wenn ... die veröffentlichten Empfehlungen der Kommission für Krankenhaushygiene und Infektionsprävention beim Robert Koch-Institut (KRINKO) ... beachtet worden sind." Auch wenn die Empfehlungen dadurch nicht selbst zu gesetzlichen Vorgaben werden, greift bei ihrer Befolgung eine positive Vermutungsregel. Abweichungen sind zwar prinzipiell zulässig, müssen aber (gut) begründet sein, etwa durch Erkenntnisse aus der neueren wissenschaftlichen Literatur. Zusätzlich dienen sie auch bei den Kontrollen durch Gesundheitsämter oder die Bezirksregierung als inhaltliche Hilfen und Orientierungsstandards.

KRINKO-Empfehlungen

Das Robert Koch-Institut in Berlin ist ein Bundesinstitut des Bundesministeriums für Gesundheit und die zentrale Einrichtung der Bundesregierung auf dem Gebiet der Krankheitsüberwachung und -prävention. Als Gesundheitsbehörde der Bundesrepublik Deutschland ist das Robert Koch-Institut (RKI) auch für die Hygienevorgaben zuständig.

§ Im § 23 Abs. 1 heißt es: „Beim Robert Koch-Institut ist eine Kommission für Krankenhaushygiene und Infektionsprävention (KRINKO) eingerichtet, die Empfehlungen zur Prävention nosokomialer Infektionen sowie zu betrieblich-organisatorischen und baulich-funktionellen Maßnahmen der Hygiene in Krankenhäusern und anderen medizinischen Einrichtungen erstellt. Die Mitglieder der Kommission werden vom Bundesministerium für Gesundheit im Benehmen mit den obersten Landesgesundheitsbehörden berufen."

Die KRINKO gibt in regelmäßigen Abständen Empfehlungen zu speziellen Hygienethemen heraus. Von den älteren RKI-Empfehlungen kann abgewichen werden, wenn neuere wissenschaftliche Empfehlungen vorliegen.

Zusätzlich haben die Empfehlungen aufgrund ihrer Kategorisierung , d. h. der Wertung der wissenschaftlichen Evidenz der einzelnen hygienischen Aussagen, eine deutlich höhere wissenschaftliche Differenzierung als Normen z. B. der DIN und zeigen durch Nennung der zugrunde liegenden Literatur ihre wissenschaftliche Basis.

Die Empfehlungen der KRINKO enthalten seit 1999 wissenschaftlich belegte, evidenzbasierte, praxisnahe Empfehlungen, die von der Händehygiene bis zu Empfehlungen zur Prävention von postoperativen Wundinfektionen (KRINKO 2007) oder Empfehlungen zu Punktionen und Injektionen 2011 reichen. Im Jahr 2010 wurden die Kategorien aktualisiert und zukünftig angewandt (siehe *Abb. 2.7*).

Kategorien in der Richtlinie für Krankenhaushygiene und Infektionsprävention (KRINKO 2010)	
Kategorie IA:	Diese Empfehlung basiert auf gut konzipierten systematischen Reviews oder einzelnen hochwertigen randomisierten kontrollierten Studien.
Kategorie IB:	Diese Empfehlung basiert auf klinischen oder hochwertigen epidemiologischen Studien und strengen, plausiblen und nachvollziehbaren theoretischen Ableitungen.
Kategorie II:	Diese Empfehlung basiert auf hinweisenden Studien/Untersuchungen und strengen, plausiblen und nachvollziehbaren theoretischen Ableitungen.
Kategorie III:	Maßnahmen, über deren Wirksamkeit nur unzureichende oder widersprüchliche Hinweise vorliegen, deshalb ist eine Empfehlung nicht möglich.
Kategorie IV:	Anforderungen, Maßnahmen und Verfahrensweisen, die durch allgemein geltende Rechtsvorschriften zu beachten sind.

Abb. 2.7: Evidenzkriterien in der KRINKO von 2010

Folgende KRINKO-Empfehlungen sind für den Praxisbereich besonders relevant:

- Empfehlungen zur Händehygiene
- Prävention Gefäßkatheter-assoziierter Infektionen
- Anforderungen an die Hygiene bei der Reinigung und Desinfektion von Flächen
- Anforderungen an die Hygiene bei der Aufbereitung von Medizinprodukten
- Anforderungen der Hygiene bei Operationen und anderen invasiven Eingriffen (sowie der Anhang dazu)
- Prävention postoperativer Infektionen im Operationsgebiet
- Anforderungen an die Hygiene bei Punktionen und Injektionen

Wie bereits erwähnt, nimmt die im Jahr 2001 veröffentliche KRINKO-Empfehlung zu Anforderungen an die Hygiene bei der Aufbereitung von Medizinprodukten, welche durch Erwähnung in der Medizinprodukte-Betreiberverordnung quasi Gesetzescharakter hat, eine Sonderstellung ein, da sie bei der Kontrolle der Behörden als Grundlage zur Umsetzung der Betreiberverordnung genommen wird. Diese Empfehlung erscheint Ende 2012 in neuer Fassung. In der KRINKO-Empfehlung erfolgen genaue Vorgaben bezüglich Instrumentenklassifikation, Aufbereitungsverfahren, Qualitätsmanagement und Personalschulungen, welche auch genau nachgeprüft werden. Die Prüfbehörden sind je nach Bundesland unterschiedlich, in der Regel sind es entweder Mitarbeiter der Bezirksregierungen/Regierungspräsidien (z. B. in NRW und Hessen) oder die Gewerbeaufsichtsämter (z. B. Bayern) oder auch die Gesundheitsämter (z. B. Rheinland-Pfalz).

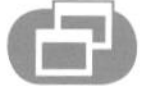

Alle KRINKO-Empfehlungen sind unter der Homepage des Robert Koch-Instituts unter www.rki.de herunterzuladen.

Für die Praxis heißt dies in Zukunft, dass die KRINKO-Empfehlungen umgesetzt werden müssen, lediglich bei Vorliegen neuerer wissenschaftlicher Erkenntnisse kann davon abgewichen werden.

DIN-Normen

Bei den DIN-Normen handelt es sich um technische Vorgaben, bei deren Entstehung und Formulierung auch Vertreter der Industrie beteiligt sind. Laut Bundesgerichtshof haben sie zunächst Empfehlungscharakter und sollen dem Ziel der Sicherheit von Menschen und Sachen sowie der Lebensverbesserung in allen Bereichen dienen. Man unterscheidet zwischen Deutschen Industrie Normen (DIN), welche in Deutschland Gültigkeit haben, und sogenannten Europäischen (EN) und ISO-Normen (International Organisation of Standardisation), welche internationale Geltung haben, z. B. DIN EN ISO 9001-2008.

Mit Inkrafttreten stellen Normen gleichwohl anerkannte Regeln der Technik dar und sollen der Sicherheit von Mensch und Sache sowie der Qualitätsverbesserung in allen Lebensbereichen dienen (BGH Urteil v. 06.06.1991). Normen werden jedoch nicht selten undifferenziert als Maß der Dinge angesehen. Aus hygienischer Sicht muss dazu Folgendes festgehalten werden: DIN-Normen stellen keinesfalls eine verbindliche Regelung des Stands der medizinischen Wissenschaft dar und können daher keine strikte, normgleiche Verbindlichkeit für sich in Anspruch nehmen. Ihre Inhalte können (in Teilen) veraltet sein und „Industrielastigkeit" aufweisen.

Dies führt dazu, dass bei mangelnder wissenschaftlicher Evidenz die KRINKO, wie im Fall der 2008 geänderten DIN 1946-4 zu RLT-Anlagen im medizinischen Bereich, explizit Stellung nimmt und die Aussagen der Norm präzisiert bzw. korrigiert (siehe auch *Kap. 10 RLT-Anlagen*).

Kommentar der KRINKO zur DIN 1946-4

Aufgrund mehrerer Anfragen zur Neufassung der DIN 1946-4 (2008), aus denen sich eine Verunsicherung medizinischer Einrichtungen und der Überwachungsbehörden erkennen lässt, gibt die KRINKO folgende Stellungnahme ab:

1. *Die Studienlage zum infektionsprophylaktischen Effekt von raumlufttechnischen Anlagen (RLT-Anlagen) mit turbulenzarmer Verdrängungsströmung zeigt gegenwärtig (Stand 12/2009) keinen Vorteil in Bezug auf die Prävention von postoperativen Wundinfektionen/Infektionen im Operationsgebiet (Kategorie III, keine Empfehlung, ungelöste Frage). Eine Differenzierung in Raumklasse I a und I b ist somit unter diesem Gesichtspunkt nicht gerechtfertigt (siehe auch Punkt 2).*
2. *Für viele andere Maßnahmen zur Prävention postoperativer Wundinfektionen/Infektionen im Operationsgebiet existiert dagegen umfangreiche Evidenz zu ihrer Wirksamkeit. Sie sollen entsprechend den Empfehlungen der KRINKO konsequent umgesetzt werden.*
3. *In den kürzlich erschienenen KRINKO-Empfehlungen „Personelle und organisatorische Voraussetzungen zur Prävention und Kontrolle von nosokomialen Infektionen" wurde das Berufsbild des Krankenhaushygienikers beschrieben. Dieses sollte entsprechend auch für die DIN 1946-4 (2008) zugrunde gelegt werden.*
4. *Das im Anhang F (normativ) aufgeführte mikrobiologische Monitoring ist für die Bewertung der einwandfreien Funktion der RLT-Anlage weder notwendig noch zielführend.*

Abb. 2.8: Mitteilung der Kommission für Krankenhaushygiene und Infektionsprävention (KRINKO Februar 2010)

Bauliche Voraussetzungen und Bauplanung

3

Bauempfehlungen für den ambulanten Bereich gibt es in Deutschland nur sehr wenige. Einrichtungen, in denen ambulante Operationseinheiten integriert sind, bedürfen jedoch einer durchdachten und am individuellen Bedarf orientierten Planung und gezielten Ausstattung. Dieses Kapitel beschäftigt sich mit den Hintergründen und der Evidenz baulicher Empfehlungen zur Verbesserung von Arbeitsabläufen, um die Fehlervermeidung durch die Umsetzung infektionspräventiver Maßnahmen zu erleichtern.

3.1 Allgemeine Aspekte

Die Zahl an Einrichtungen, in denen ausschließlich oder vornehmlich kleinere Eingriffe bis hin zu größeren Operationen ambulant durchgeführt werden, sogenannte Ambulant Operierende Zentren (AOZ), ist groß. Vor allem in der Allgemeinchirurgie, Dermatologie, Gynäkologie, Ophthalmologie, Koloproktologie, Orthopädie, Zahnheilkunde und Mund-Kiefer-Gesichtschirurgie (MKG) erfolgt eine große Zahl von Eingriffen, ob beim niedergelassenen Facharzt oder Medizinischen Versorgungszentrum (MVZ) bzw. im Krankenhaus, ambulant.

Die ambulante Durchführung eines invasiven Eingriffs bietet dem Patienten eine Reihe von Vorteilen, die in ihrer Vielzahl nicht alle im Einzelnen aufgeführt werden können, da die Motivation der jeweiligen Patienten und Einrichtungen vielfältig sind.

Oftmals orientierte sich die Empfehlung hinsichtlich baulicher Maßnahmen für Einrichtungen zur medizinischen Versorgung an technischen Regelwerken (z. B. DIN-Normen). Diese unterscheiden nur vereinzelt zwischen den Bedürfnissen eines Krankenhauses und AOZs. So wird nicht selten das technisch Mögliche gleichzeitig auch als das hygienisch Erforderliche angesehen. Dabei wurden der tatsächliche Vorteil oder der infektionspräventive Nutzen für Patient und Personal nur wenig oder gar nicht beachtet. Doch die Erkenntnis, dass überzogene (und realitätsferne) Forderungen nicht nur die Kosten in die Höhe treiben, sondern auch die Anschaffung von tatsächlich Benötigtem verhindern und sinnvolle Arbeitsabläufe behindern können, setzt sich erfreulicherweise immer mehr durch.

Vornehmlich bei der Einrichtung einer Operationseinheit ist eine durchdachte und den individuellen Bedürfnissen angepasste Planung und Ausstattung der Abteilung von entscheidender Bedeutung.

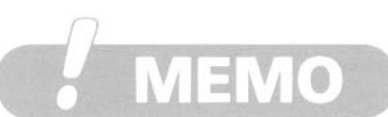

Hygienische Forderungen an die Bauplanung müssen sich v.a. am realen Bedarf der jeweiligen Einrichtung und der sinnvollen Gestaltung von Arbeitsabläufen orientieren. Nur so erfüllen sie ihren Beitrag zur Reduktion nosokomialer Infektionen. Dabei können Hygienevorgaben und der Wunsch nach einer kosteneffizienten Baustrategie Hand in Hand gehen.

Räumlich-technische Anforderungen an invasiv-operative Einheiten wurden in der Vergangenheit publiziert (Dettenkofer und Tabori 2006, Tabori et al. 2003, Daschner und Olbricht 2001, Grossart et al. 2000). Der

Hygienestandard bei der operativen Versorgung eines Patienten darf sich in einer chirurgischen Praxis von jenem in einem Krankenhaus nicht unterscheiden (RKI 2000), da jeder Patient das gleiche Anrecht auf eine medizinisch hohe Versorgungsqualität hat (Tabori 2005). Sowohl beim fachlichen Können, der technischen Ausstattung wie auch beim Hygienestandard werden keine qualitativen Divergenzen zwischen Krankenhaus und Ambulant Operierenden Zentren (AOZ) toleriert.

Um diesen Grundsatz tatsächlich sicherzustellen, hat das Infektionsschutzgesetz (IfSG) eine verbindliche Regelung getroffen: Einrichtungen für ambulantes Operieren unterliegen der infektionshygienischen Überwachung durch das Gesundheitsamt (§ 36, 1, IfSG). Darüber hinaus haben die Empfehlungen der KRINKO durch die 2011 erfolgte Änderung des IfSG eine Aufwertung erfahren. So wird ihre Befolgung mit einer positiven Vermutungsregel assoziiert, wodurch KRINKO-Empfehlungen einen Indizstatus erhalten (siehe *Kap. 2 Rechtliche Grundlagen*).

Dennoch unterscheidet sich die OP-Abteilung im Krankenhaus von der in einem (kleinen) ambulanten OP-Zentrum in einem bedeutenden Aspekt: der Variationsbreite der angebotenen Eingriffe. Dies betrifft sowohl die Fülle unterschiedlicher Fachdisziplinen als auch die Anzahl verschiedener Operationen. Die räumliche Gestaltung und technische Ausstattung der Praxisräume und der OP-Einheit müssen sich aus hygienischer Sicht an der chirurgischen Disziplin, der Eingriffsart, dem Eingriffsort sowie der durchschnittlichen Dauer der Operation orientieren. Weiterhin müssen das spezifische Wundinfektionsrisiko (u. a. bedingt durch die Patientenklientel) und die Anzahl der durchzuführenden operativen Eingriffe berücksichtigt werden (siehe *Abb. 5.1*).

Der klinisch erfahrene Operateur weiß, dass das postoperative Wundinfektionsrisiko (POWI oder Surgical Site Infection – SSI) in Abhängigkeit von den oben genannten Faktoren massiv streut. So ist das Infektionsrisiko bei einer Endoprothesenimplantation in der Orthopädie natürlich sehr viel größer als bspw. bei einer Katarakt-Operation, dermatologischen Warzenentfernung oder in der Koloproktologie. Entsprechend müssen auch die hygienischen Anforderungen an den Aufbau und die Ausstattung der einzelnen Operationseinheiten unterschiedlich formuliert werden. Bekannt ist auch, dass für eine Reduktion des SSI-Risikos v.a. die konsequente Realisierung der einschlägigen Empfehlungen zum hygienisch korrekten Arbeiten im OP von entscheidender Bedeutung ist, d. h. allen voran die Disziplin des Personals (Hauer et al. 2002, Tabori 2010).

Eine nutzbringende krankenhaushygienische Beratung hat sich daher stets an den individuellen Bedürfnissen des niedergelassenen Arztes und seinem individuellen Eingriffsspektrum auszurichten. Die erste Frage, die alle weiteren Entscheidungen beeinflusst, muss daher lauten: Was wird im (geplanten) AOZ operiert?

Level of Evidence	Untersuchung/Publikation
I	Metaanalysen randomisierter kontrollierter Studien
II	Randomisierte, kontrollierte Studien (RCT)
IIIa	Zeitgleicher (nicht-randomisierter) Kohortenvergleich
IIIb	Historischer (nicht-randomisierter) Kohortenvergleich
IIIc	Fall-Kontrollstudien
IV	Fallberichte ohne Kontrollgruppe

Tab. 3.1: Einteilung der Veröffentlichungen zu baulich-funktionellen Maßnahmen in Levels of Evidence (modifiziert nach Mindorff et al. 1999)

3.2 Einfluss von Baumaßnahmen auf das Infektionsrisiko

Ideal sind in der Medizin Empfehlungen, die evidenzbasiert sind bzw. eine wissenschaftliche Grundlage haben. Die Beurteilung des Einflusses/Erfolgs einer Handlungsweise oder eines Maßnahmenkatalogs ist wissenschaftlich schwierig und nur selten direkt an Veränderungen auszumachen, die sich zudem meist erst nach einem längeren Beobachtungszeitraum quantifizieren lassen. Dennoch müssen sich auch Bauempfehlungen daran messen lassen, welchen Beitrag sie zur Prävention nosokomialer Infektionen leisten können bzw. ob sie zu einer Verbesserung von Arbeitsabläufen und der Compliance geforderter Hygienestandards beitragen.

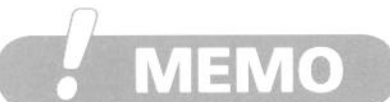

Das wesentliche Beurteilungskriterium aller hygienisch motivierten Maßnahmen ist ihr Beitrag zur Verbesserung von Arbeitsabläufen und der Compliance hinsichtlich geforderter Hygienestandards.

Es ist bekannt, dass die bauliche Gestaltung einer medizinischen Einrichtung durch die Bereitstellung der erforderlichen Räumlichkeiten für die Pflege und Therapie infektionsgefährdeter oder infektiöser Patienten (z. B. Intensivstationen oder Operationsabteilungen) zur Infektionsverhütung beitragen kann (Noskin und Peterson 2001). Was bislang nicht oder kaum untersucht wurde, ist die Frage, inwieweit einzelne baulich-funktionelle Maßnahmen, durch wissenschaftliche Daten belegt, zur Prävention von nosokomialen Infektionen tatsächlich beitragen (Dettenkofer und Tabori 2006).

In einer systematischen Literaturrecherche mit Erfassung und Auswertung der verfügbaren wissenschaftlichen Literatur zu diesem Themengebiet wurde diese Fragestellung bearbeitet (Dettenkofer et al. 2004) und in Zusammenarbeit mit dem deutschen Cochrane-Zentrum ausgewertet (Evidenzlevel nach Mindorff et al. 1999). Von 382 potenziell relevanten Publikationen konnten 178 eingeschlossen und evaluiert werden. Keine der gefundenen Literaturstellen konnte in Level I (Metaanalyse) oder Level II (randomisierte kontrollierte Studien) eingeteilt werden. Die meisten basierten auf Expertenmeinungen und sind daher Level V (siehe *Tab. 3.1*) zuzuordnen (Dettenkofer et al. 2004).
So konnten Kohortenstudien der Levelstufen IIIa und IIIb im Ergebnis zwar zeigen, dass die mikrobielle Umgebungskontamination in einem Krankenhausneubau nach dem Umzug zeitweise signifikant vermindert war, jedoch konnte keine Verringerung der Infektionsraten festgestellt werden (Maki et al. 1982). Selbst eine spezielle Isolierstation zeigte keinen signifikanten Rückgang von nosokomialen Infektionsraten (Chattopadhyay 2001).
Durch bauliche Verbesserungen war die Rate nosokomialer Infektionen (NI) in den meisten Untersuchungen nicht signifikant zu senken. Nur Studien zum Einfluss personalgebundener Maßnahmen, wie bspw. eine Personalaufstockung, höhere Anzahl von Waschbecken, größeres Platzangebot pro Patient oder eine insgesamt höhere Personaldisziplin, halfen Kreuzinfektionen zu reduzieren und konnten einen positiven Effekt zeigen (Mullin et al. 1997, Vincent et al. 1995, Goldmann et al. 1981, Smith et al. 1980).

Ähnlich ist das Ergebnis bei der Betrachtung des Einflusses baulich-funktioneller Maßnahmen bei Operationsabteilungen:
Drei von vier Studien konnten, trotz zum Teil sehr aufwendiger Baumaßnahmen, keine signifikante Senkung der NI-Rate feststellen (Leisner 1976, van Griethusen et al. 1996, Hansis et al. 1997). Die hiervon abweichende Untersuchung verglich bauliche Standards, die nach heutigen Gesichtspunkten inkomparabel sind (Millar et al. 1979).

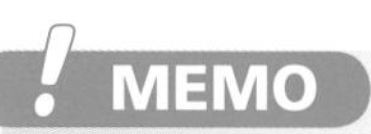

Baumaßnahmen in medizinischen Einrichtungen können erst in Kombination mit einem adäquaten Personalschlüssel, einem ausreichenden Kontingent an Instrumenten und der konsequenten Einhaltung grundlegender hygienischer Maßnahmen (allen voran der Händedesinfektion) eine signifikante Reduktion der Rate nosokomialer Infektionen ermöglichen. Damit die finanziellen Ressourcen sinnvoll verteilt und unnötige Ausgaben vermieden werden, gehört die Hygiene von Anfang an zu einer sorgfältigen Planung.

Eine Vielzahl der Studien berichtet über unterschiedliche Ergebnisse bei hygienisch/mikrobiologischen Umgebungsuntersuchungen, allerdings bei unterschiedlichen baulichen Verhältnissen in den untersuchten Bereichen. Untersuchungsgröße resp. ‚outcome'-Parameter war jeweils die Keimbelastung, nicht aber die Rate nosokomialer Infektionen. Bei der Bewertung muss jedoch berücksichtigt werden, dass ein kausaler Zusammenhang zwischen dem Kontaminationsgrad von Oberflächen z. B. im OP-Saal und der Häufigkeit von NI in der wissenschaftlichen Literatur nicht belegt ist.
Die Hauptaussage der Untersuchungen ist, dass ein geringeres Platzangebot sowie ein sinkender Pflegeschlüssel einen ungünstigen Einfluss auf die Rate nosokomialer Infektionen haben (Kibbler et al. 1998).

Fazit

Auf wissenschaftlicher Ebene sind nur wenige kontrollierte Studien verfügbar, in denen der Einfluss verschiedener Baumaßnahmen zur Senkung von NI untersucht wurde. Aus Untersuchungen zur Umgebungskontamination wurden Forderungen an die baulich-funktionelle Ausstattung von Krankenhäusern zur Prävention nosokomialer Infektionen gestellt, obwohl diese nicht notwendigerweise mit dem Infektionsgeschehen korrelieren. Baulich-funktionelle Gegebenheiten können jedoch unterstützend auf die Einhaltung essentieller Hygienemaßnahmen wie der konsequent durchgeführten Händedesinfektion wirken und damit indirekt zur Prävention beitragen.

PRAXISTIPP

Bei der Beratung und Planung einer Praxis und der ambulanten Operationseinheit muss die Krankenhaushygiene die jeweilige Fachrichtung mit ihrer speziellen Aufgabenstellung und zukünftigen Nutzung berücksichtigen.

3.3 Praxisplanung

Räumliche Aspekte

Wie an jedem Arbeitsplatz hat sich die Raumplanung einer Praxis am Bedarf der medizinischen Fachrichtung und der vorgesehenen operativen Eingriffe zu orientieren. Nur wenn die Raumgestaltung die Arbeitsprozesse sinnvoll, koordiniert und effizient ablaufen lässt, war die Planung erfolgreich. In den meisten Disziplinen haben die jeweiligen Fachgesellschaften Empfehlungen zur Gestaltung von geeigneten Räumlichkeiten und deren Einrichtung herausgegeben. Neben den fachspezifischen Aspekten, die bei der Planung individuell geregelt werden müssen, gibt es auch eine Reihe allgemeiner Merkmale, die bei der Planung zu berücksichtigen sind.
Die Standortwahl sollte sich u.a. auch an Kriterien wie Anbindung an öffentliche Verkehrsmittel, Parkplatzangebot, Transportmöglichkeit zum AOZ und vor allem Erreichbarkeit für Patienten und Besucher orientieren. Innerhalb der Einrichtung gilt es ebenfalls alles zu berücksichtigen, was unter dem Begriff der Barrierefreiheit

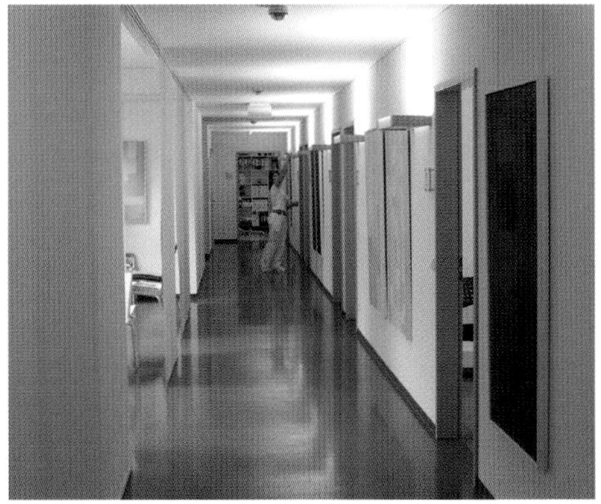

Abb. 3.1: Praxisflur ohne Hindernisse

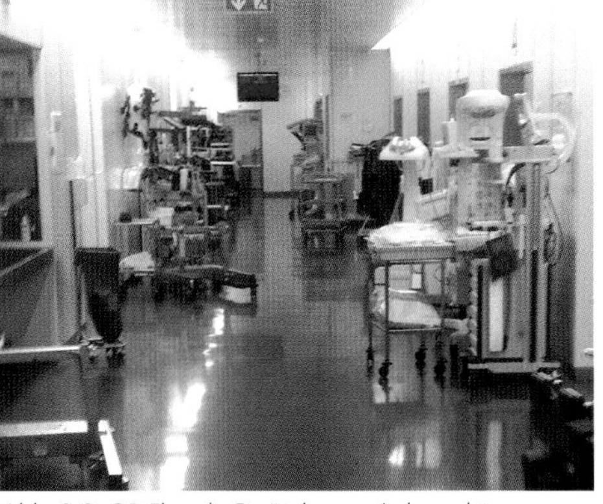

Abb. 3.2: OP-Flur als Gerätelager missbraucht

verstanden wird (Anfahrtsmöglichkeit für Krankentransporte, Rollstuhlrampen, Fahrstuhl, kanten- und stufenfreie Bauweise, u.v.m.). Die Frage, wie groß die Entfernung oder wie gut die Anbindung zur nächsten Klinik/Krankenhaus mit Notfallversorgung ist, wird für die einzelnen Fachdisziplinen sicherlich unterschiedlich gewichtet.

Selbstverständlich müssen die Räume der Einrichtung ihren Funktionen entsprechend, d. h. bedarfsorientiert, gestaltet sein. Für den Patienten ist es wichtig, dass die einzelnen Wege und Räumlichkeiten klar und eindeutig sowie gut lesbar gekennzeichnet sind. Hier wirken sich Versäumnisse bei der Planung, wenn die Barrieren die Beweglichkeit einschränken, sehr schnell aus.

Verkehrswege

Gänge, Türen, Handlauf, Aufzüge und Kreuzungspunkte müssen ihrem jeweiligen Zweck entsprechend ausreichend groß dimensioniert und verkehrstechnisch günstig, ohne Hindernisse (barrierefrei) begeh- und (bei Bedarf mit Rollstuhl und Liege) befahrbar sein (*Abb. 3.1*). Zu enge und für die Lagerung von Geräten und Gebrauchsmitteln „missbrauchte" Praxisflure sollten und können durch eine umsichtige Planung von z. B. Nischenabstellflächen an günstigen Stellen vermieden werden. Gleichzeitig ist bei der Planung stets an hinreichend große Lagerräume zu denken (*Abb. 3.2*). Ist die Einrichtung über mehrere Stockwerke verteilt, sind das Vorhandensein und die Erreichbarkeit von Aufzügen wichtig.

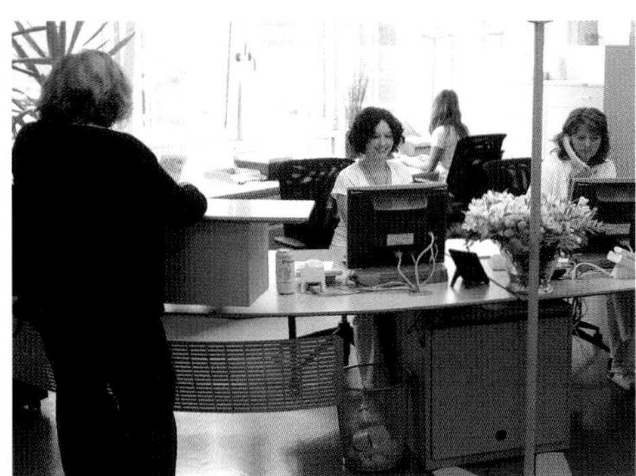

Abb. 3.3: Freundlich gestaltete Anmeldung

Anmeldung

Der Anmeldebereich ist in der Nähe der Eingangstür einzurichten, damit der Patient ohne Verzögerungen und lästiges Suchen sein Anliegen vorbringen kann. Die Anmeldung bzw. der Weg sind eindeutig zu kennzeichnen. Für den Patienten ist es sehr angenehm, wenn er gleich zu Beginn „identifiziert" ist und sich in der Einrichtung nicht fremd fühlt. Sie sollte hell und ansprechend gestaltet sein. Dennoch ist darauf zu achten, dass Diskretion und Privatsphäre beim persönlichen Gespräch oder Telefonat gewahrt bleiben. Da in diesem Bereich meist administrative Tätigkeiten stattfinden, sind keine über das normale Maß der gebotenen Reinlichkeit und Ordnung hinausgehende hygienische Anforderungen zu erfüllen (*Abb. 3.3*).

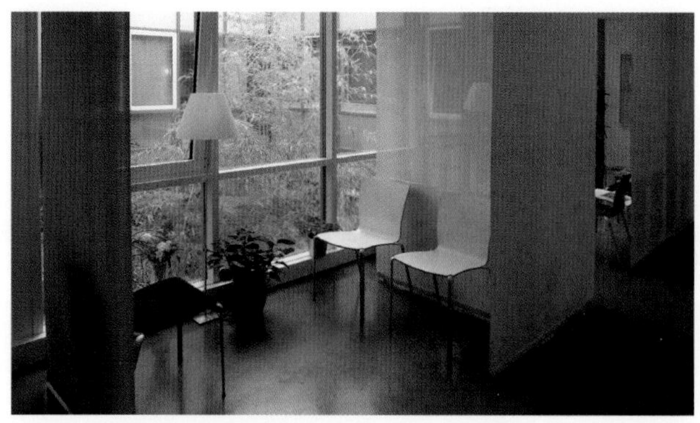

Abb. 3.4: Aufgelockerte Gestaltung des Wartebereiches

Wartezimmer

Der Wartebereich einer Praxis oder eines AOZ wird von vielen Patienten regelmäßig frequentiert. Es ist sozusagen das Aushängeschild einer Arztpraxis. Entsprechend wichtig ist, hier einen hellen, geräumigen und gut belüfteten Bereich zu schaffen, der zusammen mit der Gestaltung der Anmeldung dem Patienten einen freundlichen Empfang bereitet. Im Wartezimmer sollte zu keinem Zeitpunkt eine hektische oder angespannte Atmosphäre, z. B. als Ausdruck einer angespannten Arbeitsorganisation der Praxisabläufe, entstehen (*Abb. 3.4*).
Aus hygienischer Sicht stellt der Warteraum einen Übergangsbereich dar. Obgleich hier keine Patientenbehandlung durchgeführt wird, sollten dennoch einige hygienerelevante Aspekte bei der Planung beachtet werden.

Es ist sinnvoll, Zeitschriften, Bilderbücher und Kinderspielzeug im Wartezimmer anzubieten. Dieses Spielzeug muss leicht zu reinigen und desinfizieren sein. Am günstigsten sind Spielsachen aus Kunststoff, die regelmäßig maschinell gewaschen werden können.
Für Pflanzen im Warte- und Anmeldebereich eignen sich Hydrokulturen und stellen bei regelmäßiger Pflege kein Problem dar. In Behandlungs- oder Funktionsräumen sind keine Pflanzen aufzustellen.

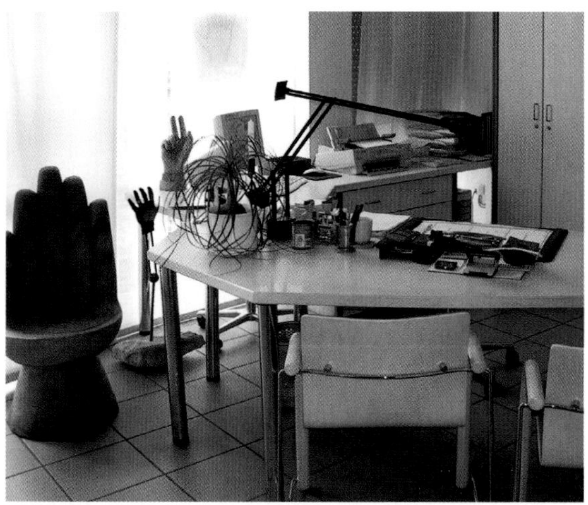

Abb. 3.5: Sprechzimmer in einer Praxis für Handchirurgie

Ausstattung der Praxisräume

Hygieneempfehlungen stehen dem individuellen Geschmack und den Gestaltungsvorstellungen des Praxisinhabers nicht im Wege (*Abb. 3.5*). Entscheidend ist, dass hier ebenfalls grundsätzliche Aspekte berücksichtigt werden, um die Übertragung von Keimen von Patient zu Patient zu verhindern.
Die Wände der Sprech-, Untersuchungs- und Behandlungsräume sind mit einem fugendichten Wandbelag zu versehen. Sie können mit (feucht reinigbaren) Tapeten belegt, z. B. Gitterfasertapeten (Cave: stoßempfindlich, siehe *Abb. 3.6*), oder glatt verputzt sein und mit einem gut zu reinigenden und für den Bedarfsfall desinfizierbaren Anstrich (z. B. auf Naturlatexbasis) versehen werden.
Bei der Wahl des Fußbodenbelags ist in erster Linie darauf zu achten, dass dieser gut zu reinigen und gegen die gebräuchlichen Flächen- sowie alkoholischen Händedesinfektionsmittel (durch unvermeidliche Spritzer bei der Händedesinfektion) beständig ist und nicht mit Material- und Farbveränderungen reagiert. Bei Unsicherheiten sollte eine Unbedenklichkeitserklärung des Herstellers oder Vertreibers eingeholt werden.

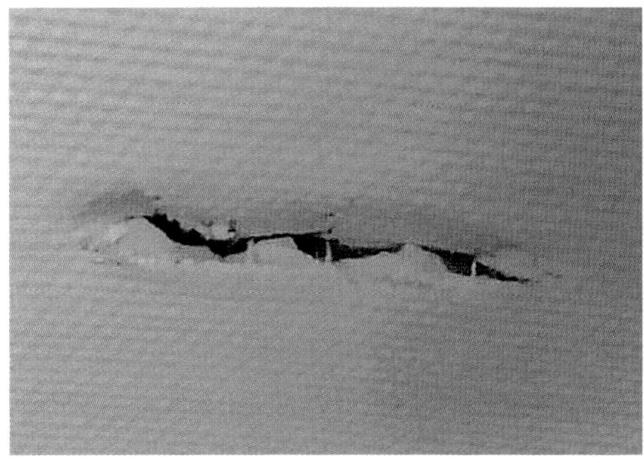

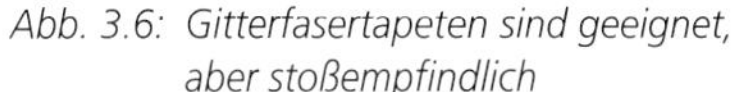

Abb. 3.6: Gitterfasertapeten sind geeignet, aber stoßempfindlich

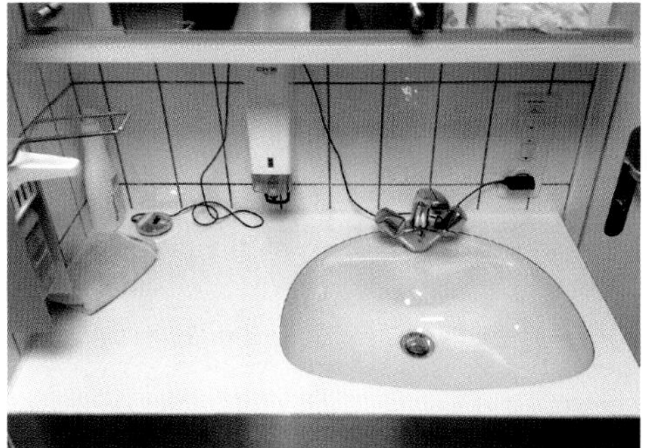

Abb. 3.7: Ungeeignete Armaturen und schlechte Stromführung

Einrichtung Untersuchungs- und Behandlungszimmer

Die Einrichtung der einzelnen Behandlungszimmer wird sich an den Erfordernissen der jeweiligen Fachrichtung und den persönlichen Vorlieben der Praxisinhaber orientieren. In allen Untersuchungs- und Behandlungszimmern gehört folgende Ausstattung zum Standard:

- Untersuchungsliege und/oder Untersuchungsstuhl mit Abdeckung als Unterlage (Papierrolle in Halterung) (*Abb. 8.7.1*)
- Ausreichende Arbeitsfläche auf Einbauunterschrank und/oder Ablagetisch
- Vorratsschränke (z. B. auch Unterbauschrank oder Oberschrank)
- Medikamentenschrank
- Medikamentenkühlschrank mit Thermometer (bspw. für Impfstoffe)
- Waschbecken mit Hygieneausstattung (Beschreibung siehe unten)
- Zusätzlich ein fahrbarer (Untersuchungs-) Hocker, eine geeignete Untersuchungsleuchte, ein fahrbarer Abwurfeimer (mit Müllbeutel), Kleiderhaken, u.a.

In reinen Schreib-, Dokumentations- und Sprechzimmern, in denen weder Patienten behandelt oder untersucht noch Patientenmaterial bearbeitet wird, kann aus hygienischer Sicht auf ein Waschbecken verzichtet werden (siehe *Abb. 3.5*). Hiervon unbenommen sind alle Räume, in denen Patientenkontakt stattfindet (wie z. B. Sprechzimmer), stets mit Desinfektionsmittelspendern auszustatten.

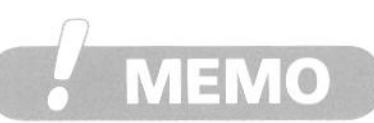

Waschbecken in medizinischen Einrichtungen sind mit Hygieneausstattung zu versehen, d. h. jeweils mit Seifen-, Händedesinfektionsmittel- und Einweghandtuchspender sowie einem Abfallsammelbehälter ohne Deckel in der Nähe des Waschplatzes. Hautpflegemittelspender sind ebenfalls vorzusehen.

Das Mobiliar sollte generell einer Feuchtreinigung und Wischdesinfektion unterzogen werden können. Hierzu eignen sich neben teuren Edelstahlausführungen auch glatte, geschlossene Kunststoffoberflächen, wie bspw. Resopal®, Corian® oder Eternit®. Die Kanten der Arbeitstische, der Regale sowie des gesamten Mobiliars müssen allseits fugendicht mit durchgehenden Umleimern versehen sein.
Stühle und Liegen sind so zu wählen, dass sie ohne Probleme routinemäßig zu reinigen und bei Bedarf zu desinfizieren sind. Holzmöbel und Holzfurnieroberflächen sind weniger geeignet und müssen auf jeden Fall mit desinfektionsmittelbeständigem Klarlack ausgerüstet sein.

Elektroanschlüsse sind an geeigneter Stelle einzuplanen. Generell sind Stromkabel fachgerecht zu verlegen und keinesfalls lose über Arbeitsflächen oder gar an Nassarbeitsplätzen (Waschbecken) entlang zu führen (*Abb. 3.7*). Vor den Fenstern können sowohl Vertikallamellenvorhänge wie auch Gardinen aus Stoff verwendet werden. Letztere stellen bei einer regelmäßigen sowie bedarfsgerechten Reinigung in der Waschmaschine (zwei- bis viermal/Jahr) kein hygienisches Problem dar.
Vor der Anschaffung des Mobiliars ist zu überprüfen, ob die ausgewählten Materialien mit den Anforderungen des Brandschutzes konform gehen.

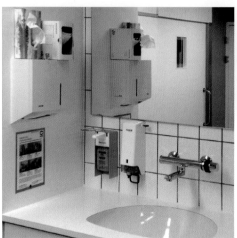

Abb. 3.8: Papiertuchspender als Ablage

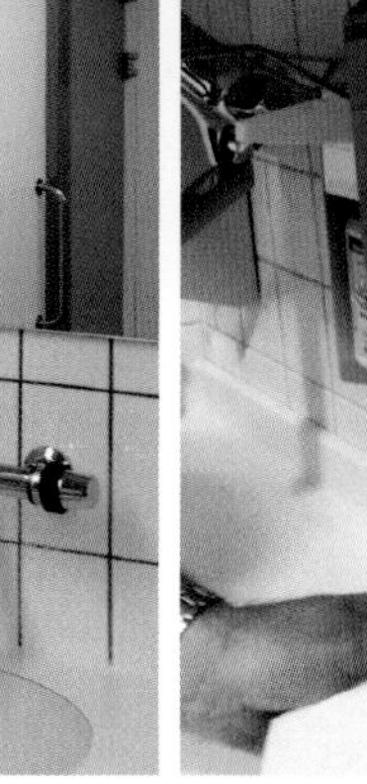

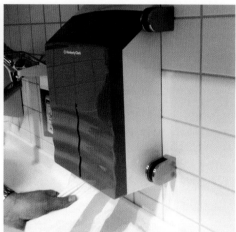

Abb. 3.9: Papierhandtuchspender mit abgerundetem Deckel

Waschbecken

Alle Untersuchungs- und Behandlungszimmer sowie Funktions- und Sanitärräume einer Praxis sind mit einem Waschbecken mit Ellenbogenmischhebelbatterie auszustatten (*Abb. 3.8*). Ellenbogenmischhebelbatterien stellen eine hygienisch gleichwertige Alternative zu lichtelektronisch gesteuerten Armaturen dar. Eine neuere Untersuchung hat sogar die hygienische Überlegenheit von mechanischen Wasserarmaturen gezeigt (Sydnor et al. 2012).
Die Waschbecken für das Personal sind generell mit einer sog. Hygieneausstattung, d. h. Seifen-, Händedesinfektionsmittel- und Einweghandtuchspendern sowie einem Abfallsammelbehälter (Nähe Waschbecken), auszustatten. Die Handtuchspender dürfen nicht als Ablagefläche verwendet werden (siehe *Abb. 3.8*), wie man es vielerorts sieht. Daher eignen sich Spender mit abgerundetem Oberteil (*Abb. 3.9*) gut, um dies zu unterbinden. Die Waschbecken sollten so montiert werden, dass sie leicht gereinigt werden können, d. h. am besten mit dauerelastischer Dichtmasse dicht verfugt mit der Wand verbunden sein. Gleiches gilt für Toilettenbecken, Bürsten- und Toilettenpapierrollenhalter und eventuell vorhandene Wandspiegel.

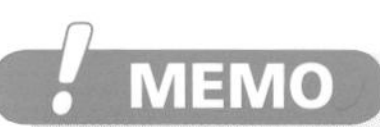

Aus hygienischer Sicht werden Stückseifen und Baumwollhandtücher zum mehrmaligen Gebrauch abgelehnt, da sie durch eine unkontrollierte Verkeimung oder Kreuzkontamination zu einem hygienischen Problem werden können. Seifen- und Einwegpapierhandtuchspender sind geeignet.

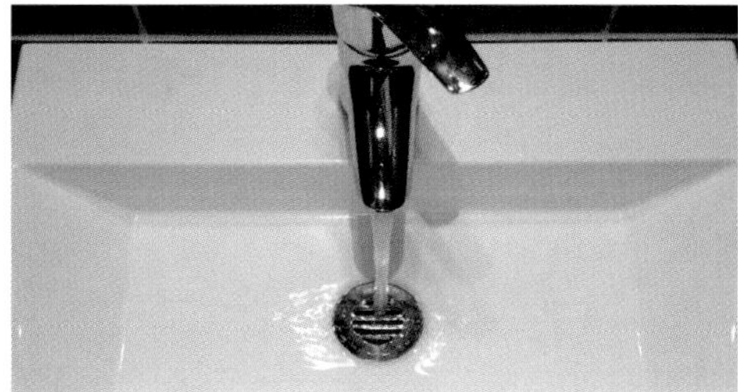

Abb. 3.10: Der Wasserstrahl darf nicht in die Abflussöffnung zielen

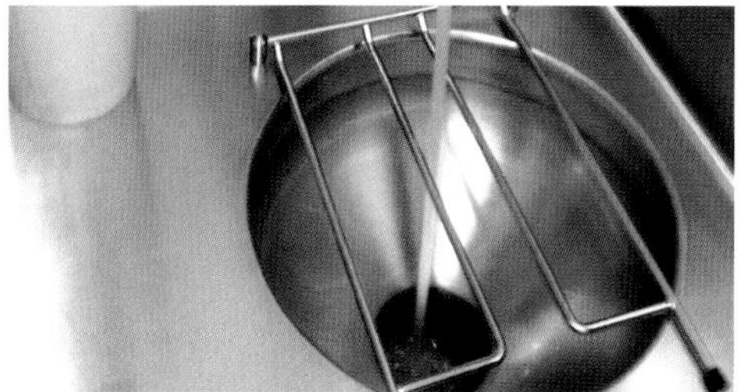

Abb. 3.11: Ausgussbecken mit falsch eingestelltem Wasserstrahl

Eine in diesem Zusammenhang häufig gestellte Frage ist, ob die regelmäßig empfohlenen und teuren „Ärztewaschtische" mit Waschbecken ohne Überlauf zwingend vorgeschrieben und hygienisch sinnvoll sind. Die theoretische Überlegung, die hinter dieser Empfehlung steht, leitet sich von der Erkenntnis ab, dass Überlauföffnungen in Verbindung zum Abflussrohr stehen und regelmäßig u. a. mit Feuchtkeimen besiedelt sind. Dieser im Grundsatz berechtigten Überlegung kann entgegen gehalten werden, dass der Nutzer für gewöhnlich mit der Überlauföffnung nicht in direkten Kontakt kommt. Es muss allerdings bei allen Waschbecken streng darauf geachtet werden, dass der Wasserstrahl nicht direkt auf den Siphon trifft, da hierdurch Feuchtkeime (z. B. Pseudomonas spp.) hochspritzen und ggf. keimbelastete Aerosole entstehen können (*Abb. 3.10*).
In OP-Sälen und Eingriffsräumen sind generell keine Waschbecken zu installieren, sondern nur in den vorgelagerten Bereichen. Aus hygienischer Sicht ganz entscheidend ist die gründliche Reinigung der Hände. Es muss darauf geachtet werden, dass es dabei nicht zur Rekontamination über einen Kontakt zum Waschbecken kommt. Da die Händedesinfektion im Anschluss erfolgt und die Hände dann ohnehin nicht in unmittelbarer Nähe zum Waschbecken, den Abfluss- und Überlauföffnungen sind, ist die Gefahr gering. Die Entscheidung über die Art der Waschbecken liegt beim Beteiber der Einrichtung. Außerhalb der genannten Räume spielt der Überlauf an Waschbecken vermutlich keine nennenswerte Rolle und sollten bei einer hygienischen Überprüfung nicht moniert werden.

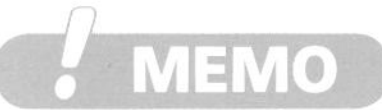

Der Wasserstrahl darf nicht direkt auf den Siphon treffen, um das (Rück-) Spritzen und eine eventuelle Aerosolbildung keimbelasteten Wassers zu vermeiden. Auf einen Abflussverschluss (Gummistopfen) ist zu verzichten.

Das für den medizinischen Einsatzbereich geeignete Waschbecken weist eine Mindestgröße und v.a. -tiefe auf, die ein regelrechtes Händewaschen ermöglichen, ohne gleichzeitig die Umgebung des Waschbeckens mit Spritzwasser zu kontaminieren. Sofern sich Arbeitsflächen im reinen Bereich, Instrumente und/oder Medikamente in der Nähe des Waschplatzes befinden, müssen die Waschplätze durch einen ausreichend großen Spritzschutz separiert sein. Arbeitstechnisch, aber auch psychologisch günstig sind Trennwände aus transparentem Material, das leicht zu reinigen und wischdesinfizieren sein muss.
Die Entsorgung von Schmutzwasser sollte ausschließlich über ein sogenanntes Ausgussbecken im Putz- resp. unreinen Arbeitsraum erfolgen (*Abb. 3.11*).

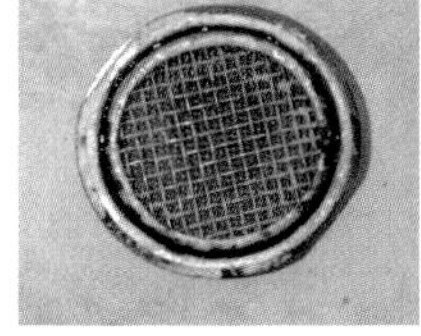

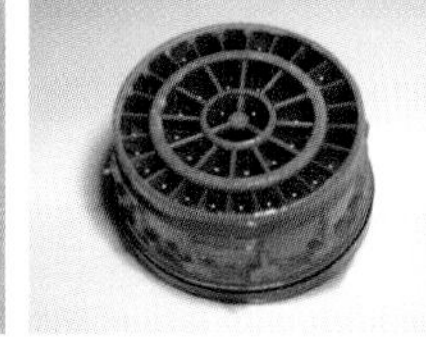

Abb. 3.12:
Siebstrahlregler verkalkt und mit Konkrementen im Innenteil

Abb. 3.13:
Laminarstrahlregler selbst nach längerem Intervall mit wenigen Rückständen

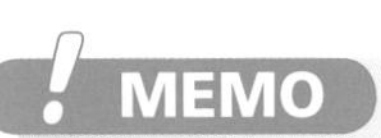

Die Wasserauslässe sind generell mit Laminarstrahlreglern (idealerweise aus Metall) auszustatten, da Siebstrahlregler (*Abb. 3.12*) bauartbedingt mehr Konkremente aus dem Leitungswasser zurückhalten und stärker verkeimen (*Abb. 3.13*).

Wasserführende und ständig feuchte Teile sind auf ihrer Oberfläche nicht selten mit einer Biofilmschicht schleimig-schmierig überzogen. Diesen Biofilm bilden Feuchtkeime, um für sie günstige Schutz- und Wachstumsbedingungen zu schaffen. Prinzipiell kann aus hygienischer Sicht zwar auf die Zwischenschaltung eines Strahlreglers verzichtet werden (was hygienisch besser wäre), jedoch wird dann das Wasser oft ungerichtet verspritzt und kann nachlaufen. Generell wird der Einbau von laminaren Strahlreglern empfohlen (*Abb. 3.13*).

Toiletten

Patiententoiletten sind barrierefrei an günstiger Stelle, z. B. im Bereich von Wartezimmer, Untersuchungs- und Behandlungsräumen und in der Nähe des OP-Bereichs bzw. Patientenumkleideraums zu platzieren und deutlich zu kennzeichnen. Die Arbeitsstättenverordnung fordert, dass Toiletten für Personal und Patienten getrennt sein müssen. Toilettenschüsseln werden ebenso wie die Bürstenhalter wandmontiert, um die Reinigung des Fußbodens zu erleichtern (siehe *Abb. 3.14*). Sowohl Patienten- als auch Besuchertoiletten sind generell mit Möglichkeiten zum Händewaschen, d. h. Waschbecken, Seifen- und Einweghandtuchspendern sowie einem waschbeckennahen Abfallsammelbehälter (ohne Deckel), auszustatten (siehe *Abb. 3.15*).
In der Regel werden bevorzugt Tiefspülertoiletten eingebaut. In Einrichtungen, in denen gelegentlich visuelle Stuhlkontrollen durchgeführt oder Stuhlproben genommen werden, sind Tiefspüler ungeeignet. Hier sind Kaskaden- oder Flachspüler-Toilettenbecken günstiger.
In den Sanitärräumen der Patienten ist eine Notrufanlage vorzusehen. Personalwasch- und -toilettenräume verfügen darüber hinaus zusätzlich über einen Händedesinfektionsmittelspender. In Patiententoiletten sind sie nicht zwingend gefordert.

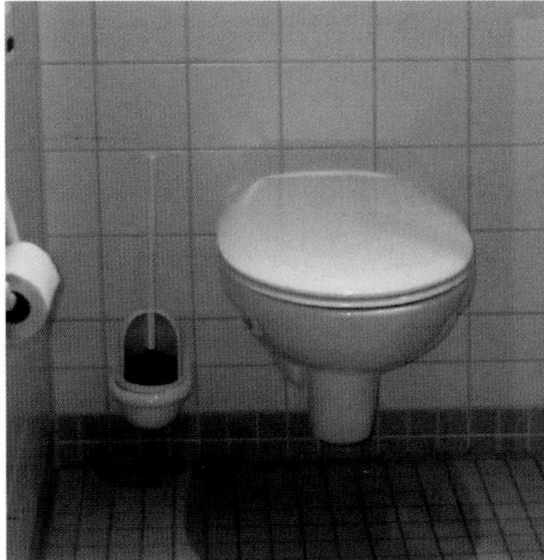

Abb. 3.14: Toilette und Bürstenhalter sind an der Wand zu montieren

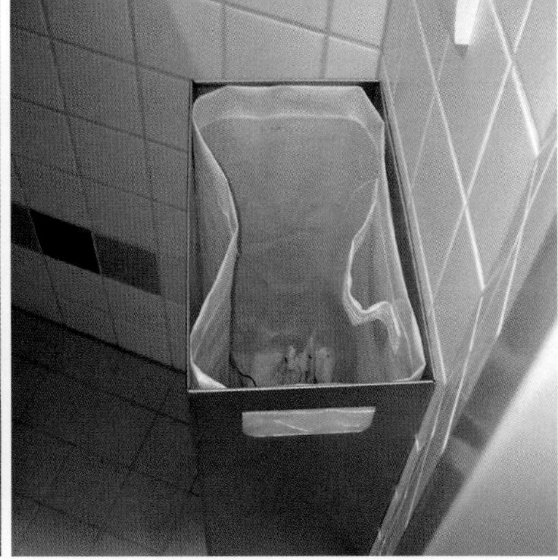

Abb. 3.15: Abfallbehälter sollte auch an der Wand montiert sein, damit er nicht umfallen kann und die Reinigungsarbeiten nicht behindert

Allgemeine Hinweise

Der verständliche Wunsch, dem Patienten in der Praxis eine freundliche und wohnliche Atmosphäre zu vermitteln, lässt die Wahl nicht selten zugunsten eines Holzparkettbodens oder textilen Bodenbelags ausfallen. In Korridor- und Empfangsbereichen, Schreibzimmern sowie Büro- und Aufenthaltsräumen stellen diese Bodenbeläge auch in Einrichtungen des Gesundheitswesens nicht grundsätzlich ein Problem dar, sofern die grundlegenden hygienischen Anforderungen an die Reinigung und ggf. Desinfektion gewährleistet sind. Für eine Verlegung in Funktions- oder Nasszonen der Praxis sind sie jedoch ungeeignet und werden nicht empfohlen.

Vor der Anschaffung muss für alle Arten von Bodenbelägen geklärt werden, dass sie auf die üblichen Flächendesinfektionsmittel und/oder Händedesinfektionsmittel auf Alkoholbasis nicht mit Farbveränderungen reagieren.

In sämtlichen Funktions- und Arbeitsräumen, in denen Patienten und Patientenmaterial (z. B. Blut, Urin) untersucht und behandelt werden, sind aus rein hygienischer Sicht glatte und geschlossenporige Materialien wie z. B. Linoleum, Kunstkautschuk oder PVC geeignet (siehe *Abb. 3.1*). Während Linoleum als Naturprodukt, das im Wesentlichen aus Korkmehl und Leinöl besteht, hygienisch und umweltmedizinisch unbedenklich ist, sind Bodenbeläge aus Kunststoffverbindungen wie PVC zwar hygienisch geeignet, wenig pflegeintensiv und in der Anschaffung verhältnismäßig günstig, können jedoch Lösungsmitteldämpfe und/oder Weichmacher (Phthalate) freisetzen und damit zu einer Raumluftbelastung führen. Protrahierte, über lange Zeiträume anhaltende Emissionen aus dem Klebstoff sind v.a. bei unebenem Untergrund und nachlässiger Verlegung nicht ungewöhnlich.

Aus diesen Gründen empfiehlt es sich, bei der Auswahl des Bodenbelagmaterials nicht zuletzt auch umweltmedizinische Aspekte und später eventuell anstehende Entsorgungsprobleme in die Überlegungen mit einfließen zu lassen. Auch müssen allgemeine Qualitätskriterien wie Abriebfestigkeit und Haltbarkeit, aber auch die üblichen Feuerschutzauflagen beachtet werden.

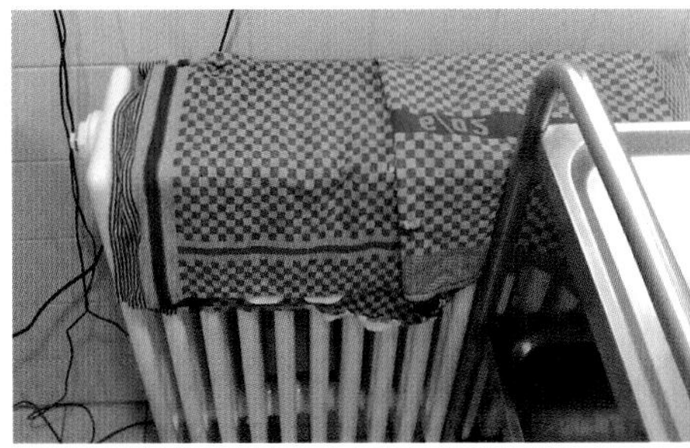

Abb. 3.16: Rippenheizkörper als (hygienisch unzulässig!) Wäschetrockner missbraucht

Platten- oder Rippenheizkörper sind leichter zu reinigen und eignen sich daher eher als Mehrfachplattenheizkörper mit Gitterabdeckung (*Abb. 3.16*). Für die Praxisräume sind Heizkörperverkleidungen ungeeignet. Die Temperierung der Räume über Bauteile (v.a. in den Funktionsbereichen und in der OP-Abteilung) stellt eine hygienisch günstige und flächensparende Variante dar.

Fenster von Behandlungs- und insbesondere Eingriffsräumen sind mit fugendicht angebrachten Insektenschutzgittern zu versehen. Die Oberflächen der Fensterrahmen wie auch eventueller Fensterbänke sind mit einer desinfektionsmittelbeständigen Oberfläche auszustatten.

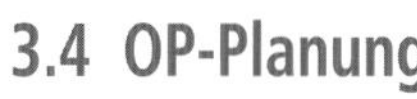

3.4 OP-Planung

Allgemeine Empfehlungen für die OP-Gestaltung in der Praxis

OP-Abteilungen und die dazugehörigen OP-Säle in einem Krankenhaus werden meist von allen oder zumindest vielen verschiedenen Fachdisziplinen und Operateuren genutzt. In Medizinischen Versorgungszentren (MVZ) reduziert es sich meist auf die Fächer, in denen ambulante Eingriffe durchgeführt werden. Dennoch können sie hier (v. a. bei Engpässen) ggf. auch für Eingriffe am stationären Patienten genutzt werden. Hingegen beschränkt sich die Nutzung der OP-Abteilung im ambulanten Operationszentrum (AOZ) in der Regel auf eine, allenfalls eine überschaubare Anzahl von operativen Fächern.
Während im Krankenhaus viele der OP-Säle als „Allrounder" genutzt werden, kann das Layout einer OP-Abteilung im modernen AOZ individuell, auf das Patienten- und Eingriffsspektrum zugeschnitten, gestaltet sein. Entscheidend für die Raumgestaltung ist stets, dass die Funktionalität und der medizinisch sinnvolle wie hygienisch sichere, kreuzkontaminationsfreie Ablauf der einzelnen Arbeitsschritte gesichert sind und die hygienisch notwendigen Maßnahmen wie bspw. die Händedesinfektion bedarfsgerecht durchgeführt werden können.

Ob und welche Art von RLT-Anlage aus klimatischen und/oder infektionspräventiven Gründen notwendig oder gewünscht ist, muss in Abhängigkeit von den geplanten Eingriffsarten, der örtlichen wie räumlichen Gegebenheit, v.a. der Lage und Ausrichtung der Immobilie, und natürlich den arbeitsphysiologischen Erfordernissen entschieden werden. Letztlich sind natürlich auch die Wünsche des Praxisinhabers von entscheidender Bedeutung und sollten auch unabhängig von hygienischen Erfordernissen respektiert und berücksichtigt werden. Da eine Evidenz für den infektionspräventiven Nutzen einer aufwendigen Lüftungstechnik turbulenzarmer Verdrängungsströmung mit laminarer Luftführung (LAF) für die Mehrzahl der Operationen nicht vorliegt und die Raumluft selbst bei orthopädischen Implantationsoperationen nicht als Haupterregerreservoir betrachtet werden kann (Kramer et al. 2010), wird der Einbau einer TAV-Decke in einem AOZ (in dem

- ➜ Strikte Trennung von allgemeinem Krankenhaus- und OP-Bereich
- ➜ Präoperative Vorbereitungszone mit räumlicher oder (zumindest) funktioneller Abtrennung
- ➜ Bedarfsorientierte Anzahl von ausreichend großen OP-Sälen bzw. Eingriffsräumen
- ➜ Geeignete Waschmöglichkeiten außerhalb der OP-Säle
- ➜ Angemessen große Arbeitsflächen zum Richten von Infusionen und Injektionen
- ➜ Lagerraum und Schränke/Regale zur Lagerung von Sterilgut, Medikamenten, Infusionen, OP-Wäsche und Geräten
- ➜ Für Reinigung und Desinfektion geeigneter fugendichter Fußbodenbelag (ebenso Wände und Decken im OP-Saal)
- ➜ Ausreichend große Fläche für die Sammelbehälter zur Entsorgung von OP-Wäsche und der verschiedenen Abfallfraktionen
- ➜ Einplanen eines separaten Raumes für die Reinigungsutensilien (Putzwagen etc.). Putz- und Entsorgungsraum können miteinander kombiniert sein

Tab. 3.2: Bauhygienische Anforderungen an OP-Einheiten

keine Implantationschirurgie vorgenommen wird) nicht erforderlich werden. Hüft-, Knie- und Schulter-TEP gehören bei der Mehrzahl der AOZ nicht zur Routine (siehe dazu auch *Kap. 10 Raumlufttechnische Anlagen*).

Im Alltag gehören nachweislich die konsequente Beachtung der Standardhygiene und zusätzliche Hygieneempfehlungen (jenseits der technischen Möglichkeiten) zu den maßgeblichen Mitteln, um das postoperative Infektionsrisiko im OP zu verringern.
Dazu gehören: Disziplin der Mitarbeitenden bezüglich Händedesinfektion, Reduktion der Gespräche während der Eingriffe auf das notwendige Maß, offene Türen und häufiges Betreten und Verlassen des Saals durch das Personal zu vermeiden, gewebeschonende Operationstechnik sowie die Blutstillung, Wahl des Materials für Abdeckung und Kleidung, und anderes mehr (Mangram et al. 1999, Tabori 2010) (siehe *Kap. 5 Hygiene im OP*).

PRAXISTIPP

Durch die individuelle Beurteilung, Beratung und maßgeschneiderte Empfehlungen können beim Bau eines AOZ nicht nur die Umsetzung eines modernen infektionspräventiven Hygienekonzepts sichergestellt, sondern darüber hinaus beachtliche Investitions- und Betriebskosten eingespart werden, die durch unnötige oder hygienisch unbegründete Baumaßnahmen hervorgerufen werden.

Eingriffs- und OP-Räume

Das RKI unterscheidet grob zwischen Eingriffs- und Operationsräumen (mit erhöhten Anforderungen an die Keimarmut) und legt unterschiedliche Maßgaben fest (RKI 1997, KRINKO 2000). Dabei werden die einzelnen ambulant ausführbaren Eingriffe den jeweiligen Räumen anhand eines Konsenses zwischen Berufsverband der Deutschen Chirurgen e.V. (BDC), der Kassenärztlichen Bundesvereinigung, den Spitzenverbänden der Krankenkassen und dem Robert Koch-Institut zugeteilt (RKI 1997).

Eingriffsräume

Der Eingriffsraum ist an den Erfordernissen der geplanten Nutzung orientiert auszurichten. Er muss in jedem Fall für den jeweiligen Bedarf genügend Fläche bieten. Die technische Ausstattung ist so zu wählen, dass die vorgesehenen Eingriffe für Patient und Personal gefahrlos und ohne Beeinträchtigung der Arbeitsabläufe durchgeführt werden können. Die verwendeten Oberflächen (Arbeitsflächen, Boden- und Wandbeläge, Mobiliar) müssen leicht zu reinigen und zu desinfizieren (Desinfektionsmittelbeständigkeit!) sein. Die Lagerung von Sterilgütern erfolgt (in großen Einrichtungen mit viel Material) in einem separaten (reinen) Raum oder in geschlossenen Schränken/Schubläden (siehe *Abb. 3.25*). Im Eingriffsraum sind im Zugangsbereich und zusätzlich arbeitsplatznah Händedesinfektionsmittelspender vorhanden.

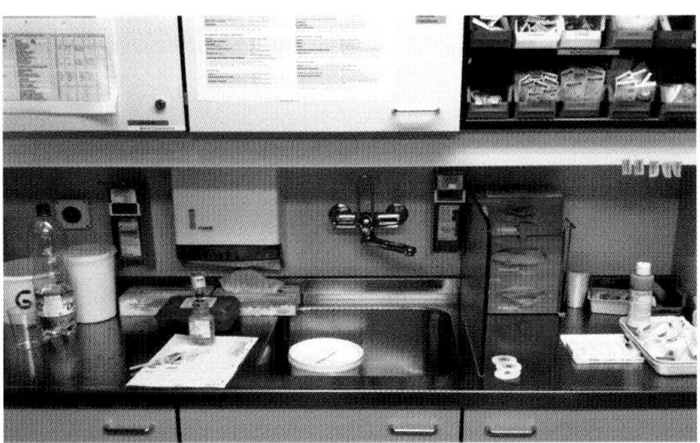

Abb. 3.17: Arbeitsfläche in einem Eingriffsraum: sehr voll gestellt und zu viel Material gelagert. Neben weiteren hygienisch unzulässigen Details.

Obgleich vonseiten der RKI-Empfehlung (1997) nicht ausdrücklich untersagt, sollten im Eingriffsraum, in dem operative Eingriffe gemäß RKI-Liste erfolgen, keine Waschbecken eingebaut werden (*Abb. 3.17*). Möglichkeiten zum Händewaschen sollten in der Nähe des Eingriffsraums selbstverständlich vorhanden sein.

Sofern die Aufbereitung der chirurgischen Instrumente und anderer Medizinprodukte nicht ohnehin – wie üblich und eindeutig bevorzugt – im zentralen Aufbereitungs- und Sterilisationsraum erfolgt, ist dafür ein abgetrennter eigener Raum mit separierter unreiner und reiner Zone vorzusehen (siehe *Kap. 7 Medizinproduktеaufbereitung*).

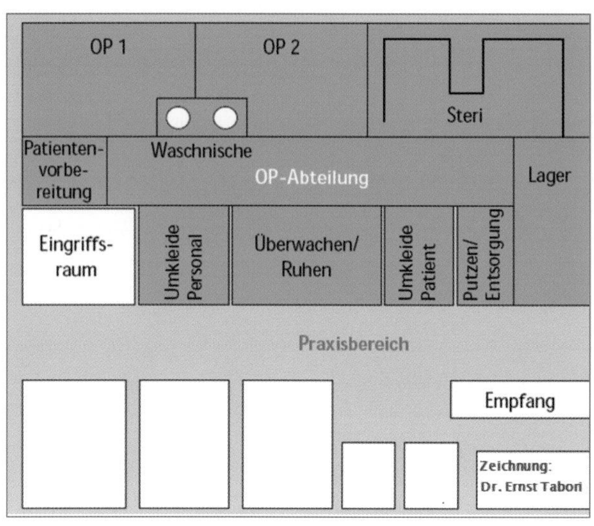

Abb. 3.18: Skizze einer (günstigen) Aufteilung der einzelnen Bereiche in einem Ambulanten OP-Zentrum

Obgleich Eingriffsräume gegenüber den anderen Räumen abgeschlossen sein müssen, müssen sie nicht in einer separierten Einheit (OP-Abteilung) untergebracht werden. Sind sie allerdings einer OP-Abteilung angegliedert, so kann der Zugang sowohl von der Praxis- wie der OP-Seite möglich sein (siehe *Abb. 3.18*). Dieses Raumkonzept bietet den Vorteil, dass der Operateur ohne lange Wege, umständliches Umkleiden und Zeitverlust kurz hintereinander sowohl Operationen in den OP-Sälen als auch kleinere Eingriffe im Eingriffsraum durchführen kann. Ist die OP-Kleidung sichtbar oder vermeintlich kontaminiert, so ist unabhängig von der Art des Nachfolgeeingriffs ein Kleiderwechsel erforderlich. Zahnärztliche Behandlungsräume sind der Zuordnung nach dem Eingriffsraum gleichzustellen.

Operationssaal und -abteilung

Der Operationssaal (*Abb. 3.19*) ist im Gegensatz zum Eingriffsraum immer innerhalb einer Operationsabteilung integriert. Die Operationsabteilung ist eine geschlossene, funktional autarke Einheit, die neben den OP-Sälen auch über die erforderlichen Nebenräume und Funktionsbereiche verfügt. Sie ist gegenüber dem übrigen Praxis- oder Klinikbereich abgetrennt und verfügt über klar geregelte Zugangsmöglichkeiten für Personal und Patient (*Abb. 3.18*). Zugangsberechtigung und Zugangsregeln sind festzulegen, zu dokumentieren und den Mitarbeitern der Einrichtung bekannt zu machen und müssen von allen befolgt werden.
Darüber hinaus muss die Materialversorgung sowie Entsorgung von Abfall und gebrauchten Instrumenten so geregelt sein, dass sowohl Kreuzkontaminationen als auch Beeinträchtigungen des Patienten oder der Arbeitsabläufe ausgeschlossen sind. Insbesondere ist dafür zu sorgen, dass keine unkontrollierte Lagerung von Material sowie von Abfallsäcken im OP-Flur erfolgt. Die Organisation ist so festzulegen, dass der zeitnahe Abtransport der Abfallfraktionen sowie der der gebrauchten Instrumente sichergestellt sind.

Die bauliche und organisatorische Struktur der OP-Abteilung eines ambulanten Operationszentrums entspricht im Grundsatz der eines Krankenhauses und sieht wie folgt aus (siehe auch *Tab. 3.2*):

- Klare Trennung von allgemeinem Praxis- und OP-Bereich (siehe *Abb. 3.18*)
- Patientenumkleideraum und/oder -übergabebereich
- Personalumkleideräume mit an den Bedarf angemessener Größe und Trennung in unreine und reine Zone. Toiletten sowie ein Waschbecken mit Hygieneausstattung in der unreinen Zone. Händedesinfektionsmittelspender vor der Zugangstür zum OP-Bereich

- Räumliche oder (zumindest) funktionelle Trennung der präoperativen Vorbereitungszone für den Patienten
- Eine an den Bedarf angepasste Anzahl von ausreichend großen OP-Sälen bzw. Eingriffsräumen
- Chirurgische Händedesinfektion sowie das Waschen der Hände muss in der Nähe, jedoch außerhalb des OP-Saals möglich sein
- Angemessen große Arbeitsflächen zum Richten von Infusionen und Injektionen (bspw. im Vorbereitungs- oder Einleitungsbereich)
- Schränke/Regale zur Lagerung von Sterilgut, Medikamenten, Infusionen und OP-Wäsche und -Abdeckmaterial
- Unreiner Arbeitsraum
- Entsorgungsraum mit ausreichend Fläche für Sammelbehälter zur Zwischenlagerung der verschiedenen Abfallfraktionen
- Putzraum zur Unterbringung von Putzwagen und Putzmitteln
- Aufbereitungs- und Sterilisationsraum für die Aufbereitung des Instrumentariums mit klarer Trennung in unreine und reine Zone, um Kreuzkontaminationen zu verhindern. Dieser Raum sollte innerhalb der OP-Abteilung, ihm angegliedert oder außerhalb untergebracht sein
- Für Reinigung und Desinfektion geeigneter fugendichter Fußbodenbelag (ebenso Wände und Decken im OP-Saal)
- Wasseranschlüsse und -abläufe (einschl. Bodeneinläufe) sind innerhalb des OP-Saals nicht zulässig
- Trennung der OP-Räume in aseptische und septische Abschnitte mit ggf. separaten Zugangswegen bringt keinen hygienischen Vorteil und ist nicht erforderlich

In der OP-Einheit müssen in angemessener Anzahl und bedarfsgerecht verteilt Spender für die Händedesinfektion vorgehalten werden (VBG 1997, Hauer et al. 2002).

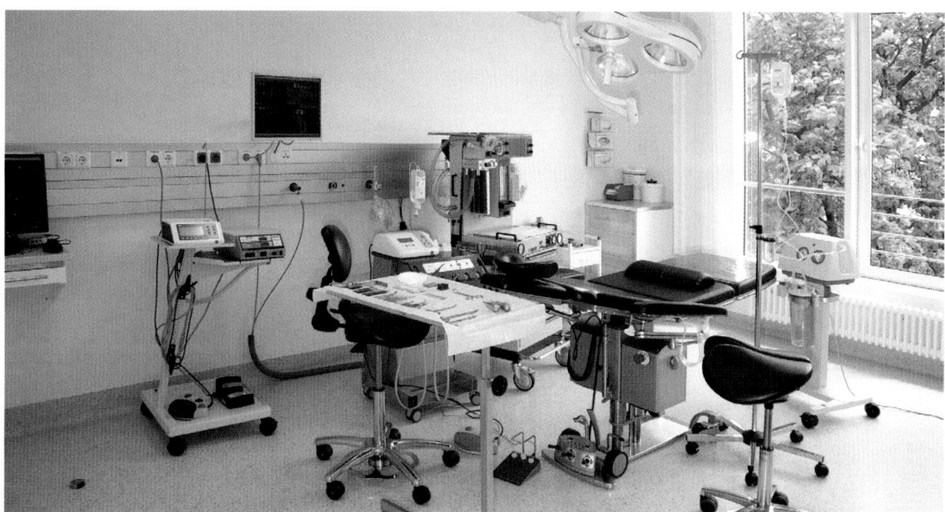

Abb. 3.19: OP-Saal für MKG-Chirurgie

Personalumkleideraum

Das Personal betritt die OP-Abteilung über die Personalumkleideräume (sog. Personalschleusen). Die Größe der Umkleideräume ist der Anzahl der OP-Mitarbeiter anzupassen, d. h. ausreichend groß zu gestalten. Die Unterteilung in eine unreine und reine Zone kann sowohl räumlich wie auch (sofern der Einzelraum dies

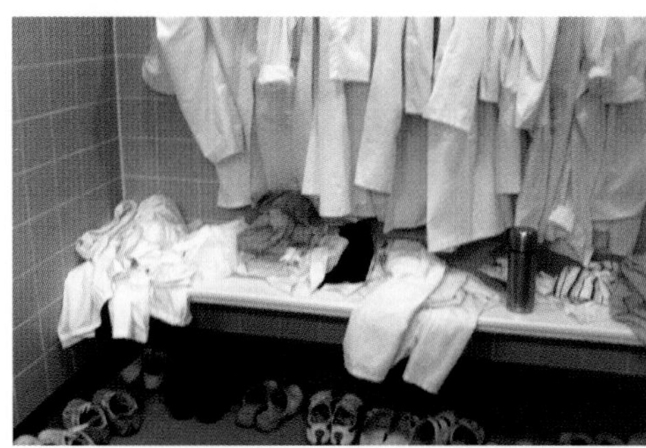
Abb. 3.20: Ein Personalumkleideraum, der kapazitär so überfordert ist, ist nicht förderlich für die Personaldisziplin

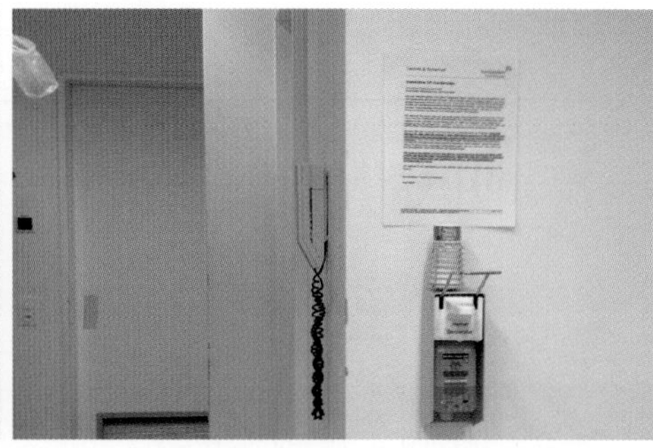
Abb. 3.21: Händedesinfektionsmittelspender gehört direkt neben die Zugangstür zum OP-Flur und nicht in die Mitte des Umkleideraumes

ermöglicht) funktionell erfolgen. In der Mehrzahl der Einrichtungen wird die Einraum-Variante bevorzugt gewählt.

Auf der unreinen Seite des Umkleideraums müssen genügend Ablagemöglichkeiten vorhanden sein, wobei i.d.R. Kleiderhaken und -stangen für die normale Praxiskleidung genügen (*Abb. 3.20*). Es liegt im Entscheidungsbereich des Praxisinhabers, ob er eventuell auch abschließbare Wertfächer für die persönlichen Wertgegenstände vorsehen will. Die OP-Bereichswäsche muss vor (versehentlicher) Verschmutzung und Kontamination geschützt werden. Quer in den Raum gestellte Bänke als Bereichstrennung bringen keine Vorteile, nehmen Platz ein und stellen lediglich ein Hindernis dar. Ebenfalls ist ein (roter) Strich, der im Sinne einer Grenzmarkierung auf dem Boden zwischen reiner und unreiner Zone angebracht ist, für das hier beschäftigte, hochqualifizierte Personal nicht erforderlich und sollte daher der Vergangenheit angehören (*Abb. 5.5*). Für Sammelbehälter für benutzte Operationskleidung und Abfall muss Stellfläche eingeplant werden.

Entscheidend ist, dass das Personal nur mit sauberen Händen die OP-Zone betritt und sie (ausnahmslos!) desinfiziert, bevor es den Umkleideraum in Richtung OP verlässt. Eine Waschmöglichkeit mit Hygieneausstattung ist im unreinen Bereich vorzusehen, damit das routinemäßige Waschen der Hände (spätestens) hier erfolgen kann (KRINKO 2007). Außerdem ist es günstig, wenn die Toiletten für das OP-Personal im unreinen Bereich des Umkleideraums oder in dessen Nähe platziert werden. Vor der Zugangstür zur OP-Abteilung ist zwingend ein Händedesinfektionsmittelspender zu fordern (*Abb. 3.21*).

Patientenumkleideraum

Für ambulante Patienten muss ebenfalls ein Umkleideraum eingeplant werden. Dieser kann neben oder in einem abgetrennten Bereich des Ruheraums sein. Für mobilitätseingeschränkte sowie ältere Patienten ist eine Sitzgelegenheit vorzusehen. Es ist günstig, wenn persönliche Wertgegenstände des Patienten in abschließbaren Wertfächern untergebracht werden können. Wichtig ist zudem, dem Patienten die Möglichkeit zu bieten, vor dem Eingriff eine Toilette (idealerweise in der Nähe des Umkleidebereichs) aufsuchen zu können, wo er sich auch die Hände waschen kann. Vor Betreten des OP-Bereichs sollte auch für den Patienten die Desinfektion der Hände selbstverständlich sein.

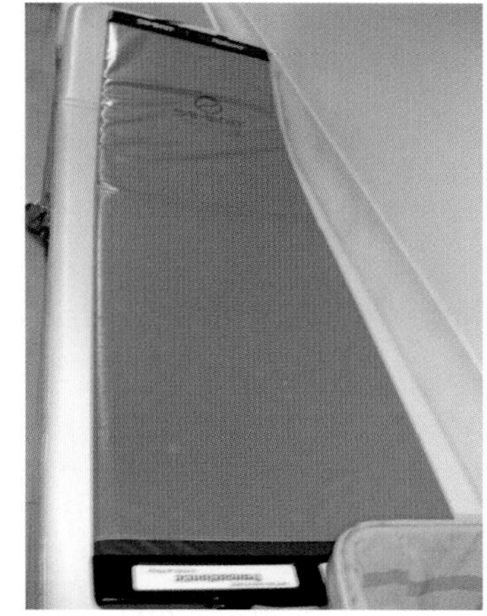
Abb. 3.22: Rollboard

Aus hygienischer Sicht sind in vielen AOZ Patientenübergaberäume bzw. Patientenübergabeflächen zum Umlagern von Patienten entbehrlich. Die meisten ambulanten Patienten sind mobil und können sich selbst auf die OP-Liege begeben. Die anderen können mittels sog. Rollboards (siehe *Abb. 3.22*) praktisch und einfach umgelagert werden. Diese müssen stets sauber sein und nach jeder Nutzung mit einem geeigneten Flächendesinfektionsmittel wischdesinfiziert werden.

Waschräume und Waschnischen

Das vorangestellte routinemäßige Händewaschen ist nicht mehr obligatorischer Teil der chirurgischen Händedesinfektion (KRINKO 2007). Dennoch muss selbstredend weiterhin die Möglichkeit bestehen, dass sich das Personal bei Bedarf die Hände waschen kann. Dies kann sowohl an einem Einzelwaschbecken als auch an einer durchgehenden Waschrinne erfolgen. Der Waschplatz muss mit Flüssigseifen-, Händedesinfektionsmittel- sowie Papierhandtuchspendern sowie einem Abwurfbehälter ausgestattet sein. Die Spender dürfen nicht zu Lager- resp. Ablageflächen missbraucht werden (*Abb. 3.23*). Vorteilhaft ist, wenn das Händedesinfektionsmittel bei der Händedesinfektion nicht auf den Boden, sondern in das Waschbecken oder die Rinne tropft. Dazu muss nicht unbedingt ein abgeschlossener Waschraum geschaffen werden, das kann auch in einer geschützten Waschnische erfolgen. Die Platzierung der Waschnische darf nicht zur Behinderung der Arbeitsabläufe des Personals führen und die Umgebung muss vor Spritzwasser geschützt sein (ggf. seitliche Spritzschutzwände anbringen).

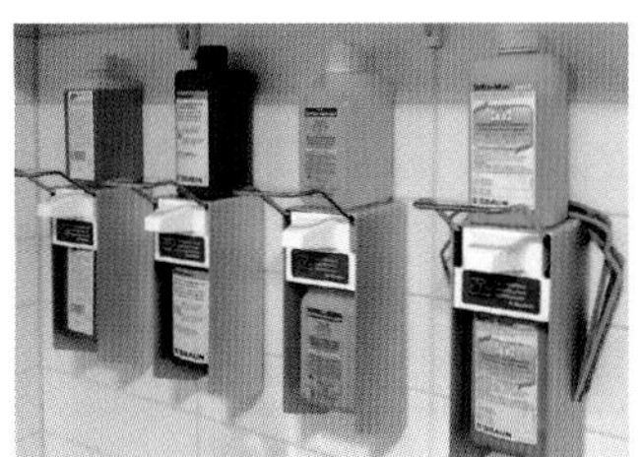

Abb. 3.23: Häufige, aber nicht gerne gesehene Lagerung der Ersatzflaschen

Ebenso darf das OP-Team bei der Desinfektion nicht gestört werden und der Zugang zum OP-Saal muss auf kurzem, kollisionsfreiem Weg erfolgen. Die Armaturen müssen (hand-)berührungsfrei (ohne Handkontakt) bedient werden können. Mechanische Ellenbogenmischhebel sind geeignet, kostengünstig und wartungsarm. Photoelektrisch gesteuerte Armaturen sind ebenfalls geeignet, bringen jedoch keine Vorteile und waren zudem in einer Untersuchung häufiger mit Legionella spp. belastet als mechanische (Sydnor et al 2012).
Der Wasserstrahl muss so gerichtet sein, dass er nicht direkt auf den Siphon trifft, um nicht zum Auf- und Verspritzen von kontaminiertem Wasser aus dem Abfluss zu führen. Die Zapfstellen sollten generell mit laminaren Strahlreglern anstatt mit Siebstrahlreglern bestückt sein.

PRAXISTIPP

Die Anzahl an Waschbecken in einer OP-Abteilung wird anhand ihrer Größe und des jeweiligen Bedarfs ermittelt. Es sollte in jedem Fall mit den Nutzern und am besten in Absprache mit der zuständigen Behörde festgelegt werden, wo ein Waschbecken tatsächlich benötigt wird. Grundsätzlich sind unnötige und nicht gebrauchte Wasserleitungen zu vermeiden.

Fußbodenabläufe werden heutzutage praktisch nicht mehr benötigt und sollten nicht mehr eingebaut werden. Da sie i.d.R. nicht benutzt werden, trocknen sie leicht aus, können zu Geruchsbelästigung führen und sind außerdem potenzielle Zugangswege für Ungeziefer.

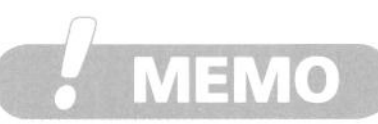

Fotoelektrisch gesteuerte Armaturen an Handwaschbecken bieten auch im OP-Bereich keine hygienischen Vorteile gegenüber altbewährten Ellenbogenmischhebeln. Diese sind nicht nur zuverlässig, wartungsarm und kostengünstig, sondern einer Untersuchung zufolge auch weniger oft mit Legionellen besiedelt (Sydnor et al 2012).

Ein- und Ausleitungsräume

Es liegt im Ermessensbereich des AOZ-Betreibers, ob er neben einem Einleitungs-/Vorbereitungsbereich auch einen zusätzlichen Ausleitungsraum vorsehen will, bspw. wegen einer hohen Eingriffsfrequenz und/oder kurzer Eingriffszeiten (z. B. Katarakt-OP). Grundsätzlich können Ein-/Ausleitungsräume für mehrere, in der Nähe liegende Operationssäle genutzt werden (RKI 2000). Aus hygienischer Sicht kann die Ausleitung (wenn gewünscht und günstig auch die Einleitung) innerhalb des OP-Saals erfolgen.

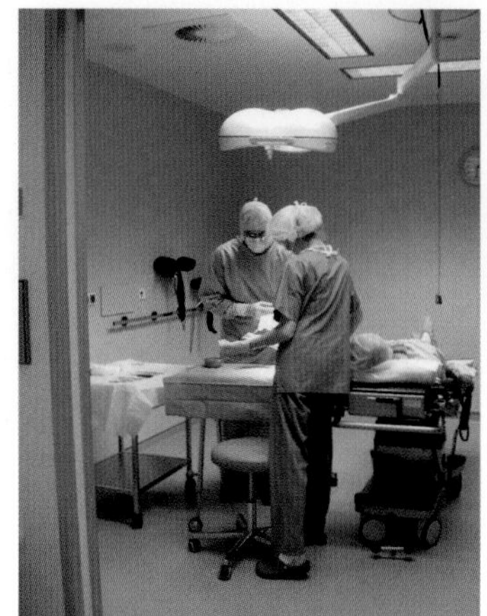

Abb. 3.24: Patientenvorbereitung

In Einleitungsräumen werden häufig Materialien in Schränken gelagert. In vielen Fällen werden Kombinationen aus Unter- und Oberschränken mit einer Arbeitsfläche, in der ein Waschbecken integriert ist, eingebaut. Das Waschbecken ist randständig anzubringen, damit die Arbeitsfläche ausreichend groß ist, voll genutzt werden kann, und nur von einer Seite mit einem Spritzschutz abgetrennt werden muss. Im Einleitungsraum muss (mindestens) ein Händedesinfektionsmittelspender installiert sein. Ist im Einleitungsraum kein Waschbecken vorhanden, so muss grundsätzlich in der Nähe des Einleitungsraums eine Möglichkeit zum Händewaschen bestehen.

Die Anzahl der Vorbereitungsräume wird in Abhängigkeit von der Größe des AOZs und dem jeweiligen Bedarf ermittelt. Erfahrungsgemäß genügen ein oder zwei Vorbereitungsräume (oder abgeteilte Nischen), die unabhängig vom jeweiligen Saal für die Vorbereitung des Patienten genutzt werden können (*Abb. 3.24*).

OP-Saal

Die Anzahl der OP-Säle orientiert sich an der Zahl der unabhängig voneinander operierenden OP-Teams innerhalb des AOZ. Die einzelnen OP-Säle können über den Einleitungsraum oder direkt vom OP-Flur aus zugänglich sein. Die OP-Säle sind geschlossene Räume mit möglichst wenigen, aber ausreichend groß dimensionierten Türen. Schiebetüren, die wenig Raum beanspruchen und ohne Handkontakt z. B. über einen Fußknauf geöffnet und geschlossen werden können, sind im Allgemeinen günstig und sollten aus diesen Gründen beim Neubau bevorzugt werden.

Elektrisch betriebene Schiebetüren bieten i.d.R. keine hygienischen Vorteile. Ihr Einbau ist kostenintensiver und ihr Schließmechanismus mit Elektroantrieb meist aufwendiger und störanfälliger als der einfacher mechanischer Schiebetüren mit Fußknauf und „Gefälle". Die nicht unerheblichen investiven Mittel für die Anschaffung und den Einbau der elektrischen Steuereinheit sowie die zwangsläufig anfallenden Betriebskosten für Wartung, allfällige Reparaturen und nicht zuletzt die Energiekosten können ohne Qualitätseinbußen eingespart werden (Tabori und Zinn 2003).

Die Raumplanung sollte sich praktischerweise am Bedarf, v. a. am vorgesehenen Eingriffsspektrum, orientieren. Das Raumangebot ist so zu konzipieren, dass die vorgesehenen Eingriffe problemlos durchgeführt werden können. Eine Mindestanforderung ist, dass sich das OP-Team einschließlich Anästhesie und Springer trotz der Einbauten, bspw. dem OP-Tisch mit Patient, Instrumententisch, ggf. ausgelagerte Extremität (Handchirurgie), Videoturm, Absaugeinheit u. a., ungehindert und v.a. ohne Berührungs- und Kontaminationsgefahr im Saal bewegen kann (siehe *Abb. 3.19*).

Als Orientierungsmaß sollte das Flächenangebot eines OP-Saals bei neugeplanten AOZs nicht weniger als (25 bis) 30 m^2 betragen. Sind Eingriffs- oder gar OP-Räume kleiner, steigen erfahrungsgemäß Organisa-

tionsdruck, Improvisationsbedarf und letztlich das Kontaminationsrisiko in diesem hygienisch neuralgischen Bereich. OP-Säle mit interdisziplinärer Nutzung mit großen operativen Eingriffen resp. solche mit großem gerätetechnischen Aufwand (Videoturm, Bildwandler etc.) sollten sich an den sächsischen Vorgaben von mind. 41 m^2 orientieren (Leitlinien zur baulichen Gestaltung von Operationsabteilungen in Krankenhäusern des Freistaates Sachsen, 1999).
Technisch betrachtet wird im Operationsraum kein Tageslicht benötigt. Allerdings sollte aus arbeitsphysiologischen Gründen der Forderung nach Tageslicht Rechnung getragen werden.

Die Wand- und/oder Deckenbeläge sind ohne Fugen auszuführen. Es können Glasfasertapeten (Cave: stoßempfindlich) (*Abb. 3.6*) mit einem Naturlatexanstrich verwendet werden oder sie können glatt verputzt sein. In jedem Fall müssen sie leicht (nass) zu reinigen und desinfektionsmittelbeständig sein.
Gleiches gilt für die Oberflächen des Inventars. Sofern fest montierte Schränke oder Regale installiert sind, müssen diese gut zu reinigen und desinfizieren sein.

Der Fußbodenbelag muss glatt und eben verlegt sein. Stoßkanten sind fugenfrei verschweißt. Weiterhin sollte das Material folgende Eigenschaften aufweisen: geschlossenporig, belastbar, d. h. v. a. abrieb- und rutschfest (R9 nach BGR 181). Geeignete (und kostengünstige) Materialien sind u. a. Kunstkautschuk und PVC. Qualitativ hochwertig, jedoch auch kostenintensiv, sind geschliffener Terrazzo (Beton-Naturstein-Gemisch) und Epoxid-Gießharz-Böden. Letztere werden allerdings selten in ambulanten Operationszentren verwendet. Fliesen werden heute für OP-Räume nicht (mehr häufig) verwendet. Die Reinigung kann durch die Zwischenfugen erschwert und weniger günstig sein. Außerdem sind sie im Vergleich zu anderen Bodenbelägen verhältnismäßig hart und damit für langes Stehen unkomfortabel. Schließlich haben sie neben einer „kalten" Optik auch ungünstige akustische Eigenschaften.

Ob der Boden in einem OP-Saal auch heute noch ableitfähig sein muss (Potenzialausgleich) wird z. T. kontrovers gesehen und muss letztlich von technischer Seite entschieden werden. Die Anschaffung sogenannter „Hohlkehlleisten" ist kostenintensiv und aus krankenhaushygienischer Sicht in einem AOZ in der Regel nicht erforderlich. Dennoch ist es wichtig, dass die gründliche Reinigung der Ecken und Kanten unproblematisch zu bewerkstelligen ist und nicht durch ungünstige Winkel erschwert und durch Fugen verhindert wird. Daher dürfen sich am geschlossenen, gerundeten Boden-Wand-Übergang keine Fugen oder Ritzen bilden und der Wandbelag darf durch die Reinigungsarbeiten nicht beschädigt oder verschmutzt werden.

PRAXISTIPP

Es ist günstig, den Fußbodenbelag geschlossen, gerundet an der Wand quasi als Sockelleiste ca. 10 cm emporzuführen und mit dem Wandbelag bündig abschließen zu lassen. Die Wände in den Fluren und den Verkehrswegen sollten, sofern hier Bettentransporte stattfinden, mit umlaufenden Rammschutzleisten vor Schäden, die bei Stößen entstehen, geschützt werden.

Die Heizung und Kühlung der OP-Säle über die Zuluft der Raumlufttechnischen (RLT-) Anlage erfordert große Luftvolumina und erhöht damit die Investitions- und die Betriebskosten. Der Wärmetransport über Luft ist weit weniger effizient als über Flüssigkeiten. Über LAF-Decken ist eine Beheizung ohnehin nicht möglich. Die Raumtemperierung kann wärmetechnisch am günstigsten über Bauteile (wie bspw. Fußboden oder Wand) erfolgen. Ideal ist, wenn über Bauteile die kombinierte Option zu heizen wie auch zu kühlen besteht. Erfahrungsgemäß wird der Abtransport der Wärmelast aus den OP-Sälen häufiger benötigt, insbesondere beim Einsatz vieler technischer Geräte.

Werden dennoch Heizkörper gewählt, so sind für den OP-Saal spezielle Platten- oder Röhrenheizkörper (mit vergrößertem Abstand der Röhren, zwecks besserer Reinigung) zu bevorzugen. Der Abstand vom Heizkörper zur Wand und zum Boden sollte nicht unter 10 cm liegen, damit die Reinigung nicht behindert wird.
Zur Reduktion der extern zugeführten Wärmelasten durch Sonnenlicht sollte bei der Planung eines AOZ wenn möglich die Fensterfront einer OP-Einheit auf der sonnenabgewandten Seite (Norden, Nord-Osten) bevorzugt werden. Weiterhin sind geeignete Außenjalousien vor den Fenstern zu installieren.

Um auch bei einem Stromausfall die fachgerechte Beendigung jeder Operation sicherzustellen, sollte der OP-Saal über eine unterbrechungsfreie Stromversorgung (USV) verfügen. Gemäß VDE 107 sollte das batteriegepufferte Notstromgerät einen Zeitraum von drei Stunden für die benötigten elektrischen Geräte einschließlich OP-Lampe abdecken können.

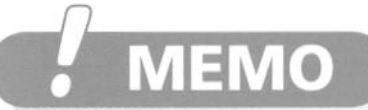

Innerhalb der OP-Säle sind Wasserarmaturen und Wasseranschlüsse sowie Bodeneinläufe unzulässig.

Lagerraum

In der Operationsabteilung werden reine Güter (Sterilgüter, Medikamente, aufbereitete Geräte usw.) in speziellen (Lager-)Räumen, geschlossenen Schränken (*Abb. 3.25*) oder in geeigneten Behältnissen auf dafür ausgewiesenen Flächen bevorratet. Für bestimmte Disziplinen, die viel Material und/oder Instrumente vorhalten müssen (z. B. Orthopädie), ist es erforderlich, einen ausreichend großen Lagerraum einzuplanen. Ebenso ist der Lagerbedarf für ggf. verwendete Leihinstrumente einzuplanen. Bodenlagerung ist unzulässig (*Abb. 3.26*). Lagerschränke sollten bündig mit Decke und Boden abschließen, damit keine Staubansammlung entsteht und die Reinigungsarbeiten erleichtert werden.

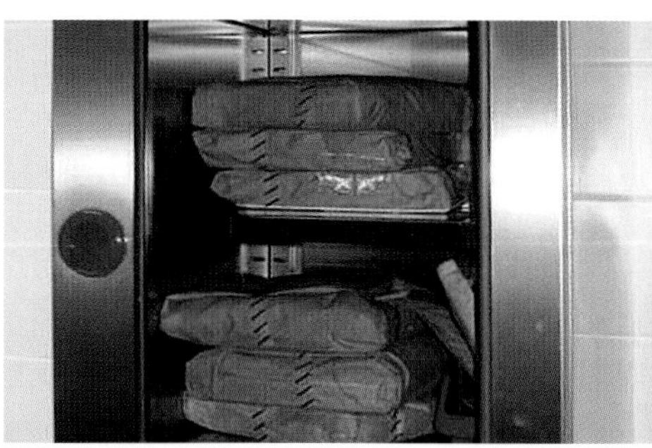

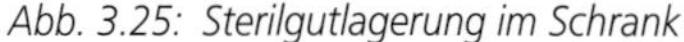

Abb. 3.25: Sterilgutlagerung im Schrank

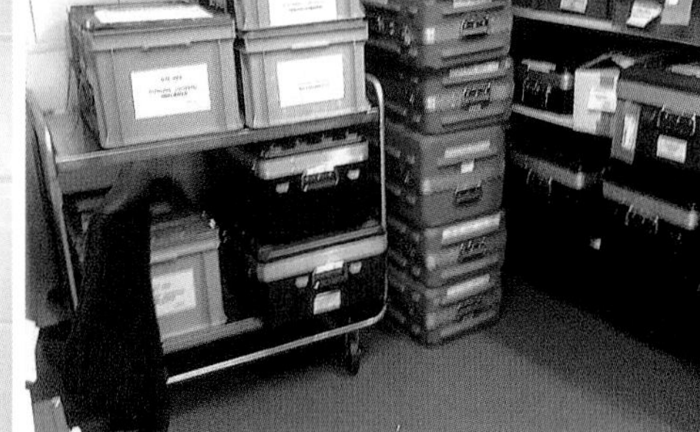

Abb. 3.26: Zu klein konzipierter Materiallagerraum im OP: Leihinstrumente (rote Boxen) werden unzulässig auf dem Boden gelagert

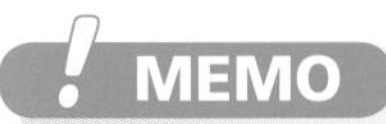

Die Bodenlagerung von Material ist generell unzulässig. Insbesondere reine Güter dürfen nicht auf dem Boden gelagert oder abgestellt werden.

Entsorgungs- und Putzraum

Innerhalb der OP-Abteilung sollte ein Raum für Ausguss, Putzmittel und für Zwischenlagerung des Putzwagens und der Abfall- und Schmutzwäschesäcke vorhanden sein. Tür und Raum sollten ausreichend groß sein, damit der Putzwagen ordnungsgemäß zwischen der Zwischenreinigung und außerhalb der Betriebszeiten abgestellt werden kann. Bei günstiger Positionierung des Raums (siehe *Abb. 3.18*) kann die Entsorgung direkt von außen erfolgen (VBG 1982).

Die genannten Funktionsräume können miteinander kombiniert werden (RKI 2000). Ein Ausgussbecken für Schmutzwasser ist vorzusehen, ebenso wie ein Händedesinfektionsmittelspender.

Aufbereitungs- und Sterilisationsraum

Aufbereitungs- und Sterilisationsräume können prinzipiell sowohl außerhalb der OP-Abteilung, an diese angegliedert oder auch integriert in der Abteilung untergebracht sein. In Ambulanten Operationszentren und kleineren OP-Abteilungen sind die Aufbereitungs- und Sterilisationsräume in der Regel innerhalb der OP-Abteilung platziert. Das ist aus hygienischer Sicht unproblematisch. Die Instrumente und Medizinprodukte eines MVZ oder des ambulanten OP-Bereiches eines Krankenhauses werden in der zentralen Sterilgutversorgungsabteilung (ZSVA) aufbereitet.
Die Abteilung muss wie allgemein üblich in drei Bereiche unterteilt werden. Das Flächenangebot muss v.a. im unreinen Bereich ausreichend groß sein. In jedem Fall muss der Bereich der Sterilgutversorgung unterteilt sein in einen unreinen oder Nassbereich, sowie einen reinen oder Packbereich. Zwischen unreinen und reinen Tätigkeiten muss eine räumliche sowie strikte funktionelle Trennung gewährleistet sein. Im separierten reinen oder Packbereich werden die gereinigten und desinfizierten Medizinprodukte und Instrumente technisch gewartet sowie wieder zusammengebaut und anschließend verpackt. In diesem Bereich sind keine Wasseranschlüsse, sondern nur Händedesinfektionsmittelspender vorhanden. Daneben müssen ein Sterilgutlagerbereich oder geschlossene Schränke (*Abb. 3.25*) vorhanden sein. Die einzelnen Bereiche sind jeweils miteinander verbunden. Das Materialaufkommen ist vom operativen Fachgebiet, der Größe der Einrichtung, der Anzahl der Operateure und der Anzahl der chirurgischen Eingriffe abhängig. Eine starre Größenangabe für den Raum ist daher ebenso wenig sinnvoll wie nützlich. Jedoch muss der Raum für die geforderte Trennung der Bereiche, den ungestörten Arbeitsablauf sowie die Zwischenlagerung der Instrumente ausreichend groß sein. Insbesondere die unreine Zone darf nicht zu klein geplant werden.

In großen AOZ werden Reinigungs- und Desinfektionsgeräte idealerweise als Durchreichemaschinen auf der unreinen Seite beladen und das gereinigte und desinfizierte Instrumentarium auf der reinen Seite entnommen. Ebenso sind die Autoklaven als Durchreicheautoklaven für den Arbeitsablauf großer Sterilgutversorgungsabteilungen günstig. Bei Neu- oder Umbauten können bereits angeschaffte, den aktuellen hygienischen Anforderungen genügende Geräte (Reinigungs- und Desinfektionsgerät, Autoklaven, Ultraschallreinigungsbäder), sofern sie technisch einwandfrei arbeiten, selbstverständlich weiterhin genutzt werden.

Von entscheidender Bedeutung für eine hygienisch korrekte Arbeitsorganisation ist die Beachtung einer klaren personellen und/oder zeitlichen Zuordnung zu den einzelnen Arbeitsbereichen und -erfordernissen. Die Ausstattung mit genügend und günstig positionierten Desinfektionsmittelspendern ist zu fordern. Diese sollten im Zugangs- und Übergangsbereich, am unreinen Arbeitsplatz und in den reinen Zonen platziert werden. Trotz dieser recht einfachen und leicht nachvollziehbaren Forderungen wurden in der Vergangenheit bei Hygienekontrollen neben dem Fehlen von Hygieneplänen die meisten Fehler bei der Instrumentenaufbereitung festgestellt (Heudorf U et al. 2003). Die Anforderungen an die Aufbereitung von chirurgischen Instrumenten und der Aufbau des Bereichs sind im *Kap. 7 Medizinprodukteaufbereitung* ausführlich dargelegt.

PRAXISTIPP

Es ist ratsam, möglichst wenig komplizierte, anfällige und damit wartungs- und kostenintensive Technik zu installieren, wenn gleichwertig gute Alternativen vorhanden sind. So sind aus hygienischer Sicht über einen Fußknauf bedienbare statt mit aufwendiger Technik elektrisch betriebene Schiebetüren gleichermaßen geeignet.

Aufwachraum

Der Aufwachraum sollte bevorzugt am Übergang vom OP- zum Praxisbereich liegen. Der Raum wird im Allgemeinen als sogenannte grün/weiße Zone geführt. Insbesondere für Kinder ist es von Vorteil, wenn die Eltern möglichst schon beim Aufwachen oder recht kurze Zeit später bei ihnen sind.

Die Ausstattung des Aufwachraums entspricht im Grunde der eines Funktionsraums, d. h. Boden und Wandbelag müssen gut zu reinigen und desinfizierbar sein. Betten/Liegen oder die oftmals verwendeten Liege- und Multifunktionssessel müssen nach jedem Patienten wischdesinfiziert werden. Der medizinische Arbeitsplatz sollte einen ausreichend großen Arbeitstisch (z. B. Notebook, Bildschirm und Tastatur) sowie Schränke für die Lagerung von Medikamenten, Hilfsmaterial und, separiert hiervon, Bettwäsche vorhalten. Möglichkeiten zum Händewaschen und zur Händedesinfektion sind zusätzlich auch in den oder in der Nähe der Patientenboxen erforderlich. In der Nähe sollte eine Toilette für den Patienten vorhanden sein.

Die wichtigsten Forderungen an eine OP-Einheit sind in den Übersichttabellen zusammengefasst. Die bauhygienischen Anforderungen an OP-Einheiten gibt *Tab. 3.2* wieder. Generell sinnvolle bzw. überflüssige Maßnahmen sind in *Tab. 3.3* und *3.4* aufgeführt.

- Installation von ausreichend vielen arbeitsplatznahen Händedesinfektionsmittelspendern in allen Funktionsbereichen der Einrichtung, einschließlich Personalumkleideräumen und -toiletten
- Fugendichte Ausführung der wasserdichten und desinfektionsmittelbeständigen Arbeitsflächen, Fußboden-, Decken- und Wandbeläge im Funktions- und Patientenbereich. Dabei Berücksichtigung von Umweltaspekten wie Raumluftbelastung durch Freisetzung von Lösungsmitteldämpfen und spätere Entsorgung der verwendeten Materialien
- Installation von Laminarstrahlreglern an den Wasserauslassstellen
- Installation von umlaufenden Rammschutzleisten entlang der Verkehrswege (im Krankenhaus)

Tab. 3.3: Hygienisch empfohlene Maßnahmen

- Elektrisch betriebene Türen sind selten erforderlich; stattdessen mechanische (über den Fuß bedienbare) Schiebetüren verwenden
- Armaturen als mechanische Einmischbatterien (im OP als Ellenbogenmischhebel) ohne elektrische Steuerung ausführen
- Keine unnötigen Schleusen einbauen
- Trennung der OP-Räume in aseptische und septische Einheiten ist aus krankenhaushygienischer Sicht nicht erforderlich

Tab. 3.4: Maßnahmen ohne hygienischen Nutzen

3.5 Patientenzimmer

Falls die Praxis über eine Konzession für eine Privatklinik verfügt, müssen die Patienten auch über Nacht in den der Praxis angeschlossenen Räumen untergebracht werden können (*Abb. 3.27*). Bei der Gestaltung der Zimmer sollten die lokalen und funktionalen Besonderheiten des ambulanten Operationszentrums berücksichtigt werden (Tabori und Zinn 2003). Das Zimmer muss über eine Notrufanlage und adäquate Notfallversorgungsmöglichkeiten verfügen. Arbeits- und Bereitschaftsräume für das Personal sollten in der Nähe verfügbar sein.

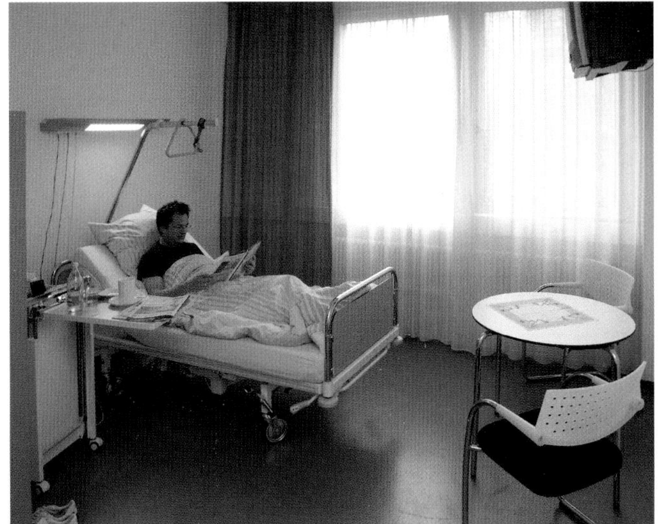

Abb. 3.27: Patientenzimmer

Es ist günstig und entspricht dem heutigen Standard, Patientenzimmer mit eigener Nasszelle auszustatten. Diese sollten neben einer Toilette über eine Dusche und ein Waschbecken verfügen. Weiter müssen ein Seifen- und ein (Papier-)Handtuchspender installiert sein. Auch wenn Duschwannen und -wände nicht routinemäßig desinfizierend gereinigt werden müssen, so sollen sie stets sauber und ihre Oberflächen für den Bedarfsfall desinfektionsmittelbeständig sein. Obgleich feste Kabinenwände viele Vorteile bieten, kann die Verwendung von Duschvorhängen bei einigen Patienten, die beim Waschen und Duschen ggf. pflegerische Unterstützung brauchen, zweckmäßig oder sogar unumgänglich sein. Wichtig ist, dass die Vorhänge stets sauber sind. Für diesen Bereich eignen sich v.a. Vorhänge aus (feuchtigkeitsabweisenden) Kunstfasern, da sie leicht zu reinigen sind und innerhalb kurzer Zeit trocknen. In aller Regel ist die routinemäßige Reinigung der Vorhänge akzeptabel und ausreichend (Waschen in der Waschmaschine bei 40 bis 60 °C). Bei Verschmutzungen und/oder sichtbarer Kontamination mit infektiösem oder potenziell infektiösem Material müssen sie allerdings einem desinfizierenden Waschverfahren unterzogen oder ersetzt werden.

Die Duschköpfe sollten leicht (de-)montierbar sein, da sie in festzulegenden Intervallen überprüft, gereinigt oder ggf. auch ausgewechselt werden müssen. Im Duschschlauch sollte kein Wasser verbleiben, d. h. er sollte nach der Benutzung entleert werden. Dies kann über sich selbstentleerende Duschköpfe oder dadurch erreicht werden, dass der Duschkopf nach unten hängend versorgt wird (Haltevorrichtung in geeigneter Höhe). Bei längerer Standzeit sollten alle Wasserleitungen einschließlich Duschschläuche vor dem Gebrauch gründlich durchgespült werden. Um die beim Waschen und Duschen anfallende hohe Luftfeuchtigkeit wirksam abführen zu können, müssen fensterlose Sanitärräume ausreichend belüftet werden (z. B. Zwangsbe- und -entlüftung), um einer Geruchs- und Schimmelbildung vorzubeugen. Mechanische Lüfteranlagen müssen in einem festen Zeitintervall kontrolliert und gereinigt und die eingesetzten Filter müssen bei Bedarf ersetzt werden. Gemäß DIN 18017-3 (2009) sollte das Entlüftungsvolumen 60 m³ pro Stunde betragen und über 15 Minuten nachlaufen.

Die Sanitärräume sollten ebenso wie das ganze Zimmer barrierefrei gestaltet sein und über wasserdichte, leicht zu reinigende und bei Bedarf desinfizierbare Fußboden- und Wandbeläge verfügen. Oft werden Wandbereiche, die häufig mit Spritzwasser in Kontakt kommen (z. B. Dusche, Waschbecken), mit Fliesen belegt. Alternativ können auch Glasfasertapeten mit einem abwasch- und desinfizierbaren Dispersionsanstrich auf Latexbasis verwendet werden.

PRAXISTIPP

Vom hygienischen Standpunkt aus sollten die Händedesinfektionsmittelspender in den Patientenzimmern an günstiger Stelle angebracht sein, d. h. leicht erreichbar (arbeitsplatznah), ohne jedoch zum Hindernis zu werden (!). In diesem Fall kann auf einen (zusätzlichen) Desinfektionsmittelspender im Sanitärbereich verzichtet werden. Umgekehrt muss im Patientenzimmer nur dann eine Waschmöglichkeit installiert werden, wenn kein Sanitärraum vorhanden ist oder in diesem kein Waschbecken installiert wurde.

Im Sanitärbereich der Patientenzimmer genügen einfache Handmischbatterien. Die Toilettenbecken sollten ebenso wie die Bürstenhalter wandständig angebracht sein, womit die Reinigung des Fußbodens vereinfacht wird (*Abb. 3.14*).

Der Fußboden der Nasszone kann ebenfalls gefliest werden. Wichtig ist, dass die verwendeten Fliesen rutschfest sind und die Zwischenfugen versiegelt werden.

3.6 Schutzvorkehrungen bei Bau- und Umbaumaßnahmen

Während im Krankenhaus Bau- und Umbaumaßnahmen sehr häufig im laufenden Betrieb erfolgen (müssen) und sowohl primär wie u. U. auch sekundär den ambulanten OP-Bereich des MVZs oder des ambulanten Tagesklinik betreffen können, werden im AOZ nur im seltenen Ausnahmefall Um- oder Ausbauarbeiten an und in der Einrichtung vorgenommen, während der Praxis- und OP-Betrieb läuft.

➔ Einbindung der Hygiene (Hygieniker, Hygienebeauftragte Ärzte, Hygienefachkraft) in Planung, Ausführung, Schutzmaßnahmen und Kontrolle der Bautätigkeiten
➔ Information der Patienten und der Mitarbeiter über Art und Dauer der Umbaumaßnahmen
➔ Effektive Staubschutzmaßnahmen planen, durchführen und überwachen (Staubschutzwände, Schutt- und Staubbeseitigung, Reinigung)
➔ Getrennte Wegführung von Klinik oder Praxis, OP-Abteilung und Baustelle

Tab. 3.5: Krankenhaushygienisch sinnvolle Maßnahmen während Bau- und Umbauphasen

Vom Standpunkt der Hygiene aus betrachtet ist es selbstverständlich am besten, wenn während einer Umbauphase keine Patienten behandelt, zumindest aber keine invasiven Eingriffe vorgenommen werden. Wenn immer möglich, sollte als best practice angestrebt werden, die Baumaßnahmen nicht im laufenden Betrieb durchzuführen. Allerdings wird sich in Krankenhäusern mit ambulanter OP-Einheit in praxi aus vielen, insbesondere betriebswirtschaftlichen Gründen die Fortführung der Patientenbehandlung nicht immer vermeiden lassen. Daher sollen hier die wesentlichen Punkte, die es immer zu beachten gilt, genannt werden.

Im Zusammenhang mit Baumaßnahmen sind immer wieder erhebliche Verschmutzungen und Staubbelastungen, hauptsächlich bei Abbruch-, Abriss- und Schleifarbeiten, zu erwarten. Eine starke Freisetzung und

Aufwirbelung von Klein- und Feinpartikeln stellt generell ein „lufthygienisches" Problem dar. Schwebstoffe können als „Vehikel" verschiedene Mikroorganismen über große Strecken transportieren (Streifel et al. 1983, Streifel et al. 1987, Weems et al. 1987). Die Luftkeimzahlen von u.a. Aspergillussporen sind während umfänglicher Bautätigkeiten höher und steigern das potenzielle Infektionsrisiko von v.a. immungeschwächten Patienten (Vonberg u. Gastmeier 2006, Goodley et al. 1994, Pannuti 1993, Lentino et al. 1982, Sarubbi et al. 1982, Weems et al. 1987). Daher ist überall dort, wo sich kranke, speziell immungeschwächte Menschen aufhalten, besondere Vorsicht geboten und umfängliche Schutzmaßnahmen erforderlich.

Sofern der Betrieb im ambulanten OP-Bereich eines Krankenhauses oder eines AOZ trotz der Umbaumaßnahmen fortgeführt wird, muss eine klare Einteilung der verschiedenen Bereiche erfolgen, und die notwendigen Schutzvorkehrungen müssen danach ausgerichtet werden (Bartley 2004). Bereits vor dem Baubeginn müssen Vorkehrungen getroffen werden, um die Baustelle vom Praxisbereich wirksam abzugrenzen (Bartley 2000). Die zu treffenden Schutzmaßnahmen sind im Vorfeld zu identifizieren, dokumentieren und es ist festzulegen, wer während der Bauphase ihre Umsetzung veranlasst und überwacht (Tabori und Zinn 2003). Die Durchführungsverantwortung wird letztlich immer bei der Klinik- und Praxisleitung liegen, weshalb sie sich berichten lassen und zumindest gelegentlich selbst ein Bild von der Situation vor Ort machen sollte (siehe *Tab. 3.4*).

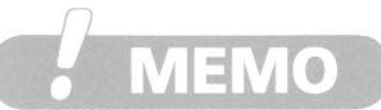

Baumaßnahmen stellen besonders für immungeschwächte Patienten ein erhebliches Risiko für Infektionen dar. Aspergillosen sind in vielen Fällen mit Baustaubbelastung durch Bauarbeiten assoziiert. Umfangreiche Schutzvorkehrungen sind daher unerlässlich. Vorbeugend sollten die (Detail-)Planung und die Zuständigkeit für die Umsetzung und Überwachung festgelegt und dokumentiert werden. Versäumnisse in der Planung können hygienisch korrekte Arbeitsprozesse behindern, zu hohen Kosten führen und v. a. ein zusätzliches und vermeidbares Risiko für den Patienten bedeuten.

Der Bau- und Umbaubereich ist vom Klinik- bzw. Praxisbetrieb klar abzutrennen. Dazu sind bei größeren Bautätigkeiten mit Freisetzung von Baustaub (z. B. Stemm- und Abbrucharbeiten) hermetisch abgedichtete Trennwände erforderlich. Fenster und Verbindungstüren sind zu vermeiden oder, falls sie unverzichtbar sind, staubdicht auszuführen (*Abb. 3.28*). Der Baustellenbereich sollte über eine separate, nach Möglichkeit von außen erschlossene, Zugangsmöglichkeit und getrennte Wegführungen (Zugang zur Baustelle, Treppen, Aufzüge) verfügen, damit die Wege der Bauarbeiter nicht durch die Praxis oder Klinik führen.
Des Weiteren ist es wichtig, Schmutzeintrag und starke Staubentwicklung soweit wie möglich zu vermeiden und zu reduzieren. Bei Schleif-, Abriss- und Abbrucharbeiten sind nasse Arbeitsweisen zu wählen und bei Arbeiten mit starker Staubentwicklung sollten Staubsauger mit Schwebstofffiltern eingesetzt werden. Wenn möglich sollte der Raum, in dem die staubintensiven Arbeiten stattfinden, im Vergleich zu den angrenzenden Bereichen einen Unterdruck aufweisen. Muss Schutt aus oberen Stockwerken entsorgt werden, sind geschlossene Staubrutschen und geschlossene Schuttcontainer zu verwenden.
Da dennoch der Eintrag in den angrenzende Klinik- und Praxisbereich nicht gänzlich zu vermeiden sein

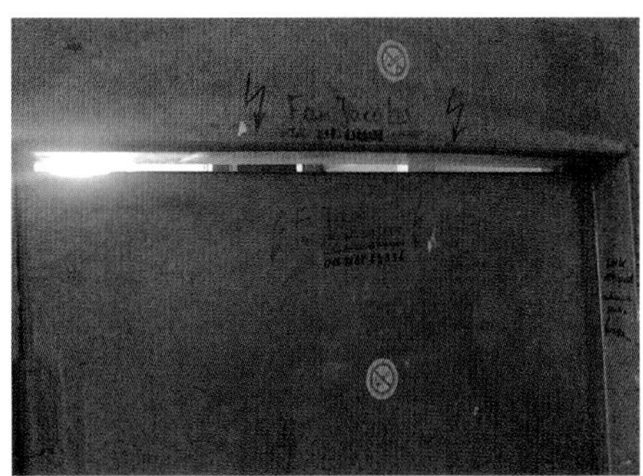

Abb. 3.28: Ungeeignete Baustellentür

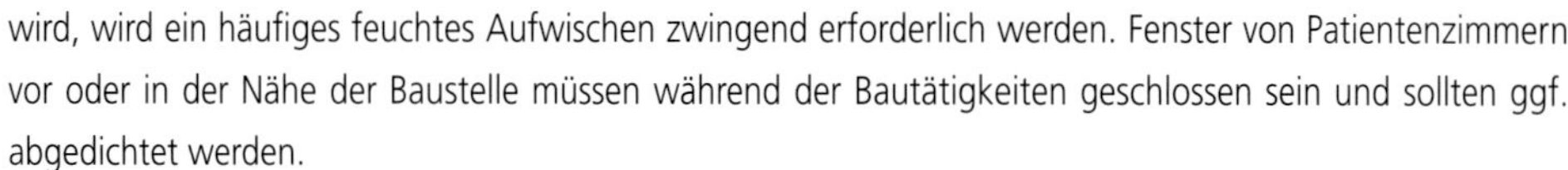

wird, wird ein häufiges feuchtes Aufwischen zwingend erforderlich werden. Fenster von Patientenzimmern vor oder in der Nähe der Baustelle müssen während der Bautätigkeiten geschlossen sein und sollten ggf. abgedichtet werden.

Baumaßnahmen innerhalb einer OP-Abteilung stellen eine ganz besondere Herausforderung für die Hygiene dar, da der chirurgische Patient und v.a. das OP-Gebiet sicher vor Baustaub geschützt werden muss. Der Patient ist über jedes potenziell erhöhte Wundinfektionsrisiko präoperativ aufzuklären. Umbauarbeiten innerhalb der OP-Abteilung sind auch in Kliniken nicht während des laufenden OP-Betriebs vorzunehmen, sondern zu Zeiten, wenn die OP-Abteilung außer Betrieb genommen werden kann (z. B. am Wochenende).

Bei der Reinigung muss darauf geachtet werden, dass der Vorgang selbst nicht zur Staubentwicklung beiträgt (z. B. Vermeiden von trockenem Fegen, Staubsauger ohne Abluftfilter). Es sind feuchte Staubaufnehmer und Staubfilter einzusetzen. Während der Baumaßnahmen müssen die zuvor geplanten und eingesetzten Schutzmaßnahmen engmaschig von den Verantwortlichen (Bauleiter, Architekt, Hygienefachkraft oder Praxisinhaber) kontrolliert und der ordnungsgemäße Zustand muss dokumentiert werden (Dettenkofer und Tabori 2006).

Die aus hygienischer Sicht sicherste, allerdings nicht immer realisierbare Variante ist, den OP-Betrieb für die gesamte Bauphase einzustellen oder auszulagern (z. B. in die Ferienzeiten).

PRAXISTIPP

Bei größeren, langwierigen Umbauarbeiten ist es in aller Regel erforderlich, fest installierte und dichte Staubschutzwände aufzustellen. Fugen und Ritzen können mit Dichtungsschaum abgedichtet oder zumindest abgeklebt werden. Bei minder aufwendigen, kurzen und weniger staublastigen Maßnahmen sollten zumindest feste Staubschutzplanen verwendet werden.

FAZIT

Detaillierte Planung und Organisation der Schutzmaßnahmen und der Abläufe vor Beginn von und während Umbautätigkeiten sind unentbehrlich. Insbesondere umfangreiche Bautätigkeiten mit Schleif-, Stemm- und Abbrucharbeiten bedürfen hinsichtlich der erforderlichen hygienischen Vorkehrungen unabhängig von diesen allgemeinen Empfehlungen einer zusätzlichen individuellen Beratung z. B. durch die betreuende Hygienefachkraft oder einen erfahrenen Hygieniker. Durch deren Begleitung können schon bei der Planung des Baus eines AOZ oder des Umbaus eines Teilbereichs im Krankenhaus in eine Ambulante Operationseinheit Versäumnisse und (gravierende) Hygienefehler vermieden werden. Des Weiteren werden durch die fachgerechte Beratung nicht mehr zeitgemäße, unnötige und überzogene Baumaßnahmen vermieden, die nicht selten mit erheblichen Investitions- und Betriebskosten verbunden sind.

Hygiene im Praxisbereich

4

Jeder Mitarbeiter im Gesundheitswesen muss die verschiedenen Keimübertragungswege und ihre Bedeutung kennen. Die Transmission von Keimen erfolgt in der ärztlichen Praxis in erster Linie als Kontaktübertragung über die Hände des Personals, ansonsten durch kontaminierte Oberflächen und ggf. Instrumente. Durch Umsetzung der Standardhygienemaßnahmen werden Keimübertragungen wirksam verhindert. Welche Maßnahmen konkret dazu gehören und welche Besonderheiten zu beachten sind, wird im Folgenden gezeigt.

4.1 Infektionsübertragungswege

Die Übertragungswege für Infektionen sind vielfältig. Während manche Infektionsauslöser nicht von Mensch zu Mensch übertragen werden, wie bspw. Legionellen, findet die Übertragung vieler Infektionserreger beim Zusammenkommen von gesunden mit infizierten Personen statt. Neben Infektionen bei üblichen Sozialkontakten finden Transmissionen sogenannter blutübertragbarer Erreger auf dem parenteralen Weg statt (siehe *Abb. 4.1*).

Die international übliche Einteilung unterscheidet folgende Übertragungswege:

- Kontaktübertragung (direkter und indirekter Kontakt)
- Tröpfchenübertragung
- Aerogene (luftgetragene) Übertragung

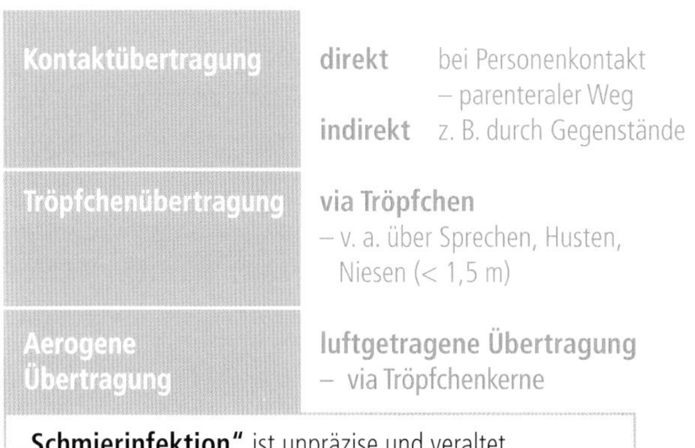

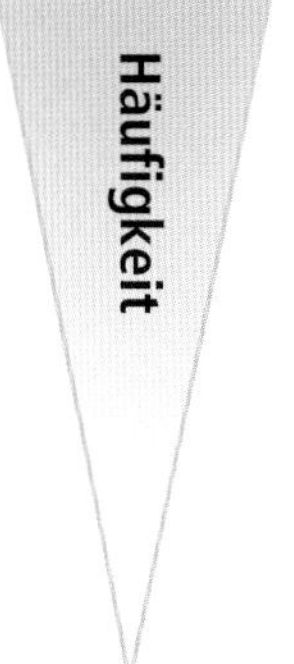

Abb. 4.1: Übertragungswege und deren Häufigkeit

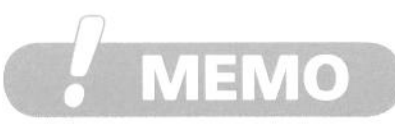

Obgleich die Bezeichnung „Schmierinfektion" unpräzise ist und nicht mehr verwendet werden sollte, findet man den Begriff leider immer noch in den Medien.

Kontaktübertragung

Am häufigsten erfolgt eine Erregertransmission durch direkten Kontakt von Patienten und Personal. Die indirekte Kontaktübertragung kann z. B. über eine kontaminierte Fläche oder einen keimbeladenen Gegenstand erfolgen. In der Praxis haben die Hände (des medizinischen Personals) eine zentrale Bedeutung bei der Übertragung von Kontaktinfekten. Doch nicht nur körpereigene Flora wird dadurch übertragen, sondern gerade bei der Versorgung und Behandlung von Patienten kann das medizinische Personal durch Nichtbeachtung der gebotenen Standardhygienemaßnahmen (v. a. nicht adäquate Händehygiene) zum „Vehikel" für Krankheitserreger werden. Auf diesem Weg werden auch multiresistente Erreger (MRE), wie bspw. MRSA, Vancomycin-resistente Enterokokken (VRE) sowie gramnegative Stäbchenbakterien übertragen, die zur Bildung von Betalaktamasen mit erweitertem Spektrum (ESBL) fähig sind (siehe *Kap. 15 Multiresistente Erreger*).

Stethoskop, Blutdruckmessgerät und andere medizinische Arbeitsgeräte sowie übliche Kontaktflächen in der-Praxis wie Türklinken, Spielzeug etc., aber auch die PC-Tastatur und Schreibutensilien können zu indirekten Überträgern werden, ganz besonders bei hochkontagiösen Erregern wie Varizella-Zoster-, Noro- oder Rota-Viren. Gerade die beiden Letztgenannten sind als unbehüllte Viren ausgesprochen umweltstabil und desinfektionsmittelbeständig. Sie können sich über längere Zeit an der Hautoberfläche oder in der unbelebten Umgebung halten und bereits wenige Viruspartikel können eine Infektion auslösen. Da herkömmliches Waschen der Hände mit Wasser und Seife viele Krankheitserreger nicht vollständig und sicher entfernt, ist die Händedesinfektion essenziell.

Nach Kontakt zu Patienten mit Verdacht auf eine Infektion mit Noro-Viren ist das Händedesinfektionsmittel über mindestens eine Minute (resp. nach Herstellerangaben) auf den Händen zu verreiben und eine gezielte Desinfektion der von ihnen kontaminierten Flächen wie bspw. der Türklinken notwendig (*siehe Kap. 4.3 Reinigung und Desinfektion*).

HBV, HCV und HIV werden meist durch Verletzungen mit kontaminierten Materialien, z. B. bei der Blutabnahme, Injektionen, invasiven Maßnahmen, aber auch bei der unsachgemäßen Entsorgung von Kanülen (Nadelstichverletzungen) parenteral übertragen (siehe *Kap.15 Multiresistente Erreger, Kap. 14 Arbeitsschutz* und *Kap. 11 Abfallentsorgung*) (*Abb. 8.3.3*).

Tröpfchenübertragung

Infektionen werden häufig durch Tröpfchen übertragen, die der Infizierte freisetzt, z. B. bei der Influenza. Die Erregertransmission erfolgt in erster Linie über Sekrettröpfchen, die beim Sprechen, Husten und Niesen in einem Radius von 1-1,5 m vom Infizierten gestreut werden. Gelangen diese auf die Schleimhaut des Mund- , Nasen-, Rachenraums oder auf die Konjunktiven, können sie beim Empfänger zu einer Infektion führen. Einige typische Infektionserreger dieser Gruppe sind:

- Adenoviren
- Rhinoviren
- Streptokokken der Gruppe A
- Meningokokken (Neisseria meningitidis)
- Bordetella pertussis (Keuchhustenerreger)
- Influenzaviren

Vor Tröpfchenübertragungen kann ein Mund-/Nasen-Schutz (sog. chirurgische Masken) einen gewissen Schutz bieten (siehe *Kap. 14 Arbeitsschutz*). Wenn die infizierte Person die Maske trägt, kann zudem die Umgebungskontamination wirksam verringert werden.

Aerogene Übertragung

Sehr kleine Tröpfchen mit weniger als 5 µm Durchmesser werden als Tröpfchenkerne oder Aerosole bezeichnet. Sie können als Schwebeteilchen (Aerosol) über längere Zeit in der Luft suspendiert (v. lat.: suspendere, in der Schwebe lassen) bleiben und so über größere Strecken und Dauer ein Infektionsrisiko darstellen. Obgleich dieser Übertragungsweg im Vergleich zu den beiden erstgenannten deutlich seltener ist, wird ihm, wohl auch durch das „unsichtbare Moment", oft eine weit größere Bedeutung zugeschrieben. Ein typisches Beispiel für den luftgetragenen Übertragungsweg stellen freigesetzte Tuberkelbakterien eines an offener Lungentuberkulose Erkrankten dar. Doch auch üblicherweise mittels Kontakt und Tröpfchen übertragbare Infektionserreger, wie Masern- und Windpockenviren, können bei einer durch sie hervorgerufenen Masern- oder Varizellenpneumonie aerogen übertragen werden.

Von praktischer Bedeutung ist die Tatsache, dass sedimentierte Tröpfchen und Tröpfchenkerne nach heutigem Wissen nicht resuspendieren, sodass von auf einer Fläche (Fußboden) abgesetzten Erregern keine aerogene Infektionsgefahr mehr ausgeht. Vor aerogen übertragbaren Keimen schützen Atemschutzmasken, sog. FFP-2- oder FFP- 3-Masken (Filtering Face Piece). Ihre sichere Handhabung muss im Vorfeld geübt werden (siehe *Kap. 14 Arbeitsschutz*).

4.2 Standardhygienemaßnahmen

Die allgemein anerkannten Standardhygienemaßnahmen sind geeignet, Transmissionen von pathogenen Keimen zu verhindern und das Auftreten nosokomialer Infektionen zu reduzieren, darüber hinaus aber auch die Mitarbeiter vor Infektionen zu schützen. In vielen Fällen ist die potenzielle Infektionsgefahr, welche von einer Person ausgeht, allerdings nicht von vorneherein bekannt. Die Standardhygiene subsumiert folglich die Maßnahmen, die – bei allen Patienten unabhängig von ihrer Erkrankung und mutmaßlichen Infektiösität konsequent angewandt - das Transmissionsrisiko wirksam senken. Daher muss die Einhaltung der geltenden Hygienestandards als integrativer Bestandteil ärztlichen und pflegerischen Handelns betrachtet werden, deren Missachtung oder bewusste Unterlassung nicht geduldet werden darf.

Nationale Maßnahmen, wie bspw. die Schweizerischen sowie die Deutsche Händehygienekampagnen wie auch die internationale Kampagne der WHO „Clean Care is Safer Care", wollen das allgemeine Bewusstsein zur Bedeutung der Händehygiene schärfen. Aber auch regional gestartete Kampagnen wie „Get your disinfection", die seit 2008 im Ruhrgebiet auf Initiative von Prof. Dr. Walter Popp, Leiter der Krankenhaushygiene der Uniklinik Essen, mit einigen Krankenhäusern ins Leben gerufen wurde, haben erfolgreich dazu beigetragen, die Bedeutung der Händehygiene ins Bewusstsein zu rufen und ziehen weitere Kreise. Insbesondere die humorvoll gestalteten Videoclips sind mittlerweile bundesweit bekannt.

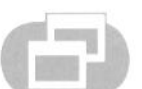

Sie sind über die Website www.uk-essen.de/krankenhaushygiene frei zugänglich.

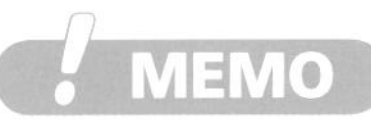

Zu den effektivsten und wichtigsten Standardhygienemaßnahmen gehört die Händehygiene, allen voran die Händedesinfektion vor und nach jedem Patientenkontakt, da über sie die weitaus größte Zahl der Keim- und Infektionsübertragungen stattfindet. Diese wird bei Bedarf, d. h. nach sichtbarer Verschmutzung oder Kontamination der Hände, durch ein vorgeschaltetes Waschen ergänzt. Selbstverständlich werden die Hände nach jedem Toilettengang gewaschen, auch wenn sie nicht sichtbar kontaminiert sind.

Juristische Aufwertung der Hygienestandards

In unserer Rechtsprechung hat die Erkenntnis, dass ein Verstoß gegen die geltenden Hygienestandards oder deren Unterlassung kein Kavaliersdelikt darstellt, bereits Einzug gehalten; so war im Deutschen Ärzteblatt zu lesen: „Im Januar 2008 hat der Bundesgerichtshof (BGH) die Haftung des Arztes bei Hygienemängeln verschärft." Durch das BGH-Urteil wird dem infolge eines Verstoßes gegen geltende Hygienestandards infizierten Patienten die Durchsetzung von Schadensansprüchen gegen den Arzt erleichtert.

Demnach muss der Patient lediglich nachweisen, dass die Infektion aus der beschuldigten Einrichtung hervorgegangen ist, dass diese bei Einhaltung der anerkannten Hygienestandards vermeidbar war und dass die Hygienestandards nicht eingehalten worden sind. Dabei genüge es, wenn der Kläger nachweisen kann, dass der festgestellte Hygienefehler zur Schadensverursachung geeignet ist. „Nahelegen oder wahrscheinlich machen müsse der Fehler den Schaden nicht", so der BGH (Klein 2008). Schiedssprüche von Gerichten füllen als Leitentscheidungen das Haftungssystem des Bürgerlichen Gesetzbuches aus. Und die Einstufung von Hygienemängeln als „vollbeherrschbare Risiken" ist für den Kläger von besonderer Bedeutung, da sie ihm eine Beweiserleichterung bringt, sofern das Risiko der Sphäre der Arztpraxis oder des Krankenhauses zuzuordnen ist.

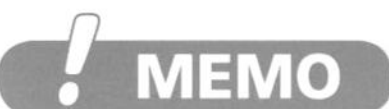

Die Einhaltung der gebotenen Hygienestandards in Praxis und Krankenhaus ist ein integrativer Bestandteil des ärztlichen und pflegerischen Handelns. Die Unterlassung und Missachtung kann zu einer prozessualen Beweislastumkehr führen.

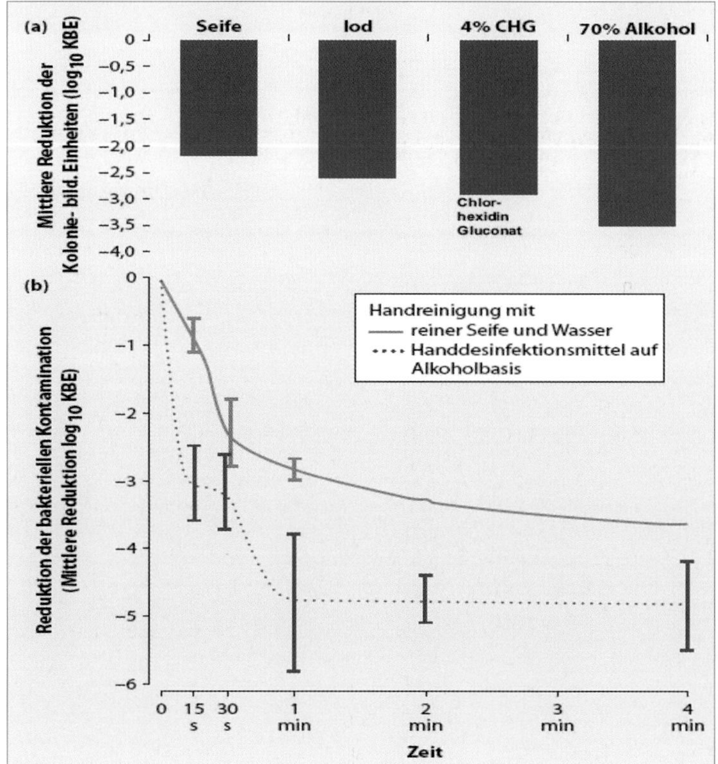

Abb. 4.2:
(a) Wirksamkeit einzelner Präparate hinsichtlich der Keimreduktion

(b) Vergleich des zeitlichen Verlaufs bei der Keimreduktion von Wasser und Seife sowie einem Desinfektionsmittel auf Alkoholbasis (Grafik: nach Pittet und Boyce 2001)

Der BGH betont ausdrücklich, dass die Nichteinhaltung der aktuell geltenden Hygienestandards zu einer prozessualen Beweislastumkehr führt: Dann muss der behandelnde Arzt beweisen, dass der Schaden auch bei konsequenter Beachtung der Hygienemaßgaben aufgetreten wäre. Dies führt laut Klein (2010) zu einer überragenden Stellung des Sachverständigen im Haftungsprozess (siehe auch *Kap. 2 Rechtliche Grundlagen*).

Ziel der Händedesinfektion ist, die transiente (oberflächliche) Hautflora ohne Hautschädigung soweit als möglich zu reduzieren und vor allem potenzielle Krankheitserreger zu beseitigen. Dabei sind neben der Zuverlässigkeit die einfache Handhabung und die benötigte Zeit zwei wesentliche Faktoren, die im Praxisalltag für die notwendige hohe Akzeptanz sorgen müssen. Desinfektionsmittel auf Alkoholbasis erreichen innerhalb von kurzer Zeit die größte Keimreduktion (Pittet und Boyce 2001). Auch wenn die Händedesinfektionsmittel auf Alkoholbasis die Haut weniger stark austrocknen als vergleichsweise das Waschen mit Wasser und Seife, so haben die Beschäftigten die berechtigte Sorge, durch die häufige Anwendung eine irritative Kontaktdermatitis zu bekommen. So sind etwa 35 % der behandelten Patienten mit einer solchen Kontaktdermatitis an den Händen Beschäftigte aus dem Gesundheitswesen (Schnuch et al. 1998, Dickel et al. 2002). Aus diesem Grunde ist ein vorrangiges Ziel, die Haut zu schonen und rechtzeitig Maßnahmen zu ergreifen, um Schädigungen zu vermeiden. Durch Zusätze von rückfettenden Hilfsstoffen in Verbindung mit bspw. Glycerol, die der Haut die entzogenen Fette ersetzen sollen, wird das Austrocknen der Hände beim Desinfizieren verhindert. Zusätze von Duft- und Farbstoffen haben keinen Einfluss auf die desinfizierende Wirksamkeit des Präparats, hingegen bergen sie ein Sensibilisierungsrisiko für Allergien in sich. Alkoholische Händedesinfektionsmittel ohne Zusatz von Parfüm und Farbstoffen sind daher prinzipiell zu bevorzugen (Dettenkofer et al. 2010).

In *Abb. 4.2* wird die Wirksamkeit einiger gebräuchlicher Verfahren im Vergleich gezeigt. Wann jeweils eine Händedesinfektion vorgenommen werden muss, ist weiter unten aufgelistet.

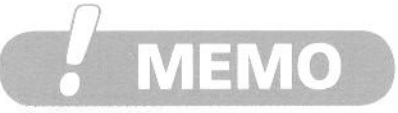

Rückfettenden alkoholischen Händedesinfektionsmitteln ohne Zusätze von Duft- und Farbstoffen ist der Vorzug zu geben. Zusätzlich darf die Hautpflege nicht vernachlässigt werden.

Schmuck und künstliche Fingernägel

Ein wesentlicher Bestandteil der Standardhygienemaßnahmen ist, dass Mitarbeiter in der unmittelbaren Patientenversorgung keinen Schmuck wie Ringe, Armbanduhren, Kettchen, Bänder und Ähnliches an den Fingern, Handgelenken und Unterarmen tragen. Ebenso ist das Tragen künstlicher Fingernägel nicht mit der Standardhygiene vereinbar und bei der Tätigkeit am Patienten untersagt. Dies ist vonseiten der KRINKO, in § 22 der Unfallverhütungsvorschrift Gesundheitsdienst (BGR 250) und dem Regelwerk der gesetzlichen Unfallversicherungen (GUV-R 250, 4.1.2.6), auf die die Biostoffverordnung verweist, eindeutig geregelt resp. untersagt (siehe Kap. 14 Arbeitsschutz). Sie schreibt vor, dass in Bereichen mit erhöhter Infektionsgefährdung an den Händen und Unterarmen keine Schmuckstücke getragen werden dürfen, da die Händedesinfektion durch das Tragen von Schmuck nachweislich behindert wird. Dazu gehören neben den bereits erwähnten Armbändern und Armbanduhren (*Abb. 4.3*) alle Arten von Fingerringen einschließlich Eheringe.

Ringe sind grundsätzlich ein hygienisches Risiko: Auf der einen Seite können Keime unter den Ringen vor der Wirkung des Desinfektionsmittels geschützt werden (siehe *Abb 4.4* und *4.5*), auf der anderen Seite können sich unter dem Ring Desinfektionsmittelreste sammeln, die eventuelle Hautreizungen verursachen. Darüber hinaus stellt Fingerschmuck ein erhöhtes Verletzungsrisiko (für den Patienten wie den Beschäftigten) und für Schutzhandschuhe eine zusätzliche Perforationsgefahr dar (*Abb. 4.6*). Insbesondere scharfe Kanten oder gefasste Steine können den Schutzhandschuhen (fürs Auge unsichtbare) Beschädigungen und Risse zufügen. Nicht zuletzt ist es möglich, dass Desinfektionsmittel die Oberflächen der Schmuckmaterialien angreifen, korrodieren und matt werden lassen, was die Motivation zur Händedesinfektion nicht gerade steigert.

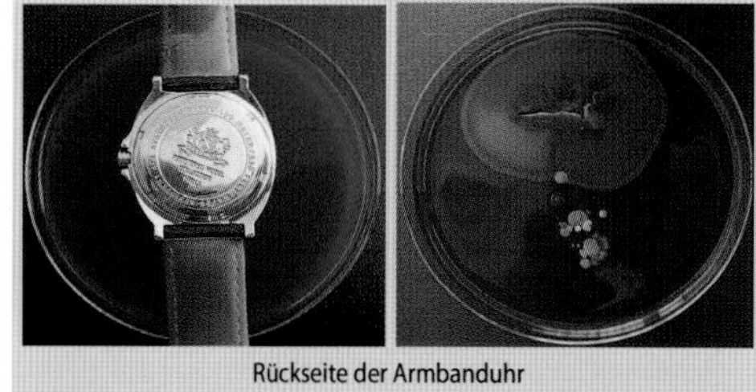

Abb. 4.3: Mikrobiologische Besiedlung einer Armbanduhr

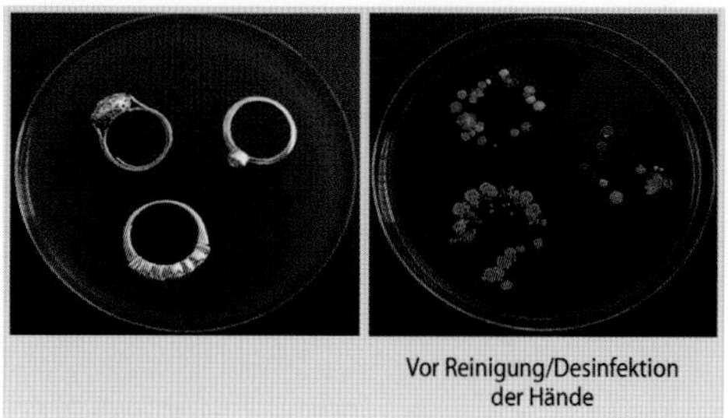

Nach dem Händewaschen

Nach hygienischer Händedesinfektion

Abb. 4.4: Mikrobiologische Besiedlung von Fingerringen

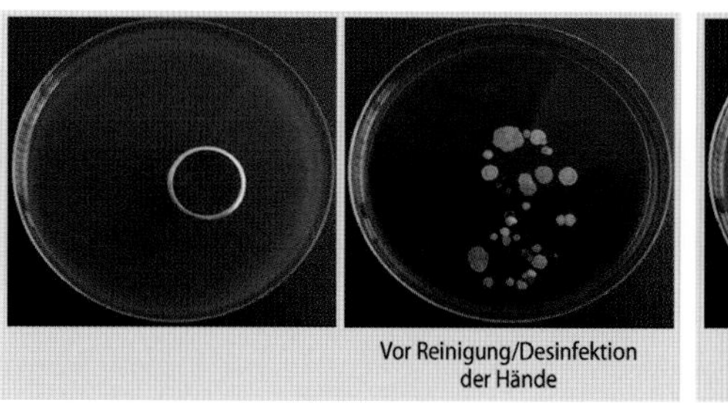

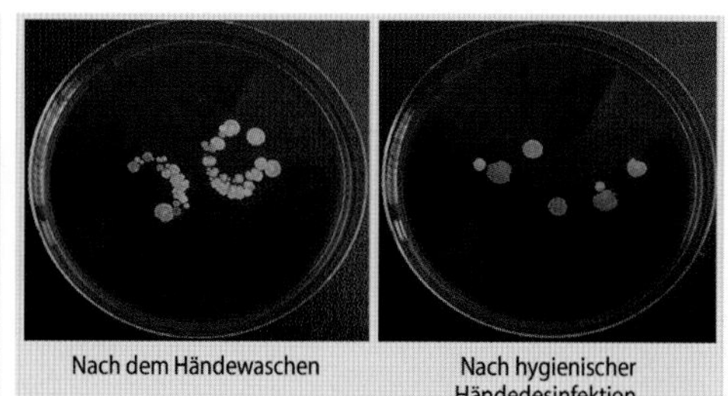

Abb. 4.5: Mikrobiologische Besiedlung von Eheringen
Fotos 4.3-4.5: Service de gestion du risque infectieux, Centre Hospitalier Régional Universitaire (CHRU) de Lille

! MEMO

Das Tragen von Schmuck an Händen und Unterarmen sowie künstliche Fingernägel sind bei der Arbeit am Patienten und in infektionsgefährdeten Bereichen generell untersagt! Auf die Fingernägel sollte kein Nagellack aufgetragen werden.

Künstliche Fingernägel sind bei Tätigkeiten am Patienten und im OP generell nicht zulässig (GUV-R250/TRBA 250 2008, KRINKO 2007). Sie sind nicht nur bei der Arbeit hinderlich, sondern können auch zur Quelle von Infektionen werden (*Abb. 4.7*). Auch auf sog. Gelfingernägel ist zu verzichten: Sie sind z. T. empfindlich gegen organische Lösungsmittel. Bei häufiger Händedesinfektion kommt es zum allmählichen Abheben, zur Erosion der Oberfläche und zum Ablösen von der Unterlage. Obgleich die Bedeutung

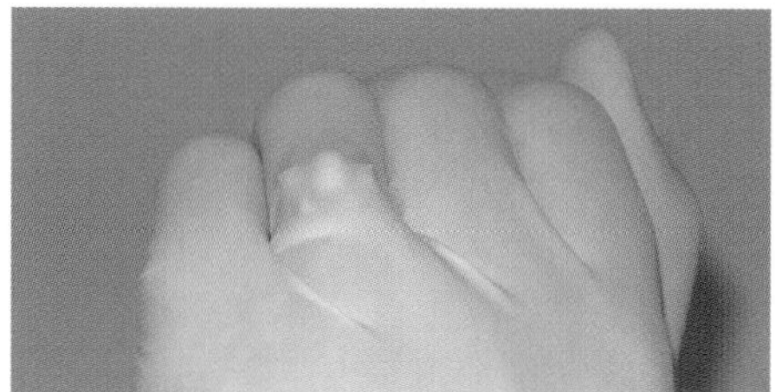

Abb. 4.6: Ringe und ihre Kanten wirken perforationsbegünstigend auf Handschuhe

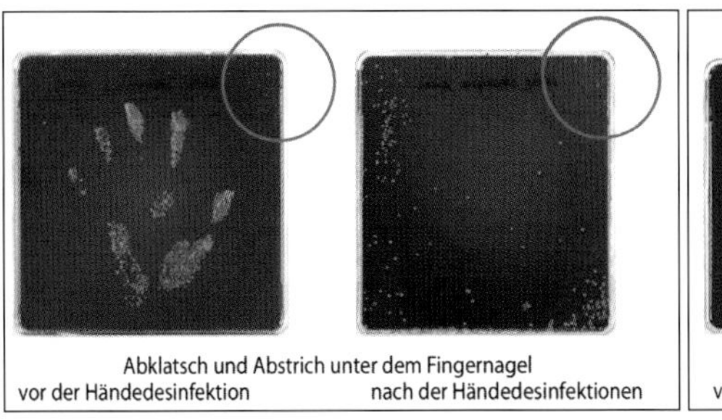

Abklatsch und Abstrich unter dem Fingernagel
vor der Händedesinfektion
nach der Händedesinfektionen

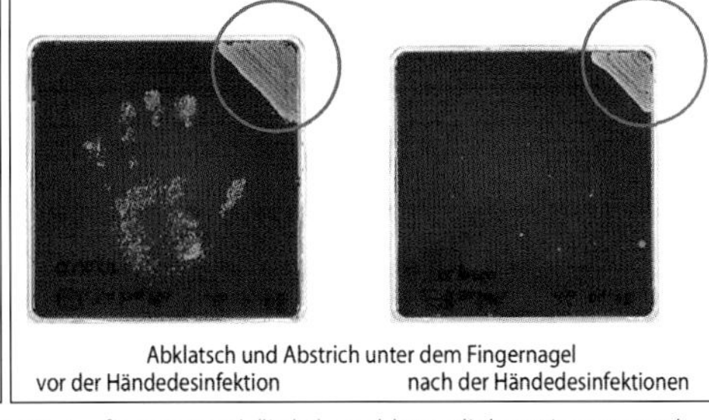

Abklatsch und Abstrich unter dem Fingernagel
vor der Händedesinfektion
nach der Händedesinfektionen

Abb. 4.7: Mikrobiologische Besiedlung kurzgeschnittener Naturfingernägel (links) und künstlicher Fingernägel (rechts) vor und nach der Händedesinfektion (Foto: Laurence Cuanillon)

des aufgetragenen Nagellacks, egal ob Farb- oder Klarlack, wissenschaftlich nicht geklärt ist, wird hiervon ebenfalls abgeraten (Geffers C 2001, Mangram 2001). Diese Empfehlungen betreffen alle Personen, die am Patienten tätig sind, ungeachtet ihrer Funktion.

Gelegentlich wird eine sog. Naturnagelverstärkung zur Versiegelung der eigenen Fingernägel praktiziert, falls sie rissig, spröde oder angekaut sind, die aber kurz und rund gehalten und alle zwei bis drei Wochen mit einem Lack neu versiegelt werden (der nach Firmenangaben mehrfache alkoholische Desinfektion tolerieren soll). Dies muss die Praxis jeweils fallweise entscheiden.

Eine Übersichtsgrafik (*Schautafel 4.1*) zeigt die wichtigsten und häufigsten Fehler bei der Händehygiene.

Hygienische Händedesinfektion

Die Weltgesundheitsorganisation hat in ihrer weltweiten Kampagne „Clean Care is Safer Care" die Händehygiene als vorrangiges Ziel zur Reduktion der Übertragung von Infektionserregern und damit zur Verbesserung der Patientensicherheit ausgerufen. In ihren „My Five Moments on Hand Hygiene" wurden die Indikationen zur Händehygiene eingeteilt (siehe *Abb. 4.8*).

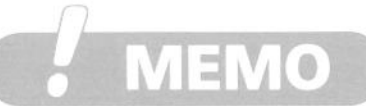

Eine adäquate hygienische Händedesinfektion setzt für ihre erfolgreiche Durchführung Folgendes voraus:

- Benetzung der gesamten Handflächen mit ausreichender Menge eines geeigneten Händedesinfektionsmittels
- Ausreichend lange Einwirkzeit (30 Sekunden)
- Trocknung der Hände

Als ausreichend für die Benetzung der gesamten Handfläche wird eine Menge von 3-5 ml Desinfektionsmittel (meist zwei Hübe des Spenders) angesehen (WHO 2009, Pittet et al. 2009, Kampf et al. 2004). Die Hände müssen zuvor trocken sein. Sie soll über mindestens 30 Sekunden durchgeführt werden. Die Zeit wird benötigt, um die gewünschte Wirkung zu erzielen, während die Alkoholmenge verdampft. Eine kürzere Zeit bzw. geringere Mengen von Desinfektionsmittel führen nach Rotter et al. (2009) zu einer Verminderung des Desinfektionserfolgs.

Ziel der hygienischen Händedesinfektion ist, jeweils vor und nach jedem Patientenkontakt sowie jeder stattgefundenen oder vermeintlichen Kontamination der Hände (potenziell) pathogene Erreger durch den Wirkstoff zu eliminieren. Eine erfolgreiche Desinfektion der Haut reduziert die Keimzahl um bis zu fünf Zehnerpotenzen. Die absolute und zeitbezogene Desinfektionsleistung bei Präparaten auf der Basis von Alkohol (Ethanol, Iso-Propanol, N-Propanol) ist nach wie vor am höchsten (Pittet 2001, Boyce 2002, Kampf et al. 2004, Rotter et al. 2009).

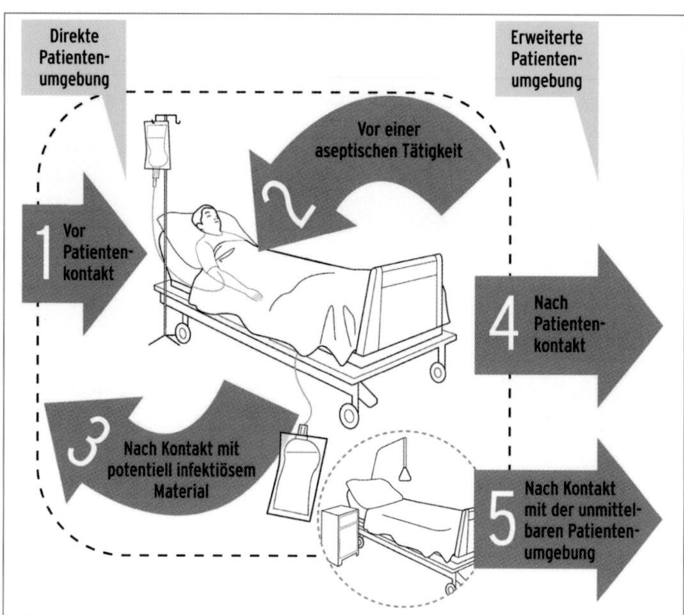

Abb. 4.8: WHO-Einteilung der Händehygiene „My Five Moments on Hand Hygiene"

Die Belastung der Haut (Austrocknen, Entfetten) wird durch Verwendung von alkoholischen Händedesinfektionsmitteln gegenüber dem Waschen der Hände mit Wasser und Seife deutlich reduziert. Daher wird das routinemäßige Waschen der Hände nur noch zu Dienstbeginn, danach jeweils zur Beseitigung von sichtbaren Verschmutzungen, Schweiß oder Ähnlichem empfohlen. Dies gilt ebenso vor und nach der Nahrungsaufnahme (Pause) sowie nach dem Toilettengang.

Die Händedesinfektion ist aus hygienisch-infektionspräventiver Sicht dem Händewaschen eindeutig überlegen und gilt in allen Einrichtungen des Gesundheitswesens als Standardmaßnahme. Folgende Situationen erfordern eine hygienische Händedesinfektion:

- vor aseptischen Tätigkeiten, bei denen eine Kontamination der Produkte ausgeschlossen werden muss (z. B. Bereitstellung von Infusionen, Herstellung von Mischinfusionen, Aufziehen von Medikamenten)
- vor dem Anziehen von sterilen Handschuhen
- vor und nach jeglichem Kontakt mit Wunden*
- vor und nach invasiven Maßnahmen wie Injektionen, Infusionen und Punktionen, sowie dem Kontakt mit Einstichstellen von Kathetern und Drainagen*
- nach dem Kontakt mit potenziell kontaminierten Gegenständen, Flüssigkeiten oder Flächen (Absauggeräten, Beatmungsgeräten, Schmutzwäsche, Abfall, Endoskopen, Urinsammelsystemen)*
- nach dem Kontakt mit Patienten
- nach dem Kontakt mit infektiösen oder potenziell infektiösen Materialien (Blut, Sekret oder Exkrementen)*
- nach dem Ablegen von Schutzhandschuhen v. a. bei Erregerkontakt oder massiver Verunreinigung
- nach der Toilettenbenutzung
- nach dem Husten, Niesen und Naseputzen
- bei tatsächlicher mikrobieller Kontamination der Hände und wenn dies nicht sicher auszuschließen ist

* *auch wenn bei der Arbeit Handschuhe getragen werden*

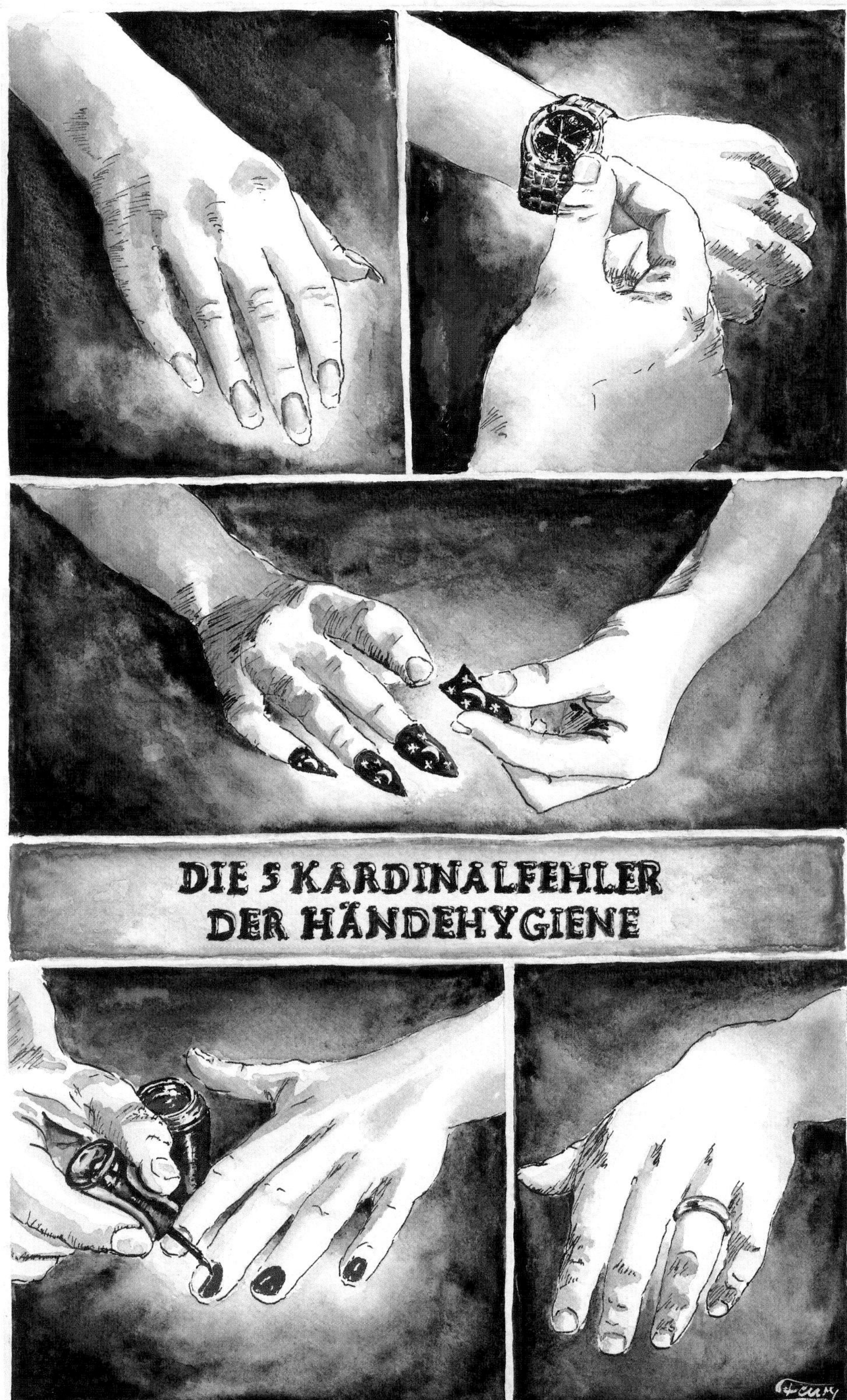

Schautafel 4.1: Kardinalfehler der Händehygiene (Zeichnung: Ulrich Flury, www.hygiene-im-bilde.de)

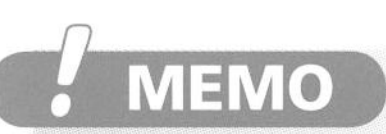

Der optimale Effekt der hygienischen Händedesinfektion ist mit 3-5 ml eines alkoholischen Desinfektionsmittels nach 30 Sekunden Dauer zu erreichen. Um die Desinfektion der Fingerspitzen und der Daumen sicherzustellen, sollten diese an den Anfang der Händedesinfektion gestellt werden.

Entscheidend für die Wirkung ist die richtige Durchführung der hygienischen Händedesinfektion. Während der gesamten Dauer des Desinfektionsvorganges müssen die Hände feucht bleiben. Die einzelnen Schritte werden während der mindestens 30 Sekunden dauernden Prozedur mehrmals wiederholt. Nach einer Untersuchung von Kampf et al. (2009) zur richtigen Technik der Händedesinfektion muss jedoch infrage gestellt werden, ob alle Schritte in der bisher empfohlenen Reihenfolge weiterhin uneingeschränkt einzufordern sind.

Eine alternative Technik mit fünf anstatt sechs aufeinanderfolgenden Schritten erwies sich als ebenso effektiv im Benetzungsgrad der Hände. Sowohl mit einer „eigenverantwortlichen Methode" (nachdem den Testpersonen bewusst gemacht wurde, wie wichtig eine vollständige Benetzung beider Hände ist) sowie einer neuen Einreibetechnik (siehe *Schautafel 4.2*) konnten – sofern die 30 Sekunden jeweils eingehalten wurden – sehr gute Ergebnisse erzielt werden (Kampf 2009). Auf jeden Fall muss die Desinfektion der Fingerspitzen (*Abb. 4.9*) sowie der Daumen (*Abb. 4.10*) als wichtigster Einzelschritt enthalten sein. Um ihre Durchführung zu gewährleisten, ist es günstig, sie an den Anfang jeder Händedesinfektion zu stellen.

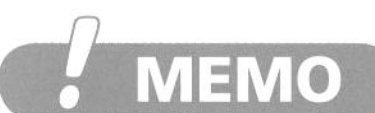

Die Hautpflegemaßnahmen sind als wichtiger Beitrag zur Händehygiene im Hygieneplan der Einrichtung zu dokumentieren.

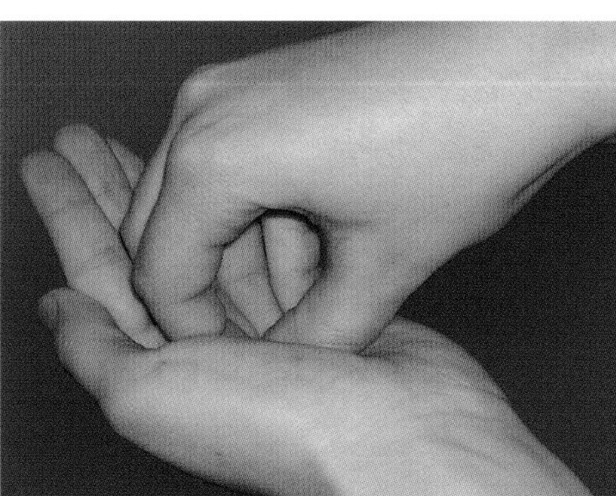

Abb. 4.9: Fingerspitzen und ...

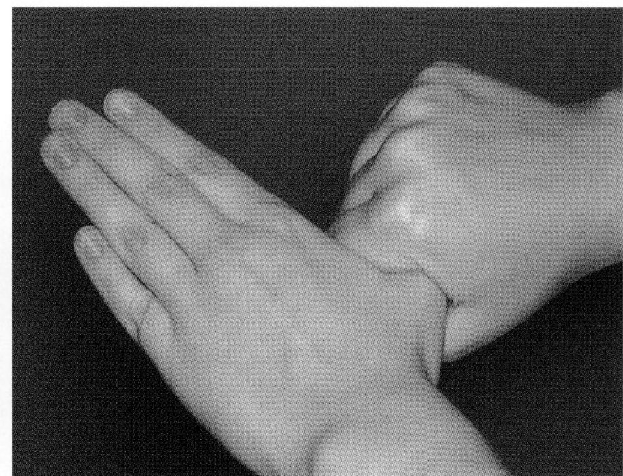

Abb. 4.10: ... Daumen gehören an den Anfang der Händedesinfektion

Trotz der rückfettenden Eigenschaft der auf dem Markt erhältlichen Händedesinfektionspräparate ist das Auftragen eines Hautpflegemittels während der Arbeit und nach Arbeitsende allen Beschäftigten, ganz besonders auch den OP-Mitarbeitern, ausdrücklich anzuraten (Kramer et al. 2009). Es empfiehlt sich, das Präparat mit den individuell besten Eigenschaften für den jeweiligen Hauttyp zu ertesten. Eventuell sind in einer Einrichtung mehrere Produkte vorzuhalten.

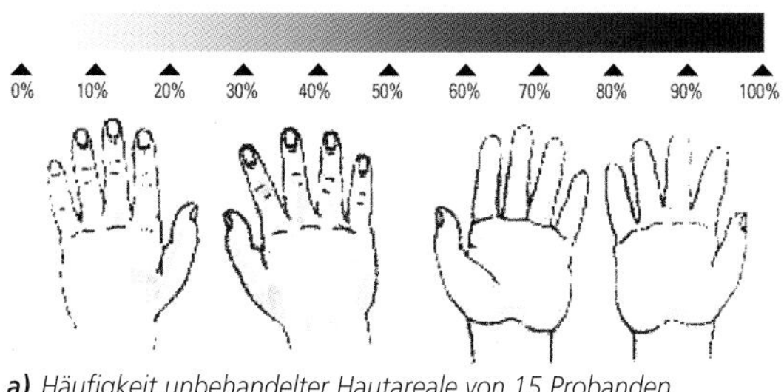

a) *Häufigkeit unbehandelter Hautareale von 15 Probanden nach Durchführung des Referenzverfahrens der hygienischen Händedesinfektion; Dauer (Median): 70 Sekunden*

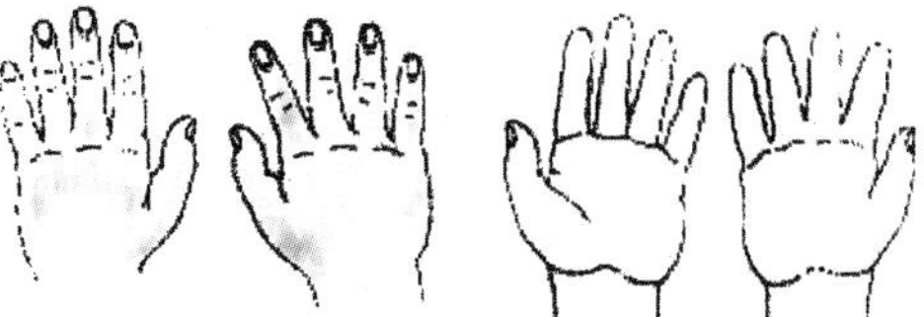

b) *Häufigkeit unbehandelter Hautareale von 15 Probanden nach fünfmaliger Durchführung der sechs Schritte zur hygienischen Händedesinfektion; Dauer (Median): 40 Sekunden*

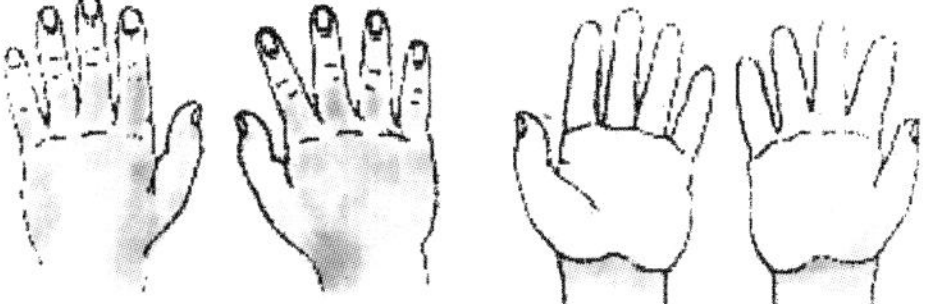

c) *Häufigkeit unbehandelter Hautareale von 15 Probanden nach einmaliger Durchführung der sechs Schritte zur Händedesinfektion; Dauer (Median): 17 Sekunden*

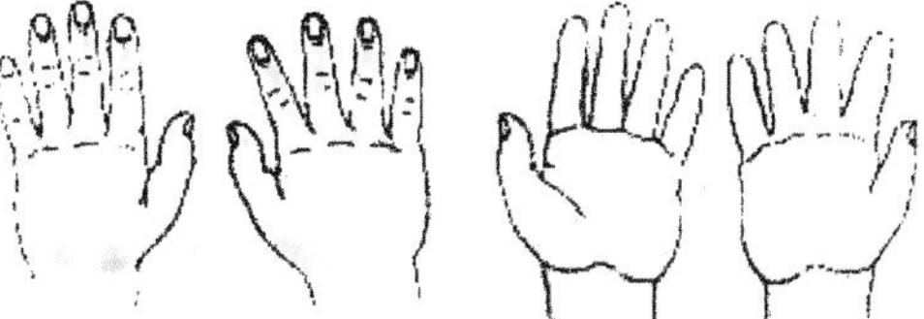

d) *Häufigkeit unbehandelter Hautareale von 20 Krankenhausmitarbeitern nach Durchführung einer hygienischen Händedesinfektion in „eigenverantwortlicher Anwendung"; Dauer (Median): 25,5 Sekunden*

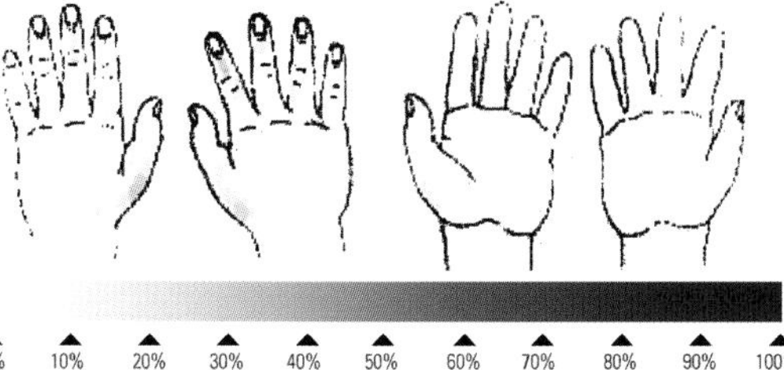

e) *Häufigkeit unbehandelter Hautareale von 15 Probanden nach Durchführung einer neuen Einreibevariante der hygienischen Händedesinfektion; Dauer (Median): 25 Sekunden*

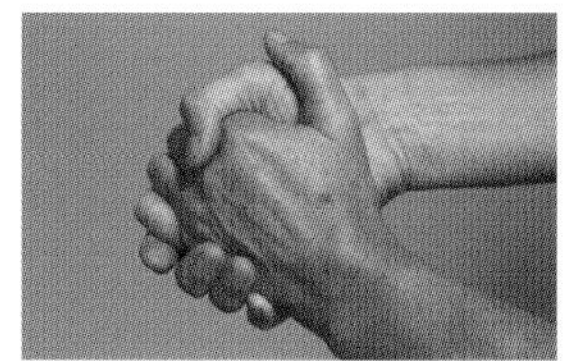

Handfläche auf Handfläche, vorwärts und rückwärts (zweimal)

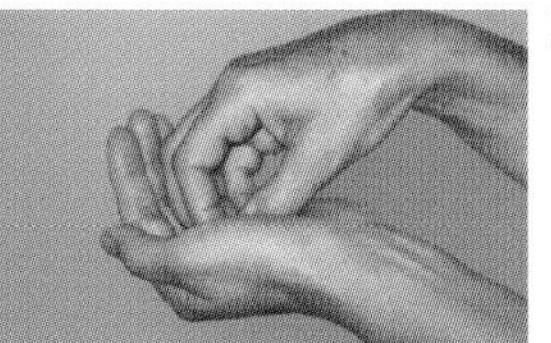

Kreisendes Reiben der geschlossenen Fingerkuppen in der Handfläche (zweimal), Wiederholung mit der anderen Hand

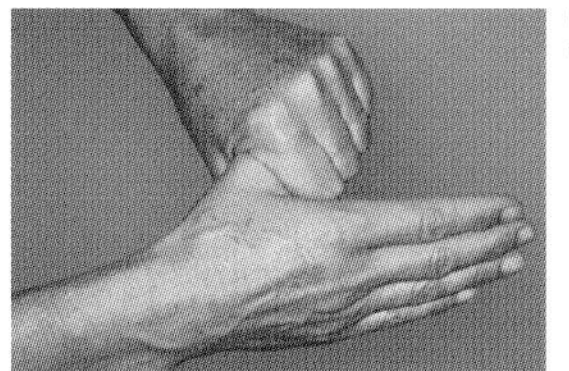

Daumen einer Hand in die Handfläche der anderen legen und mit den Fingern umfassen. Der Daumen wird in der Handfläche gerieben (zweimal). Wiederholung zweimal

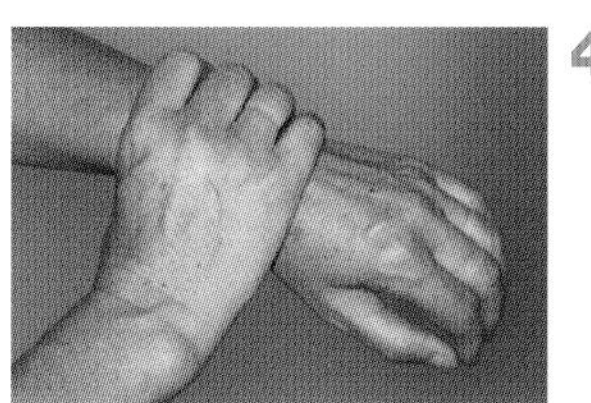

Kreisendes Reiben der geschlossenen Fingerkuppen in der Handfläche (zweimal), Wiederholung mit der anderen Hand

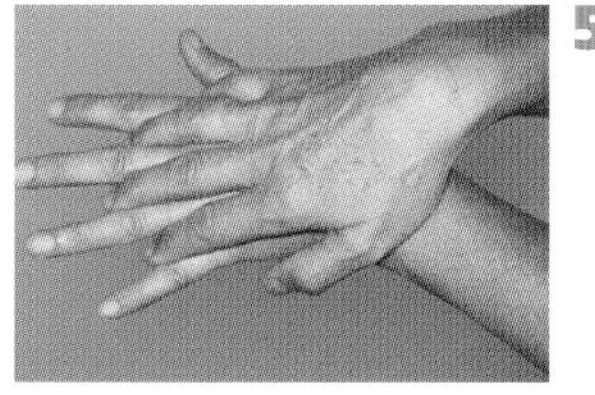

Mit gespreizten Fingern reibt die eine Handfläche den Handrücken der anderen Hand bis zu den Fingerspitzen und wieder zurück (zweimal). Wiederholung mit der anderen Hand

Schautafel 4.2:
Linke Seite: Versuchsergebnisse unterschiedlicher Einreibetechniken im Vergleich der Häufigkeit unbehandelter Hautareale
*Rechte Seite: Beschreibung einer neuen Einreibetechnik (nach Prof. G. Kampf), die eine gute Benetzung der Hände in einer klinisch akzeptablen Zeit sicherstellt (siehe **e)**)*
(Untersuchungsergebnisse von Prof. Günter Kampf freundlicherweise zur Verfügung gestellt)

Der Markt bietet sehr unterschiedliche Produkte an. Ein prinzipieller Unterschied ist das Verhältnis von Öl und Wasser und seine Formulierung:

- Öl-in-Wasser-Präparate (O/W): ziehen schnell ein, sind nicht so fettend und eignen sich daher eher für den häufigen Gebrauch zwischendurch (z. B. vor Pausen).
- Wasser-in-Öl-Präparate (W/O): fetten und befeuchten die Haut nachhaltig und sind v. a. für die Hautpflege nach der Arbeit geeignet.
- Wasser-in-Öl-in-Wasser-Präparate (W/O/W): Kombinationspräparat.

Als grobe Orientierung für die Auswahl gilt, dass Hautschutzpräparate vor der Tätigkeitsaufnahme aufgetragen werden sollen, um die Haut vor der Exposition zu schützen. Im Anschluss an die Tätigkeit sind Hautpflegeprodukte geeignet. Personen mit sebostatischem Hauttyp werden eher W/O-Präparate, der Mitarbeiter mit dem seborrhöischen Hauttyp eher O/W-Präparate bevorzugen. Inzwischen sind auch Präparate auf dem Markt, die als Kombination die Vorteile beider Typen verbinden sollen. Zusätze wie z. B. Panthenol, Allantoin, Tocopherol (Vitamin E), Bienenwachs, Tannin, Harnstoff etc., verändern resp. erhöhen das Wasserbindungsvermögen der Präparate und sollen zusätzlich ein positives Hautgefühl vermitteln.
Zur Applikation sind aus hygienischer Sicht Spender zu bevorzugen. Allerdings sind zähfließende, bspw. stark fettige Pflegepräparate nicht oder nur sehr eingeschränkt für Spender geeignet. Um eine individuell angepasste Pflege dennoch zu ermöglichen, können alternativ auch personengebundene Tuben zum Einsatz kommen. Zum allgemeinen Gebrauch bestimmte Cremetuben oder offene, verkeimungsanfällige Cremetiegel werden nicht empfohlen (Weidenfeller et al. 2011). Es ist vorgeschrieben, dass jede Praxis und Einrichtung des Gesundheitswesens neben dem Desinfektions- und Hygieneplan auch einen Hautschutzplan anzufertigen und umzusetzen hat.

Desinfektionsmittel: Arzneimittel oder Biozidprodukte?
Haut- und Händedesinfektionsmittel zur Anwendung am menschlichen Körper wurden bisher pauschal dem Arzneimittelgesetz unterworfen. Arzneimittel sind dazu bestimmt, Krankheitserreger, Parasiten oder körperfremde Stoffe abzuwehren, zu beseitigen oder unschädlich zu machen (§ 2 Abs. 1 Nr. 4 AMG a.F.). Mit der Kreation einer neuen Kategorie von Biozidprodukten können Desinfektionsmittel nunmehr sowohl unter das Arzneimittel- als auch das Biozidgesetz fallen. Nach Letztgenanntem und gemäß der 15. Novelle des Arzneimittelgesetzes (AMG) von 2009 fallen Desinfektionsmittel lediglich dann unter das AMG, wenn sie mit einer therapeutischen Zweckbestimmung versehen wurden. Die Anwendung am menschlichen Körper oder die Tatsache, dass durch ihre Anwendung Keime auf der Haut (prophylaktisch) abgetötet und damit die Übertragung von Erregern sowie bspw. Wundinfektionen verhindert werden, genügt aus Sicht der Juristen weder für die generelle Einstufung als Präsentations- noch als Funktionsarzneimittel. So kommt es allein auf die Zweckbestimmung des Produkts an. Nur die klare therapeutische Zweckbestimmung ordnet das Desinfektionsmittel den Arzneimitteln zu (Bruggmann 2010).
Man mag diesen Disput aus ärztlicher Sicht müde belächeln und als juristische Haarspalterei aus der Ferne betrachten. Bei näherer Betrachtung hat er jedoch Einfluss auf die Entscheidung der Gerichte und kann damit auch für uns von Bedeutung sein. Werden Händedesinfektionsmittel weiterhin als Arzneimittel gesehen, so wird das Um- und Abfüllen aus Großgebinden in Desinfektionsmittelspenderflaschen nach dem AMG dem Herstellungsprozess zugerechnet. Doch das Herstellen von Arzneimitteln, d.h. auch das Umfüllen aus Großgebinden in Desinfektionsmittelspenderflaschen für Dritte, ist an eine Genehmigung gebunden (nach § 13 AMG benötigen Apotheken und Krankenhausapotheken keine Genehmigung). Lediglich das Umfüllen des Händedesinfektionsmittels für den eigenen Gebrauch obliegt in seiner Auslegung der Vorschrift des

AMG der zuständigen (Landes-) Behörde, d. h. sie kann darüber entscheiden, ob sie das Umfüllen in Praxen statthaft findet.
Begründet wird diese Vorsichtsmaßnahme u.a. damit, dass beim unsachgemäßen Umfüllen die Gefahr einer Kontamination des Desinfektionsmittels mit z. B. Bakteriensporen, welche durch Alkohol nicht abgetötet werden, zu befürchten sei (auch wenn Sporen im Alkohol nicht auskeimen und sich vermehren können). Ein weiterer Aspekt, der hierbei genannt wird, ist, dass die Chargennummer nach dem Umfüllen nicht mehr erkennbar und damit unter anderem die Mindesthaltbarkeit nicht mehr ersichtlich ist.

Unabhängig von diesen juristischen Auslegungen steht die Empfehlung der KRINKO dem Umfüllen kritisch bzw. ablehnend gegenüber: „Entleerte Flaschen von Händedesinfektionsmitteln dürfen aufgrund des Arzneimittelgesetzes nur unter aseptischen Bedingungen in einer Krankenhausapotheke nachgefüllt werden. Daher empfiehlt sich auch hier die Verwendung von Einmalflaschen." (Händehygiene, KRINKO 2000).
Neben diesen o. g. Erklärungen stellt sich schließlich die Frage, ob das Umfüllen unter Berücksichtigung aller Faktoren (Energie-, Material-, Zeit- und Personalaufwand für die ordnungsgemäße Reinigung der Flaschen) überhaupt (noch) wirtschaftlich ist, da sich die Abgabepreise (laut Herstellerangaben) in Großgebinden und Einzelflaschen stark angenähert haben. Deshalb ist aus Sicht der Autoren die Umfüllpraxis weder sinnvoll noch (wahrscheinlich) wirtschaftlich. Die Empfehlung lautet: auf das Umfüllen verzichten und jeweils neue Einzelflaschen verwenden. Sicher und im Umgang unproblematisch ist die Verwendung eines in der DGHM/VAH-Liste geführten Fertigprodukts.

PRAXISTIPP

Anbruchsdatum mit Filzstift kennzeichnen, um die Aufmerksamkeit der Mitarbeiter zu erhöhen und den Verbrauch zu kontrollieren (siehe *Abb. 4.11*).

Einmalhandschuhe

Schutz- und Einmalhandschuhe verhindern den direkten Kontakt und dienen daher auch in besonderer Weise dem Personalschutz. Grundsätzlich gilt, dass unsterile Einmalhandschuhe vor allen Tätigkeiten angelegt werden müssen, die mit einem Kontaminationsrisiko der Hände mit infektiösem oder potenziell infektiösem Material behaftet sind. Weiterhin sind sie stets anzuziehen, wenn die Haut der Hände Irritationen, Verletzungen und Ausschläge aufweist. Sie verhindern, dass von den in diesem Zustand stärker keimbelasteten Händen eine Übertragung auf die Umgebung und die Patienten stattfindet (siehe Kasten).
Aus hygienischer Sicht ist es unerlässlich, zwischen verschiedenen Personen sowie Tätigkeiten an verschiedenen Regionen des Patienten die Handschuhe zu wechseln. Das Desinfizieren der Handschuhe zwischen den Patienten wird kritisch gesehen, ganz besonders, wenn Kontakt zu Blut oder Personen mit übertragbaren Krankheiten stattgefunden hat. Obgleich Untersuchungen eine wirksame Keimreduktion der Handschuhoberflächen belegen konnten, sind bspw. Veränderungen an den Materialien durch die Wirkstoffe der verschiedenen Händedesinfektionsmittel nicht auszuschließen; die Handschuhe können kleben und dadurch das Arbeiten erschweren und behindern. Darüber hinaus können sie rissig und über eventuelle Mikroperforationen durchlässig werden (Tabori 2008).

Einmalhandschuhe sind erforderlich bei:

- Arbeiten mit hautschädlichen Stoffen, z. B. Reinigungs-Desinfektionsmitteln, häufigem Kontakt mit Wasser und Seife, sensibilisierenden Stoffen
- Pflegerischen oder therapeutischen Maßnahmen z. B. Sekretabsaugungen, Mundpflege, Nasenpflege, Intimpflege, Inkontinenzpflege
- Applikation von halbfesten Arzneiformen, z. B. Cremes, Salben
- Tätigkeiten zur Vorbereitung und Durchführung von Injektionen, Infusionen und Blutzuckerkontrollen
- Sämtlichen Maßnahmen des Verbandwechsels und der Wundversorgung, der Katheterpflege bei Blasenverweilkatheter und Suprapubischem Blasenkatheter sowie bei der Versorgung von Venenkathetern
- Arbeiten mit kontaminiertem resp. infektiösem Material, z. B. Sekreten, Ausscheidungen, Untersuchungsproben
- Pflege bei Infektionserkrankungen
- Pflege bei Trägern multiresistenter Erreger, z. B. MRSA
- Hautverletzungen oder offenen Wunden an der Hand des Personals
- Hauterkrankungen, z. B. Mykosen, Ekzeme, Dermatitis

Während operativer Tätigkeiten, beim Umgang mit sterilen Medizinprodukten sowie anderen Maßnahmen, die ein steriles Arbeiten mit den Händen erfordern, sind selbstverständlich zum Schutz des Patienten vor Infektionen sterile Handschuhe erforderlich (siehe Kasten).

Sterile Handschuhe sind u. a. erforderlich bei:

- Mitgliedern des OP-Teams (einschließlich Instrumentierkraft) während operativer Eingriffe
- Arbeiten mit sterilen Instrumenten (auch bei No-Touch-Technik) und Medizinprodukten
- Katheterapplikationen
- Endotrachealem Absaugen
- Wundversorgung, evtl. Verbandswechsel, etc.

Die eingesetzten Handschuhe müssen für den Mitarbeiter geeignet, d. h. passend, sein. Das Arbeiten in zu großen oder zu kleinen Handschuhen ist nicht (gut) möglich. Darüber hinaus erfüllen sie ihren Zweck nur dann, wenn sie dicht, d. h. für Flüssigkeiten und für die infrage kommenden Chemikalien undurchlässig und reißfest sind und dennoch ein ausreichendes Maß an Tastgefühl übrig lassen.

Verschiedene Materialien für Handschuhe

Für den medizinischen Bedarf werden Handschuhe aus Latex, Nitril, Vinyl und Polyethylen (PE) angeboten.

Polyethylen (PE)

Handschuhe aus Polythylen sind dünn, relativ starr, wenig anpassungsfähig und verrutschen leicht oder gleiten von der Hand. Weiterhin sind die Schweißnähte der PE-Handschuhe nicht zuverlässig dicht, womit eine zentrale Forderung an Handschuhe nicht erfüllt ist. Sie sind allenfalls für einige wenige unkritische Tätigkeiten einsetzbar. Für den Umgang mit Gefahrstoffen sind sie definitiv ungeeignet.

Latex

Ungepuderte Handschuhe aus Latex werden bisher am häufigsten verwendet. Allerdings ist ein Teil der Beschäftigten im Gesundheitswesen gegen Latex sensibilisiert bzw. sogar allergisch. Hauptursache der

Allergisierung gegen Latex waren die Schwebteile des Stärkepulvers der gepuderten Handschuhe. Die Proteinpartikel des Naturkautschuks wurden mit dem Puderstaub eingeatmet und führten bei atopisch veranlagten Mitarbeitern zu einer Sensibilisierung. Aus diesem Grund dürfen Latexhandschuhe seit 1997 gemäß TRGS 540 keinen Puder mehr enthalten und müssen allergenarm sein.

Nitril

Eine geeignete Alternative zu Latex stellt Nitril dar. Synthetisch hergestellter Nitril-Butadien-Kautschuk (NBR) besitzt eine hohe Beständigkeit gegenüber Ölen, Fetten und Kohlenwasserstoffen, günstiges Alterungsverhalten und geringen Abrieb. Daher sind sowohl Untersuchungs- als auch Schutzhandschuhe aus synthetischem Nitrilkautschuk aufgrund der guten chemischen Beständigkeit von NBR gegenüber chemischen Substanzen, bspw. Reinigungs- und Desinfektionsmitteln, gut geeignet und können bei kurzzeitigen Arbeitsgängen und bei Tätigkeiten mit häufigem Handschuhwechsel eingesetzt werden.

Vinyl

Vinyl ist nur sehr bedingt und für einige ausgesuchte Einsatzbereiche geeignet. Es ist weniger elastisch und reißt bei physikalischer Beanspruchung recht schnell ein. In einer Untersuchung über Undichtigkeiten von Schutzhandschuhen während des Gebrauchs konnte beobachtet werden, dass diese am häufigsten bei Handschuhen aus Vinyl auftraten. In einer anderen Untersuchung wurden etwa 5.000 Schutzhandschuhe (drei Handschuh-Fabrikate aus Latex und zwei aus PVC) auf ihre Wasserundurchlässigkeit getestet. Die Vinylhandschuhe schnitten dabei schlecht ab; bereits nach dem Auspacken waren 3 bis 6 % der Testprodukte eingerissen, was bei keinem der Handschuhe aus Latex zu beobachten war.

Des Weiteren wurde die Haltbarkeit der Handschuhe an verschiedenen Arbeitsplätzen im Labor untersucht. Die stärkste Beanspruchung war im Probeneingangslabor zu verzeichnen (ständiges Abdrehen von Röhrchendeckeln, Etikettieren und Schreibarbeiten) und damit verbunden auch die höchste Ausfallsrate. Die durchschnittliche Tragezeit der einzelnen Handschuhe betrug eine Stunde. Auch hier wurden die Erwartun-

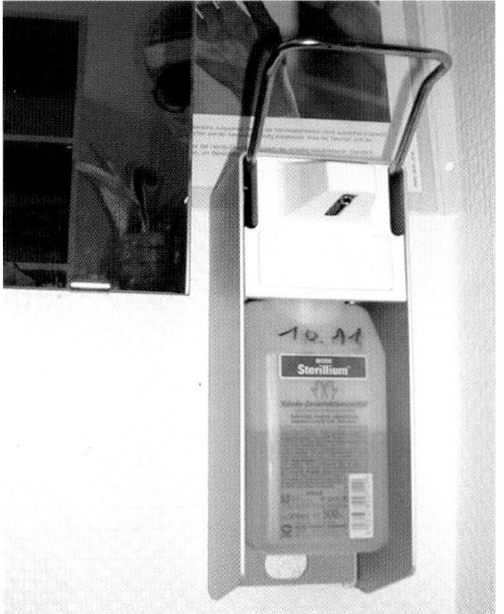

Abb. 4.11: Das Anbruchsdatum auf der Desinfektionsmittelflasche gibt ein Maß für die Nutzung des Spenders und kann so die Motivation der Mitarbeiter erhöhen

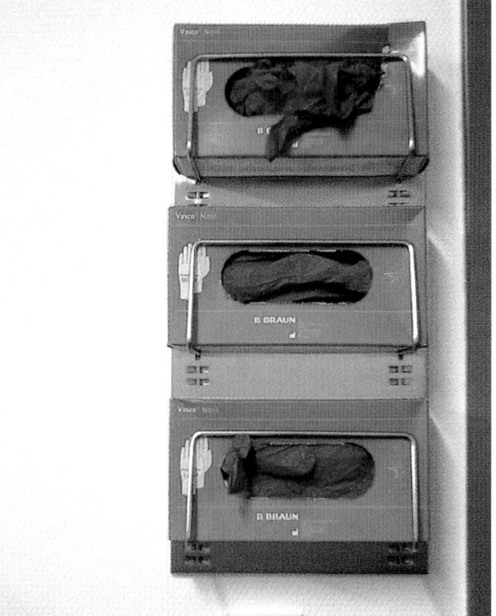

Abb. 4.12: Wandhalterung für Handschuhe

gen vor allem durch Schutzhandschuhe aus Vinyl enttäuscht. Ihre Ausfallrate lag zwischen 30,6 % und 38,1%. Obwohl die Latexhandschuhe insgesamt besser abschnitten, lag ihre Versagerquote je nach Qualität immerhin noch zwischen 2,9 % und 15,9 %.
Eine andere Untersuchung verglich drei Latexhandschuhe unterschiedlicher Qualität und kam zu einem ähnlichen Ergebnis. In den Studien wurden die beiden Materialien hinsichtlich ihrer Durchlässigkeit für Viren (Virus OX174 bzw. Lambda Virus) verglichen und für Vinyl eine Fehlerquote von 63 % bis 22 % und für Latex von 7 % bis < 1% festgestellt.

Zusammenfassend betrachtet, stellen Vinylhandschuhe aufgrund der Materialstruktur keine brauchbare Alternative zu Latex- oder Nitrilhandschuhen dar (Korniewicz 1990, Korniewicz 1989).

Nicht alle Materialien geeignet
Für den Umgang mit der großen Bandbreite an chemischen Substanzen sind nicht alle Handschuhmaterialien gleichermaßen geeignet, da die jeweilige chemische Beständigkeit eine bedeutende Rolle spielt. Diese kann bei den heute zur Verfügung stehenden Handschuhmaterialien variieren. Bspw. ist Latex (Kohlenwasserstoff) gegen organische Chemikalien wie Öle, Fette und Lösungsmittel nicht beständig und eignet sich für das Auftragen bestimmter Salben nicht, ebenso für Arbeiten im Labor bspw. mit spezifischen Farbstoffen wie Ethidiumbromid, welches Latex nach kurzer Zeit durchdringen kann. Hier sind Handschuhe aus Nitrilkautschuk (s. o.) beständiger. Ein generelles Problem stellt der Umgang mit bestimmten Zytostatika dar. Laut TRGS 525 müssen stets Handschuhe getragen werden und sind gemäß Arbeitsschutzgesetz (GUV-I 8596) nach längstens 20 Minuten zu wechseln.

Die ohnehin vermehrte Schweißbildung in den Handschuhen wird durch die Okklusion verstärkt, da der Wasserdampf nicht an die Umgebung abgegeben werden kann. Hierdurch entsteht eine feuchte Umgebung für die Hand. Die Haut quillt auf, ihre Barrierefunktion und Belastbarkeit werden eingeschränkt. Die TRGS 531 schreibt daher einen Wechsel der Handschuhe nach vier Stunden Tragzeit vor.

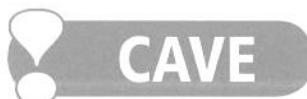

Das Tragen von Handschuhen ersetzt nicht die Händedesinfektion!

Für den erweiterten Schutz vor Infektionen, die durch (unbemerkte) Mikroperforationen übertragen werden, sind Doppelhandschuhe oder zwei übereinander getragene Handschuhe zu empfehlen. In Abhängigkeit von der Benutzungsdauer und -art kann durch das Tragen von zwei Paar Handschuhen übereinander signifikant die Gefahr reduziert werden. Auch wenn das Tastempfinden durch zwei Handschuhlagen etwas gemindert wird, ist die Perforationshäufigkeit und damit das Infektionsrisiko insbesondere durch makroskopisch nicht sichtbare Mikrobeschädigungen durch spitze und scharfe Instrumente signifikant geringer (Ersozlu et al. 2007, Eikmann 2009, Harnoss et al. 2010). Für Eingriffe an Patienten mir blutübertragbaren Infektionskrankheiten (z. B. HBV, HCV, HIV etc.) stehen auch sog. „Indikatorhandschuhe" zur Verfügung. Diese doppellagigen Handschuhe zeigen eine Beschädigung oder Rissbildung der äußeren Schicht durch eine Verfärbung an. *Abb. 4.12* zeigt eine übersichtliche und sehr praktische Form, um Handschuh-Spenderboxen für den Gebrauch zu platzieren.

Schutzhandschuhe

Bei Reinigungs- und anderen Tätigkeiten mit länger dauernden Kontaktzeiten zu Reinigungs- und Desinfektionsmitteln resp. anderen chemischen Substanzen genügen die einfachen Einmalhandschuhe meist nicht.

Stattdessen sind spezielle, widerstandsfähige Schutzhandschuhe zu verwenden. Daher sind vom Arbeitgeber für Arbeiten, die den Umgang mit Flächen- und/oder Instrumentendesinfektionsmitteln und anderen Chemikalien beinhalten, geeignete Schutzhandschuhe zur Verfügung zu stellen. Für Reinigungsarbeiten können haushaltsübliche Gummihandschuhe zum Einsatz kommen. Sie sind im Allgemeinen strapazier- und widerstandsfähig und eignen sich für den mehrmaligen Gebrauch.

Die Haushaltshandschuhe sind personengebunden zu kennzeichnen und zu verwenden. Die Konfektionsgröße des Handschuhs sollte einen ausreichenden Schutz bis zur Mitte des Unterarmes ermöglichen. Das proximale Handschuhende ist umzuschlagen, um bei Tätigkeiten über Kopfniveau eine Kontamination der Hautoberfläche durch Wasser zu vermeiden. Das Schwitzen der Haut, allergische Reaktionen und Hautirritationen können durch das Unterziehen eines Baumwollhandschuhs reduziert werden. Die Wiederaufbereitung erfolgt über (ggf. desinfizierende) Waschverfahren.

Haushaltshandschuhe können eingesetzt werden u. a. bei:

- Reinigungs- und Aufbereitungstätigkeiten
- Umgang mit Desinfektionsmittelkonzentraten

Schutzkittel

Schutzkittel dienen in erster Linie dem Schutz der eigenen Dienst- oder Arbeitskleidung. Sie sollten immer dann verwendet werden, wenn eine Kontamination der Kleidung durch infektiöses oder möglicherweise infektiöses Material (z. B. Stuhl, Urin, Sekrete, Blut) möglich ist. Ebenso gilt dies bei pflegerischen Maßnahmen wie bspw. beim Waschen eines Patienten. Ob Baumwollkittel oder Einwegschürzen aus PE verwendet werden, sollte bedarfsabhängig entschieden werden. Bei manchen Tätigkeiten können langärmelige Kittel erforderlich sein. Für das Tragen von (PE-)Überschuhen gibt es aus hygienischer Sicht keine Notwendigkeit. Sie werden schon aufgrund der Rutschgefahr nicht empfohlen.

Mund-Nasen-Schutz

Neben dem regelmäßigen Tragen eines Mund-Nasen-Schutzes (chirurgische Maske) während chirurgischer Eingriffe im OP-Saal und beim Umgang mit sterilen OP-Instrumenten und Medizinprodukten kann darüber hinaus auch beim Umgang mit Patienten und Materialien das Tragen eines Mund-Nasen-Schutzes erforderlich sein, z. B. wenn ein Patient oder Mitarbeiter eine Atemwegsinfektion (Schnupfen, grippaler Infekt) oder floride Lippenherpes hat und die Tröpfchen beim Sprechen und Niesen nicht auf den Mitarbeiter oder Bewohner übergehen sollen (siehe oben „Tröpfcheninfektion"). Allerdings schützen sie nicht vor aerogen übertragbaren Erregern, wie z. B. Tuberkelbakterien. Hier bieten die oben genannten FFP-2- oder FFP-3-Masken (Filtering Face Piece) den erforderlichen Schutz, der allerdings nur bei sicherer Handhabung gewährleistet ist und daher im Vorfeld geübt werden muss (siehe *Abb. 14.3*).

Bei bestimmten Tätigkeiten wie bspw. dem endotrachealen Absaugen kann zum Eigenschutz das Tragen einer **Schutzbrille** in Kombination zusätzlich erforderlich sein.

PRAXISTIPP

Für Reinigungsarbeiten können haushaltsübliche Gummihandschuhe zum Einsatz kommen. Sie sind fester, widerstandsfähiger, im Allgemeinen undurchlässig für Flüssigkeiten und eignen sich für den mehrmaligen Gebrauch.

PC-Tastaturen im Praxisalltag

Der Einsatz von modernen EDV-Geräten ist mittlerweile in jeder Praxis und Gesundheitseinrichtung selbstverständlich und nicht mehr wegzudenken. Dabei stehen die PC-Tastaturen, die durch den permanenten Einsatz und den Kontakt zu den Fingern mit Keimen belastet werden, besonders im Fokus. Sie können im Praxisalltag v. a. bei Unachtsamkeit durchaus auch mit nosokomialen Erregern kontaminiert werden. Selbst wenn es auch ohne Desinfektion zu einer spontanen raschen Verringerung der Keimzahlen auf den unbenützten Tastaturen kommt (siehe *Tab. 4.1*), müssen sie desinfizierbar sein.

Auf dem Markt werden eine Reihe von speziellen PC-Tastaturen und Überzüge für Standard-PC-Tastaturen angeboten, die gut zu reinigen und v. a. zu desinfizieren sind. Vielfach wird jedoch bei diesen Spezialtastaturen und Überzügen neben dem höheren Anschaffungspreis ihre Bedienbarkeit und letztlich Alltagstauglichkeit bemängelt.

Experimentelle Untersuchungen von Brandt (2010) konnten zeigen, dass Standard-PC-Tastaturen problemlos und effizient einer effektiven Wischdesinfektion unterzogen werden können. Die Wischdesinfektion der Standard-PC-Tastaturen erfolgte mit einem (aus einer Kombination aus Didecyldimethylammoniumchlorid, Alkybenzyldimethylammoniumchlorid und Alkylethylbenzyldimethylammoniumchlorid) vorgetränkten Einmalwischtuch. Es wurde darauf geachtet, möglichst alle erreichbaren Oberflächen durch mehrfaches Abreiben unter leichtem Druck zu erreichen, ohne besonderen Wert auf die Tastenzwischenräume zu legen, sodass der benötigte Zeitaufwand pro Tastatur lediglich ca. 30 Sekunden betrug. Im Effekt entsprach die Reduktion der Keimzahl knapp der nach 24 h (siehe *Tab 4.2*).

	Zeitpunkt nach experimenteller Kontamination	KBE pro Tastatur (Summe von 48 Tasten)	KBE pro Tastatur arithmetisches Mittel (Standardabweichung)
S. aureus	nach 1 Std.	4496	94 (31)
	nach 5 Std.	24	0,4 (1,7)
	nach 24 Std.	0	0 (0)
E. faecium	nach 1 Std.	977	20,4 (24,5)
	nach 5 Std.	244	5,1 (2,4)
	nach 24 Std.	0	0 (0)

Tab. 4.1: Kontrolle der experimentellen Kontamination der Tasten. Dargestellt ist die nach der angegebenen Zeit auf den Tasten nachweisbare Kontamination.

	Zeitpunkt	KBE pro Tastatur	KBE pro Tastatur arithmetisches Mittel (Standardabweichung)
S. aureus	vor Wischdesinfektion	4496	94 (31)
	nach Wischdesinfektion	4	0,1 (0,4)
E. faecium	vor Wischdesinfektion	3753	78 (27)
	nach Wischdesinfektion	12	0,3 (0,6)

Tab. 4.2: Effizienz der Wischdesinfektion: Dargestellt sind die Mittelwerte von n=6 (S. aureus) und n=2 (E. faecium) unabhängigen Experimenten an verschiedenen Tagen.

4.3 Wäschemanagement der OP-Praxis

Die Wäscheversorgung ist ein wesentlicher Bestandteil der Betriebsorganisation und des Hygienemanagements. Im Folgenden werden die Anforderungen an die Materialbeschaffenheit der OP-Textilien und der Personalkleidung sowie an die erforderlichen Aufbereitungsverfahren beschrieben.

Jede OP-Praxis muss über ein sauberes Wäschelager verfügen, in dem frische Dienstkleidung und sonstige Praxiswäsche trocken, kontaminationsgeschützt und übersichtlich sortiert untergebracht sind. Dafür reichen saubere Schränke in einem geeigneten Funktionsraum, z. B. in einem reinen Lagerraum, aus.
Gebrauchte Schutzkleidung wird nach dem Ausziehen nicht im Spind abgelegt, sondern kommt bei Verunreinigung sofort in die Schmutzwäsche. Andernfalls hängt man sie am Haken auf und wechselt oder reinigt und desinfiziert sie zumindest täglich.

OP-Mäntel und -Abdecktücher
Hierbei handelt es sich um Medizinprodukte, die als wirksame Erregerbarrieren der perioperativen Infektionsprophylaxe dienen, und die somit definierte Anforderungen nach DIN EN 13795 (Operationsabdecktücher, OP-Mäntel und Reinluftkleidung) bezüglich Reinheit, Fixierfähigkeit, Reißfestigkeit und Widerstand gegen den Durchtritt von Flüssigkeiten und Mikroorganismen erfüllen müssen.
Meist bestehen sie aus Polyestern mit etwa einem Drittel Baumwollanteil oder Mikrofasergeweben und Laminaten. Ein ausschließlich baumwollhaltiges Material bietet zu wenig Schutz gegen die Penetration von Flüssigkeit und damit auch von Keimen, welche zwar nicht aktiv durchwandern können, aber passiv mit einer Flüssigkeit durch die Textilporen eingeschwemmt werden. Ferner setzt reine Baumwolle insbesondere nach häufiger Nutzung und Wiederaufbereitung viele Flusen frei, die das OP-Feld verunreinigen und wie andere Partikel auch als Keimträger fungieren können.

Nach der europäischen Norm sind Materialien für die genannten Zwecke sinngemäß ungeeignet, wenn sie nicht wasserabweisend und abriebarm beschaffen sind. Verwendet werden somit bevorzugt Textilien, die durch besondere Behandlung feuchtigkeitsabweisend präpariert (hydrophobiert) wurden und möglichst wenig Partikel freisetzen.
Mehrwegtextilien mit einer solchen Barrierefunktion bestehen aus Polyester-Baumwoll-Gemischen mit Fluorcarbon-Ausrüstungen, aus reißfesten Mikrofilamenten, zum Teil beschichtet mit Fluorcarbonharzen oder mit Laminaten.

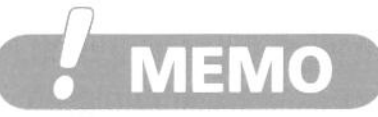

Die im OP verwendeten Textilien kann man sich aufgrund des reichhaltigen Angebots am Markt auf die spezifischen Anforderungen hin aussuchen.

Rechnet man mit viel Flüssigkeitsfreisetzung während eines Eingriffs, so werden wasserundurchlässige Laminate (z. B. Drei-Lagen-Laminat) oder wasserabweisend beschichtete Textilien empfohlen. Bei Augenoperationen sind vor allem fusselfreie Stoffe zu bevorzugen, um gerade hierbei keine kleinen Fremdkörper einzubringen, ferner bei der Lasertherapie schwer schmelzbare, schlecht wärmeleitende und nicht reflektierende Materialien.
Eine Ausrüstung mit imprägnierten Bakteriziden ist indes nicht sinnvoll, da die OP-Textilien ja ohnehin steri-

lisiert werden müssen und die Imprägnierung weder lange vorhält noch vor Rekontamination ausreichend schützt.

Umgang mit Schmutzwäsche

Diese Wäsche wird in reißfeste Abwurfsäcke aus Polyester oder in desinfizierbare Wäschecontainer abgeworfen und an einem separaten Platz, z. B. im Entsorgungsraum, bis zum Weitertransport zwischengelagert. Man sollte darauf achten, dass man in den Taschen keine Fremdgegenstände wie Instrumente, Einmalartikel und Kugelschreiber einbringt. Durchfeuchtete Wäsche wird in einen zusätzlichen Foliensack gepackt. Wäschesäcke sollen nicht grob gestaucht und geworfen werden.

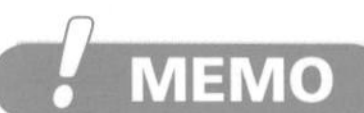

Reines und unreines Wäschelager müssen in jedem medizinischen Betrieb räumlich getrennt sein.

Die gesamte Wäsche aus dem Praxisbetrieb ist desinfizierend zu behandeln. Standard ist die thermische oder chemothermische Aufbereitung. Die allgemeine Dienstkleidung, zumeist aus Baumwollmischgewebe, kann im chemothermischen Waschverfahren bei 60 °C oder als Kochwäsche (90 °C 10 min / 85 °C 15 min) im Betrieb gewaschen und im Trockner behandelt werden. Eine Haushaltswaschmaschine mit entsprechendem Programm erfüllt diese Anforderungen ausreichend, z. B. bei Verwendung eines Vollwaschmittels mit mikrobizider Bleiche auf Percarbonatbasis.

Ein VAH-gelistetes chemothermisches Desinfektionswaschverfahren kann man damit nicht durchführen, da das kontinuierliche und dokumentierte Einhalten von Temperatur und erforderlichem Flottenverhältnis nicht sichergestellt ist. Mittlerweile gibt es aber auch Gerätetypen, welche die Standardleistung von Haushaltswaschmaschinen übertreffen, ohne dass sie die Kapazitäten einer vollwertigen Klinikwaschmaschine besitzen und entsprechende Investitionen erfordern. Solche Geräte können Textilien aus Baumwolle oder Mischgewebe bei Verwendung eines für chemothermische Verfahren gelisteten Waschmittels bei 40 °C oder ohne chemisch desinfizierenden Zusatz thermisch bei 85 °C mit entsprechenden Haltezeiten zuverlässig aufbereiten. Die erforderlichen Parameter wie Programmdauer, Vorwasch- und Hauptwaschzeit, Maximaltemperatur und Nachspüldauer sind einzeln programmierbar.

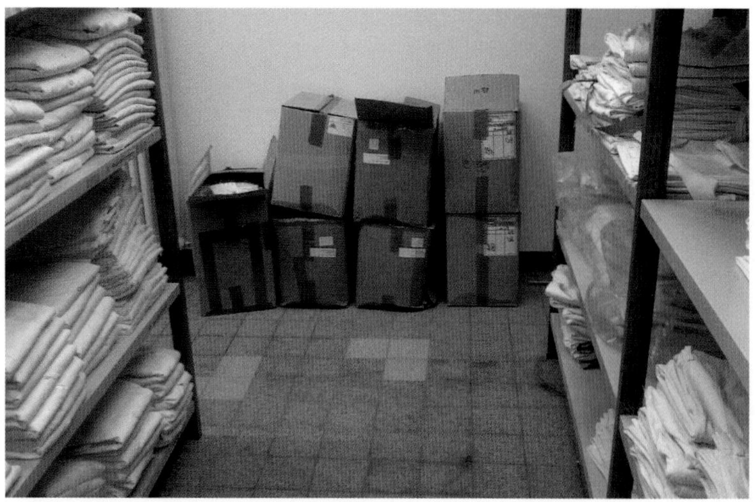

Abb. 4.13: Unsachgemäß genutztes Wäschelager

Die Waschmaschine steht in der Praxis in einem separaten Raum. Dies kann auch ein sauberer, gut belüfteter, verschließbarer Kellerraum sein. Ist sie auf eigenem Podest abgestellt, so erleichtert dies die Befüllung und schützt die Elektrik vor ausgelaufenem Wasser. Die Bedienungsanleitung liegt stets aus. In anderen Funktionsräumen, wie z. B. Materiallager, Teeküche, Sozialraum oder Sanitärbereich, sollten keine Waschmaschinen und Wäschetrockner aufgestellt werden.

Man kann die allgemeine Dienstkleidung (nicht Schutz- und OP-Kleidung!) auch zu Hause waschen lassen, im Kochwaschprogramm oder wenigstens bei 60 °C; das ist zumindest nicht verboten.
Die Qualitätssicherung ist dadurch jedoch eingeschränkt, weil weder die tatsächliche Durchführung eines desinfizierenden Waschverfahrens noch ein ausreichender technischer Zustand der Maschine gewährleistet ist. Verkalkte, verschleimte und verkeimte Leitungsrohre verschlechtern die Qualität des Spülwassers erheblich. Sind nach der Wäsche noch Flecken sichtbar, so können diese durch Nachwaschen, ggf. durch Einsatz von Reduktionsmitteln oder Chlorabspaltern, entfernt werden. Chemischreinigung mit organischen Lösungsmitteln gilt ohne spezielle Zusätze nicht als anerkanntes Desinfektionsverfahren.

In der VAH-Liste der als wirksam befundenen Desinfektionsverfahren sind die zur chemothermischen Wäschedesinfektion geeigneten Präparate mit Anwendungskonzentration, zugehöriger Waschtemperatur (vornehmlich 60 bis 70 °C), Einwirkzeit und Flottenverhältnis vorgegeben. Die Mehrzahl der Produkte enthält breit wirksame Sauerstoff-Abspalter.

OP-Mäntel und -Tücher werden anschließend mit einem spezifisch geeigneten Dampfsterilisationsverfahren, dem „Textilprogramm", sterilisiert. Zur Sterilgutverpackung in Containern benützt man selbst keine Textilien mehr, sondern Vliesgewebe, da man außer dem Materialverschleiß eine Belastung des Sterilisierguts mit Waschmittelrückständen aus den Einschlagtüchern befürchtet.

Für viele OP-Praxen ist die Organisation der Wäscheversorgung im eigenen Betrieb beschwerlich, weil die Kapazität der Waschmaschinen und des Autoklaven für die Sterilwäscheversorgung nicht ausreicht. Zum Teil werden dann sterile Einwegtextilien bezogen. Von einigen Praxen wird berichtet, dass sie die frische Bettwäsche für den Ruheraum von den Patienten resp. Begleitpersonen selbst mitbringen lassen, um die Aufbereitung im eigenen Betrieb zu vermeiden. Dies wird von den Betroffenen generell als lästig empfunden und gilt als Wettbewerbsnachteil gegenüber ambulant operierenden klinischen Einrichtungen, welche die Wäscheversorgung über ihren Dienstleistungsvertrag mit der externen Wäscherei regeln.

Externe Wäscheversorgung

OP-Wäsche und OP-Bereichskleidung, Schutzkleidung und Textilien mit Patientenkontakt sowie Mehrwegunterlagen kann man auch extern, in einer als Klinikwäscherei zertifizierten Einrichtung waschen lassen. Solche Betriebe wenden gelistete Desinfektionswaschverfahren an und verfügen über Waschmaschinen, die eine entsprechende Flottenlänge (Mengenverhältnis von kg Trockenwäsche zum Waschwasser) gewährleisten, ferner bei infektiöser Wäsche eine Desinfektion der nach dem ersten Zyklus abgelassenen Flotte.
Auch Krankenhäuser haben im Rahmen der Umstrukturierung nicht nur die eigene Wäscherei aufgegeben, sondern zum Teil auch das OP-Wäschelager, und alternativ Versorgungsverträge mit solchen Klinikwäscheservice-Unternehmen abgeschlossen, die eine normgerechte, zudem im Bedarfsfall steril aufbereitete Wäsche liefern und engmaschig austauschen.

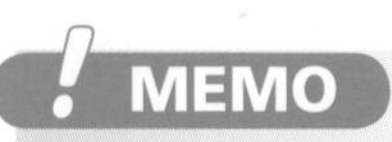

OP-Wäsche, Bereichs- und Schutzkleidung sollten von einem zertifizierten Dienstleister gewaschen werden.

Bei externer Vergabe der Wäscheversorgung durch die Arztpraxis wird eine Wäscherei als Partner ausgesucht, die nach den Vorgaben der Berufsgenossenschaftlichen Richtlinie BGR 500 (früher UVV-Wäscherei) organisiert ist, also mit strikter Rein- und Unreintrennung von Funktionsbereichen und Personal, und die über ein jährlich erneuertes Zertifikat für das Waschen von Krankenhauswäsche verfügt. Zum Teil nutzen ambulante OP-Praxen auch die Logistik benachbarter Krankenhäuser und lassen über deren Vertrag ihre Wäsche mitversorgen. Diese Alternative bietet sich ohnehin an, wenn einer der Praxisinhaber dort als Belegarzt tätig ist oder für komplexere Eingriffe die OP-Räume des Krankenhauses vertraglich mitnutzt.
Die großen Klinikwäschereien verfügen über Taktwaschanlagen („Waschstraßen"), die aus einer Hintereinanderreihung von Einzelwaschmaschinen/Kammern bestehen, welche jeweils nur einen bestimmten Teil des Waschprozesses wie Einweichen und Vorwaschen, Klarwaschen, Spülen und Entwässern übernehmen. So kann die Wäsche rationell wie am Fließband auch in großen Mengen bei gleichbleibender Qualität durchgeschleust werden.

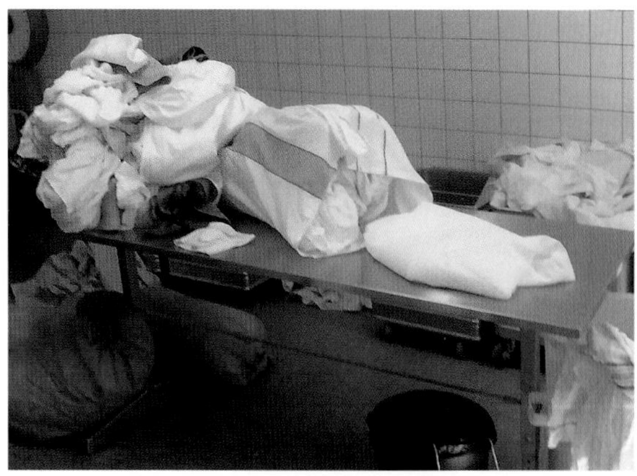

Abb. 4.14: In keiner Wäscherei sollte es so aussehen

Die Wäschereibetriebe erwerben ihre Zertifikate bei akkreditierten Prüfinstituten, die nicht nur die korrekte Ausstattung und Organisation nach BGR 500 sowie die Qualität der Wäscheaufbereitung (Reinigung, Desinfektion und chemische Rückstandsfreiheit), sondern auch die verschleißarme und schonende Behandlung verschiedener Textilientypen bescheinigen. Zertifikate und Gütesiegel werden jährlich erneuert und den Kunden der Wäscherei als Kopie übersandt. Das Hygienezeugnis der Gütegemeinschaft Sachgemäße Wäschepflege e.V. setzt den Besitz des Gütezeichens nach RAL-RG 922/1 und 922/2 voraus.

Für eine periodische Kontrolle der hygienischen Qualität der Wäscheaufbereitung gibt es standardisierte Prüfverfahren. Desinfizierende Waschprogramme werden halbjährlich mithilfe von mit Enterococcus faecium präparierten Baumwoll-Läppchen oder in waschfester Folie verpacktem Vliesgewebe auf ihre Desinfektionsleistung überprüft.
Nach Einwirkung von Temperaturen bei 85 °C über 15 min oder 95 °C über 10 min darf der Testkeim nicht mehr anzüchtbar sein. Die Prüfkörper sind über Fachfirmen oder Hygieneinstitute bzw. mikrobiologische Labors mit eigener Sektion für krankenhaushygienische Untersuchungen zu beziehen.

Bei hygienisch-mikrobiologischen **Abklatschuntersuchungen** müssen gebrauchsfertige OP-Wäsche, Kittel und Abdecktücher keimfrei sein. Unbenutzte desinfizierte Wäsche soll bei neun von zehn Proben, davon mindestens ein Drittel im Nahtbereich, nicht mehr als 20 Koloniebildende Einheiten (KBE) pro dm^2 aufweisen.

4.4 Reinigung und Desinfektion der Praxis

Korrektes Reinigen und Desinfizieren sind Kernthemen der Hygiene, die von vielen Laien oft mit der Hygiene insgesamt gleichgesetzt werden. Beide Maßnahmen dienen der Keimreduktion, wobei die Reinigung nur dadurch Infektionsrisiken mindert, dass sie keimtragende Partikel reduziert, während eine Desinfektion die Erreger gezielt abtötet und somit eine weitere Infektionsgefahr ausschließt.

Praxisreinigung

Der Begriff des Reinigens bezeichnet die mechanische Entfernung von Partikeln („Schmutz") auf Oberflächen und Gegenständen, unterstützt durch Wasser und Hilfsmittel und verbunden mit einer Keimzahlverminderung, da die Keime an solchen Teilchen adsorbiert sind. Man unterscheidet eine **laufende Reinigung**, regelmäßig und in kurzen Abständen, z. B. täglich, von der **Zwischenreinigung**, sporadisch zur Entfernung alter Verunreinigungen und zur Nachbesserung. Ferner gibt es die **außerordentliche Reinigung**, anlassbedingt nach Umbau oder Umräumen, und die **Grundreinigung** in größeren Abständen, z. B. jährlich oder halbjährlich, auch ohne spezifischen Anlass.

Anforderungen an die Praxisreinigung sind die kontinuierliche Schmutzentfernung und somit auch eine Keimreduktion, aber auch die Pflege der behandelten Objekte zu ihrer Werterhaltung. Die maßgeblichen Faktoren einer Reinigung sind die Mechanik (Wasser, Reinigungsgeräte, Abrieb) sowie die Chemie (Reinigungsmittel, Lösungsmittel), ferner die Reinigungstemperatur und die Reinigungsdauer.

Arztpraxen werden zumindest einmal täglich einer staubbindenden Feuchtreinigung mit Wischmopps unterzogen. Trockene Kehrbesen wirbeln viel Staub auf und verteilen ihn diffus in der Umgebung, sind also für Einrichtungen mit besonderen hygienischen Anforderungen nicht geeignet. Eine sog. Sanitation als „verschärfte Reinigung" mit Desinfektionsmittelzusatz zum Putzwasser ist auch kein akzeptables Verfahren zur Flächenaufbereitung. Hierbei addieren sich die gemischten Substanzen nicht unbedingt in ihrer Wirkung (Seifenfehler); unter Umständen werden sogar Schadstoffe wie Chlor- und HCl-Gas freigesetzt. Eine wirklich desinfizierende Reinigung ist ohnehin nur bei Verwendung festgelegter Wirkstoffkonzentrationen effektiv.

Geruchsstoffe in Reinigungsmitteln wie ätherische Öle und Aromata erzeugen ein Gefühl von Frische und Sauberkeit, haben aber mit der Qualität von Reinigung und Desinfektion nichts zu tun, können sogar Allergien auslösen.

Die gängigen Reinigungsmittel werden unterteilt in Allzweckreiniger für die Routine, Cleaner zur Säuberung von Wachsfilmen und Fußbodenbeschichtungen, Fluate zur Oberflächenreinigung von Steinböden sowie die Grundreiniger (Alkalien und Lösungsmittel, entfernen alte Beläge und hartnäckige Verschmutzungen). Scheuermittel reinigen und polieren kratzfeste Oberflächen durch Abrieb. Saure Reiniger wie Zitronensäure und Essig lösen Kalkablagerungen an Waschbeckenarmaturen und Metallbecken (gründlich nachspülen!).

Die häufig als Inhaltsstoffe aufgeführten Tenside sind oberflächenaktive Verbindungen, die Fette zwar nicht lösen, aber vollständig umhüllen und emulgieren. Sie bestehen als sog. Detergentien aus einem langkettigen, unpolaren, hydrophoben sowie einem zusätzlichen polaren, hydrophilen Anteil. Durch Zugabe ins Wasser setzen sie dessen Oberflächenspannung herab und ziehen besser auf die Oberflächen der zu reinigenden Fläche auf.
Sie verankern sich mit ihrem hydrophoben Teil an wasserunlöslichen Strukturen wie z. B. fettig-klebrigen

Verschmutzungen. Gleichzeitig weisen ihre hydrophilen Anteile nach außen und täuschen dem spülenden Wasser quasi ein „hydrophiles Fett" vor. Die zu entfernende fettige Verunreinigung wird somit komplett benetzt und zerteilt und danach in Form feinster, von Detergensfilm umhüllter Tröpfchen im Wasser emulgiert und gründlich fortgespült.

Den Reinigungsmitteln oft beigefügte Alkalien quellen organische Anschmutzungen auf, zersetzen sie effektiv und entfernen somit auch Blutflecken. Beigemischte Silikate vermindern die Materialkorrosion. Komplexbildner wirken gegen die Wasserhärte. Aluminium und Chrom, zum Teil auch Glasoberflächen, werden durch Alkalien möglicherweise angegriffen.

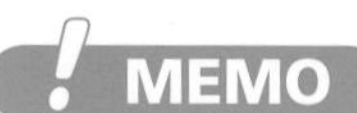

Die Anwendung einer breiten Produktpalette von Reinigungsmitteln mit gleichem Einsatzspektrum, z. B. mehrerer parallel verwendeter Allzweckreiniger, bietet keinen hygienischen und praktischen Vorteil.

Zur Fußbodenreinigung benötigt man Nasswisch-Fransenmopps und Mopphalter, ein Breitwischgerät mit Nasswischbezügen, einen Gerätewagen mit Fahreimer und Halterungen für Müllsäcke sowie Vlies- oder Gaze-Tücher. Standard ist das Wischen in nebelfeuchtem Zustand zur Aufnahme von Staub, Haaren und anderen Kleinpartikeln. Richtig nass gewischt wird nur bei Belastung mit grobem Schmutz, also in stark frequentierten oder fallweise massiv verunreinigten Bereichen, etwa in der Eingangszone von Praxen, die direkt zur Straße führen, wenn im Winter Schneematsch eingeschleppt wurde oder nach dem Durchmarsch von Handwerkern.
Zumeist besteht das Moppgewebe aus Baumwolle und Synthetik: Dies gewährleistet gute Saugfähigkeit und Wasserbindung. Das Aufbereiten der Mopps geschieht durch chemothermische Desinfektion bei regulär 60 °C in der Waschmaschine. Putzeimer und andere -behältnisse werden täglich selbst desinfizierend gereinigt.

Die Bodenreinigung erfolgt mittels Zwei-Mopp- oder Wechselmopp-Verfahren, d. h. mit feuchtem Mopp zum Durchwischen und zweitem sauberen Mopp zum Nachtrocknen, wobei für jeden Funktionsraum ein frischer Mopp aufgezogen wird, um Kontaminationen nicht quer durch die Praxis zu verbreiten. Beim Wechselmopp-System sind nasser und trockener Mopp zusammen auf einem umklappbaren Wischgerät angebracht. Die Feuchte wird auf dem Boden gleichmäßig aufgetragen, und zwar in engmaschigen Serpentinen im „Achtergang", um keine unbehandelten Lücken zu hinterlassen. Mit dem zweiten, trockenen Mopp wird die ausgebrachte Lösung wieder aufgenommen. Alternativ lässt man den Boden selbst trocknen, wenn die Reinigung nach Dienstschluss durchgeführt wird. Beide Mopps werden vor Wiedergebrauch wie o. g. desinfizierend gewaschen.

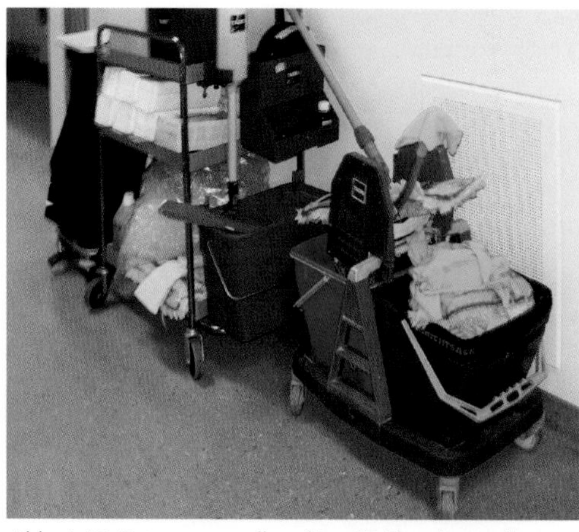

Abb. 4.15: Putzwagen voll und im OP-Flur abgestellt

Falls z. B. im Wartezimmer Teppichböden verlegt sind, so behandelt man diese mit Klopfsaugern (S-Filtereinsatz) oder mit Teppichkehrmaschinen, detachiert mit Fleckentfernern und shampooniert bei Bedarf mit desinfizierenden

Schaumreinigern. Die laufende Reinigung erfolgt alle ein bis zwei Tage, die Grundreinigung halbjährlich. Bei einer akzidenziellen Verunreinigung durch Erbrechen kann auch ein Teppich-Feuchtpulver mit Sauerstoffabspalter eingesetzt werden. Dies hinterlässt aber möglicherweise Aufhellungen im Material. Dennoch muss der Teppich in einem solchen Fall sofort behandelt werden, zumindest solange er noch feucht ist. Konzentrierte Flächendesinfektionsmittel können unlöschbare Flecken hinterlassen, ebenso wie gar nicht oder falsch behandelte Verschmutzungen; diese führen zu hässlichen Stockflecken.

Synthetische Fasern aus Polyamid und Acrylfaser sind als Schlingenware leichter zu reinigen als Naturfasern. Polyamid ist abriebbeständiger; Acrylfaser verschmutzt weniger, aber verschleißt schneller. Gute Tiefenwirkung besitzt die Sprühextraktion von Teppichböden. Dabei wird Reinigungs- und Desinfektionsmittellösung unter Druck eingebracht. Danach wird der eingepresste Schaum wieder abgesaugt, anschließend ausgiebig quergelüftet. „Billigware" ist in dieser Hinsicht meist wenig strapazierfähig, verschleißt und bleicht schnell aus, wirkt dann farblich heterogen und fleckig, selbst wenn sie eigentlich sauber ist.

Desinfizierende **Flächenreinigung** ist mithilfe sog. Desinfektionsreiniger möglich, die beide Aufbereitungsverfahren kombinieren. Anwendung finden sie z. B. bei der Behandlung von Arbeitsflächen (am meisten in Küchen).

Die Methode der Reinigung und Flächendesinfektion von medizinischem Großgerät muss die Materialverträglichkeit berücksichtigen. Deren Eigenheiten sind in den Geräteunterlagen beschrieben. Eine konkrete Empfehlung für den Einsatz von Reinigungs- und Desinfektionsmitteln gibt der Hersteller. Oft werden für die Reinigung nur Tenside toleriert, während saure Reiniger und organische Lösungsmittel einschließlich Alkohol die Gehäuse schädigen können. Auch bei der Behandlung von Acryloberflächen soll man Reinigungs- und Desinfektionsmittel nicht konzentriert anwenden. Gegenüber alkoholischen Mitteln ist die Beständigkeit des Kunststoffes unsicher. Man darf hier nur mit weichen Tüchern wischen. Bürsten und Schwämme sowie Scheuermilch und -pulver verkratzen möglicherweise die Oberflächen.
Tastaturen von PC, Handy und Praxistelefon können mit Reinigungsbenzin, bei Desinfektionsbedarf mit 60- bis 70%-igem Isopropanol behandelt werden.

Im feuchten Milieu des Sanitärbereichs vermehren sich Erreger auf Putzutensilien, Matten und Handtüchern. Sie sind auch nach Antrocknen noch lebensfähig. Zum typischen Keimspektrum bei hygienischen Umgebungsuntersuchungen im Sanitärbereich zählen Pseudomonas, Serratia und Acinetobacter species, koagulasenegative Staphylokokken, Sporenbildner, zum Teil auch Enterobacteriaceen.

Standard ist die tägliche Nassreinigung der Bäder und Toilettenräume mit Allzweckreiniger. Dabei trägt man Schutzhandschuhe und wechselt die Wischlappen täglich aus. Eine Routine-Desinfektion ist im Gegensatz zu den Nasszellen und Zimmerwaschbecken eines Krankenhauses hier nicht notwendig bzw. wird im Hygieneplan der Praxis selbst festgelegt. Eine Ausnahme bildet die Benutzung der Toilette durch einen Patienten, der nachweislich an einer Infektion oder Keimträgerschaft (Ausscheidertum) leidet, welche über die Toilettenbenutzung fakultativ übertragbar wäre. Kontaminationsquellen sind dann möglicherweise Aerosole beim Spülen sowie das Berühren von Einrichtungsgegenständen unmittelbar nach dem Stuhlgang. Somit sind in diesem Fall Toilettensitze, Deckelinnenseiten, Spülgriffe, Waschbecken, Armaturen und Türgriffe desinfektionspflichtig. Innerhalb der Klosettbecken, Abflussrinnen und Siphons ist eine Desinfektion überflüssig und lediglich umweltbelastend. Auch geruchsüberlagernde Klosettdesodorantien sind unnütz und ersetzen nicht die engmaschige Reinigung.

In Toilettenräumen kommen neben dem Allzweckreiniger auch saure Reiniger, WC-Reiniger und bei verstopftem Klosett sog. Rohrreiniger (Natron- oder Kalilauge) zum Einsatz. Zunächst werden Spiegel, Waschbecken und Armaturen mit saurer Reinigungslösung behandelt, danach mit separatem Lappen die kontaminierten Oberflächen im WC-Bereich (Spüldrücker, Urinal und WC-Schüssel außen). Anschließend wird WC-Reiniger in das Becken geschüttet und mit der Klosettbürste ausgewischt. Ein automatisches, desinfizierendes Spülprogramm nach der Toilettennutzung ist aus hygienischer Sicht nicht erforderlich. Bei groben Verschmutzungen reichen der Einsatz der Bürste und gründliches Nachspülen aus. Auch am Markt angebotene, schmutzabweisend und mikrobiostatisch präparierte Keramikmaterialien sind bei guter Hygienepraxis verzichtbar. In Duschkabinen ist eine laufende Desinfektion überflüssig. Die an Partikel gebundenen Keime werden durch das Wasserspülen sowie bei der anschließenden Reinigung ausreichend entfernt.

Gepolsterte Liegen im Aufwachraum der OP-Praxis werden desinfizierend gereinigt, die Seitengitter mit Desinfektionsmittellösung abgewischt. Betten im Ruhe- bzw. Aufwachraum werden analog zu Klinikbetten aufbereitet. Zum Bett gehören das Gestell, Bettgitter, montierbare Zusatzteile wie Haltebügel und Lagerungshilfen, sowie als Zubehör Matratze, Kopfkissen, Decken und Bettwäsche. Die Aufbereitung der Matratze wird erleichtert, wenn sie bis über die vier Kanten mit einem flüssigkeitsdichten, atmungsaktiven Schonbezug als Haube oder rundum bezogen ist, den man problemlos wischdesinfizieren kann.

Für jeden neuen Patienten wird neben dem Wechsel der Bettwäsche eine manuelle Aufbereitung von Bettgestell und Matratze durchgeführt. Die Methode der Reinigung resp. Wischdesinfektion und das Waschverfahren für das Zubehör sind im Hygieneplan der Praxis festgelegt. Bettwäsche wird bei 85 bis 90 °C über 15 Minuten desinfizierend gewaschen. Auch Bettdecken aus Synthetikfasern, präparierte Daunendecken und Einziehdecken mit Schaumstoff-Füllung aus Polyurethan können im Gegensatz zu Schafwolle thermisch desinfizierend gewaschen werden.

Desinfektion und Desinfektionsmittel

Auch bei der Desinfektion unterscheidet man wie bei der Reinigung verschiedene Arten des Einsatzes: die Routine-Desinfektion als prophylaktische, mikrobielle Dekontamination von Gegenständen, Nutzflächen, Räumen und Medien zur Unterbrechung potenzieller Infektketten und somit zur Verhütung einer Infektion im Funktionsablauf, ferner die gezielte Desinfektion, z. B. beim Entfernen von akzidenziell ausgebrachtem erregerhaltigen Material, sowie die laufende Desinfektion zur Verhinderung der Keimverschleppung während einer infektiösen Krankheitsphase (Isolierzimmer im Krankenhaus), und die sog. Schlussdesinfektion als abschließende Maßnahme bei Fortfall des Ausscheidungs- und Kontaminationsrisikos.

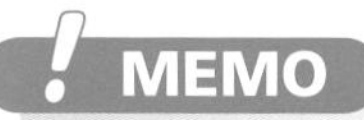

Eine Desinfektion unterscheidet sich von der Reinigung nicht durch Anforderungen an die Sauberkeit, sondern an die Keimreduktion. Vom desinfizierten Bereich soll keine Infektionsgefahr mehr ausgehen. Regelrechte Keimfreiheit wird nicht verlangt.

Desinfizierend wirken thermische Verfahren wie Kochen und strömender Dampf, Verbrennen, aber auch ultraviolette Strahlung (Optimum bei 254 nm) und zahlreiche chemische Wirkstoffe, eben die Desinfektionsmittel.

Die Kombination von Wärme und Chemie wirkt additiv-synergistisch, sodass man bei höherer Temperatur mit weniger Chemikalieneinsatz und umgekehrt arbeiten kann. Solche chemothermischen Kombinationsverfahren sind aber nur in geschlossenen Systemen wie Desinfektionsspül- und Waschmaschinen anwendbar.

Das offene Ansetzen von Desinfektionsmittellösungen in heißem Wasser führt durch massives Abdunsten zu unkontrolliertem Wirkstoffverlust und zu toxischen, reizenden Effekten, ist somit ein handwerklicher Fehler.

Ein optimales Desinfektionsmittel verfügt über ein breites Wirkspektrum gegen Infektionserreger, günstige Daten in der Toxikologie, gute Haut- und Gewebeverträglichkeit, schont das behandelte Material und ist ökologisch möglichst unbedenklich, d. h. biologisch schnell abbaubar. Nicht alle Desinfektionsmittel wirken in gleicher Breite. Manche sind nur gegen vegetative, also nicht versporte Bakterien sowie Pilze und Pilzsporen wirksam; hier spricht man vom Wirkbereich A. Werden auch Viren inaktiviert, bezeichnet man dies als Wirkbereich B oder AB (komplett viruzid).

Die Begriffe Wirkbereich C – umfasst Milzbranderreger – und D (zusätzlich Clostridien wie Gasbrand- und Tetanuserreger) beziehen sich auf die Abtötung von Bakteriensporen, die als stoffwechselarme und umweltresistente Dauerformen von vielen gängigen Desinfektionsverfahren nicht erfasst werden. Grundlage für die Auswahl von Desinfektionsverfahren und -mitteln im Routinebetrieb zur Infektionsprophylaxe ist die „Liste der nach den Richtlinien für die Prüfung chemischer Desinfektionsmittel geprüften und von der Desinfektionsmittelkommission der Deutschen Gesellschaft für Hygiene und Mikrobiologie im Verbund Angewandte Hygiene VAH als wirksam befundenen Desinfektionsverfahren" (VAH- Liste, ehemals DGHM-Liste).

Die Listung der Präparate erfolgte aufgrund von mindestens zwei firmenexternen, unabhängigen, nach vorgegebener Standardmethode erstellten Gutachten. Diese belegen ihre desinfizierende Wirksamkeit in den angegebenen Konzentrationen und Einwirkzeiten für den jeweiligen Verwendungszweck. Unterteilt ist die Liste in Produkte für die hygienische Händewaschung und Händedekontamination, für die Hände-, Haut-, Flächen-, Instrumenten- und Wäschedesinfektion. Alkoholische Präparate werden in der vorgegebenen Konzentration unverdünnt angewendet. Für andere Substanzen oder Kombinationen sind Gebrauchs-Verdünnungen in Abhängigkeit von der Einwirkzeit vorgegeben.
Nicht DGHM/VAH-gelistete, aber zumindest CE-gekennzeichnete Mittel sind ebenfalls im Handel, zum Teil preiswerter, erhältlich. Meist können auch hier Laborgutachten vorgelegt werden, die aber nicht unbedingt die VAH-Kriterien erfüllen. Wegen der strikten Standardisierung der VAH-Vorgaben und der relativ schwierigen Versuchsbedingungen gelten die dort gelisteten Produkte aber als zuverlässig und werden zumindest von medizinischen Einrichtungen in Deutschland bevorzugt, auch wenn ihr Einsatz nicht zwingend vorgeschrieben ist: Dies wäre eine Wettbewerbsbehinderung nicht VAH-gelisteter Produkte aus dem EU-Bereich. Im Übrigen erfassen auch nicht alle gelisteten Mittel den Wirkbereich AB, sind also nicht komplett viruzid; das hängt eben von ihren Inhaltsstoffen ab.

Zur Prüfung chemischer Desinfektionsmittel, die man im humanmedizinischen Bereich gegen Viren einsetzt, wurde eine spezielle Richtlinie der Deutschen Vereinigung zur Bekämpfung der Viruskrankheiten (DVV) erstellt. Die Viruzidie-Liste des Industrieverbandes Hygiene und Oberflächenschutz (IHO) führt Hände-, Flächen- und Instrumentendesinfektionsmittel auf, unter Angabe verschiedener Konzentrationen und Einwirkzeiten, je nachdem ob eine begrenzte Viruzidie (behüllte Viren) oder eine komplette Viruzidie gefordert ist. Zusätzlich enthält sie Daten aus Gutachten bei Einsatz gegen Adeno-, Rota- und SV-40-Viren sowie aus Viruzidiegutachten nach DIN EN 14476 (www.iho-viruzidie-liste.de).
Außerdem existiert eine Liste der vom Robert Koch-Institut geprüften und anerkannten Desinfektionsmittel und -verfahren (sog. RKI-Liste, früher BGA-Liste, periodisch publiziert im Bundesgesundheitsblatt und über www.rki.de abrufbar), die bei amtlich verfügten Desinfektionsmaßnahmen angewendet werden müssen.

Der Umgang mit Desinfektionsmitteln setzt aus Gründen der zuverlässigen Infektionsprophylaxe sowie des Patienten- und Personalschutzes eine absolut korrekte, möglichst schriftlich dargestellte Arbeitsweise voraus. Beim Ansetzen der Gebrauchslösungen wird zunächst handwarmes Wasser in der erforderlichen Menge eingefüllt, und dann wird das Desinfektionsmittel zugesetzt. Bei der korrekten Dosierung hilft eine Tabelle, in der gängige Mengen an Gebrauchslösungen nach Wasser- und Desinfektionsmittelanteil aufgelistet sind. So kann man z. B. nachlesen, dass zehn Liter einer dreiprozentigen Lösung mit 9,7 l Wasser und 300 ml Konzentrat angesetzt werden usw.
Man sollte unbedingt Dosierhilfen benutzen, da bei Schätzung nach Augenmaß meist zu viel Desinfektionsmittel zugegeben wird. Es gibt auch Desinfektionsmittel-Zumischer am Wasserauslass, die bei jeder Wasserentnahme den erforderlichen Anteil an Wirkstoffkonzentrat abgeben. Dann sind die richtigen Gebrauchsmischungen gleich fertig vorhanden. Solche Apparate müssen aber von der Firma halbjährlich nachjustiert und gewartet werden.

Man darf Desinfektionsmittel nicht nach eigenem Gutdünken mit Reinigern vermischen, außer wenn dies vom Hersteller ausdrücklich und unter Angabe geeigneter Mittel zugelassen wäre. Ansonsten besteht die Gefahr einer chemischen Interaktion mit Wirkeinbußen (Beispiel „Seifenfehler").
Die vielen gelisteten Desinfektionsmittel-Präparate sind oft Mischungen aus relativ wenigen Wirkstoffen. Verwendet werden meist Mittel auf der Basis von Alkoholen und Aldehyden, Aminen, Biguaniden, Phenolderivaten, Sauerstoffabspaltern, Halogenen sowie quartären Ammoniumverbindungen. Häufig angewandte Desinfektionswirkstoffe besitzen folgende Eigenschaften: Alkohole adsorbieren an Zellmembranen, lösen die Lipide, verändern die Membranpermeabilität mit der Folge von Plasmaaustritt und Elektrolytverlust, und denaturieren zusätzlich die Eiweiße. Sie sind wegen ihrer Lipophilie innerhalb von 30 sec gegen vegetative Bakterien und behüllte Viren wirksam, binnen 60 sec gegen Mykobakterien (wegen schneller Abdunstung zweimal für 30 sec auftragen!), hingegen unwirksam gegen Prionen und Bakteriensporen.

! MEMO

Handelspräparate auf Alkoholbasis sind sterilfiltriert und deshalb sporenfrei. Aus diesem Grund dürfen die als Arzneimittel zugelassenen alkoholischen Händedesinfektionsmittel auch nicht offen (außerhalb einer sterilen Werkbank) umgefüllt werden.

Isopropanol desinfiziert bei Konzentrationen zwischen 60 und 70 %, Äthanol bei 70 bis 80 %. Zu niedriger Wasseranteil führt wegen der Hygroskopie hochprozentiger, kurzkettiger Alkohole zur Zellschrumpfung mit behindertem Wirkstoffzutritt (ähnlich einer Salzlake), damit zur verminderten Wirksamkeit gegenüber zellulär strukturierten Mikroben.
Gute Hautverträglichkeit und schnelle Wirkung der alkoholischen Präparate bedingen ihre fast ideale Eignung zur Haut- und Händedesinfektion. Gegen die resistenteren unbehüllten Viren kommen spezifische Präparate mit höherem Alkoholanteil zur Anwendung, die aber auch gegen die gängigen bakteriellen Erreger wirksam sind. Für den täglichen Routineeinsatz sind sie aber u. a. wegen der stärkeren Hautaustrocknung weniger geeignet.

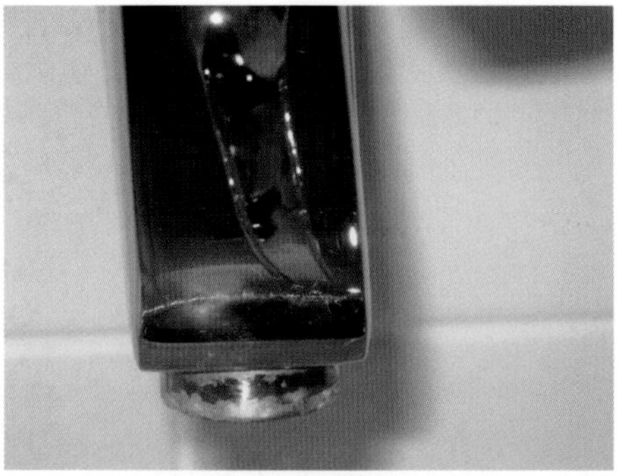

Abb. 4.16: Wasserstrahlregler müssen im Reinigungsplan aufgenommen und regelmäßig gereinigt bzw. entkalkt werden

Zur Flächendesinfektion werden auch aromatische Alkohole eingesetzt (z. B. Phenoxypropanol), etwa in Kombination mit umweltverträglichen und wenig toxischen **quartären Ammoniumverbindungen** (QAV, QUATS, Kationseifen), die ihrerseits ohne zusätzliche Komponente nur ein geringes Wirkspektrum besitzen. Die gute Flächenhaftung kann zu Klebeeffekten führen.

Formaldehyd wird wegen toxischer und allergener Eigenschaften am ehesten noch zur desinfizierenden Instrumentenbehandlung in geschlossenen Systemen verwendet. Es ist weniger pH-abhängig, allerdings auch anfällig für Eiweißzehrung. Die Wirkstofflösung ist lange haltbar. Das breite Wirkspektrum erfasst sämtliche Viren, unter bestimmten Bedingungen sogar die Bakteriensporen, aber keine Prionen (wegen Eiweißfixierung). Das Kürzel FF beim Handelsnamen bezeichnet ein formaldehydfreies Präparat, das aber regulär andere Aldehyde enthält. Nur der Zusatz AF im Namen eines Produkts bedeutet komplette Aldehydfreiheit.

Der häufiger verwendete Wirkstoff **Glutardialdehyd** wird in vielen Instrumentendesinfektionsmitteln, zum Teil auch in der Flächendesinfektion, als Komponente aus einem Aldehydabspalter freigesetzt. Er ist allerdings nur bei leicht alkalischem pH optimal wirksam, in diesem Milieu aber recht unstabil. Auch verwandte Substanzen wie Glyoxal wirken in höheren Konzentrationen sporozid.

Amine erfassen Pilze und vegetative Bakterien incl. Mykobakterien sowie behüllte Viren. Sie finden als Wirkstoffe in Kombinationspräparaten zur Flächen- und Instrumentendesinfektion Anwendung. Biguanide sind wirksam gegen vegetative Bakterien und Pilze sowie gegen Viren, wenn auch mit einigen Wirklücken, generell unwirksam gegen Bakteriensporen. Wegen guter Remanenz kommen sie zum Einsatz in der Flächendesinfektion. In ihrer Wirkung behindert werden sie durch Alkalien und Eiweißbelastung.
Oxidantien wie Peressig- und Perameisensäure wirken über die Abspaltung biologisch aggressiver, keimtötender Radikale mit breitem Spektrum gegen Bakterien, Pilze, Viren und z. T. auch Bakteriensporen. Sie werden bei der Wäschedesinfektion und wegen ihrer korrosiven Eigenschaften nur bedingt bei der (Kunststoff-) Flächen- und Instrumentendesinfektion mit korrosionshemmendem Zusatz eingesetzt.
Organische **Chlor-Abspalter**, Chloramine und Natriumhypochlorit wirken bei der Flächendesinfektion schnell und mit breitem Spektrum gegen Bakterien, Pilze und Viren. Wegen ihrer Hemmung durch organische Belastungen (Eiweißzehrung) ist eine Vorreinigung der Flächen nötig. Mit Scheuermitteln sind sie gut geeignet zur desinfizierenden Reinigung in Feucht- und Sanitärbereichen.

Ein angeblich zur Vorbeugung einer Resistenzbildung notwendiger periodischer Routine-Austausch von Desinfektionsmitteln ist bei Anwendung der vorgegebenen Gebrauchskonzentrationen wissenschaftlich nicht begründet. Dass desinfizierende Wirkstoffe manchmal nicht wie erhofft wirken, hat z. B. folgende Ursachen:

- Die Zielgruppe wird grundsätzlich nicht erfasst, z. B. Viren im Wirkbereich A, unbehüllte Viren bei niederkonzentrierten Alkoholen und Wirkstofflücken quartärer Ammoniumverbindungen. Manche Substanzen wie Sauerstoffabspalter sind hochreaktiv und nach Ansetzen der Gebrauchsmischung nur begrenzt chemisch stabil.
- Zum Teil werden falsch dosierte Gebrauchskonzentrationen eingesetzt. Die von Substanz und Konzentration abhängige Einwirkzeit ist ggf. zu kurz. Der pH des Mediums ist möglicherweise ungeeignet: Jeder Wirkstoff hat sein spezifisches Optimum; das umgebende Medium kann zusätzlich puffern.
- Organische Belastung kann manchen Wirkstoff chemisch binden. Unzureichende Benetzung von eingelegten Instrumenten behindert den Zutritt, z. B. durch Luftblasen im Lumen, Überfüllung der Box oder bei nicht geöffneten Instrumenten. Andere gelöste interagierende Bestandteile sind weitere Feh-

lerquellen, bei verunreinigtem oder zu hartem Wasser und Unverträglichkeit von Mischungskomponenten bei Eigenmischungen. Auch ein Abbau des Wirkstoffs durch bakterielle Enzyme ist bei zu hoher Verdünnung möglich. Besonders Stämme von Pseudomonas aeruginosa verfügen genetisch über die Möglichkeit, eine Schleimhülle auszubilden, welche den Desinfektionsmittelzutritt zum Bakterium behindert. Dies kann sogar zur Kontamination und Biofilmbildung in zentralen Desinfektionsmittel-Zumischanlagen führen.

Methode der Wahl ist bei der Flächendesinfektion grundsätzlich die Wischdesinfektion (früher auch als Scheuerwischdesinfektion bezeichnet). Eine Sprühdesinfektion ist kein adäquater Ersatz, schon gar nicht auf glatten Oberflächen oder bei einer Instrumentenbehandlung. Sie wird wegen des höheren Desinfektionsmittelverbrauchs, der größeren Belastung der Atemluft und möglicher Verpuffungsgefahr nur im Ausnahmefall empfohlen. Ein solcher liegt vor, wenn etwa unübersichtliche Verhältnisse (Nischen, Ritzen usw.) bei einer Umgebungsdesinfektion miterfasst werden müssen. Einzeln verpackte, mit alkoholischem Mittel getränkte Desinfektionstücher (Wipes) werden fallweise für kleine Flächen z. B. beim Hausbesuch verwendet, aber nicht für die reguläre Desinfektion von Arbeitsflächen in der Praxis.

Desinfektionsmittel für Oberflächen werden anders ausgesucht als entsprechende Präparate zur Behandlung von Instrumenten. Materialschonende und toxikologisch günstigere Daten sind erwünscht, da sie auf beliebigen Oberflächen zum Einsatz kommen können, breitflächig ausgebracht werden und oft komplett in die Umgebung verdunsten. Instrumentenoberflächen sind hingegen für vielfache Desinfektionsmaßnahmen kompatibel; man kann sie auch in geschlossenen oder halbgeschlossenen Systemen aufbereiten.

Flächendesinfektionsmittel, die aus mehreren Wirkstoffen zusammengesetzt sind, besitzen zum Teil eine leicht flüchtige und eine flächenhaftende Komponente. Beide wirken oft auch unterschiedlich und verfügen ggf. über ein anderes Wirkspektrum, sodass die Wirklücken der einen durch die Eigenschaften der anderen Substanz ausgeglichen werden. Im Idealfall ist nach Verflüchtigung des einen Wirkstoffs der andere noch remanent und wirkt nach, wenn erneut kontaminiert wird. Der Alkoholanteil beträgt bei Gebrauchskonzentrationen von großflächig ausgebrachten Flächendesinfektionsmitteln aus Brandschutzgründen nicht mehr als zehn Prozent.

Nach Eingriffen im OP werden die Oberflächen im Einstundenwert desinfiziert. Dieser Wert bezeichnet die Verdünnung, die bei einer Einwirkzeit von einer Stunde den gewünschten Desinfektionserfolg erzielt. Der Vorgang verläuft zeitlich nicht linear, sodass wenige Minuten nach Beginn der Einwirkzeit oft „der größte Teil der Strecke schon geschafft ist", der Nutzer einer desinfizierten Fläche somit nicht die gesamte Zeitspanne zuwarten muss, sondern zumindest nach Antrocknen den aufbereiteten Bereich weiternutzen kann. Dadurch wird aber nur die Wartefrist, nicht die formale Einwirkzeit verkürzt, da diese je nach Gebrauchskonzentration über die VAH-Liste vorgegeben ist und nicht geändert werden kann. Nur höhere Konzentration, d. h. eine geringere Verdünnung des Mittels, bedingt eine kürzere Einwirkzeit.

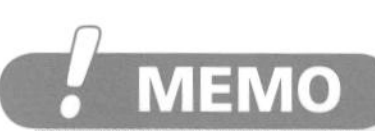

Als Mindest-Gebrauchskonzentration ist bei einigen Desinfektionsmittelpräparaten ein Vierstundenwert angegeben. Diese Mischung darf aber auch bei längerer zur Verfügung stehender Zeitspanne nicht noch weiter verdünnt werden. Andernfalls ist der Desinfektionserfolg prinzipiell nicht mehr gewährleistet. Derart zu niedrig konzentrierte Mittel könnten einigen Bakterienspezies sogar als Nährstoffquelle dienen.

Desinfektionsmaßnahmen für Geräteoberflächen und einzelne Geräteteile hängen von der Materialverträglichkeit ab. Hierzu finden sich zumindest bei medizinischen Gerätschaften Angaben in der Bedienungsanleitung.

Ultraschallköpfe sind bei der Untersuchung mit einer Schutzhülle versehen (obligat zumindest bei intrakavitärem und intraluminalem Sondeneinsatz), die man nach der Diagnostik entsorgt. Danach wird gereinigt und desinfiziert. Das Kontaktgel ist mit Konservierungsstoffen versetzt. Zur Reinigung der Köpfe benutzt man saubere Gaze oder ein flusenfreies, angefeuchtetes Tuch, wischt dann mit einem Instrumentendesinfektionsmittel nach. Alkoholische Präparate sind nicht immer materialverträglich (Herstellerinfo!) und zum Teil nur eingeschränkt viruswirksam. Alternativ werden Präparate auf Aldehydbasis empfohlen.

Auf den undifferenzierten Einsatz von Desinfektionsmitteln kann man allgemein bei der Fußbodenbehandlung gut verzichten, wodurch die Belastung des Reinigungspersonals und der Umwelt sowie der Kostenaufwand verringert werden, während man umgekehrt nicht mit ansteigendem Infektionsrisiko rechnen muss. Unerwünschte Wirkungen der Routinedesinfektion wie Langzeitkorrosion, Klebrigkeit der Böden, Geruchsbelastung und Reizerscheinungen fallen weg. Die Nassreinigung mit einem gewöhnlichen Haushaltsreiniger führt zu ausreichender Keimreduktion, und zwar wegen der mechanischen Effekte, der Verminderung von Partikeln, an denen Keime anhaften, und wegen der tensidbedingten Auflösung von Krusten und anderen, meist organischen Schmutzablagerungen, die das übliche Keimreservoir auf Fußböden in Innenräumen darstellen. Eine zusätzliche, gezielte Desinfektion ist nur bei besonderer Verschmutzung nötig, etwa durch Blut oder Erbrochenes. Auch dazu reicht die Konzentration aus der VAH-Liste regulär aus.

In OP-Räumen wird bei vielen Hygieneplänen nach den Eingriffen auch der Boden wischdesinfiziert. Im Allgemeinen ist der Fußboden jedoch kein Reservoir für die Ausbreitung von Infektionserregern, da er im Unterschied zu Händen, Funktionsgegenständen, Speisen und Therapeutika nicht in die Kreuzkontaminationsketten eingebunden ist. Was an Tabletten, Kanülen, Verbandszeug und -zubehör usw. zu Boden fällt, wird entsorgt bzw. neu aufbereitet. Die wesentlichen Reservoire für nosokomiale Infektionserreger sind nicht die Böden, sondern die eigene Stuhlflora (Harnwegsinfekte), der obere Gastrointestinaltrakt und die Mundhöhle (respiratorische Infekte), die Hautflora und kontaminierte Utensilien wie Blasen- und Venenkatheter (Harnwegsinfekte, Sepsis) sowie die kontaminierten Hände des Personals (Wundinfekte).

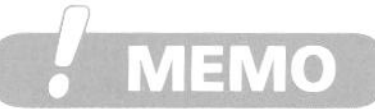

Grundsätzlich kann man auch angelernte Arbeitskräfte zu Desinfektionsarbeiten heranziehen, wenn dem keine Bestimmungen des Jugend- oder Mutterschutzgesetzes bzw. des individuellen Arbeitsvertrags entgegenstehen.

Die Routinedesinfektion des Arbeitsplatzes erfordert keine spezielle berufliche Grundausbildung, sondern nur eine Einweisung, für die der Arbeitgeber verantwortlich ist. Mit der Durchführung dieser Tätigkeit sind ferner verbunden: die jährliche Wiederholung der Belehrung mit schriftlicher Bestätigung, Betriebsanweisung und Hygieneplan, Bereitstellung von Schutzkleidung und Handschuhen, ggf. Überprüfung des Impfschutzes. Die Tätigkeit ist berufsgenossenschaftlich versichert, auch wenn sie mit Risiken einhergeht, die nicht zur ursprünglichen Stellenbeschreibung passen.

Desinfektionsmaßnahmen zur Prophylaxe von blut- und sekretübertragenen Virusinfektionen

HIV und HCV sind wegen ihrer Lipidhülle empfindlich und lassen sich bereits mit 70%-igem Äthylalkohol inaktivieren. Das Hepatitis-B-Virus ist allerdings trotz Hülle stabiler. Aus diesem Grunde sollten im konkreten Fall am besten Händedesinfektionsmittel verwendet werden, bei denen die Hepatitis-B-Wirksamkeit ausdrücklich vermerkt ist. Für gezielte Flächendesinfektionen, d. h. bei Verdacht auf Kontamination mit den genannten Viren, sollte auf Chlor- oder aldehydhaltige Präparate aus der Liste des RKI zurückgegriffen werden. Die Instrumentendesinfektion soll nach Möglichkeit thermisch erfolgen.

Gelegentlich werden selbst von hygienisch geschulten Ärzten und Autoren für den Umgang mit Trägern einer Serumhepatitis umfassende Präventionsmaßnahmen empfohlen wie „Vermeidung des Kontakts zu anderen Patienten oder Vorbeilotsen am Wartezimmer, um dessen Kontamination zu verhindern, ferner Vermeiden der Toilettenbenutzung, weil andernfalls die Desinfektion von Toilettenbecken, Armaturen usw. fällig würde, die Umgebungsdesinfektion auch von Schränken, Wänden und Böden sowie die Abfalldesinfektion mittels Autoklavieren oder Verbrennen".

Prinzipiell sind solche Maßnahmen zumindest aus infektionsprophylaktischen Gründen nicht notwendig. Im Wartezimmer besteht keine Gefährdung; auch in der Klinikbehandlung ist ja keine Isolierung in einem Einzelzimmer erforderlich. Die Toilettendesinfektion ist überflüssig. Wände und Böden sind regulär in die Infektionsketten nicht eingebunden und werden nur desinfiziert, wenn sichtbare Kontamination mit Blut, Schleim o. Ä. vorliegt. Trockene Abfälle, auch Tupfer, müssen nicht desinfiziert, sondern können im Plastiksack abgeworfen werden. Dieser kann verschlossen dem Praxismüll beigegeben werden.

4.5 Hygienische Aspekte der Wundbehandlung

Die Durchführung einer kontaminationsfreien Wundversorgung und die Prophylaxe von Wundinfektionen sind ein Kernthema der klinischen Hygiene. Im Folgenden werden der Umgang mit unterschiedlich belasteten Wunden und die Durchführung des Verbandswechsels auch unter Einsatz von Antiseptika dargestellt.

Die Lehre von der Wundversorgung unterscheidet aseptische von kontaminierten sowie von infizierten, septischen Wunden. Aseptische Wunden wurden nach aseptischen oder bedingt aseptischen Eingriffen oder nach Verletzungen und Wundausschneidung durch Naht versorgt und heilen reizlos. Kontaminierte Wunden werden offen behandelt (Verletzungswunden, eröffnete Wundserome oder -hämatome, Brandwunden, Drainageaustrittstellen). Infizierte Wunden sind eröffnete Eiterherde oder wurden nach der Behandlung sekundär infiziert.

Phasen der Wundheilung

Alle Wunden durchlaufen bis zur vollständigen Regeneration die Phasen der Exsudation, der Resorption, der Proliferation/Granulation und der Narbenbildung mit Epithelisierung. Der Begriff der Kontamination bezeichnet das Auftreffen von Keimen auf die Wunde, eine Kolonisation die Besiedelung mit Vermehrung, zunächst aber ohne klinische Zeichen einer Infektion. Diese wird wiederum begünstigt durch direkten, massiven Eintrag der Keime, Fremdkörperreizung, lokale Minderdurchblutung und Nekrosen im Wundbereich. Eine infizierte Wunde verbleibt quasi in der Exsudatphase bzw. entwickelt sich wieder dorthin zurück.

Oberflächliche Infektionen des Operationsschnitts treten nach CDC-Definition der nosokomialen Infektion bis maximal 30 Tage nach dem Eingriff auf und betreffen nur die Haut oder subkutanes Gewebe. Dabei kommt es zur eitrigen Sekretion aus der Inzisionsstelle und/oder zu den typischen Entzündungszeichen wie Schwellung, Rötung, Überwärmung und Wundschmerz. Tiefe Infektionen erfassen Faszie und Muskelschicht, zum Teil mit fiebriger Allgemeinreaktion und Sekretion aus der Einschnittstelle und lokaler Lymphknotenbeteiligung. Infektionen von Hohlräumen und Organen im Operationsgebiet fallen durch keimbelastete Sekretion aus entsprechenden Drainagen und systemische Infektionszeichen auf.

Während man Wunden früher mit aufsaugenden, abdeckenden, passiven Wundauflagen quasi trockenlegte und zudem täglich inspizierte, um keine beginnende Infektion zu übersehen, behandelt man mittlerweile unter feuchtwarmer Okklusion und wechselt die Verbände bei normalem Heilungsverlauf weniger häufig. Das Öffnen des Verbands erfolgt bei mäßig exsudierenden Wunden nur noch alle drei bis vier Tage. Von der Regel des ersten Verbandswechsels nach zwei bis drei Tagen wird abgewichen, wenn der Verband schon vorher durchfeuchtet bzw. eingeblutet ist, bei starken Schmerzen und Infektionszeichen.

Grundsätze der Wundbehandlung

Grundsätzlich gilt für die Behandlung einer Wundinfektion die breite Eröffnung, die Säuberung durch Debridement und Nekrosenentfernung, die lokale Therapie mit Antiseptika und die Abwägung der Notwendigkeit einer zusätzlichen Behandlung mit Antibiotika bei systemischen Reaktionen oder bei infektionsfördernden Systemerkrankungen.

Chronische Wunden sind generell keimbesiedelt, oft mehr mit grampositiver als gramnegativer Flora. Je älter die Wunde ist, desto eher ist auch mit Sprosspilzen (Hefen) und multiresistenten Bakterienspezies (z. B.

Staphylococcus aureus, Pseudomonas aeruginosa) zu rechnen. Auffallend üble Gerüche sind Anzeichen für eine Besiedelung mit anaerober Flora.
Eine antiseptische Behandlung ist weniger effektiv, wenn Nekrosen und Beläge nicht durch mechanische Entfernung, zumindest gründliches Spülen und Auswischen mit sterilen Kompressen sorgfältig entfernt werden, da die Keime sonst geschützt sind und die gewünschte Gewebsproliferation verzögert wird. Standard ist die Spülung mit steriler isotonischer Kochsalz- oder Ringerlösung. Glucoselösung ist wegen Resorption unerwünscht.

Wegen der Kosten einer sterilen Spülung sowie wegen des stärkeren Spüldrucks wird auch Abduschen mit handwarmem Leitungswasser diskutiert. Nach Trinkwasserverordnung sind zwar maximal 100 KBE pro ml Wasser zulässig. Andererseits ist dabei mit Keimbelastung aus dem Hausleitungsnetz, oft mit Vertretern der infektionsrelevanten Pseudomonas-Gruppe, zu rechnen. Zudem sind Duschköpfe und Siebstrahlregler nicht selten massiv verkalkt und mit Biofilm verschleimt, sodass der Keimeintrag auf die Wunde die Erwartungen dann weit übersteigt. Werden die entsprechenden Teile engmaschig abmontiert, gründlich gereinigt und desinfiziert und die Wunden nach Spülung zusätzlich antiseptisch behandelt, so wird ein solches Vorgehen bei bestimmten chronischen Wunden wie z. B. Ulcera cruris fallweise toleriert. Besser ist jedoch eine Wasseraufbereitung mit engmaschig aufbereiteten, bakteriendichten Filtern.

Auch für die Wundspülung verwendete sterile Kochsalzlösung kann nach Öffnen der Flasche je nach Handhabung mit ubiquitären, anspruchslosen Keimen kontaminieren und diese Erreger kultivieren, wenn sie mehrere Tage nach Kontamination noch herumsteht. Gelegentlich sieht man dann faden- oder flockenförmige Schlieren in der Lösung schwimmen. Solche angebrochenen Flaschen sollten also möglichst kurz in Gebrauch sein und zwischenzeitlich im Kühlschrank bei 4 bis 8 °C aufrecht gelagert werden. Am besten beschafft man von vornherein Flaschen mit geringem Volumen. Der Aufsatz von Mini-Spikes auf angebrochene NaCl-Flaschen ist eher zu empfehlen als ständig neues Besprühen und Anstechen der Gummistopfen. Das Stehenlassen solcher Lösungen für Wundspülungen mit eingestochener Entnahmekanüle ist hygienisch nicht akzeptabel.

Die Entfernung zäher Beläge und Nekrosen erfolgt durch chirurgische Revision mit scharfem Löffel, Skalpell und Pinzette, und mit enzymatischer Behandlung durch Proteasen (z. B. Clostridiopeptidase) oder Streptokinase. Hydrogele bewirken im Okklusionsverband über zwei bis drei Tage eine Aufquellung der avitalen Beläge, die sich anschließend chirurgisch leichter entfernen lassen. Auch Alginat-Tamponaden resorbieren Exsudate und verhindern somit die Hautmazeration der Wundumgebung, geben Flüssigkeit aber unter Druck zum Teil wieder ab.

Sog. aktive Wundauflagen adsorbieren Toxine und verringern Wundgerüche. Zum Teil besteht ein Streuinfektionsschutz durch in die Fasern eingeschmolzene Silberionen (antiseptische Silber-Aktivkohle-Vliese). Kollagenprodukte und Hyaluronsäure stimulieren die Organisation der Bindegewebsneubildung. Vakuumverbände werden bei großen, dehiszenten, zerklüfteten, infizierten Wunden eingesetzt. Durch ein in die Wunde eingebrachtes Schlauchsystem wird ein kontinuierliches Vakuum erzeugt. Die Wunde wird mit Polyurethan-Schaumstoff und luftdichter Folie verschlossen. Die vakuumassistierte Wundbehandlung fördert die Durchblutung, saugt Exsudat und mindert das Wundödem. Zusätzlich werden auch resorbierbare, biologische Wundauflagen eingesetzt.

Antiseptische Wundbehandlung

Antiseptik ist die Anwendung antimikrobieller Substanzen am lebenden Gewebe, präoperativ an Haut und Schleimhäuten sowie bei der offenen Wundbehandlung.

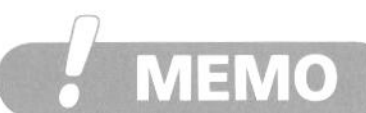

Antiseptika dienen im Gegensatz zur prophylaktischen Desinfektion nicht der Verhinderung von Erregerübertragung, sondern der Abtötung oder Vermehrungshemmung von Erregern am Infektionsort oder der möglichen Eintrittspforte einer Infektion.

Antiseptika sind Mittel der Wahl bei der Therapie lokaler Infektionen (ab einer Besiedelung von 10^5 Keimen/g Gewebe). Ihre systemische Resorption soll möglichst gering bleiben. Gefordert wird neben guter Verträglichkeit und Reizarmut die Mikrobizidie mit breitem Wirkspektrum gegen Bakterien und Pilze, insbesondere Hefebesiedelung, bei einer Keimreduktion um fünf Logstufen ohne und drei Logstufen mit Eiweißbelastung, ferner die breite Benetzung der Wundflächen und gute Kompatibilität mit allen gängigen Verbandsmaterialien. Die Anforderungen für die Einstufung eines Wirkstoffes als Antiseptikum sind in der Europäischen Prüfrichtlinie für Desinfektionsmittel und Antiseptika (DIN EN 1040 und 1275) festgelegt.

Eine lokale Antibiotika-Therapie mit Gentamycin, Tetracyclinen u. a. wird wegen der Gefahr der Wundheilungshemmung und Sensibilisierung auch bei der Behandlung von Dekubitalulzera kaum mehr empfohlen.

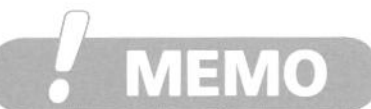

Der Routine-Einsatz von Antiseptika ist bei Versorgung der reizlosen, primär heilenden, aseptischen Wunde im Rahmen der Verbandswechsel nicht notwendig.

Antiseptika können bei Applikation außerhalb der Indikation den Heilungsverlauf durch lokale Reizwirkung sogar verzögern und zur überschießenden Granulation führen.
Je nach Handhabung sind Antiseptikalösungen manchmal selbst kontaminiert. Wichtig ist die Einhaltung aseptischer Kautelen beim Verbandswechsel, d. h. Arbeit mit sterilen Wundauflagen und sterilem Instrumentarium in „No-Touch-Technik".
Notwendig und sinnvoll ist der Einsatz von Antiseptika hingegen bei der Sanierung von Keimträgern (MRSA), der Versorgung kontaminierter und infizierter Wunden, der Nachbehandlung eröffneter Abszesse sowie nach Exzision chronischer Entzündungsherde.

Verbandswechsel

Verbunden wird von mindestens zwei Personen, regulär Arzt und Helfer, wobei eine strikte Arbeitsteilung besteht. Der Arzt versorgt die Wunde und hat als einziger Beteiligter Patientenkontakt während des Verbandswechsels. Der Helfer steht am Verbandstisch oder -wagen, bereitet vor und reicht steril an. Eine Person allein kann im ständigen Wechsel vom Patienten zum Verbandswagen oder vorbereiteten Set die erforderliche sterile Handhabung des neuen Verbandsmaterials sowie im Umgang mit der Wunde nicht gewährleisten. Türen und Fenster sind während des Verbandswechsels geschlossen. Schmuck und Armbanduhren werden vorher abgelegt. Sind sowohl septische als auch aseptische Wunden zu behandeln, auch beim gleichen Patienten, so werden immer zuerst die aseptischen Wunden versorgt! Selbst ganz unscheinbare infizierte Wunden, z. B. an Drainageaustritts- und Punktionsstellen können nämlich erheblich Keime streuen.

Die Wunde wird erst unmittelbar vor dem Verbandswechsel aufgedeckt und inspiziert. Die dabei getragenen Handschuhe müssen frisch angezogen und sauber, können aber unsteril sein, solange Wunde und steriles Material nicht berührt werden. Das gebrauchte Verbandsmaterial wird nicht auf Tabletts, Unterlagen oder Nierenschalen abgelegt, sondern direkt in den Eimer abgeworfen.

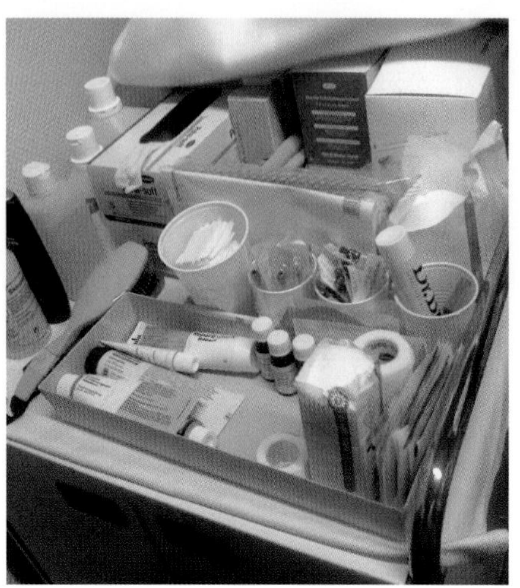

Abb. 4.17: Verbandswagen: überladen und unordentlich

Nach Ausziehen der Handschuhe und Händedesinfektion zieht der Arzt neue sterile Handschuhe an. Das sterile Verbandsmaterial wird mit sterilen Instrumenten oder den sterilen Handschuhen aufgebracht. Die Instrumente werden aus der sterilen Box oder folienverpackten, steril aufbereiteten Sets entnommen, Kompressen mit steriler Kornzange aus bereitgestelltem Sterilgutcontainer oder aus der sterilen Einmalverpackung angereicht. Trommeln zur Mehrfachentnahme von Medizinprodukten gelten nicht mehr als MPG-konform. Besser ist grundsätzlich die Bereitstellung von Instrumentarium und Zubehör in einzeln verpackten Sets für jede Patientenversorgung.

MEMO

Die Desinfektion einer reizlos abheilenden OP-Wunde ist nur bis 48 Stunden post-operativ sinnvoll. Spätere Desinfektionsmaßnahmen können die Epithelisierung eher behindern.

Wundnähte, die ab dem dritten Tag noch nicht vollständig adaptiert oder feucht sind, müssen weiter steril behandelt und abgedeckt werden. Nahtmaterial wird derart entfernt, dass hautexponierte Teile nicht durch den Stichkanal gezogen werden. Vor und nach dem Ziehen der Wundfäden wird die Haut antiseptisch behandelt.

Alle Medizinprodukte im Kontakt mit offenen Wunden müssen steril sein. Auch allgegenwärtige Keime in der Umgebung des Menschen, wie Sporenbildner und koagulasenegative Staphylokokken, können Wunden massiv superinfizieren. Besonders der Befall mit Pseudomonas species kann fatale Folgen haben. Selbst unter schwierigen Rahmenbedingungen, etwa beim Verbandswechsel durch ambulante Pflegedienste, sollte man hierbei nicht nachlässig werden. Mit septischen Wunden ist genauso sorgfältig und „hygienisch" umzugehen wie mit den aseptischen. Auch hierbei werden sterile Tupfer und Kompressen benutzt, um keine sekundär infizierende Mischflora einzuschleppen.
Mit jedem Tupfer wird nur einmal gewischt. Aufgetragene Antiseptika sollten nicht zu intensiv abgetupft werden, da sie sonst an Wirksamkeit verlieren. Möglichst arbeitet man trotz steriler Handschuhe wenig mit den Fingern, sondern vorrangig mit den Instrumenten. Als Hilfsmittel benötigte sterile Instrumente wie Kornzangen und Pinzetten werden nicht im offenen Gefäß abgestellt, solange sie noch zur weiteren Nutzung vorgesehen sind. Die Auffüllung der offenstehenden Gefäße mit Alkohol ist ungeeignet wegen Geruchsbelastung, Brandgefahr und Verkeimung durch aerogene Bakteriensporen, die hierbei ja nicht abgetötet

werden. Stattdessen eignen sich geschlossene Metallgefäße oder Kornzangen, die mit dem Gefäßdeckel verschweißt sind. Dabei darf man den Griff anfassen; der Zangenteil bleibt steril. Im ambulanten Betrieb werden die Kornzangen zumindest nach jeder Schicht ausgetauscht.

Kommt es beim Zurückstecken in das Standgefäß zum zufälligen Anstoßen der Spitze an die Außenseite, so muss man die Zange nicht sofort auswechseln, da sie mit dem Wundgebiet keinen Kontakt hat. Sie dient ja nur zur Kompressenentnahme aus der Box, die nach dem Verbandswechsel ohnehin neu gefüllt und aufbereitet wird, falls man nicht ohnehin und besser einzeln verpackte Kompressen benutzt.

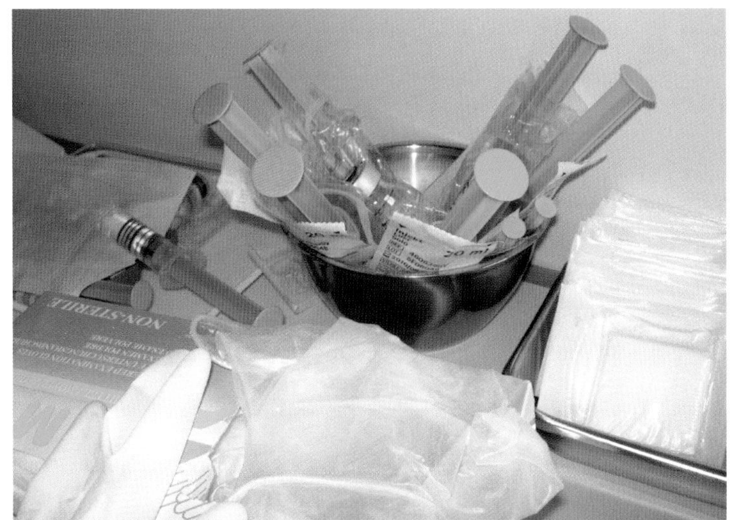

Abb. 4.18: Kaum mit den Regeln des Europäischen Arzneimittelbuchs vereinbar

Die Notwendigkeit, bei der Wundversorgung einen Mund-Nasen-Schutz zu tragen, richtet sich nach der Größe und Infektanfälligkeit der Wunde sowie der Dauer der Wundversorgung. Die Regelversorgung der kleinen Wunde, subkutan, mit und ohne Wundinfekt, benötigt weder Maske noch Haube: Hierzu reichen sterile Handschuhe und ein steriles Material. Dauert die Wundversorgung länger, ist die Wunde unübersichtlich oder besonders infektanfällig, so wird ein Mund-Nasen-Schutz getragen, je nach Haarlänge auch eine Haube. Ausgedehnte infizierte Wunden können im eigenen Interesse einen Mund-Nasen-Schutz erforderlich machen, wenn beim Spülen mit Freisetzung keimträchtiger Aerosole zu rechnen ist. Verbrennungen und Verbrühungen sind immer sehr anfällig für Keimbesiedelungen auch aerogener Art. Die einzelnen Behandlungen dauern hierbei oft lang, da allein das schonende Ablösen des alten Verbands recht mühsam ist. Hierzu werden somit Schutzkleidung, Maske und Haube empfohlen.

Da beim Wundspülen generell die Umgebung mit keimhaltiger Flüssigkeit bespritzt werden kann, ist diese Ausbreitung der Wundflora durch Einwegabdeckung der Umgebung bzw. anschließende Umgebungsdesinfektion zu verhindern.

Abstrichproben für die mikrobiologische Diagnostik werden mit einem frisch aus der sterilen Verpackung entnommenen, mit steriler isotoner Kochsalzlösung angefeuchteten Tupfer unter leicht drehender Bewegung abgenommen und entweder sofort auf ein Anzuchtmedium aufgebracht oder in einem geeigneten Transportmedium für sechs bis zwölf Stunden bis zur Verarbeitung aufbewahrt. Dieses Medium schützt vor Austrocknung und ist in der Regel inert. Ist ein sofortiger Versand zum Labor nicht möglich, kann die Probe vorübergehend im Kühlschrank bei 4 bis 8 °C gelagert werden.

Gebrauchtes Verbandsmaterial und Handschuhe aus der ambulanten Versorgung sind regulär als gewöhnlicher Praxismüll klassifiziert (Abfallschlüssel 180104 nach Abfallverzeichnis-Verordnung). Sie werden im Plastiksack abgeworfen, und dieser wird verschlossen mit dem übrigen Müll entsorgt. Benutzte Instrumente kommen trocken in einer Box zur Desinfektion. Nach dem Verbandswechsel und Ablegen der Handschuhe wird eine hygienische Händedesinfektion durchgeführt.

Zunehmend häufig werden multiresistente Bakterienstämme wie methicillinresistenter Staphylococcus aureus (MRSA) in offenen Wunden nachgewiesen. Dies bedeutet eine hohe Streu- und Übertragungsgefahr durch direkten Kontakt und Kreuzkontamination, sodass das behandelnde Personal hier eine besondere hygienische Sorgfalt wahren muss.

Meist ist bei den MRSA-Keimträgern auch der Nasen-Rachen-Raum mit demselben Stamm besiedelt. Man trägt bei der Wundversorgung einen Mund-Nasen-Schutz und gibt den Schutzkittel direkt nach der Behandlung zur Wäsche. Alle bei der Untersuchung und Behandlung verwendeten Utensilien sind entweder zu verwerfen oder unmittelbar nach Gebrauch zu desinfizieren, entsprechend auch die Kontaktflächen auf den Liegen. Möglichst sind Einwegunterlagen zu verwenden. Die Desinfektion erfolgt mit einem VAH-gelisteten Präparat mit Wirkbereich A im Einstundenwert. Abfälle wie gebrauchtes Verbandsmaterial sind als Praxisabfall (AS 180104) klassifiziert und nicht gesondert desinfektionspflichtig. Wird die Behandlung von einer anderen Praxis weitergeführt, so ist eine Information über die Keimträgerschaft unbedingt notwendig. Gleiches gilt für Krankenhäuser, Pflegeheime, ambulante Pflegedienste und Transporte im RTW.

Alternative Behandlungsmethoden

Infizierte Wunden werden von einigen Ärzten bei ausgesuchten Indikationen, z. B. in der Pädiatrie, mit bestimmten Honig-Präparaten behandelt, denen antibakterielle Wirkung zugeschrieben wird. Das gilt zumindest hygienisch als akzeptabel, wenn diese unter qualitätsgesicherten, kontrollierten pharmazeutischen Bedingungen aufbereitet wurden. Durch Gammabestrahlung werden mögliche natürliche Kontaminationen mit Clostridiumsporen zuverlässig beseitigt.

Auch die Behandlung chronischer, schmierig nekrotisch belegter Wunden mit Larven der goldglänzenden Schmeißfliege Lucilia sericata ist hygienisch nicht zu beanstanden. Vorteil dieser Spezies ist die selektive Andauung des nekrotischen Gewebes. Vitale Strukturen werden in der Regel nicht beschädigt. Zusätzlich zur Nekrolyse wird auch die bakterielle Flora angegriffen, mit Schwächen gegen Enterokokken und Pseudomonas species. Kontraindikationen sind blutende Wunden, Nähe großer Blutgefäße und Fisteln zu tiefer gelegenen Gewebsstrukturen. Die Insekten werden in der Produktion steril aufgezogen, um eine Superinfektion mit Gasbrand, Tetanus u. ä. Kontaminanten zu vermeiden. Rezeptpflichtige madenhaltige Nylonbeutel zur Wundauflage oder steril verpackte, lose gelieferte „Freiläufer" kann man bei Bedarf über die Apotheke bestellen. Die Wundränder werden zum Fixieren der Larven mit geeigneter Fettcreme markiert. Der Verbandswechsel erfolgt nach drei bis vier Tagen. Die Puppenstadien werden dann mit dem Verbandsmaterial als normaler Praxismüll entsorgt.

Hygiene im OP

5

Das Risiko, eine postoperative Wundinfektion zu erwerben, wird durch eine Reihe von Faktoren beeinflusst. Neben den Fragen, wie die Vorbereitung von Patient und Personal und wie der hygienisch korrekte OP-Ablauf auszusehen haben, wird die Frage der Reinigung und Desinfektion von Eingriffsraum und OP-Saal zu beantworten sein. Die Indikationen der perioperativen Antibiotikaprophylaxe sowie die geeigneten Präparate sind ebenfalls Inhalte dieses Kapitels.

Für operative Fachgebiete ist das nosokomiale Infektionsrisiko, namentlich das postoperative Wundinfektionsrisiko, naturgemäß erhöht. Regelmäßig werden durch invasive Maßnahmen potenzielle Eintrittspforten für Mikroorganismen geschaffen, die zu einer Infektion führen können. So waren bis Mitte des 19. Jahrhunderts der Erfolg des Arztes und das Überleben der Patienten nicht nur von der Operationstechnik bestimmt, sondern hingen davon ab, ob und mit welchen möglichen Folgen ein Patient die auf den Eingriff obligatorisch folgende Wundinfektion überlebte. Der Durchbruch und die weitere Entwicklung der allgemeinen wie der fachspezifischen Chirurgie wurden erst durch die Erkenntnis möglich, dass Wundinfektionen grundsätzlich vermeidbar sind. Sir Joseph Lister erkannte den ursächlichen Zusammenhang zwischen kontaminierten Instrumenten, der Kleidung und v.a. den Händen der Chirurgen einerseits und den nachfolgenden postoperativen Infektionen andererseits und begründete somit die Antisepsis in der Chirurgie und Wundbehandlung.

Postoperative Wundinfektionen (POWI) sind aber auch heute noch die häufigste nosokomiale Infektion des chirurgischen Patienten. Dies ist u. a. der Tatsache geschuldet, dass durch die enormen Fortschritte der modernen Medizin das Risikoprofil einer ganzen Reihe von Patienten, die heute operiert werden, deutlich zugenommen hat (Widmer et al. 2009). Die großangelegte NIDEP-Prävalenzstudie hat bereits vor nunmehr 15 Jahren gezeigt, dass POWI mit einem Anteil von 16% den nosokomialen Harnwegsinfektionen und beatmungsassoziierten Pneumonien an dritter Stelle aller nosokomialen Infektionen in deutschen Akutkrankenhäusern folgen (Rüden et al. 1997). Eine aktuelle, durch die European Centre for Disease Prevention and Control (ECDC) organisierte Europäische Prävalenzstudie zum Vorkommen von nosokomialen Infektionen erbrachte mit knapp 25 % eine deutlich höhere Rate an POWI (RKI 2012), so dass diese an erster Stelle der nosokomialen Infektionen stehen (siehe *Abb. 10.3*). Die Weltgesundheitsorganisation (WHO) hat detaillierte Richtlinien zur Infektionsprävention und Vermeidung postoperativer Komplikationen publiziert (Widmer 2009). Nationale wie internationale Einrichtungen und Kommissionen, bspw. die CDC in den USA, das RKI in Deutschland, das BAG in der Schweiz oder die europäische ECDC in Stockholm, haben die Erkenntnisse zur Infektionsprävention in ihre Empfehlungen aufgenommen.

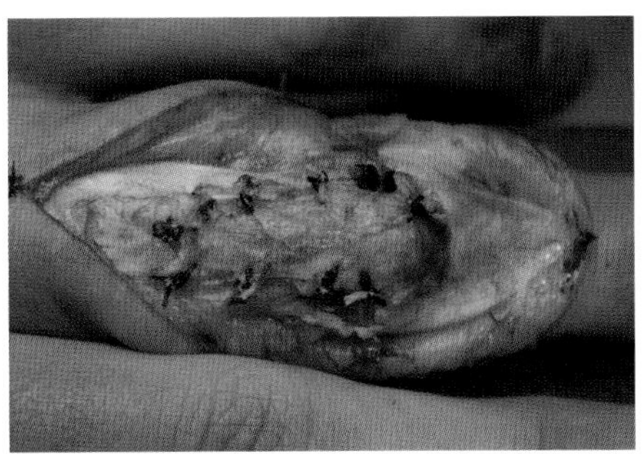

Abb. 5.0: OP-Situs in der Handchirurgie

Einflussfaktoren auf das Wundinfektionsrisiko

Das Auftreten einer postoperativen Wundinfektion stellt in aller Regel ein multifaktorielles Geschehen dar.

Die Einflussfaktoren sind vielschichtig. Die Mehrzahl der Erreger gelangt während des operativen Eingriffs in die Wunde (*Abb. 5.0*). Die häufigsten Erreger für POWI sind die Hautkeime des Patienten, bspw. koagulase-negative Staphylokokken. Aber auch S. aureus wird häufig aus den Wunden isoliert.
Bei der Mehrzahl der POWI sind die Ursachen endogener Natur. Dazu gehören bspw. die körpereigene Flora des Patienten, sein Alter, sein Gesundheits- und Allgemeinzustand und v. a. seine Abwehrlage; sie entziehen sich (weitestgehend) der Beeinflussbarkeit von außen. Neuere Studien haben bestätigt, dass Übergewicht des Patienten ein unabhängiger Risikofaktor für post-operative Wundinfektionen ist (Beldi et al. 2009). Schlecht heilende Wunden sind bei Patienten mit einem Body-Mass-Index (BMI) von 30 und mehr doppelt so häufig wie bei schlanken Patienten (Flessenkämper 2011). Auch eine Rauchkarenz über drei Monate vor dem Wahleingriff kann das Risiko für eine POWI reduzieren (Kurz et al. 1996).
Lediglich 15-30 % der nosokomialen Infektionen sind nicht durch patientenimmanente, sondern durch exogene Einflussfaktoren bestimmt. Andere sehen lediglich 10% der POWI als durch exogene Quellen verursacht an (Widmer et al. 2009). Zu den Quellen gehören bspw. die belebte und unbelebte Umgebung des Patienten, seine Nahrung, Medikamenteneinnahme, die medizinischen Hilfsmittel, das OP-Instrumentarium und im Besonderen die Hände des ihn versorgenden medizinischen Personals, um nur einige zu nennen. Weitere Einflussfaktoren auf das Wundinfektionsrisiko sind neben der Abwehrlage des Patienten die Größe des Wundfelds, Dauer des Eingriffs, Durchblutung des Gewebes sowie die Implantation eines großen Fremdkörpers (siehe *Abb. 5.1*). Bedeutsame exogene Einzelfaktoren sind die angewandte OP-Technik und Gewebeschonung, die Kenntnis der notwendigen hygienischen, infektionspräventiven Maßnahmen und eine konsequente Disziplin bei der regulären Umsetzung durch den Operateur und seine Mitarbeiter. Auf diese exogenen Faktoren richtet sich das Hauptaugenmerk der modernen Krankenhaushygiene mit einer ergebnisorientierten Infektionsprävention.

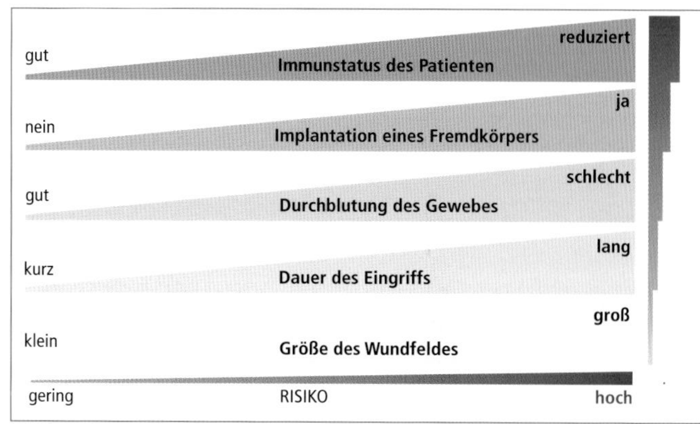

Abb. 5.1: Einflussfaktoren auf das Wundinfektionsrisiko (modifiziert nach M. Scherrer, Heidelberg)

Große Eingriffe aus der Thorax-, Kardio-, Neuro- oder Viszeralchirurgie werden üblicherweise nicht ambulant durchgeführt. Ebenso stellen die Implantation großer alloplastischer Materialien wie bspw. Hüft-, Knie- oder Schulterendoprothesen im ambulanten Bereich sehr seltene Ausnahmen dar, sodass gewisse, an sich bedeutende Risikofaktoren für POWI bei ambulant durchgeführten Eingriffen praktisch nicht ins Gewicht fallen.

Das Hygienemanagement, konkret die disziplinierte Umsetzung der Maßgaben der Hygiene durch ausnahmslos alle Beschäftigten innerhalb des OP-Bereichs, stellt den maßgeblichen Teil der Infektionsprävention in einem ambulanten Operationszentrum dar (Beldi et al. 2009, Tabori 2010). Selbstverständlich müssen hygienische Standards fachübergreifend angewandt werden.

Die Risikofaktoren für eine POWI werden im Wesenlichen durch den Patienten selbst, die Umgebungskonditionen, die präoperative Vorbereitung und durch intraoperative Faktoren beeinflusst.

- Patientenfaktoren sind Alter, Allgemeinzustand, bspw. Über- oder Untergewicht, Immobilität sowie vorbestehende Grunderkrankungen, wie bspw. Diabetes mellitus, Immunsuppression oder Infektionen.
- Umgebungskonditionen sind bspw. ungenügend oder falsch aufbereitete chirurgische Instrumente.
- Bei der präoperativen Vorbereitung kann die ungenügende Reinigung, falsche und/oder sehr frühzeitige Rasur (> 24 h vor Schnitt) des OP-Gebiets oder die fehlende bzw. falsche und nicht zeitgerechte (zu späte) Applikation der präoperativen Antibiotikaprophylaxe Auslöser einer POWI sein oder diese begünstigen.
- Zu den intraoperativen Auslösern gehört eine Vielzahl möglicher Faktoren. Bspw. die ungenügende Hautdesinfektion, lange Eingriffszeiten (oberhalb der 75-sten Perzentile der üblichen Dauer für gleichgeartete Operationen), keine gewebeschonende OP-Technik (ungenügende Blutstillung oder zu ausgiebige Elektrokoagulation) und die Implantation großer Fremdkörper.

5.1 Vorbereitung des Personals und des Patienten

Persönliche Hygiene

Der im medizinischen Bereich Tätige muss auf die gebotene persönliche Sauberkeit und Hygiene beim Umgang mit den Patienten achten. Die tägliche Körperpflege, saubere Hände sowie kurze (!) Fingernägel (siehe *Abb. 4.12*) und das Zusammenbinden von langen Haaren sind seit jeher Vorgaben, deren Bedeutung und Richtigkeit bis heute unbestritten sind. Herunterhängende Ohrringe oder lange, über der Kleidung getragene Halsketten gehören ebenso wenig zur Ausstattung des Personals wie ein offen getragenes Halstuch. Piercings und Ohrstecker (die im Grunde ebenfalls zum Formenkreis des Piercings gehören) sind nur dann unproblematisch, wenn die Stichwunde nicht entzündet ist, nässt oder eitert und von ihnen keine Verletzungsgefahr für Patient und Personal ausgeht. Tätowierungen stellen, sofern sie nicht entzündet sind resp. nach vollständiger Abheilung der Einstiche, kein hygienisches Risiko dar.

Personalumkleideraum

Die OP-Abteilung wird im Allgemeinen über einen definierten Zugangsweg für das Personal, separiert vom Patientenumkleideraum, erreicht. Nach modernen krankenhaushygienischen Erkenntnissen genügt eine Ein-

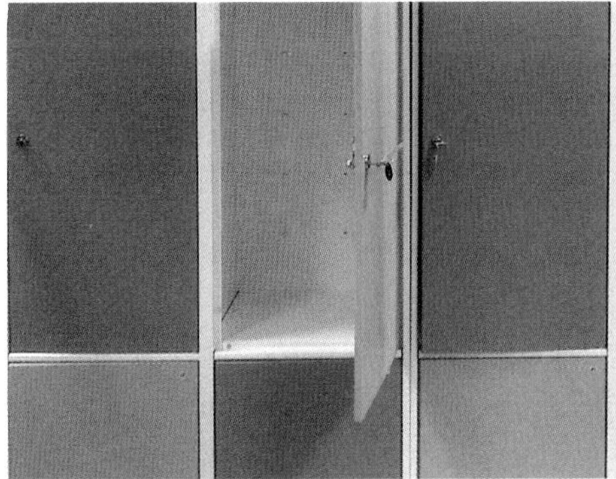

Abb. 5.2: Abschließbare Spinde resp. Wertfächer

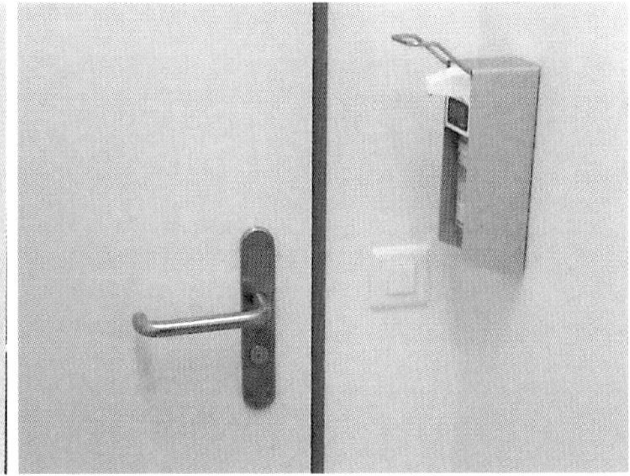

Abb. 5.3: Händedesinfektionsmittelspender muss vor der Tür zur OP-Abteilung installiert sein

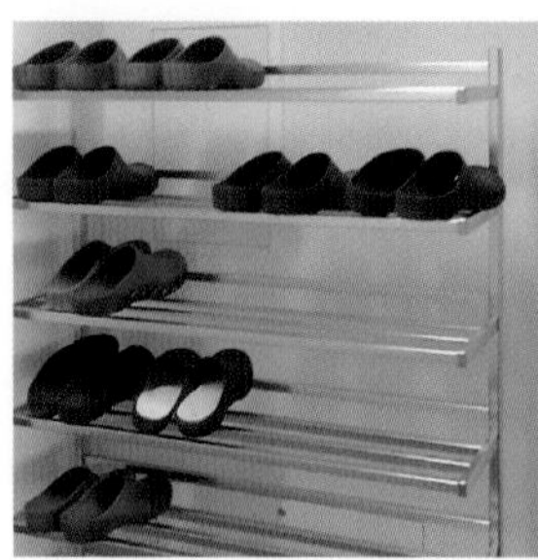
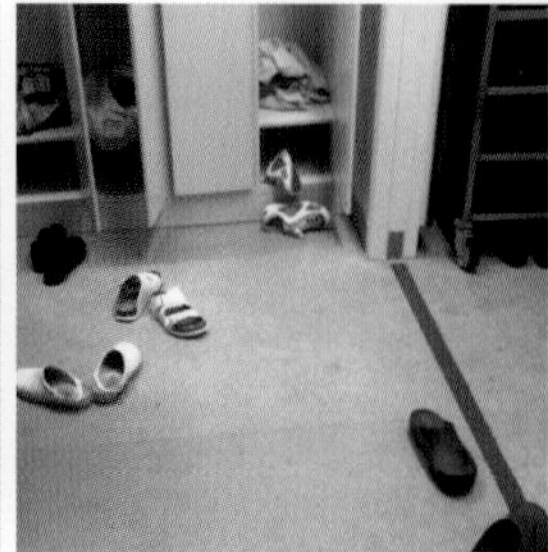

Abb. 5.4: *OP-Schuhe richtig gelagert (links)*
Abb. 5.5: *Ein roter Strich auf dem Fußboden ersetzt nicht die erforderliche Personaldisziplin (Mitte)*

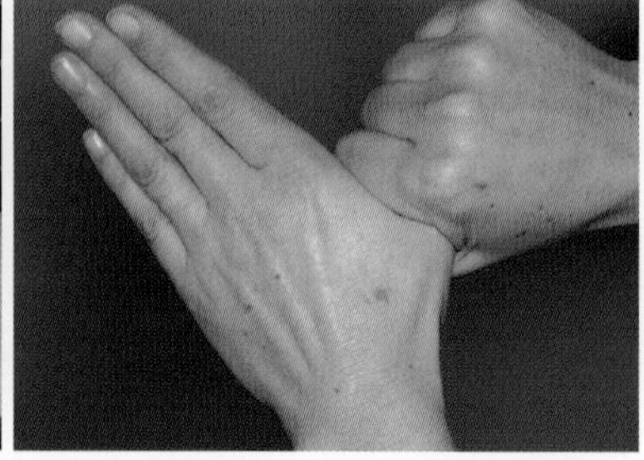

Abb. 5.6: *Händesdesinfektion vor Betreten der OP-Abteilung ist Pflicht!*

Raum-Schleuse mit funktioneller Trennung in eine unreine und eine reine Zone, in der Waschbecken, Seifen-, Papierhandtuch- und Desinfektionsmittelspender sowie Spinde angebracht sind. Die Mitarbeiter legen im unreinen Bereich des Personalumkleideraums (auch Personalschleuse genannt) ihre Dienst- oder Privatkleidung ab. Für die Ablage der Kleider sind am besten Wandhaken oder Kleiderstangen geeignet, da sie am wenigsten Platz beanspruchen. Grundsätzlich wird für die Mitarbeiter (ebenso wie für die Patienten) die Bereitstellung von verschließbaren Wertfächern empfohlen (*Abb. 5.2*).

Bei Arbeitsbeginn erfolgt spätestens auf der unreinen Seite der Personalschleuse das routinemäßige Waschen der Hände mit Wasser und Seife, um grobe Verschmutzungen von den Händen zu entfernen. Anschließend werden die saubere Bereichskleidung (Kasack und Hose), OP-Schuhe und Haube angezogen.
Vor Verlassen des Umkleideraums in Richtung OP-Abteilung werden die Hände routinemäßig am vor der Tür zum OP-Bereich angebrachten Händedesinfektionsmittelspender desinfiziert (*Abb. 5.3*). Bei der Rückkehr in den Umkleideraum bedarf es keiner weiteren Tür, sondern es kann dieselbe Tür wieder benutzt werden. Für gebrauchte Bereichsschuhe und -kleidung müssen geeignete Abstell- resp. Abwurfmöglichkeiten vorhanden sein. Die Schuhe werden am besten in geeigneten (Kunststoff-)Wannen gesammelt (*Abb. 5.4*), keinesfalls sollten sie einfach auf dem Boden der Umkleide stehen gelassen werden, da sie sonst eine Stolperfalle darstellen (*Abb. 5.5*).

Präoperative chirurgische Händehygiene

Die Prävention postoperativer Wundinfektionen (POWI) hat eine große Bedeutung für den Operationserfolg und die möglichen Konsequenzen für den Patienten rechtfertigen zweifelsohne alle Bemühungen, um ihre Zahl so weit wie möglich zu reduzieren. Ihre Prävention kann allerdings nur mit einem Bündel an Maßnahmen, d. h. einer Multibarrierestrategie, erreicht werden. Die korrekte Durchführung der chirurgischen Hän-

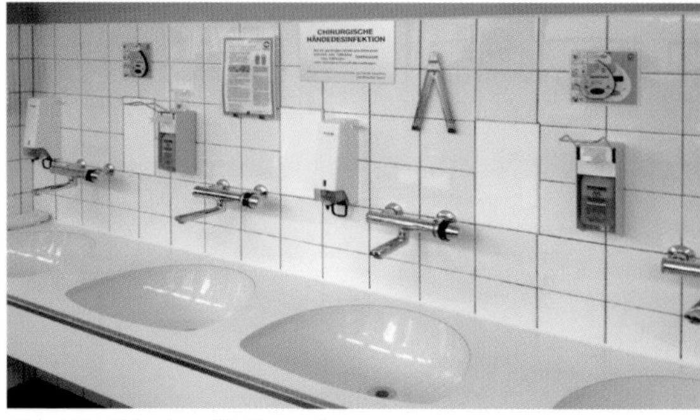

Abb. 5.7: *Waschsaal früherer Bauart*

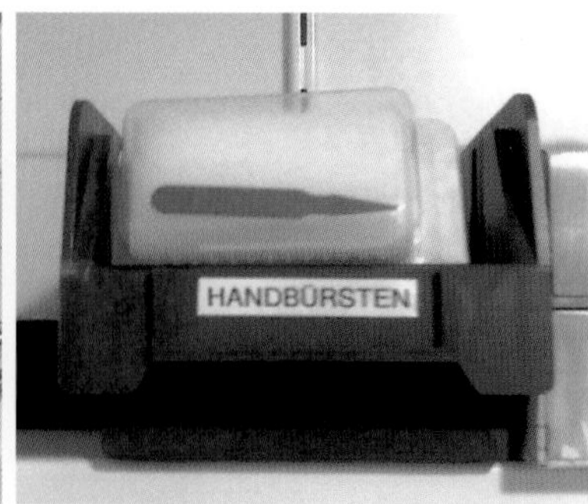

Abb. 5.8: *Handbürsten für seltene Ausnahmen*

dedesinfektion stellt einen obligaten Bestandteil dieser Strategie dar, weil Operationshandschuhe allein keine ausreichende Sicherheit als Erregerbarriere bieten (Kramer et al. 2009). Sie hat zum Ziel, die transiente und soweit wie möglich auch residente Hautflora zu reduzieren. Bei einer Perforation oder beim unbemerkten Riss der OP-Handschuhe während des Eingriffs sollten möglichst wenige Hautkeime von den Händen des OP-Teammitglieds ins Gewebe des Patienten übertreten können.

Da das routinemäßige Waschen der Hände unmittelbar vor der chirurgischen Händedesinfektion nicht mehr empfohlen wird, müssen die Hände zu Dienstbeginn oder spätestens in der unreinen Zone der Personalschleuse gewaschen werden. Das Händewaschen ist eine geeignete Ergänzung für die weitaus effektivere Händedesinfektion mit alkoholbasierten Präparaten und dient der Beseitigung von Schmutz, Schweiß und Sporen, die durch Alkohol nicht inaktiviert werden können. Eine hygienische Händedesinfektion ist vor Betreten des OP-Bereichs, d. h. noch in der Schleuse, sowie vor und nach jedem Patientenkontakt durchzuführen; dies gilt auch für das Anästhesie-Personal und etwaige Besucher (*Abb. 5.6*).

Kapazität der Waschräume

Viele bestehende Waschräume sind aufgrund der geänderten Empfehlungen zu den Maßnahmen bei der präoperativen Händehygiene eher zu großzügig dimensioniert (*Abb. 5.7*). Werden hier teilweise Waschplätze nicht mehr benötigt, sollten die Stichleitungen der Wasserzuleitungen bis zur Ringleitung zurückgebaut werden, um eine Rekontamination des gesamten Leitungsnetzes durch Stagnationswasser zu verhindern. Anderenfalls muss für nicht oder wenig benötigte Waschplätze ein Spülprogramm für die Wasserleitungen aufgestellt werden.

Selbstverständlich müssen dennoch weiterhin Waschmöglichkeiten im OP-Bereich verfügbar sein, um verschmutzte, verschwitzte oder während einer Operation kontaminierte Hände unverzüglich waschen zu können. Die Waschplätze dürfen sich nur außerhalb der OP-Säle befinden und können günstig als Waschnischen im OP-Flur in der Nähe der jeweiligen OP-Säle eingerichtet werden. Der Waschplatz ist mit Armaturen auszustatten, die als Ellenbogenmischhebelbatterie ohne Einsatz der Hände bedient werden können. Automatisch gesteuerte Wasserhähne z. B.über eine Lichtschranke bringen hygienisch betrachtet keine Vorteile, sind teurer, störanfälliger und wartungsintensiver und zeigten in einer Untersuchung am John Hopkins Hospital in Baltimore (USA) eine höhere Zahl an Wasserkeimen wie bspw. Legionellen (Sydnor et al. 2011). Der Wasserstrahl darf nicht auf oder in den Siphon gerichtet sein, da hierdurch Keime aus dem Abwassersystem rückspritzen und Gegenstände und den Nutzer kontaminieren können (*Abb. 3.10* und *3.11*). Prinzipiell wird der Einbau von Laminar-Strahlreglern (mit radiären Lamellen) empfohlen (*Abb. 3.13*). Die Häufigkeit und das Intervall für Reinigung, Wartung und Wechsel der Strahlregler orientieren sich am jeweiligen Bedarf in Abhängigkeit der Wasserhärte des jeweiligen Wasserversorgers und sind im Hygieneplan resp. dem Reinigungs- und Desinfektionsplan festzulegen.

Ausstattung der Waschplätze

Waschplätze sind mit Seifen- und einer bedarfsangepassten Zahl von Händedesinfektionsmittelspendern auszustatten (*Abb. 5.7*). Weiterhin sollten Handpflege- sowie Handtuchspender und eine waschplatznahe Abwurfmöglichkeit für die gebrauchten Handtücher bereitstehen.

Das Bürsten der Hände gehört nicht zum routinemäßigen Standard der Händehygiene und beschränkt sich im Falle von ausnahmsweise stark verschmutzten Händen allenfalls auf das Bürsten der Nägel und Nagelfalze mit einer weichen Kunststoffbürste. Für diesen sehr seltenen Bedarf scheint das Vorhalten von ein paar Einwegbürsten ausreichend (*Abb. 5.8*). Hände und Unterarme dürfen nicht gebürstet werden, da Hautverletzungen zu einer höheren Erregerabgabe führen (Loeb et al. 1997, Hübner et al. 2006, KRINKO 2007, Kramer et al. 2009). Die immer noch (!) anzutreffenden Nagelpflegesets an den chirurgischen Waschplätzen gehören ebenso wenig in die OP-Abteilung wie die Durchführung der Nagelpflege selbst.

Händedesinfektion

Der Waschplatz kann mit Einzelwaschbecken oder, falls benötigt, mit einer Waschrinne eingerichtet sein. Er muss so ausgeführt werden, dass das Personal bei der Durchführung der chirurgischen Händedesinfektion nicht gestört oder behindert, gleichzeitig aber auch die Umgebung vor Spritzwasserkontamination geschützt wird. Günstig sind eine in die Wand eingelassene Nische oder seitliche Schutzwände. Die Hände müssen vor Auftragen des alkoholbasierten Desinfektionsmittels trocken sein, da es nur auf trockener Haut seine volle Wirksamkeit entfalten kann. Daher sollten zwischen dem Händewaschen und der chirurgischen Händedesinfektion mit Alkohol mindestens zehn Minuten liegen.

Die chirurgische Händedesinfektion der sauberen und trockenen Hände erfolgt mit einem alkoholischen Händedesinfektionsmittel, welches ohne Handberührung über einen Spender mit Armhebel entnommen wird. Bei der Desinfektion der Hände ist es wichtig, die gesamte Hand gleichermaßen gut mit dem Desinfektionsmittel zu benetzen. Dabei dürfen insbesondere die Fingerspitzen und Daumen nicht vergessen werden (*Abb. 4.9* und *5.6*). Dabei werden die Hände über dem Niveau der Ellenbogen gehalten, damit es nicht zum Zurückfließen der Lösung kommt und die Hände wieder kontaminiert werden (siehe *Kap. 4 Hygiene im Praxisbereich*).

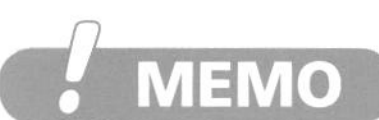

Die Hände des OP-Personals sind zu Dienstbeginn, spätestens jedoch im Umkleideraum vor dem Anlegen der OP-Kleidung zu waschen und abzutrocknen. Das Bürsten und Schrubben von Händen und Unterarmen ist obsolet, hygienisch kontraproduktiv und nach heutigem Kenntnisstand falsch (Loeb et al. 1997, Hübner et al. 2006, KRINKO 2007). Durch die Borsten wird die obere Hautschicht aufgeraut und verletzt, sodass sie innerhalb von kurzer Zeit mit Mikroorganismen besiedelt wird.

Neuerdings sind Präparate auf dem Markt, die laut Hersteller nur eine Desinfektionszeit von 90 Sekunden benötigen. Erste Untersuchungen bestätigen die Wirkung. Allerdings sollte bedacht werden, dass innerhalb der halbierten Zeit ebenfalls die gesamte Hautfläche gleichmäßig gut desinfiziert werden muss. Eine Untersuchung hat gezeigt, dass eine kürzere Zeit und geringere Mengen von Desinfektionsmittel nachweislich zu einer Verringerung des Desinfektionserfolgs führen (Rotter et al. 2009).

Die vom Hersteller angegebene Mindesteinwirkzeit und Menge des verwendeten Präparats müssen für eine adäquate Wirkung unbedingt eingehalten werden. Die üblicherweise empfohlene Zeit für die chirurgische Händedesinfektion beträgt drei Minuten. Längere Zeiten konnten bisher keinen nachweisbaren Vorteil zeigen, dafür belasten sie die Haut (unnötig) stärker. Eine gut lesbare Uhr gehört zur regulären Ausrüstung jedes Händedesinfektionsplatzes, wobei eine OP-übliche Wanduhr ausreichend ist.

Präoperative chirurgische Händehygiene

Die früher generell üblichen und heute noch in einigen OP-Abteilungen anzutreffenden, separaten und mit vielen Waschplätzen ausgestatteten Waschräume sind nicht mehr zeitgemäß und können entfallen (*Abb. 5.9*). Vielmehr sind flächengünstige Waschnischen oder -ecken im OP-Flur geeignet.

Die Waschplätze sollten mit Ellenbogenmischhebelarmaturen, die ohne Handkontakt bedient werden können, ferner mit je einem ellenbogenbedienbaren Seifen- und Händedesinfektionsmittelspender ausgestattet sein. Weiterhin sollten ein Handtuchspender und eine waschplatznahe Abwurfmöglichkeit für

die gebrauchten Handtücher bereitstehen. Der Waschplatz kann mit Einzelwaschbecken oder mit einer Waschrinne eingerichtet sein (*Abb. 5.7* und *5.9*). Er muss so ausgeführt werden, dass das Personal bei der Durchführung der chirurgischen Händedesinfektion nicht gestört oder behindert, gleichzeitig auch die Umgebung vor Spritzwasserkontamination geschützt wird. Günstig sind eine in die Wand eingelassene Nische oder seitliche Schutzwände.
Das präoperative Waschen der Hände hat zum Ziel, Schmutz und Sporen von der Haut zu entfernen. Nach dem Waschen der Hände werden diese mit einem frischen, sauberen Einmalhandtuch (textil oder Papier) gründlich abgetrocknet. Das verwendete Tuch muss sauber, aber nicht steril sein.
Die anschließende chirurgische Händedesinfektion reduziert darüber hinaus die Keimzahl der transienten und soweit wie möglich auch residenten Hautflora. Hintergrund dieser Maßnahmen ist, dass bei einer Perforation oder beim unbemerkten Riss der OP-Handschuhe während des Eingriffs möglichst wenige Keime von den Händen des OP-Teammitglieds ins Gewebe des Patienten gelangen können.

In den Empfehlungen der KRINKO (2007) wird darauf hingewiesen, dass das (unmittelbar) vorherige Waschen mit Seife tendenziell ungünstig auf die Reduktion der Gesamtkeimzahl durch Alkohol wirkt; respektive das 1-minütige Waschen außer dem Reinigungseffekt keine signifikante Keimreduktion der Hände hervorruft, wodurch die anschließende 3-minütige Händedesinfektion effektiver wird. Das Händewaschen reduziert allerdings die Sporenanzahl auf den Händen.
Daher wird konsequenter Weise empfohlen, dass sich das medizinische Personal vor Dienstbeginn, spätestens aber in der Umkleidekabine vor dem Anlegen der OP-Bereichskleidung die Hände mit Flüssigseife wäscht, damit diese bis zur chirurgischen Händedesinfektion vollkommen trocken sind. Die dazu herangezogene Studie (Hübner et al. 2006) begründet diese Maßnahme damit, dass nach dem Händewaschen mit Seife und Wasser das Stratum corneum Feuchtigkeit speichert (ca. 10 min.), und somit das Desinfektionsmittel in seiner Wirkung herabsetzt und dadurch evtl. Keime der residenten Flora bessere Überlebenschancen erlangen können. Die Empfehlung ist aus praktischer Sicht vernünftig, da auch für die kürzere hygienische Händedesinfektion keine vorausgehende Waschphase empfohlen wird und saubere Hände Voraussetzung für die hygienische Händedesinfektion sind. Für die Normalsituation fallen die Bürsten definitiv weg. Lediglich die im Ausnahmefall sichtbar verschmutzten Fingernägel und Nagelfalze können mit einer weichen keimfreien Bürste gereinigt werden (*Abb. 5.8*).

Desinfektionsmittel auf Alkoholbasis

Alkoholbasierte Händedesinfektionsmittel sind aufgrund ihrer guten und schnellen Wirksamkeit, ihrer Hautverträglichkeit und systemischen Unbedenklichkeit bei der chirurgischen wie bei der hygienischen Händedesinfektion Mittel der Wahl. Andere Kombinationspräparate bspw. mit Jod oder Chlorhexidin bringen keine zusätzliche Evidenz, haben allerdings höhere Nebenwirkungspotenziale und werden daher nicht empfohlen. Die Wirksamkeit von PVP-Iod oder Chlorhexidin in wässriger Lösung ist geringer als die eines alkoholbasierten Desinfektionsmittels v.a. auf die residente Flora bei der chirurgischen Händedesinfektion (Rotter et al. 1993, Rotter 2008) (*Abb. 4.2*).
In Deutschland werden keine Präparate mit Formulierungen von Tensiden mit Chlorhexidin zur chirurgischen Händedesinfektion eingesetzt, jedoch sind sie in anderen Ländern, v.a. im angloamerikanischen und asiatischen Raum, u. a. aber auch in der Schweiz, zum Teil noch in Gebrauch. Daher hier der Hinweis, dass chirurgische Händewaschpräparate neben ihrer herabgesetzten Wirksamkeit einen höheren Zeitbedarf (fünf statt drei Minuten) für die korrekte Durchführung benötigen (Kramer et al. 2009).

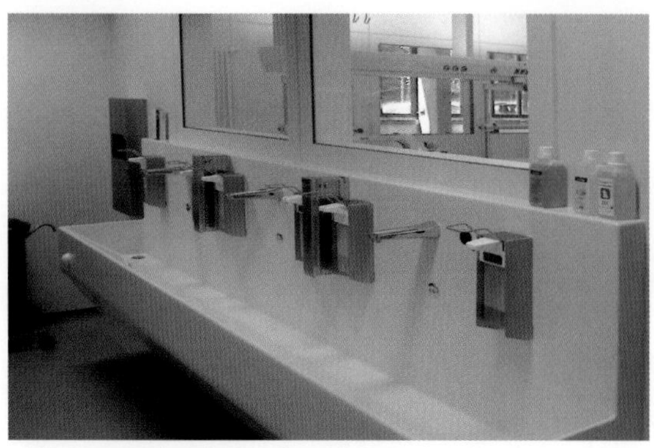

Abb. 5.9: *Waschsaal mit aufwendigen technischen Spielereien bietet keine Vorteile*

Wie bereits in *Kap. 4.2 Standardhygienemaßnahmen* dargelegt, gehört die sorgfältige hygienische Händedesinfektion zu den unerlässlichen Maßnahmen beim Umgang mit Patienten und Patientenmaterial (Blut, Speichel, Urin und anderen Körperausscheidungen, histologischen Präparaten, u. Ä.). Diese wird in der OP-Abteilung häufig erforderlich sein und muss von allen Mitarbeitern (OP-, Anästhesie-, Assistenz- und Reinigungspersonal) beachtet und konsequent durchgeführt werden.

Nach § 22 der Unfallverhütungsvorschrift Gesundheitsdienst (BGR 250) und dem Regelwerk der gesetzlichen Unfallversicherungen (GUV-R 250, 4.1.2.6) darf kein Mitarbeiter, der am Patienten tätig ist, in Bereichen mit erhöhter Infektionsgefährdung Schmuckstücke an Händen und Unterarmen tragen (*Abb. 4.3* bis *4.6*). Ebenfalls sind künstliche Fingernägel bei Tätigkeiten am Patienten und im OP nicht zulässig (GUV-R250/TRBA 250 2008) (*Abb. 4.7)*. Nagellack sollte nicht aufgetragen sein. Diese Maßgaben gelten in besonderem Maße auch innerhalb der OP-Abteilung.

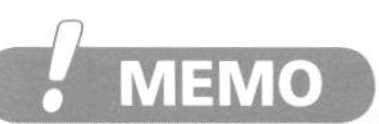

OP-Mitarbeiter dürfen während der Arbeit keine Armbanduhren, Fingerringe, Armbänder oder künstliche Fingernägel tragen. Auf den Fingernägeln sollte kein Nagellack aufgetragen sein.

Sterile Handschuhe

Sterile Handschuhe dienen v. a. dem Schutz des Patienten vor Infektionen und sind bei allen Tätigkeiten zu tragen, die ein steriles Arbeiten erfordern, bspw. während chirurgischer Eingriffe, beim Umgang mit sterilen Instrumenten und Medizinprodukten, intraartikulären Punktionen, u.v.a.m. Im chirurgischen Tätigkeitsbereich müssen sie dem Anwender am OP-Tisch neben einer guten Passform hohe Sensitivität und Qualität bieten.

Vor dem Anlegen der sterilen Handschuhe müssen die Hände vollständig an der Luft getrocknet sein, d. h. das alkoholbasierte Desinfektionsmittel muss verdampft sein. Neben der Wirksamkeit wird dadurch auch die Hautverträglichkeit verbessert und das Perforationsrisiko gesenkt. Vor allem Mikroperforationen stellen eine große (unbemerkte) Gefahrenquelle für Infektionen dar. Ihr Auftreten ist insbesondere abhängig von der Eingriffsdauer und -art und kann durch Tragen von zwei Paar Handschuhen übereinander signifikant reduziert werden. Auch wenn das Tastempfinden durch zwei Handschuhlagen etwas gemindert wird, ist die Perforationshäufigkeit und damit das Infektionsrisiko insbesondere durch makroskopisch nicht sichtbare Mikrobeschädigungen durch spitze und scharfe Instrumente oder Knochensplitter bei orthopädischen, unfallchirurgischen, kardiochirurgischen oder auch nach langen Operationen signifikant geringer (Ersozlu et al. 2007, Eikmann 2009, Harnoss et al. 2010). Für Eingriffe an Patienten mit blutübertragbaren Infektionskrankheiten (z. B. HBV, HCV, HIV, etc.) stehen auch sog. „Indikatorhandschuhe" zur Verfügung. Diese doppellagigen Handschuhe zeigen eine Beschädigung oder Rissbildung der äußeren Schicht durch eine Verfärbung an (die untere Lage ist grün gefärbt).

Darüber hinaus müssen sterile Handschuhe bei allen Tätigkeiten getragen werden, die ein steriles Arbeiten mit den Händen erfordern, z. B. beim Richten des Instrumententischs, beim Legen eines zentralen Venen-, Peridural- oder eines Harnkatheters und bei der Wundversorgung einschließlich Verbandsanlage.

Auswahl des Handschuhmaterials

Für die Auswahl des Handschuhmaterials gilt das im *Kap. 4* zur Standardhygiene Gesagte im Besonderen. Inwieweit einzeln verpackte sterile PE-Handschuhe für den Einsatz am Patienten (z. B.in der Gynäkologie und Geburtshilfe) wirklich geeignet sind, muss kritisch bewertet werden. Ihre Dichtigkeit insbesondere im Nahtbereich ist unzuverlässig. Bezüglich Tragekomfort und Passform sind sie den anderen Materialien deutlich unterlegen. Sie sind aus hygienischer Sicht – wenn überhaupt – allenfalls für ganz ausgesuchte unkritische Tätigkeiten verwendbar.

! MEMO

Die Händehygiene und insbesondere die Händedesinfektion ist eine der wirkungsvollsten Maßnahmen bei der Prävention exogener (nosokomialer) Keimübertragungen. Alkoholbasierte Händedesinfektionsmittel sind am effektivsten und am effizientesten und stellen den Gold-Standard dar. Handschuhe sind eine wichtige Ergänzung und leisten einen wesentlichen Beitrag zur Prävention nosokomialer Infektionen und zum Schutz des Personals, ersetzen aber keinesfalls die Händedesinfektion. Eine individuell angepasste Hautpflege trägt ebenfalls zu einer verbesserten Händehygiene und zum Personalschutz bei (siehe *Kap. 4 Hygiene im Praxisbereich*).

Mund-Nase-Schutz (MNS) oder Chirurgische Maske und OP-Haube

Der MNS oder die Chirurgische Maske aus mehrlagigem Material muss ausreichend groß sein. Der MNS muss dicht am Gesicht anliegen und sowohl Mund als auch Nase sowie ggf. auch Barthaare vollständig abdecken. Für Vollbartträger werden zusammenhängende Kopfbartschutzmasken empfohlen (RKI 2000). Das Tragen des MNS nur über dem Mund unter Aussparung der Nase wird der Empfehlung nicht gerecht (*Abb. 5.18*). Der MNS darf auch nicht herabhängend getragen, um z. B.mit Patienten oder Kollegen zu sprechen, und anschließend wieder verwendet werden. Jeder Griff zum MNS erfordert eine anschließende hygienische Händedesinfektion. Der MNS hält, korrekt getragen, Tröpfchen aus dem Nasen-Rachen-Raum zurück. Gleichzeitig schützt er seinen Träger vor Spritzern und Kontaminationen im Gesicht, auf Nase und Lippen (*Abb. 5.11* und *5.12*). Sobald der MNS verschmutzt, kontaminiert oder durchfeuchtet ist, muss er gewechselt werden.

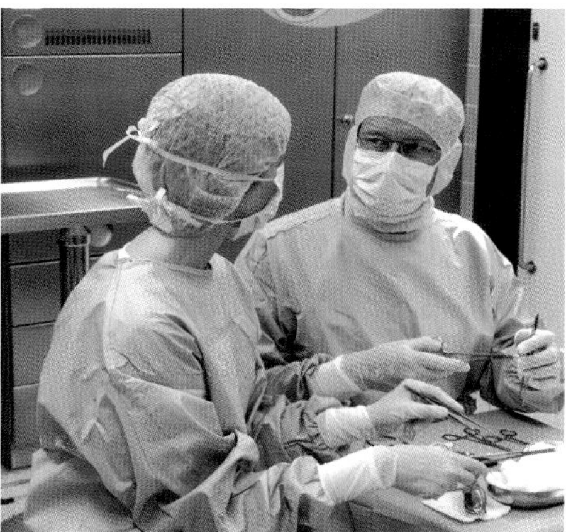

Abb. 5.10a: Kommunikation innerhalb des OP-Teams während eines operativen Eingriffs ist unverzichtbar

Die Frage, welche Bedeutung der MNS überhaupt hat, wird immer wieder gestellt. In einer Untersuchung konnte gezeigt werden, dass der Schutzeffekt des MNS eingeschränkt ist, wenn viel und vor allem laut gesprochen wird (Tunevall 1991). Es ist bekannt, dass durch reduziertes und leises Sprechen weniger Keime aus dem Nasen-Rachen-Raum freigesetzt werden und dass durch dieses Verhalten ein besserer Effekt bei der Luftkeimbelastung erreicht werden kann als durch das Tragen chirurgischer Masken ohne Reduktion des Sprechquantums. Der praktisch verwertbare Nutzen dieser Untersuchungsergebnisse ist allerdings stark eingeschränkt, da eine Kommunikation auch bei eingespielten Teams unverzichtbar ist (*Abb. 5.10a*). Darüber hinaus muss wie schon erwähnt berücksichtigt werden, dass die Maske nicht nur den Patienten, sondern auch den OP-Mitarbeiter vor potenziell infektiösen Spritzern im Gesicht, speziell im Mund-Nasen-Bereich und auf den Wangen, schützt. Der MNS filtert hingegen nicht die Atemluft und dient daher auch nicht als Atemschutz vor Aerosolen wie FFP-2- und FFP-3-Masken (siehe *Abb. 8.3.7*).

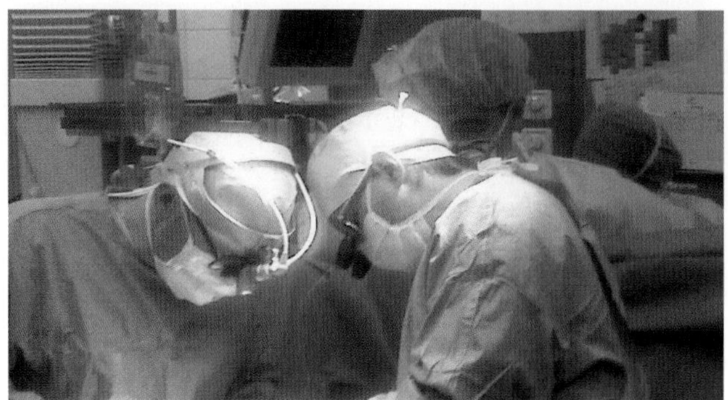

Abb. 5.10b: Die Anästhesie schaut dem Operateur gern auf die Finger

Ebenso ist die Debatte, wer außer dem Operateur und seinem Team im OP-Saal einen MNS tragen muss, allenfalls von akademischem Interesse. Aus hygienischer Sicht besteht Einigkeit darin, dass jeder, der am OP-Tisch steht oder sich ihm nähert, einen MNS zu tragen hat. Würden alle außer dem Operateur, seinen Assistenten und der Instrumentierkraft auf den MNS verzichten, müsste jeweils vor dem Eingriff abgesprochen werden, wie nah bspw. der Springer dem OP-Team, der Instrumentierkraft und dem Instrumententisch kommen darf. Gleiches gilt für den Anästhesisten, der üblicherweise gern über das Tuch schaut oder gelegentlich aushilft und Nahtmaterial anreicht, wenn der Springer vorübergehend verhindert ist (*Abb. 5.10b*).

Um unnötige Diskussionen zu vermeiden, wird empfohlen, dass von allen anwesenden Personen im OP-Saal während eines OP-Eingriffs ein MNS getragen wird (KRINKO 2000, KRINKO 2007). Unnötig ist das Tragen des MNS jedoch in den OP-Nebenräumen und dem OP-Flur, ebenso im Saal nach Abschluss der Operation. Nach Ende des Tagesprogramms oder außerhalb der OP-Betriebszeiten müssen generell bspw. von den Reinigungskräften keine MNS getragen werden.

! MEMO

Während eines Eingriffs müssen alle im OP-Saal Anwesenden den MNS korrekt über Mund und Nase tragen. Der intakte, nicht verschmutzte, nicht durchnässte und nicht herabgezogene MNS muss zwischen einzelnen Operationen nicht grundsätzlich gewechselt werden. In den Nebenräumen ist das Tragen von Masken nicht erforderlich. Außerhalb der OP-Betriebszeiten müssen weder Maske noch Haube getragen werden.

Gleichermaßen wie der Mund-Nasen-Schutz alle Barthaare umfassend zu bedecken hat, muss die OP-Haube die Haare vollständig bedecken. Nur dann ist sie wirklich sinnvoll. Entsprechend sind aus hygienischer Sicht OP-Hauben zu bevorzugen, deren Konstruktion dies überhaupt ermöglicht, wie bspw. sogenannte Astronauten-Hauben (siehe *Abb. 5.11*). Um einen Vollbart vollständig abzudecken resp. Hautschüppchen und Partikel aus dem Hals-Nacken-Kinn-Bereich weitestgehend zurückzuhalten, sind sog. Helmet-Hauben mit einem erweiterten Kragen entwickelt worden (siehe *Abb. 5.13*). Sie verhindern wirksam, dass Haare, Partikel und Hautschüppchen zwischen Haube und OP-Kleidung herabrieseln (*Abb. 5.14*).

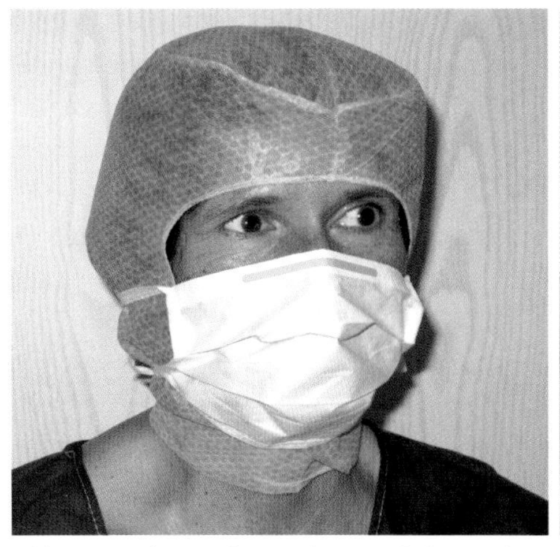
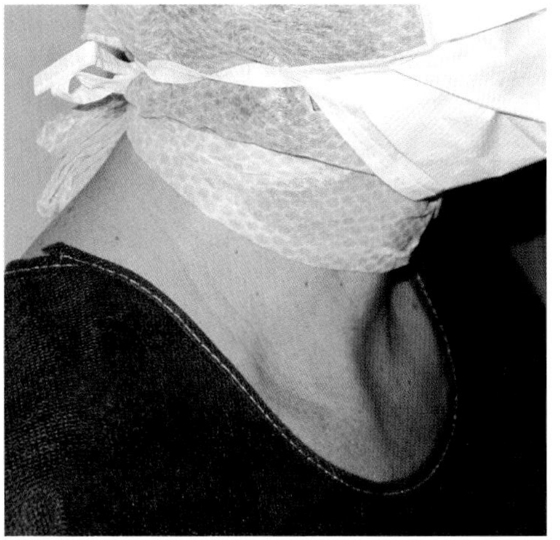

Abb. 5.11 und 5.12: Chirurgischer Mundschutz und OP-Haube korrekt getragen

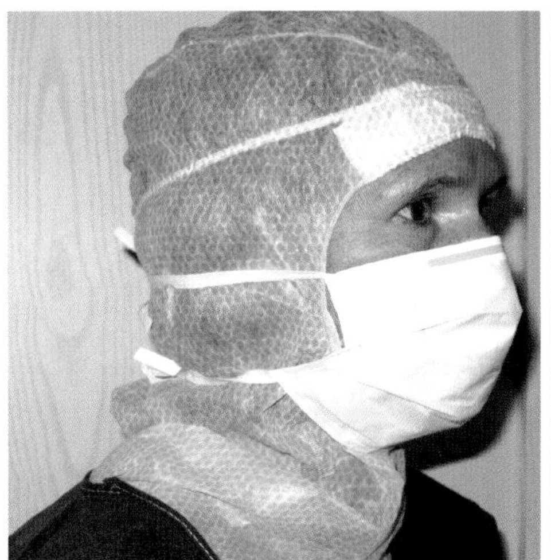

Abb. 5.13: Die sog. OP-Helmets haben einen erweiterten Kragen …

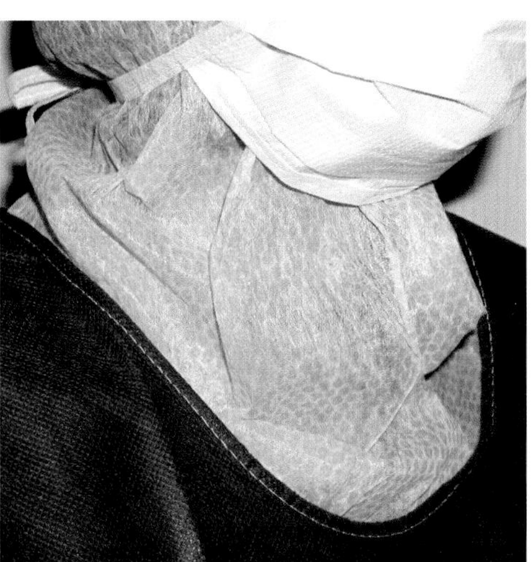

Abb. 5.14: … der Hautschüppchen und andere Partikel wirksam zurückhält

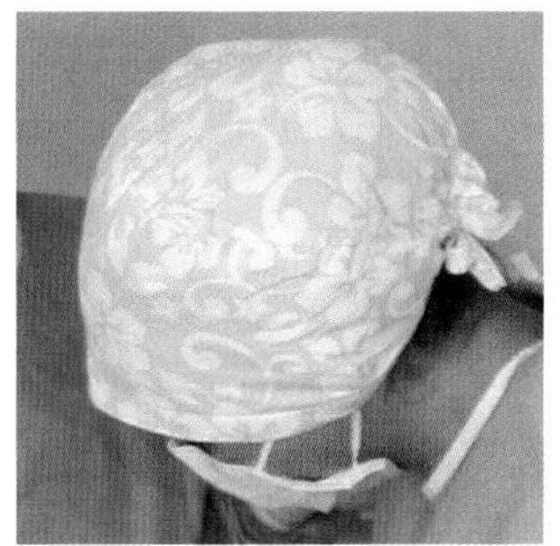

Abb. 5.15: Textile OP-Hauben: telegen ist nicht gleich hygienisch

Textile OP-Hauben

Seit einiger Zeit trifft man im OP verstärkt auf OP-Mitarbeiter, die ihre eigenen textilen OP-Hauben tragen (wie man sie aus Fernsehserien kennt) (siehe *Abb. 5.15*). Diese bunten Textilhauben decken in der Regel weder die Kopf- und schon gar nicht die Barthaare vollständig ab. Allein deswegen sind sie bereits ungeeignet und gehören nicht in den OP-Saal. Ob sie tatsächlich nach jedem Tragen gewaschen werden und mit welchem Verfahren, ist meist nicht bekannt. Eine Untersuchung hat die Keimbelastung von Stoffhauben, sowohl nach dem Tragen als auch nach dem Waschen in der häuslichen Waschmaschine, mit der von Einmalhauben verglichen (Hübner et al. 2011). Die Autoren fanden auf den persönlichen Stoff-OP-Hauben im Vergleich zu den Einweg-OP-Hauben eine 7.000-fach höhere Gesamtkeimzahl, u. a. auch potenziell pathogene Erreger. Die Koloniezahl der im eigenen Haushalt frisch gewaschenen Stoffhauben übertraf sogar die von getragenen Einweghauben und unterstreicht die KRINKO-Forderung (KRINKO 2000), keine persönlichen Gegenstände in die OP-Abteilung hineinzubringen. Daher wird empfohlen, nur Einweg-OP-Hauben zu tragen, die Kopf- und Barthaare vollständig bedecken. Schutzbrillen oder Gesichts-Schutzschilde sind immer dann zu verwenden, wenn zu erwarten ist, dass es bei einem Eingriff oder einer medizinischen Maßnahme (stark) spritzen kann.

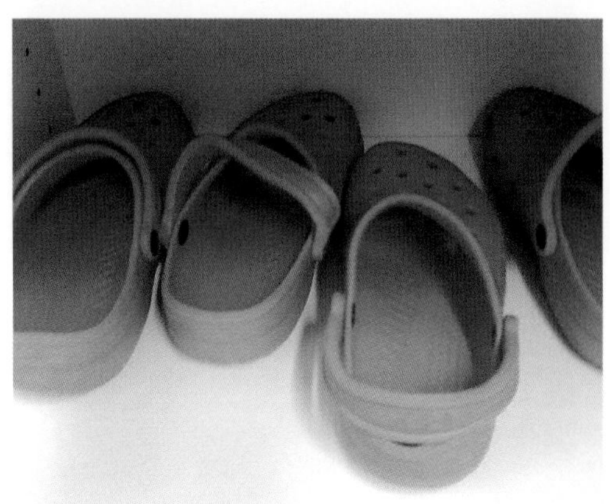

Abb. 5.16: OP-Schuhe müssen temperatur- und desinfektionsmittelbeständig und sicher sein

OP-Bereichskleidung und OP-Schuhe

Die OP-Bereichskleidung (OP-Kasack) soll sicherstellen, dass ein OP-Mitarbeiter stets frische und saubere Kleidung trägt. Sie ist kurzärmelig, um auf der einen Seite die chirurgische Händedesinfektion nicht zu behindern und gleichzeitig selbst nicht kontaminiert zu werden. Durch die farbliche (meist blaue oder grüne) Kennzeichnung soll sie für alle (im wahrsten Sinne des Wortes) signalisieren, dass der betreffende Mitarbeiter in einem speziellen, für Unbefugte nicht zugänglichen Funktionsbereich seine hygienisch anspruchsvolle Aufgabe mit gesonderten Anforderungen wahrnimmt.

OP-Schuhe sollen ebenfalls sauber sein. Sie müssen bequem, rutschsicher, geschlossen, feuchtigkeitsdicht und desinfizierbar sein und dienen dem Personalschutz der OP-Mitarbeiter. Der Wechsel bzw. die Reinigung erfolgt, wenn sie sichtbar verschmutzt und/oder kontaminiert sind, sonst regulär arbeitstäglich vorzugsweise maschinell (in der Reinigungs- und Desinfektionsmaschine (RDM) thermisch 60 °C ausreichend). Ist eine RDM nicht vorhanden, müssen sie manuell unter Beachtung des Personalschutzes gereinigt und (nach Kontamination mit Blut und/oder anderen potenziell oder manifest infektiösen Substanzen) chemisch (Desinfektionsmittelbeständigkeit beachten!) desinfiziert werden. Neuerdings trifft man auch im OP-Bereich gehäuft auf modische Kunststoff-Clogs (siehe *Abb. 5.16*). Aus hygienischer Sicht ist anzumerken, dass Freizeitschuhe für gewöhnlich nicht als Arbeitsschuhe für den OP-Betrieb entwickelt wurden und daher meist nicht bekannt ist, in wie weit sie den Anforderungen der Unfallverhütungsvorschriften genügen, ob sie elektrische Potentiale ableiten können, desinfektionsmittelbeständig, trittschalldämmend und ausreichend rutschfest sind. Offensichtlich bereitet auch ihre maschinelle Aufbereitung im RDG Probleme, da die Schuhe bei höheren Temperaturen mitunter ihre Größe verändern können. Daher wird empfohlen, diese Freizeitschuhe nicht im OP einzusetzen.

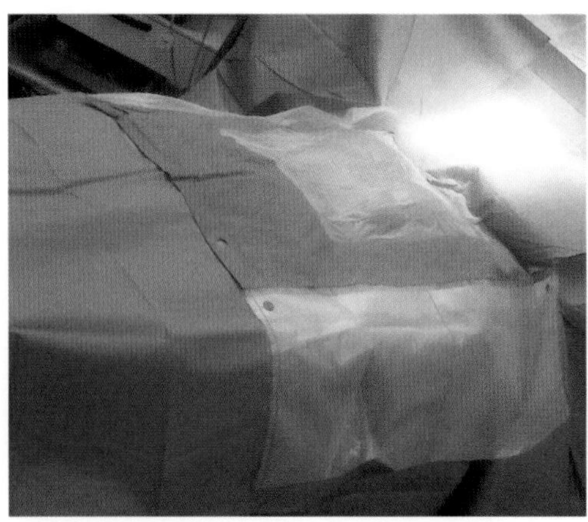

Abb. 5.17: Patientenabdeckung und Inzisionsfolie

Sterile OP-Schutzkleidung

Sterile OP-Schutzkleidung ist langärmelig und muss neben dem Tragekomfort auch eine Flüssigkeits- und Keimbarriere gewährleisten. Aus Sicht der Hygiene ist es sinnvoll, im OP sowohl für die Abdeckung wie für die OP-Kleidung des Personals nur noch textile Materialien zu verwenden, welche flüssigkeitsdicht (Barrierefunktion) und flusenarm sind (*Abb. 5.17*). Obwohl OP-Kittel aus Baumwolle angenehme Trageeigenschaften besitzen, können sie die beiden genannten Kriterien nicht erfüllen und sind daher ungeeignet. Die harmonisierte EU-Norm EN 13795 (Teil 1-3) regelt die grundlegenden Anforderungen, Prüfverfahren und Gebrauchsanforderungen an OP-Kittel sowie -Abdeckmaterial. Inzwischen müssten reine Baumwollgewebe aus dem OP-Saal verschwunden und durch Materialien aus Mikrofilamenten (Laminaten) oder Einwegmaterialien aus Zellstoff/PE ersetzt sein.

Vorbereitung des Patienten

Vor jedem operativen Eingriff muss eine dem Eingriff entsprechende Vorbereitung des Patienten erfolgen. Der Patient soll zum vereinbarten Termin gebadet oder geduscht erscheinen. Insbesondere muss die Region, in der der Eingriff erfolgen soll, sauber sein. Im Vorbereitungsgespräch auf den Eingriff ist dieser Hinweis stets angebracht, und der Patient sollte auch über seine Eigenverantwortung aufgeklärt werden. Die präoperative Körperreinigung unter Zusatz von Antiseptika kann zwar die mikrobielle Hautbesiedlung reduzieren, jedoch sind die Studien über eine eventuelle Senkung der postoperativen Wundinfektionsrate bisher widersprüchlich (Lynch 1992, Rotter 1988, Rotter et al. 1988, KRINKO 2011). Aus diesem Grunde muss der Patient keine desinfizierenden Seifen benutzen (KRINKO 2007).

Patienten müssen sich bei bestimmten ambulanten Eingriffen nicht unbedingt komplett ausziehen (bspw. in der Ophthalmochirurgie oder Koloproktologie), sondern können den Eingriffs- oder OP-Saal auch in sauberer Straßenbekleidung betreten, ohne dass dadurch höhere Infektionsraten zu befürchten sind. In der internationalen Literatur finden sich keine Hinweise, dass von Unterwäsche ein relevantes Infektionsrisiko ausgeht. Überschuhe bedeuten nicht nur eine Rutschgefahr für den Patienten, sondern sie können beim Überstreifen zu einer Kontamination der Hände führen. Es gibt keine Hinweise dafür, dass (saubere) Schuhe in einem Zusammenhang mit POWIs stehen (Woohead et al. 2002).

Oberbekleidung und Unterwäsche muss nur dann abgelegt werden, wenn der Zugang zum OP-Feld es erfordert. In diesen Fällen legt der Patient nach Anweisung seine Bekleidung im Patientenumkleideraum ab. Operationsgebiete, bei denen sich dem Patienten der Reinigungserfolg einer visuellen Kontrolle entzieht wie bspw. der Rücken, Bauchnabel etc. bedürfen einer erweiterten Inspektion und ggf. zusätzlichen Reinigung durch das Praxispersonal, bevor der Patient die OP-Abteilung betritt.

Händedesinfektion und Haarentfernung beim Patienten

In allen Fällen sollte der mobile Patient vor Betreten des OP-Bereichs eine hygienische Händedesinfektion nach fachkundiger Anleitung durchführen, v. a. zwingend bei elektiven handchirurgischen Eingriffen bzw. einer bekannten MRSA-Besiedlung.

Die routinemäßige Haarentfernung ist aus hygienischen Gründen unnötig und, wie verschiedene Studien zeigen konnten, erhöht die Rasur am Abend vor der Operation im Vergleich zum Verzicht auf die Haarentfernung (Hamilton 1977) das Infektionsrisiko. Es nimmt mit der Länge des Intervalls zwischen Rasur und Operation signifikant zu (Mangram et al. 1999); Mikroläsionen der Haut führen zu Einblutung und Exsudation, die die Besiedlung und das Wachstum von Mikroorganismen auf der Haut begünstigen. Aus hygienischer Sicht wird daher keine routinemäßige Rasur des OP-Felds empfohlen (Mangram et al. 1999, KRINKO 2007). Stellt die starke Behaarung des Operationsgebiets ein operationstechnisches Hindernis dar (z. B.erschwerte Sicht), so ist das Kürzen der Haare (mittels Clipper) oder die Haarentfernung mit Enthaarungscremes mit einem signifikant geringeren Infektionsrisiko verbunden (Niel-Weise 2005). Zu den Enthaarungscremes ist allerdings anzumerken, dass eine gewisse Einwirkzeit eingeplant werden muss und die Gefahr von Hautirritationen

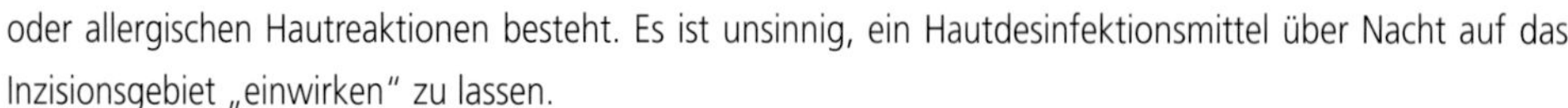
oder allergischen Hautreaktionen besteht. Es ist unsinnig, ein Hautdesinfektionsmittel über Nacht auf das Inzisionsgebiet „einwirken" zu lassen.

Präoperative Antibiotikaprophylaxe (PAP)

Die PAP hat zum Ziel, das Wachstum von Erregern zu verhindern, die beim Durchtrennen der Hautschichten und während des operativen Eingriffs in das OP-Gebiet gelangen. Sie ist v. a. bei Eingriffen, die als „bedingt-aseptisch" eingestuft werden, sinnvoll. Wichtig für den Effekt ist, dass der Gewebespiegel zum Zeitpunkt der Operation ausreichend hoch ist. Die für die PAP eingesetzten Präparate sollten auf die wichtigsten Erreger wirken und nicht toxisch sein. Für die meisten Eingriffe im ambulanten Bereich werden Cephalosporine der 1. und 2. Generation als sog. „single shot"-Gabe eingesetzt. Lediglich bei Operationen mit einer Dauer von über vier Stunden kann eine zweite intraoperative Gabe erforderlich sein. Fortgesetzte Gaben (ohne therapeutische Indikation) sind für den Patienten ohne Nutzen, erhöhen die Nebenwirkungen, die Kosten und das Risiko einer Resistenzentwicklung.

Vor elektiven Eingriffen sollten alle Infektionen außerhalb des OP-Gebiets weitestmöglich therapiert werden. Kann dies nicht erfolgen oder erzwingt die OP-Indikation einen früheren OP-Termin unter laufender antibiotischer Therapie, so ist der Chirurg über den Grund und das eingesetzte Präparat zu informieren, damit er seine allfällige PAP anpassen kann. Bspw. ist eine üblicherweise bei vielen Eingriffen eingesetzte Cephalosporinprophylaxe unter der Therapie mit einem Betalaktamantibiotikum wenig sinnvoll, da auf der Haut des Patienten wahrscheinlich bestimmte Bakterien heraus selektioniert wurden, ggf. auch methicillinresistente S. aureus (MRSA).

Für den positiven Effekt einer PAP ist der Zeitpunkt der Applikation vor dem Schnitt von größerer Bedeutung als die Wahl des Präparats. Bei Untersuchungen lag das optimale Intervall für eine PAP mit Cephalosporinen zwischen 75 bis 30 Minuten vor Schnitt (Weber et al. 2008), die WHO-Richtlinien empfehlen 60 Minuten (Widmer 2009, siehe auch Unterkapitel 5.2 PAP).

Intraoperative Maßnahmen

Zur Prävention postoperativer Wundinfektionen (POWI) stellt die präoperative Hautantiseptik einen wesentlichen Bestandteil im Sinne der sog. Multibarrierestrategie dar. Die endogene Hautflora des Patienten, allen voran bakterielle Erreger, sind die Hauptquelle für Infektionen. Die Anzahl aerober und anaerober Bakterien variiert je nach Körperregion zwischen 10^2 bis 10^8 pro cm^2. Ziel der präoperativen Hautdesinfektion ist es, die transiente Hautflora vollständig zu beseitigen und die Erregerzahl der residenten Flora so weit wie möglich zu reduzieren, um die Einschleppung ins Gewebe beim Durchtrennen des Integuments zu verhindern. Dazu wird das OP-Feld vor dem Eingriff mit einem geeigneten, bspw. auf der VAH-Desinfektionsmittel-Liste oder dem Expertisen-Verzeichnis der Österreichischen Gesellschaft für Hygiene, Mikrobiologie und Präventivmedizin (ÖGHMP) geführten, Präparat desinfiziert.

Alkoholbasierte Präparate zeigen die schnellste Wirkung und sind die Hautantiseptika der Wahl. Zusätze mit remanenter Wirkung können einen weiteren Beitrag bei der POWI-Rate leisten. Die Kombination von PVP-Iod mit 70 % Propan-2-ol war wirksamer als 70 % Propan-2-ol allein (Birnbach et al 2003). Die Kombination von 70 % Propan-2-ol mit 2% Chlorhexidin ist wirksamer als wässrige PVP-Iod-Lösung alleine.

Die Einwirkzeit ist abhängig von der eingesetzten Wirksubstanz. Daher muss der vom Hersteller angegebene Zeitraum beachtet werden. Zu bedenken ist, dass der Zeitbedarf der verschiedenen Hautareale weder experimentell noch epidemiologisch gesichert ist (Assadian et al. 2011). Wohl aus diesem Grund werden in den Empfehlungen des Healthcare Infection Control Practices Advisory Committee (HICPAC) und der

Centers for Disease Control and Prevention (CDC) keine exakten Einwirkzeiten angegeben. In Abhängigkeit vom verwendeten Desinfektionsmittel wird eine Dauer zwischen zwei und fünf Minuten genannt (Mangram 2001). Die aktuelle Ausgabe der VAH-Liste gibt für talgdrüsenarme Haut eine Einwirkzeit von einer Minute und für talgdrüsenreiche Haut zehn Minuten an. Ob durch diese Maßnahme eine Reduzierung postoperativer Wundinfektionen zu erreichen ist oder ob die antimikrobielle Wirkung der Fettsäuren dieser Hautareale ausreichend synergistisch wirkt, ist nicht bekannt (Kappstein 2009), doch ist eine solche Unterscheidung für den Anwender wenig hilfreich. Um eine ausreichend wirksame Keimreduktion sicherzustellen, ist es ratsam, die in Analogie zur Händedesinfektionszeit empfohlene Zeit von drei Minuten konsequent einzuhalten (Assadian 2011). Neuere Untersuchungen konnten nachweisen, dass ein geeignetes Präparat auf Alkoholbasis auch auf talgdrüsenreicher Haut (z. B. Stirn-Sternumbereich, dorsale Schweißrinne) innerhalb von drei Minuten eine analoge Wirksamkeit zeigt wie auf talgdrüsenarmen Hautarealen (Hübner et al. 2011, Kampf et al. 2007).

Wird die Hautdesinfektion vom Operateur oder einem anderen Mitglied des OP-Teams durchgeführt, so erfolgt sie nach der chirurgischen Händedesinfektion, aber vor dem Anziehen des sterilen OP-Kittels und der sterilen OP-Handschuhe. Die Desinfektion erfolgt (meist mit einer PVP-Jod-Alkohol-Lösung über drei Minuten) großflächig mit satt getränkten Tupfern in konzentrischen Kreisen von innen nach außen, wobei die Tupfer mehrmals gewechselt werden. Das desinfizierte Gebiet muss dabei die ganze Zeit mit dem Desinfektionsmittel benetzt sein und sollte so groß sein, dass der Schnitt bei Bedarf vergrößert oder an anderer Stelle gesetzt werden kann. Die Durchtrittsstelle für einen gegebenenfalls erforderlichen Drain sollte ebenfalls berücksichtigt werden. Es muss allerdings darauf geachtet werden, dass der Patient nicht feucht liegt resp. sich keine Ansammlung von überschüssiger Desinfektionsmittellösung unter ihm bildet, da es an der feuchten Haut zu Hautirritationen und bei der Elektrokoagulation zu Verbrennungen 2. Grades kommen kann.

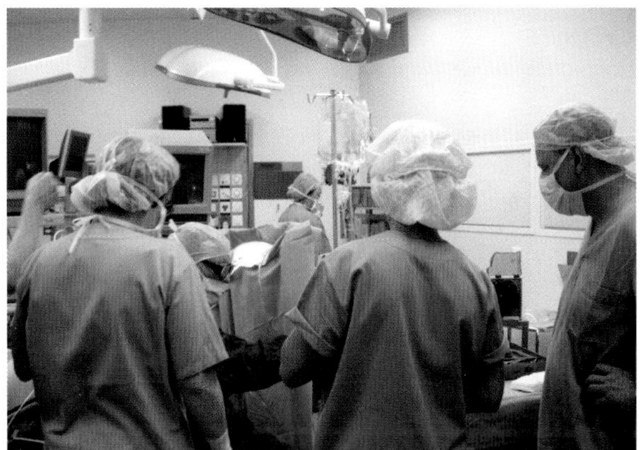

Abb. 5.18: Während eines Eingriffs sollten nur benötigte Personen im OP-Saal anwesend sein und den MNS korrekt über der Nase tragen (siehe Operateur Bildmitte)

Aus hygienischer Sicht besteht im Allgemeinen kein Grund, nach erfolgter Hautinzision das Skalpell zu wechseln.

Eingriffszeiten oberhalb der 75-sten Perzentile der üblichen Dauer für gleichgeartete Operationen haben einen ungünstigen Effekt und erhöhen signifikant die Wundinfektionsrate (Beldi et al. 2009). Ebenso wirkt eine ausgiebige und großflächige elektrische Blutstillung mit zahlreichen Nekrosen negativ auf die Wundheilung. Unruhe, hohe Personenzahl und viel Bewegung im OP-Saal wirken sich nachteilig auf das gesamte Operationsgeschehen aus. Die Menge von Luftpartikeln und die Luftkeimzahl verhalten sich proportional zur Anzahl der im Saal anwesenden Personen, die daher auf das real benötigte Maß beschränkt werden muss (*Abb. 5.18*). Die Türen des OP-Saals sind während der Dauer des Eingriffs konsequent geschlossen zu halten. Hierzu ist keine elektrische Türsteuerung, sondern lediglich ein Mindestmaß an Disziplin erforderlich (siehe *Abb. 10.9*). Die Disziplin im OP hat nachweislich einen Einfluss auf die POWI-Rate (Beldi et al. 2009, Tabori 2010).

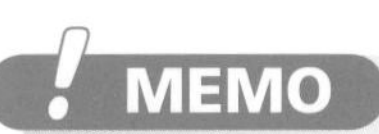

Bedeutenden Einfluss auf die Rate postoperativer Wundinfektionen hat die angewandte OP-Technik. Sorgfältige, zügige und behutsame Vorgehensweisen bei der Durchführung des Eingriffs haben nachweislich einen günstigen Effekt bei der Vermeidung nachfolgender Infektionen und auf die Wundheilung.

OP-Abdeckungen

Gemäß dem Medizinproduktegesetz (MPG 2002) und Europäischer Norm (EN 13795) sind OP-Textilien (Abdeckungen und OP-Mäntel) Medizinprodukte der Klasse I (nichtinvasive Medizinprodukte, d. h. die Klasse mit dem geringsten Risiko). Nach § 3 (1) MPG sind Medizinprodukte „... vom Hersteller ... mittels ihrer Funktionen zum Zwecke ... der Verhütung ... von Krankheiten ... bestimmt ...". Sterile OP-Abdeckungen und -Mäntel müssen OP-Wunden möglichst keimfrei halten und vor Übertragung von Infektionen schützen. Weiter wird gefordert, dass sie reißfest, fixierfähig und feuchtigkeitsdicht sind. Die verwendeten Materialien sollen möglichst wenig Flusen abgeben (Schuster 2000), da die Partikel als Fremdkörper die Bildung von Granulomen fördern und – wie experimentelle Untersuchungen gezeigt haben – im Gewebe bei Anwesenheit von Fremdkörpern bereits geringere Erregerkonzentrationen eine Wundinfektion auslösen können (Krizek 1975). Durch die Wahl des Abdeckmaterials und des OP-Mantelgewebes kann die Flusenabgabe und damit die Menge der Luftpartikel beeinflusst werden. Die Europäische Kommission und die EFTA (European Free Trade Association) beauftragten die CEN (Comité Européen de Normalisation) mit der Entwicklung einer Norm. Die EU-Norm EN 13795 (Teil 1-3) soll – als eine Möglichkeit – die Umsetzung der grundlegenden Anforderungen der MPG unterstützen. Sie ist kein Rechtssatz, sondern dient in erster Linie als Konsens zwischen den Herstellern. In Zweifels- und/oder Streitfällen sind wissenschaftliche Argumente entscheidend.

Aufgrund der Anforderungen an die Materialien für OP-Mäntel und zur OP-Abdeckung sind Baumwollmaterialien (Partikelbildung und mangelnde Flüssigkeitsdichtigkeit) ungeeignet. Sie sollten inzwischen durch spezielle Kunststoffmaterialien ersetzt worden sein (Schulz-Stübner 2011).
Aus hygienischer Sicht sind sowohl Mehrweg- als auch Einwegmaterialien gleichermaßen geeignet (Mangram 1999, Mangram 2001). Auch vom ökologischen Standpunkt aus wird im Grunde keines der beiden Verfahren bevorzugt. Lediglich Mischabdeckungen haben im Vergleich eine weniger günstige Öko-Bilanz (Dettenkofer 1999). Nachfolgende textile Systeme werden damit in Zukunft für OP-Zwecke prinzipiell in Frage kommen.

Einwegsysteme (Faservliese)

Zellstoff- oder CTMP-Materialien (chemo-thermo-mechanical pulp) mit kaschierter PE-Folie in zwei- oder dreilagiger Ausführung

- Vorteile: relativ dicht, absorbieren Flüssigkeiten, relativ geringe Partikelabgabe
- Nachteile: keine „Klimafunktion", leichte Ablösung der Faserschicht im feuchten Zustand, relativ steif und schlecht drapierbar, mechanisch empfindlich, nicht selbst resterilisierbar, Abgabe meist im Set

SMS-Materialien aus Polypropylen (spunbond-meltblown-spunbond), dreilagig

- Vorteile: „textiles Erscheinungsbild", gut drapierbar, „Klimafunktion", fusselarm
- Nachteile: stark wasserabweisend, nicht dicht gegenüber Flüssigkeiten niedriger Oberflächenspannung und bei Druckbelastungen, nicht selbst resterilisierbar, Abgabe meist im Set

Mehrwegsysteme (Web- und Wirkwaren)

Gewebe aus Baumwolle und Polyestermischungen (einschichtig, Stapelgarn)

- Vorteile: sehr gute textile Eigenschaften, beanspruchbar, Klimafunktion, unempfindlich (Durchstiche schließen sich), dampfsterilisierbar, viele Zyklen (bis zu 150), relativ billige Aufbereitung
- Nachteile: nur flüssigkeitsabweisend und dies auch nur bei Imprägnierung mit Fluorcarbonharzen, schlechte Flüssigkeitskontrolle, größte Partikelabgabe aller Mehrwegsysteme

Mikrofasergewebe aus Polyester-Filamentgarn (einschichtig)

Eigenschaften fast alle wie oben, aber das Material ist teurer: höhere Zyklenzahlen (> 150 Zyklen), antistatisch mit Carbonfaden, geringere Partikelabgabe, sehr leichte Konstruktion

Laminate (Trilaminate) aus Polyester-Endlosgarn-Wirkware, Rasterpunktverklebung, Membran aus PTFE, PUR oder Polyether-Blockamid

- Vorteile: neu 100 % flüssigkeits-, bakterien- und virendicht, sehr gute Klimafunktion, sehr gute Flüssigkeitskontrolle, sehr gute mechanische Widerstandsfähigkeit und gute textile Eigenschaften (Drapierbarkeit), sehr partikelarm, leicht dampfsterilisierbar, meist antistatisch durch Carbonfaden
- Nachteile: bisher relativ geringe Zyklenzahlen (50-70), relativ teuer, große Qualitätsunterschiede, empfindlich gegen Durchstiche. Verhältnismäßig schwierige Aufbereitung (Reparatur kleinster Löcher erforderlich). Teilweise problematische Entsorgung (PTFE-Membranen)

Inzisionsfolien

Inzisionsfolien (*Abb. 5.17*) bringen keinen hygienischen Vorteil. Oft ist bereits das faltenfreie Aufkleben der Folie erschwert, sodass sie dann beim Hautschnitt stört. Wenn die Folie nicht richtig klebt, kann sie verrutschen und über den Wundrand ragen sowie sich frühzeitig ablösen. Weiterhin sammelt sich Feuchtigkeit zwischen ihrund der Haut, die während des Eingriffs in das OP-Gebiet fließen kann. Problematisch ist, dass die Flüssigkeit mit Hautkeimen kontaminiert sein kann.

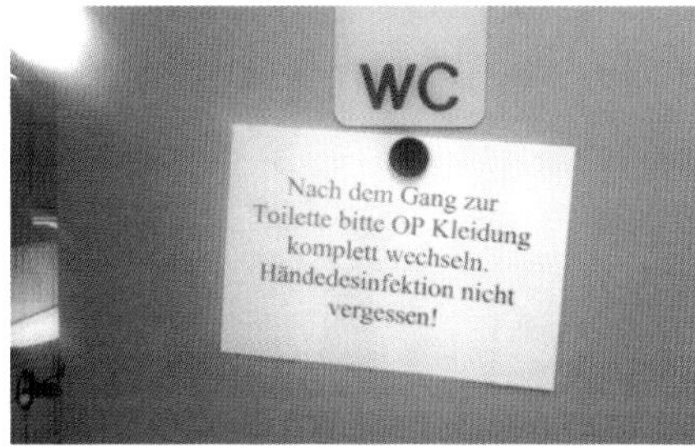
WC
Nach dem Gang zur Toilette bitte OP Kleidung komplett wechseln. Händedesinfektion nicht vergessen!

Abb. 5.19: Diese Forderung nach routinemäßigem Wechsel der OP-Bereichskleidung nach jedem Toilettenbesuch entbehrt einer hygienisch belegbaren Grundlage

Toilettenbesuch des OP-Personals

Immer wieder begegnet man der Aussage, das OP-Personal müsse nach einem Toilettenbesuch die OP-Bereichskleidung routinemäßig wechseln (*Abb. 5.19*). Als Argument wird die Berührung der Kleidung mit kontaminierten Händen, bevor diese gewaschen werden, sowie durch Streukeime angeführt.

In der Praxis fehlt es dieser Erklärung an klinischer Relevanz. Entscheidend sind das Händewaschen nach dem Toilettenbesuch mit Wasser und Seife, die präoperative Händedesinfektion und das Anlegen eines sterilen OP-Kittels sowie steriler Handschuhe. Für eine Kontamination des OP-Felds resp. erhöhte postoperative Wundinfektionen durch eine optisch saubere, doch nicht routinemäßig gewechselte OP-Bereichskleidung gibt es keinen Hinweis. Sichtbar kontaminierte Kleidungsstücke müssen in jedem Fall unverzüglich abgelegt und ersetzt werden. Das komplette Umkleiden nach jedem Toilettengang steigert den Zeitbedarf, den Wäscheverbrauch und damit die Kosten. Die KRINKO stuft diesen Punkt als ungelöste Frage in Kategorie 3 ein. Die Entscheidung sollte vom Betreiber des AOZ getroffen und verbindlich im Hygieneplan festgelegt werden.

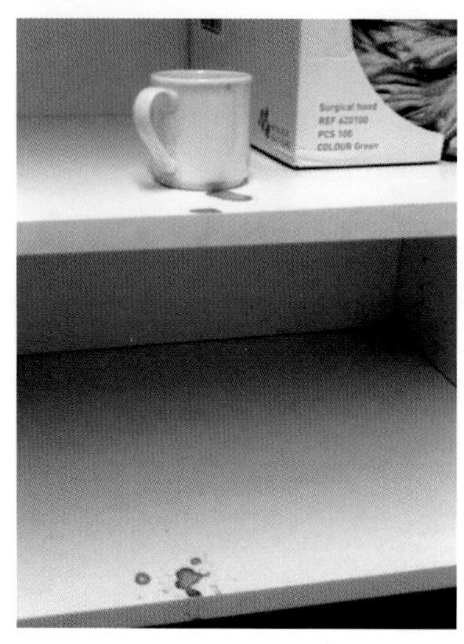

Patienten sowie Besucher und Handwerker können außerhalb der OP-Zeiten den OP-Saal in sauberer Kleidung und mit sauberen Straßenschuhen betreten. Die Benutzung von Überschuhen wird nicht empfohlen (s. o.). Vor der Wiederaufnahme des OP-Betriebs wird der Saal wie gewohnt aufbereitet.

Für die Hygiene in der OP-Abteilung sind Disziplin und Eigenverantwortung von elementarer Bedeutung. Zustände wie auf dem Bild 5.20 zeugen davon, dass nicht alle Mitarbeiter des OP-Bereiches diese Tugenden mitbringen.

Abb. 5.20:
Fehlende Personaldisziplin und mangelnde Eigenverantwortung werden hier in einem OP-Umkleideraum aufs Deutlichste demonstriert

Trennung septische/aseptische OP-Einheit

Eine Trennung in sogenannte „septische" und „aseptische" Operationsabteilungen oder Operationseinheiten ist aus hygienischer Sicht nicht notwendig (Hauer et al. 1998). Durch eine adäquate Raumplanung soll lediglich eine sinnvolle Ablauforganisation sichergestellt werden. Dabei muss für alle Operationen, unabhängig von ihrer fachlichen Zuordnung und ihrem Kontaminationsgrad, ein hygienisch einwandfreies Arbeiten gewährleistet sein. Jeder Patient hat – unabhängig vom Infektionszustand – das gleiche Anrecht auf Asepsis (KRINKO 2000, Tabori 2005).

Unter Einhaltung der für alle Operationsbereiche erforderlichen Hygienemaßnahmen können daher Eingriffe der verschiedenen Kontaminationsklassen aus verschiedenen Fachbereichen nacheinander in ein und demselben Operationssaal durchgeführt werden (Kappstein 2001).

Die anschließenden Desinfektionsmaßnahmen sind bei sogenannten aseptischen und septischen Eingriffen identisch:

- Generell müssen alle kontaminierten Flächen gezielt gereinigt und desinfiziert werden.
- Nach Beendigung des jeweiligen Eingriffs sollen alle patientennahen Flächen, wie z. B. OP-Tische, Geräte, Fußboden um die OP-Lafette, mit dem hausüblichen Flächendesinfektionsmittel in normaler Konzentration wischdesinfiziert werden.
- Eine Desinfektion von Wänden und Decken ist nur bei sichtbarer Kontamination erforderlich. Sie kann in der Regel folglich entfallen.
- Der Operationssaal kann wieder in Betrieb genommen werden, sobald die Flächen trocken sind.
- Eine bestimmte Einwirkzeit muss nicht abgewartet werden.
- Benutzte Instrumente können wie üblich zur Aufbereitung transportiert und müssen nicht vorab in der OP-Abteilung desinfiziert werden.
- Das Auslegen von desinfektionsmittelgetränkten Tüchern am Eingang zum OP-Saal führt zu einer vermehrten Belastung der Raumluft mit Desinfektionsmitteldämpfen, ohne die hygienische Sicherheit zu erhöhen, und sollte daher unterbleiben.
- Das Wechseln der Bereichskleidung und der OP-Schuhe ist lediglich bei sichtbarer Kontamination erforderlich.

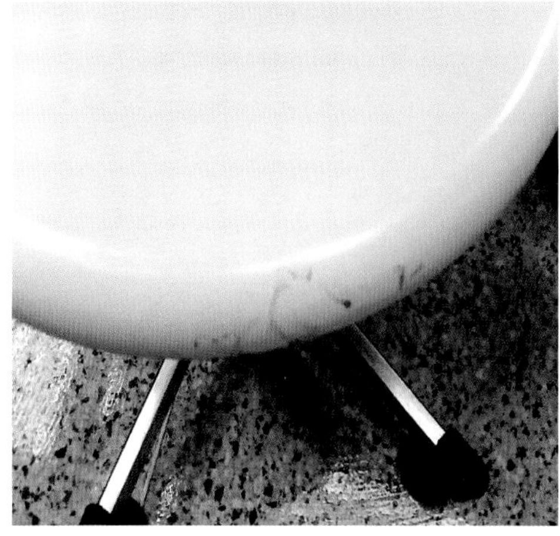

Abb. 5.21: Zustand eines OP-Hockers nach (!) der Reinigung

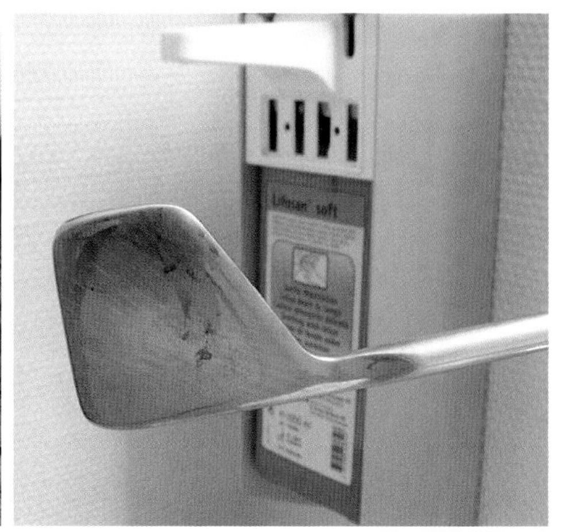

Abb. 5.22: Zustand des Schwenkhebels am OP-Waschbecken nach (!) der Reinigung

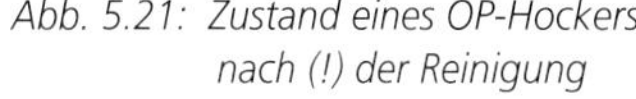

TIPP

Nach kontaminierten oder septischen Eingriffen werden keine speziellen Reinigungsverfahren oder Desinfektionsmittel-Einwirkzeiten empfohlen. Die erforderliche Reinigung und Desinfektion des OP-Saals wird selbstverständlich vorausgesetzt und muss im Reinigungs- und Desinfektionsplan festgeschrieben sein. Auf eine gezielte Flächendesinfektion nach sichtbarer Kontamination mit potenziell infektiösem Material kann nicht verzichtet werden (siehe *Kap. 4 Reinigung und Desinfektion*). Das für die Reinigung zuständige Personal muss geschult, zumindest jedoch ausführlich eingewiesen sein, um die OP-Regeln konsequent beachten zu können (*Abb. 5.21-5.24*).

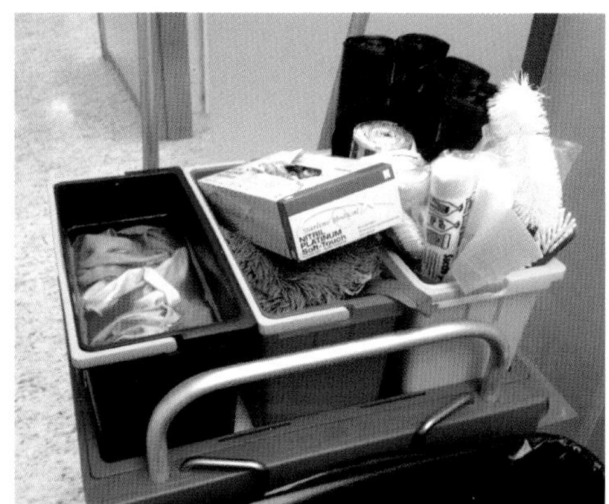

Abb. 5.23: Mit einem derart überladenen und chaotischen Reinigungswagen ist ein adäquates Arbeiten kaum vorstellbar

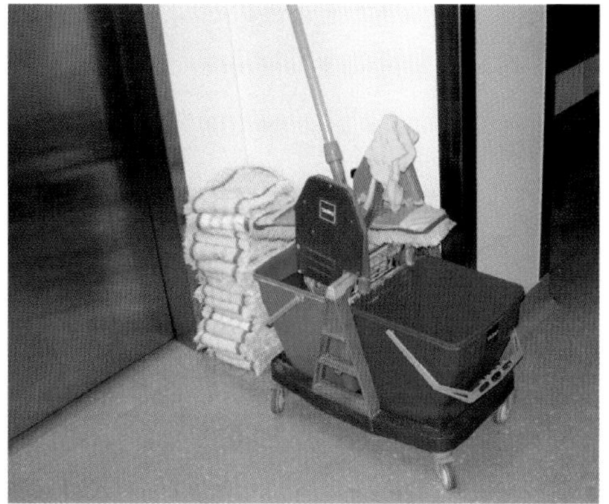

Abb. 5.24: Der OP-Flur ist kein Lagerplatz für den Reinigungswagen. Ebenso wenig gehören die Reinigungstücher auf dem Fußboden gestapelt

5.2 Perioperative Antibiotikaprophylaxe (PAP)

Die perioperative Antibiotikaprophylaxe (PAP) ist grundsätzlich eine zusätzliche Maßnahme, um das Infektionsrisiko durch einen chirurgischen Eingriff zu reduzieren. Die grundlegenden Hygienemaßnahmen und eine schonende Operationstechnik haben Vorrang vor der Anwendung von Antibiotika. Der Zweck der PAP ist es, das Wachstum von Erregern, die das OP-Feld während der Operation kontaminieren, zu vermeiden. Die Domäne der PAP sind sauber-kontaminierte Eingriffe. Die meisten aseptischen Eingriffe erfordern keine PAP, da die Infektionsraten gering sind. Die Risiken einer PAP (Nebenwirkungen, Resistenzentwicklung) würden deshalb in keinem Verhältnis zum Nutzen stehen. Ausnahmen hierbei sind allerdings aseptische Eingriffe mit Implantation von großem Fremdmaterial (z. B.Hüftendoprothesen) und herzchirurgische Eingriffe. Bei Eingriffen, nach denen Infektkomplikationen besonders schwerwiegend sind, kann eine PAP auch ohne wissenschaftlichen Beleg empfohlen werden (z. B.neurochirurgische Eingriffe) (Wacha et al. 2010).
Bei vielen kontaminierten oder septischen Eingriffen wird eine längere Antibiotikagabe im Sinne einer Therapie erforderlich, sodass man hier nicht mehr von einer Prophylaxe sprechen kann.

Die Indikationsstellung für die PAP sollte allerdings nicht nur auf Basis der Wundkontaminationsklasse erfolgen, sondern auch patienteneigene (Alter, Diabetes mellitus, Immuninkompetenz, Übergewicht etc.) und operationsbedingte (Notfall, OP-Dauer, Erfahrung des Chirurgen etc.) Besonderheiten auf der Grundlage klinischer und experimenteller Studien berücksichtigen (Wacha et al. 2010).

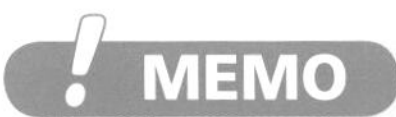

Sauber-kontaminierte bzw. bedingt-aseptische Eingriffe sind Eingriffe, bei denen der Respirations-, Gastrointestinal- oder Urogenitaltrakt unter kontrollierten Bedingungen und ohne ungewöhnliche Kontaminationen eröffnet werden.
Kontaminierte Eingriffe sind Eingriffe an offenen frischen Zufallswunden oder Operationen mit einem größeren Bruch in der aseptischen Technik (z. B.durch einen deutlichen Austritt von Darminhalt).

Allgemeine Gesichtspunkte

Antibiotika für die PAP sollten untoxisch sein und die wichtigsten Erreger, die Wundinfektionen in dem jeweiligen OP-Gebiet verursachen, erfassen (Dellinger et al. 1994). Für die meisten Eingriffe eignen sich besonders Cephalosporine der ersten oder zweiten Generation.
Bei Eingriffen, bei denen mit Anaerobiern der Bacteroides-fragilis-Gruppe als Erreger von Wundinfektionen zu rechnen ist (z. B.Eingriffe im Bereich des distalen Ileums, der Appendix oder des Kolon), sollte zusätzlich Metronidazol gegeben werden.
Bei Patienten mit einer Allergie gegen Cephalosporine kann Clindamycin gegeben werden und sollte bei dieser Indikation den Vorzug erhalten. Vancomycin ist bei einer Cephalosporinallergie eine Alternative, allerdings erst an zweiter Stelle oder wenn eine Häufung von Infektionen mit methicillinresistenten Staphylokokken (MRSA, MRSE) vorliegt.
Aminoglykoside sollten aufgrund ihrer Toxizität nicht prophylaktisch gegeben werden. Cephalosporine der dritten und vierten Generation und neue Chinolone gehören wegen der Gefahr der Resistenzentwicklung und der hohen Kosten nicht zu den bevorzugt empfohlenen Präparaten. Sie finden lediglich bei Risikopatienten bzw. in der Urologie breitere Anwendung in der PAP.

Von größerer Bedeutung als die Präparatewahl für den Effekt einer PAP ist der Zeitpunkt der Applikation vor dem Schnitt. In Untersuchungen lag das optimale Intervall für eine PAP mit Cephalosporinen zwischen 75 bis 30 Minuten vor dem initialen Schnitt (Weber et al. 2008), spätestens jedoch bei Anästhesieeinleitung, d. h. innerhalb von max. 30 Minuten (Classen et al. 1992). Die WHO-Richtlinien empfehlen als optimales Intervall 60 Minuten vor Schnitt (Widmer 2009).
Eine Antibiotikaprophylaxe Stunden oder sogar Tage vor der Operation beginnen zu lassen, ist überflüssig, weil Blut- und Gewebespiegel zum Operationsbeginn dadurch nicht erhöht werden können. Die intravenöse Gabe ist am sichersten, da kurze Zeit nach Bolusinjektion hohe Serum- und Gewebespiegel erreicht werden. Sowohl die orale als auch die intramuskuläre Applikation des Antibiotikums führen zu wesentlich niedrigeren Spiegeln. Der Nutzen einer Dauerinfusion von -Laktam-Antibiotika als PAP wird diskutiert (Suffoletta et al. 2008; Waltrip et al. 2002).

Die Infusionsdauer sollte nach Trilla und Mensa (1997) bei

- Cephalosporinen 5 Minuten,
- Clindamycin und Metronidazol 20 bis 30 Minuten und bei
- Vancomycin 60 Minuten betragen.

Weitere Regeln:

- Es sollten therapeutische Dosen gegeben werden.
- Viele Studien zeigen, dass eine Einmalgabe präoperativ ausreichend ist.
- Eine zweite intraoperative Dosis wird bei längeren Operationen nach einem Intervall, welches der ein- bis zweifachen Halbwertszeit der Substanz entspricht, empfohlen; von manchen Experten wird auch empfohlen, nach Blutverlusten von mehr als einem Liter eine zweite Dosis zu applizieren (Dellinger et al. 1994; Trilla und Mensa 1997).
- Aufgrund der derzeitigen Datenlage wird eine fortgesetzte postoperative Gabe nicht empfohlen.
- Eine PAP über 24 Stunden hinaus ist nicht indiziert. Die Kontaminationsgefahr steriler Gewebe besteht nur während der Operation; daher sind therapeutische Antibiotikaspiegel nur für den Zeitraum des Eingriffs erforderlich. Bei längerer Gabe erhöhen sich Nebenwirkungen, Kosten und die Resistenzentwicklung.

Soweit nicht explizit anders vermerkt, gelten die folgenden Empfehlungen für eine PAP grundsätzlich für alle Patienten, die sich dem jeweiligen operativen Eingriff unterziehen.

Allgemeinchirurgie

Appendektomie (Andersen et al. 2005)
Nur bei Vorliegen von Risikofaktoren

Antibiotika:

- Basiscephalosporin + Metronidazol
- Aminobenzylpenicillin + β-Laktamasehemmer

Kolorektale OP (Nelson et al. 2009)

Antibiotika:

- Basiscephalosporin + Metronidazol
- Aminobenzylpenicillin + β-Laktamasehemmer
- Bei Risikopatienten: Cephalosporin der Gruppe 3a + Metronidazol oder Acylaminopenicillin + β-Laktamasehemmer

Gallenwegschirurgie (Trilla und Mensa 1997)

Indiziert ist eine PAP nur bei Vorliegen folgender Risikofaktoren:

- Notfalloperation
- Eingriffe am Choledochus
- Akute Cholezystitis (oder gerade abgelaufene Entzündung)

  Antibiotika:

  - Basiscephalosporin
  - Aminobenzylpenicillin + β-Laktamasehemmer

Laparaskopische Eingriffe benötigen keine PAP (Catarci et al. 2004)

Magenchirurgie (Mohri et al. 2007)

PAP wird bei folgenden Risikofaktoren empfohlen:

- Karzinom
- Magen-Ulkus und Komplikationen (Stenose, Perforation, Blutung)

  Antibiotika:

  - Basiscephalosporin
  - Aminobenzylpenicillin + β-Laktamasehemmer
  - Bei Risikopatienten: Cephalosporin der Gruppe 3a ± Metronidazol oder Acylaminopenicillin + β-Laktamasehemmer

Leber-, Pankreas-, Ösophagus-Resektion (Wacha et al. 2010)

Antibiotika:

- Basiscephalosporin ± Metronidazol
- Bei Risikopatienten: Cephalosporin der Gruppe 3a ± Metronidazol oder Acylaminopenicillin + β-Laktamasehemmer

Herniotomien (Leisten- und Bauchwandhernien) (Sanabria et al. 2007, Wacha et al. 2010)

Mit Verwendung von prothetischem Material: PAP bei allen Patienten*

Ohne Verwendung von prothetischem Material: PAP bei Risikopatienten

Antibiotika:

- Basiscephalosporin
- Aminobenzylpenicillin + β-Laktamasehemmer

Gynäkologie und Geburtshilfe

Brustchirurgie (Tejirian et al. 2006)

Nur bei Risikofaktoren: Adipositas, Diabetes mellitus, bestrahltes oder kürzlich voroperiertes Areal

Antibiotika:

- Basiscephalosporin

---

* Die Paul-Ehrlich-Gesellschaft (PEG) bewertet eine im Jahr 2007 erschienene Meta-Analyse von Sanabria et al. (2007) als einen (derzeit noch schwachen) Hinweis auf den positiven Effekt einer AB-Prophylaxe bei Leistenhernien. Sanabria et al. (2007) sprechen für Herniotomien mit Netzimplantation eine klare Empfehlung für die PAP aus und bemerken, dass in dem Cochrane-Review von Sanchez et al. (2006) Herniotomien mit Netzimplantation aufgrund der geringen Eingriffszahlen keine ausreichende Würdigung erfahren haben. Die Empfehlungen der PEG haben sich der Einschätzung von Sanabria et al. (2007) angeschlossen.

Hysterektomie (abdominal und vaginal) (Lofgren et al. 2005)

Antibiotika:

- Basiscephalosporin ± Metronidazol

Sterilitätseingriffe, Schwangerschaftsabbrüche (May et al. 2007)

Indikation nicht gesichert; aufgrund der fatalen Folgen bei Infektion PAP jedoch generell empfohlen

Sectio caesarea (Costantine et al. 2008, Smaill und Hofmeyr 2002, Tita et al. 2008)

Antibiotika:

- Basiscephalosporin (nach Abklemmen der Nabelschnur**)

HNO-Chirurgie

Karzinomchirurgie im oropharyngo-laryngealen Bereich (Skitarelic et al. 2007)

Antibiotika:

- Basiscephalosporin ± Metronidazol
- Aminobenzylpenicillin + β-Laktamasehemmer

Neurochirurgie

Aufgrund der fatalen Folgen bei Infektion PAP in vielen Fällen empfohlen (Spinalchirurgie, Wirbelsäuleneingriffe, Kraniotomien, Eingriffe mit Beteiligung der Nasennebenhöhlen oder des Bauchraums (V.P.-Shunt)

Antibiotika:

- Basiscephalosporin
- Aminobenzylpenicillin + β-Laktamasehemmer

Urologie

Eingriffe mit Eröffnung von Darmsegmenten

Antibiotika:

- Basiscephalosporin + Metronidazol
- Aminobenzylpenicillin + β-Laktamasehemmer
- Bei antibiotisch vorbehandelten Patienten oder vorheriger permanenter Harnableitung: Cephalosporin der Gruppe 3/4 oder Acylaminopenicillin + β-Laktamasehemmer

Eingriffe ohne Eröffnung von Darmsegmenten und ohne Bakteriurie

Nur bei Risikopatienten

Antibiotika:

- Basiscephalosporin
- Aminobenzylpenicillin + β-Laktamasehemmer
- Chinolon

** Die Diskussion über den Zeitpunkt der Gabe der PAP bei Sectiones ist in Deutschland zurzeit noch nicht abgeschlossen. Entgegen der bislang üblichen Empfehlung, der Mutter die PAP erst nach Abklemmen der Nabelschnur zu verabreichen (Petersen 2011), empfiehlt das American College of Obstetricians and Gynecologists in ihren Guidelines 2011 (ACOG 2011) die Prophylaxe innerhalb 60 Minuten vor der Hautinzision. Als Vorteil wird die geringere Infektionsrate bei den Müttern ohne Nachteil für die Neugeborenen angeführt (Lamont et al. 2011).

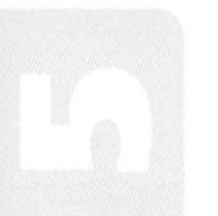

Eingriffe außerhalb der Harnwege (inkl. Verwendung von Implantaten, rekonstruktive Genitalchirurgie)
Nur bei erhöhtem Infektionsrisiko

Antibiotika:

- Basiscephalosporin

Endoskopische Eingriffe (einschl. ESWL)
Nur bei Risikopatienten

Antibiotika:

- Basiscephalosporin
- Aminobenzylpenicillin + β-Laktamasehemmer
- Chinolon
- Bei antibiotisch vorbehandelten Patienten oder vorheriger permanenter Harnableitung: Cephalosporin der Gruppe 3/4 oder Acylaminopenicillin + β-Laktamasehemmer

Prostatektomie und transrektale Prostatabiopsie

Antibiotika:

- Basiscephalosporin
- Chinolon

Herz- und Gefäßchirurgie

Implantation von Gefäßprothesen (Florek 1994), *Posttraumatische Rekonstruktionen, Amputationen wegen pAVK, Schrittmacherimplantation* (Da Costa 1998), *Eingriffe am offenen Herzen*
Antibiotika:

- Basiscephalosporin
- Bei Amputationen zusätzlich Metronidazol
- Bei herzchirurgischen Patienten scheint eine 24-Stunden-Prophylaxe vorteilhaft (Tamayo et al. 2008)

Traumatologie/Orthopädie

Gelenkersatz-OP, Revisionseingriffe mit Implantation von Fremdmaterial, Osteosynthesen mit einer Infektionsvorgeschichte, Knie-Arthroskopien (nur bei Risikopatienten), Versorgung offener Frakturen (vgl. Wacha et al. 2010)

Antibiotika:

- Basiscephalosporin ± Metronidazol
- Aminobenzylpenicillin + β-Laktamasehemmer

Plastische/Handchirurgie

Bei Risikopatienten, bei autologen Hauttransplantaten nach Verbrennung (Ramos et al. 2008)

Antibiotika:

- Basiscephalosporin

Endokarditisprophylaxe

Nach den neuen Richtlinien der European Society of Cardiology (Habib et al. 2009) zur Verhütung der infektiösen Endokarditis ist eine Antibiotikaprophylaxe vor bestimmten Eingriffen nur noch für Hochrisikopatienten erforderlich. *Dies sind Patienten mit*

- Herzklappenprothesen (biologisch/mechanisch),

- rekonstruierten Klappen unter Verwendung von Fremdmaterial für die Dauer von sechs Monaten nach Operation,
- durchgemachter infektiöser Endokarditis (auch in Abwesenheit einer funktionellen Herzerkrankung),
- kongenitalen Herzvitien,
- zyanotischen Herzvitien, die nicht oder mit einer Kurzschlussverbindung zwischen Lungenkreislauf und großem Kreislauf operiert sind,
- operierten Herzfehlern, bei denen Conduits oder palliative Shunts eingesetzt wurden oder mit Restdefekten,
- allen operativ oder interventionell unter Verwendung von prothetischem Material behandelten Herzfehlern in den ersten sechs Monaten nach Operation sowie
- herztransplantierte Patienten, die eine Klappenerkrankung entwickeln.

Für diese Hochrisikopatienten ist eine Antibiotikaprophylaxe indiziert bei

- Eingriffen an Zähnen mit Manipulation der Gingiva bzw. der periapikalen Zahnregion oder Perforation der oralen Mukosa (z. B. Zahnsteinentfernung, Biopsien, Zahnextraktion, Einsetzen einer festen Zahnspange),
- invasiven Eingriffen am oberen Respirationstrakt (z. B.Bronchoskopie mit Biopsie, Tonsillektomie, Adenotomie),
- Eingriffen bei Vorliegen einer Infektion der oberen Atemwege,
- Eingriffen am Gastrointestinal- oder Urogenitaltrakt bei Vorliegen von Infektionen in diesem Bereich (Gabe einer enterokokkenwirksamen perioperativen Antibiotikaprophylaxe),
- Eingriffen an Haut, Haaren, Nägeln, Knochen oder Muskeln bei Vorliegen von Infektionen in diesen Bereichen.

Nicht sinnvolle Indikationen für eine Antibiotikaprophylaxe

Im Folgenden sind einige Indikationen zusammengestellt, bei denen häufig eine Antibiotikaprophylaxe durchgeführt wird, obwohl sie nicht indiziert ist:

- Legen von intravasalen Kathetern, Blasenkathetern, Intubation
- Dauer der Lage von intravasalen Kathetern oder Blasendauerkathetern
- Verbrennung
- Koma
- Herzkatheteruntersuchung und Angiographien
- Kortisontherapie

Die Schemata zur Endokarditisprophylaxe sind in *Tab. 5.1* zusammengefasst.

	Erwachsene	Kinder
Schema A (per os)	Amoxicillin 2 g p.o., 1 h vor Eingriff	Amoxicillin 50 mg/kg p.o. 1 h vor Eingriff oder < 15 kg KG: Amoxicillin 0,75 g p.o. 15-30 kg KG: Amoxicillin 1,5 g p.o. > 30 kg KG: Amoxicillin 2 g p.o. (wie Erwachsene)
Schema B (i.m. oder i.v.)	Ampicillin 2 g i.m. oder i.v., $^1/_2$ - 1 h vor Eingriff	Ampicillin 50 mg/kg i.m. oder i.v. $^1/_2$ h vor Eingriff
Schema C (bei Penicillinallergie)	Clindamycin 600 mg p.o. oder Cefalexin 2 g, Cefadroxil 2 g, Azithromycin 500 mg, Clarithromycin 500 mg jeweils p.o., 1 h vor Eingriff oder Clindamycin 600 mg i.v., $^1/_2$ h vor Eingrifff	Clindamycin 20 mg/kg p.o. oder Cefalexin 50 mg/kg, Cefadroxil 50 mg/kg, Azithromycin 15 mg/kg, Clarithromycin 15 mg/kg jeweils p.o., 1 h vor Eingriff oder Clindamycin 20 mg/kg i.v., $^1/_2$ h vor Eingriff

Tab. 5.1: Prophylaxe-Schemata nach Empfehlungen der European Society of Cardiology (Habib et al. 2009)

Hygiene in der Anästhesie

6

Ohne eine fachgerechte und spezifische Anästhesie ist ein ambulantes Operieren nicht möglich. Das anästhesiologische Hygienemanagement stellt deshalb einen wichtigen Teil der Hygiene im ambulanten Bereich dar. Tödliche Zwischenfälle wie in Bad Mergentheim 2007 durch überlagertes Propofol unterstreichen dies. Nur durch gemeinsame, fachübergreifende Beachtung hygienischer Standards kann erfolgreich zum Wohl des Patienten gearbeitet und können Infektionen vermieden werden. Auch bei anästhesiologisch geleiteten OP-Zentren liegt die Verantwortung für die Hygiene und die Umsetzung der Standards explizit bei der Leitung des OP-Zentrums (IfSG 2011).

Patientenvorbereitung

Bei der Prämedikation können schon hygienische Risiken evaluiert und ggf. vermieden werden. Insbesondere bei elektiven Eingriffen ist es sinnvoll, ein Screening auf MRSA-Erreger durchführen zu lassen. Dieses Screening bekommt der zuweisende Hausarzt von der KV nicht vergütet. Wichtig hierbei ist, dass es mit einem ausreichenden Vorlauf geschieht, um rechtzeitig eine Dekolonisationsbehandlung einzuleiten (Dt. Ärzteblatt 2012).

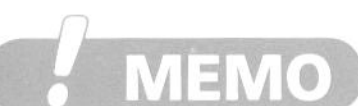

Ein präoperatives MRSA-Screening kann das Risiko von postoperativen MRSA-Infektionen deutlich senken.

Personalhygiene

Vor Betreten des OP-Bereichs wird die Bereichskleidung einschließlich OP-Schuhen und Haube angezogen. Die Personalumkleiden müssen den Anforderungen nach der Arbeitsstättenverordnung entsprechen. Wichtig ist hierbei, dass ausreichend Platz zum Umkleiden und auch ausreichender Vorrat an Bereichskleidung zum Wechseln, z. B. bei Kontamination der Kleidung, vorhanden ist.

Eine Maske muss nur im OP-Saal, dann aber von allen anwesenden Personen während eines OP-Eingriffs getragen werden, nicht jedoch auf dem Flur und in den Nebenräumen. Sie muss fest am Gesicht anliegen. Mund und Nase, eventuell auch Barthaare müssen vollständig bedeckt sein. Die Maske muss nach Durchfeuchtung, z. B. nach länger dauernden Operationen, aber nicht routinemäßig nach jedem Eingriff, gewechselt werden. Für Vollbartträger existieren spezielle zusammenhängende Kopfbartschutzmasken (KRINKO 2000). Es empfiehlt sich, die Maske in den Pausen zu wechseln; ein Herunterklappen und erneutes Anziehen des Mundschutzes ist nicht zu empfehlen.

Eine hygienische Händedesinfektion vor Betreten des OP-Bereichs, d. h. noch in der Schleuse sowie vor und nach jedem Patientenkontakt, ist obligatorisch. Alle im OP-Bereich tätigen Personen, unabhängig von ihrem Aufgabenbereich, legen Ringe, Uhren und Armbänder ab, da das Tragen von Schmuck an Händen und Unterarmen bei Tätigkeiten, welche eine Händedesinfektion erfordern, unzulässig ist (TRBA 250, 2008). Dies betrifft alle Personen, die am Patienten tätig sind, da die Händedesinfektion durch das Tragen von Schmuck nachweislich behindert wird, ebenso auch durch Nagellack, ob farblos oder farbig. Künstliche Fingernägel sind aus hygienischer Sicht strikt abzulehnen (TRBA 250, 2008). Die Empfehlung hierzu hat sowohl die Kategorie IA wie IV.

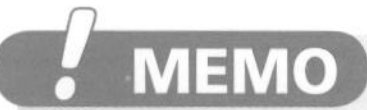

Das Tragen von Schmuck an Händen und Unterarmen sowie künstliche Fingernägel sind in infektionsgefährdeten Bereichen nicht zulässig.

Das Verlassen des OP-Bereichs in der OP-Bekleidung wird v.a. aus disziplinarischen Gründen abgelehnt. Auch wenn die Mitarbeiter angeben, nach der Rückkehr die Kleidung zu wechseln, entspricht es nicht den Empfehlungen. Um nicht unnötig viel Wäsche zu verbrauchen, kann es sinnvoll sein, die gebrauchte, aber saubere Bereichskleidung in der Umkleide im Schrank aufzubewahren, um sie bei erneutem Betreten des OP-Bereichs wieder anzuziehen (siehe auch *Kap. 5 Hygiene im OP*).
Die Forderung nach Umkleiden beim Verlassen des OP-Bereichs hat nicht so sehr hygienische Gründe, sondern zielt in erster Linie darauf ab, außerhalb des OP-Bereichs nicht den Eindruck aufkommen zu lassen, dass ein Verlassen des OP in grüner Kleidung auch umgekehrt ein Betreten in normaler Arbeitskleidung zulässt. Zusätzlich kommen natürlich immer dann hygienische Gründe zum Tragen, wenn außerhalb des OP-Bereichs in der Bereichskleidung Tätigkeiten mit einem Kontaminationsrisiko, z. B. Verbandswechsel, vorgenommen werden.

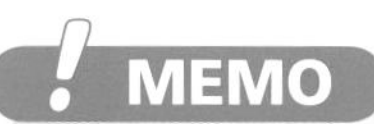

Der Sinn der OP-Bereichskleidung liegt in erster Linie darin, dass das Personal (stets) sauber gekleidet sein soll, da sie direkt unter dem sterilen OP-Kittel getragen wird. Die Forderung nach sauberer Kleidung erstreckt sich allerdings auch auf das übrige OP-Personal.

Narkosevorbereitung

Narkosen können im OP-Saal oder Eingriffsraum ein- und ausgeleitet werden. Alternativ können auch sog. Patientenvorbereitungsbereiche vorgehalten werden, von denen aus die Patienten in den OP-/Eingriffsbereich gebracht werden. Gerade bei einem hohen Patientenaufkommen (z. B. Ophthalmochirurgie, HNO) hat dieses Vorgehen Vorteile und ist aus hygienischer Sicht unbedenklich (Tabori 2005).
Medikamente müssen immer adäquat gelagert werden. Dazu gehört einerseits die staubgeschützte Lagerung in Schränken und Schubladen sowie bei Bedarf in Kühlschränken. Medikamente und sonstige Medizinprodukte sollten nach dem „first in first out" Prinzip gelagert und verbraucht werden, um eine Überlagerung bzw. Verfall zu vermeiden. Zusätzlich sollte aus ökonomischer Sicht auch darauf geachtet werden, dass nur die täglich bzw. wöchentlich benötigte Medikamentenmenge vorgehalten wird. Bezüglich der benötigten Verbrauchsmaterialien wie Spritzen und Venenverweilkathetern ist ebenfalls auf eine staubgeschützte, kontaminationsfreie Lagerung zu achten. Die offene Lagerung auf Tabletts oder Tischen ist hygienisch nicht tolerabel.

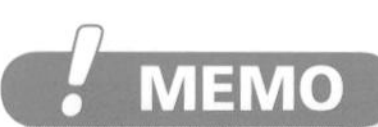

Beim Umgang mit Medikamenten ist immer auf eine ökonomisch und hygienisch vernünftige Bevorratung zu achten. Der Medikamentenkühlschrank muss über ein Thermometer verfügen. Die Temperatur ist täglich zu kontrollieren (4 bis 7 °C) und zu dokumentieren.

Intravenös zu verabreichende Medikamente müssen unmittelbar vor dem Gebrauch aufgezogen werden. Die Arbeitsfläche, auf der gerichtet wird, muss wischdesinfizierbar, leicht zu reinigen und spitzgeschützt sein, z. B. wenn sich in unmittelbarer Nähe ein Waschbecken befindet (KRINKO 2011). Das routinemäßige Vorrichten von Spritzen, beispielsweise von Anästhetika für mehrere Narkosen hintereinander, ist aus hygienischer Sicht gefährlich. Todesfälle wie in München 2004 und Bad Mergentheim 2007 durch überlagerte Medikamente bestätigen dieses Risiko. Parenteralia ohne Konservierungsstoffe müssen nach dem gültigen Arzneibuch (europäische Pharmakopoe) grundsätzlich nur als Einmaldosis verwendet werden, sofern keine anderslautende Kennzeichnung auf dem Medikament vorhanden ist. In Zweifelsfällen ist die Rücksprache mit der beliefernden Apotheke zu empfehlen. Bei Medikamenten für den mehrmaligen Gebrauch werden Haltbarkeit und Lagerung nach Anbruch vom Hersteller oder der beliefernden Apotheke festgelegt (Trautmann et al. 1997). Angebrochene Mehrdosisbehältnisse und Spritzen, welche nicht unmittelbar nach dem Anbruch aufgebraucht bzw. appliziert werden, müssen mit Anbruchsuhrzeit und Datum beschriftet werden.

! MEMO

Kein routinemäßiges Vorrichten von intravenösen Medikamenten. Infusionen dürfen maximal eine Stunde vor Applikation gerichtet werden (BGH Frankfurt, Urteil v. 03.11.1981 – VI ZR 119/80, Schneider und Bierling 1996).

Vor dem Anrichten müssen stets eine hygienische Händedesinfektion, eine Wischdesinfektion der Arbeitsfläche (z. B. mit gebrauchsfertigen imprägnierten Wipetüchern aus der Vorratsbox) und eine Wischdesinfektion des Verschlussstopfens des Ein- bzw. Mehrdosisbehälters erfolgen (mit Alkohol getränktem Tupfer) (KRINKO 2011). Es empfiehlt sich, dass im Vorbereitungsbereich gut sichtbar und gut erreichbar ein Händedesinfektionsmittelspender angebracht ist.

Für jede Entnahme muss eine frische Kanüle und Spritze verwendet werden, die Kanüle darf keinesfalls im Stopfen stecken bleiben (Melnyk et al.1993). Alternativ können auch sogenannte Minispikes verwendet

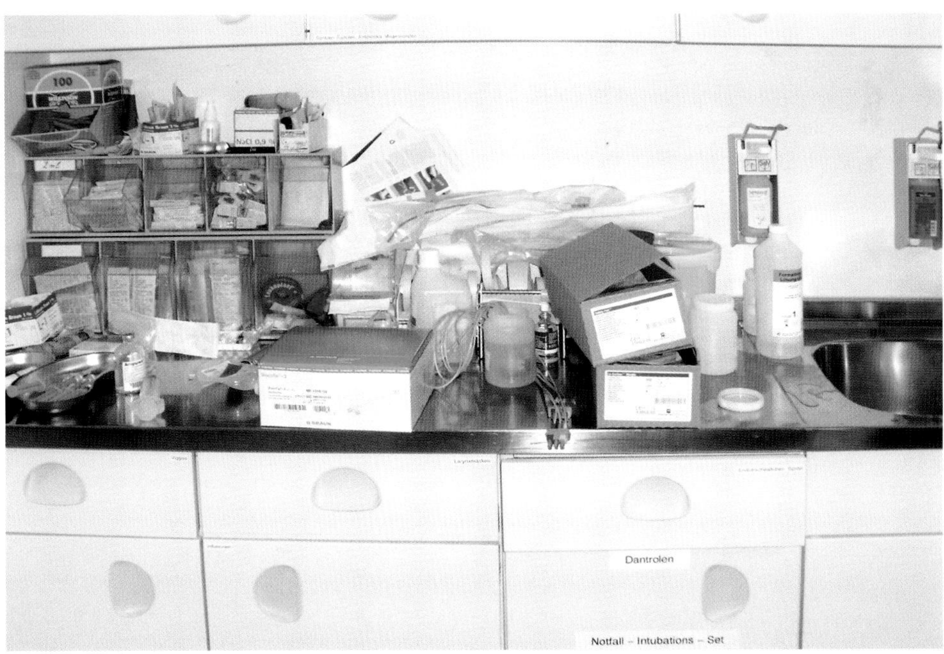

Abb. 6.1: Unorganisierter Einleitungsbereich mit aufgezogenen Spritzen

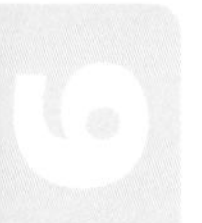

werden, wobei auch hier bei jeder Entnahme eine frische Spritze zur Anwendung kommen muss. Wichtig hierbei ist, dass die Minispikes auch zur Mehrfachentnahme zugelassen sind (KRINKO 2011). Sie verlängern jedoch nicht die Lagerungsdauer des Mehrdosisbehältnisses.

Aufgezogene Spritzen sind unverzüglich zu applizieren. Falls dies nicht möglich sein sollte, so müssen sie grundsätzlich mit einem sterilen Stöpsel oder einer frischen Kanüle verschlossen werden. Bei offener Lagerung sollte das Intervall 15 Minuten nicht überschreiten (Pletscher et al. 2001 in Kramer et al. (Hrsg.): Krankenhaus- und Praxishygiene 2001).
Besonders kritisch zu betrachten sind Propofol® und andere Medikamente, die in Lipidlösung suspendiert sind. Diese bieten Mikroorganismen ideale Wachstumsbedingungen, sodass sie für äußere Kontaminationsbedingungen sehr anfällig sind und bereits innerhalb der ersten sechs Stunden ein erhebliches Infektionsrisiko vorliegen kann. In diesem Zusammenhang wurde in der Vergangenheit wiederholt über Ausbrüche berichtet. Auch eine Endotoxinfreisetzung kann nach Applikation zu Problemen führen (Herwaldt et al. 1999).

Beim Umgang mit Propofol® dringend angeraten:

- Für jede Applikation am Patienten muss ein komplett neues Zubehör verwendet werden
- Propofol® ist nur unter sorgfältiger aseptischer Technik aufzuziehen
- Sofort zu applizieren
- Restmengen in der Spritze oder dem Überleitungssystem müssen bei Anästhesie-Ende verworfen werden
- Überleitungssysteme am Patienten müssen von Propofol®-Resten freigespült werden

Es ist nicht sinnvoll, routinemäßig Notfallmedikamente aufzuziehen und für den eventuellen Gebrauch vorzuhalten (CDC 1990). Stattdessen sollten benötigte Medikamente unangebrochen und das erforderliche Applikationszubehör steril verpackt bereitgehalten werden. Sie können dann im Bedarfsfall ohne wesentlichen Zeitverlust geöffnet und für die Applikation gezielt gerichtet werden. Darüber hinaus verursachen aufgezogene und nicht verbrauchte Medikamente unnötige Kosten, da sie in aller Regel verworfen werden müssen. Hiervon unberührt bleibt selbstverständlich die medizinisch indizierte Bereitstellung von Notfallmedikamenten bei kardiopulmonal instabilem und vital gefährdetem Patienten. Aber auch bei diesen sollte immer abgewogen werden ob die Notfallmedikamente tatsächlich benötigt werden, bzw. wie die Lagerzeiten möglichst kurz gehalten werden können. Sollten Regelungen bezüglich der Vorhaltung von Notfallmedikamenten notwendig sein, so müssen diese mit dem betreuenden Hygieniker abgestimmt und in einer entsprechenden Verfahrensanweisung festgehalten werden (KRINKO 2011).

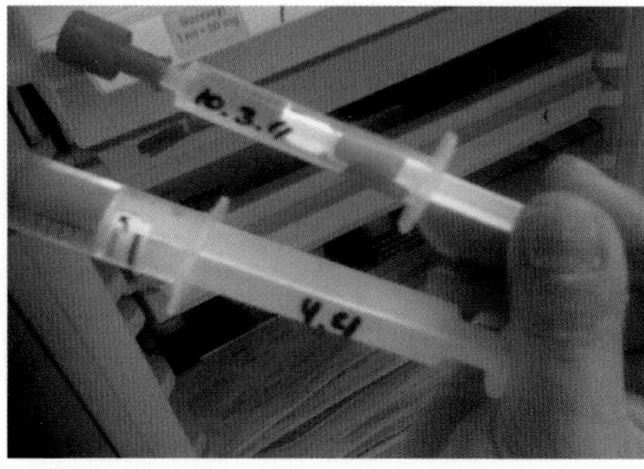

Abb. 6.2: Überlagerte Notfallmedikamente

Gelegentlich werden Anästhesiemedikamente in Perfusoren für mehrere Patienten hintereinander benutzt, wobei zwischen den einzelnen Patienten das Überleitungsstück einschließlich eines Rückschlagventils ausgetauscht wird. Ob hierdurch das Risiko einer Infektionsübertragung besteht und wie groß es ist, lässt sich bei der derzeitigen wissenschaftlichen Datenlage nicht abschließend sagen. In diesem Zusammenhang kam es bereits zu einem nosokomialen Malariaausbruch in einer

CT-Abteilung, bei dem sechs Patienten durch kontaminiertes Kontrastmittel in Folge infiziert wurden (Chen et al. 1999). Zwischen den Patienten wurde lediglich ein Teil des Überleitungssystems ausgetauscht. Man vermutete, dass es während eines Stromausfalls beim Indexpatienten zu einem Rückfluss von Kontrastmittel kam, das mit Blut durchmischt war.

In einem anderen Fall infizierten sich mehrere Patienten mit Hepatitis-B-Viren (HBV). Ausgangspunkt war ein kontaminierter Dreiwegehahn, der zwischen den Patienten nicht gewechselt wurde. Die Spritze für die beiden verabreichten Medikationen wurde ebenfalls für mehrere Patienten benutzt. Ob sich solche Zwischenfälle durch die Zwischenschaltung eines Rückschlagventils und den Austausch von mindestens 1 Meter Überleitungssystem ausreichend sicher verhüten lassen, ist bislang ungeklärt. Um hierzu eine Aussage treffen zu können, müssten zunächst durch Hersteller von Rückschlagventilen aussagekräftige Untersuchungen vorgelegt werden, die zeigen, dass ein Rückfluss auch z. B. beim Anspringen eines Notstromaggregats ausgeschlossen ist (Anonymous 1996). Darüber hinaus müsste der Frage nachgegangen werden, ob es bei offenem Ventil nicht zu einer retrograden Diffusion kleiner Partikel, wie zum Beispiel Viren, kommen kann. Solche Untersuchungen sind bisher nicht oder nicht in ausreichender Qualität verfügbar. Zum jetzigen Zeitpunkt kann als sicheres hygienisches Vorgehen nur empfohlen werden, Überleitungssystem und Perfusorspritze grundsätzlich zwischen den Patienten zu wechseln. Kleine Gebinde stellen zurzeit eine sichere Alternative dar.

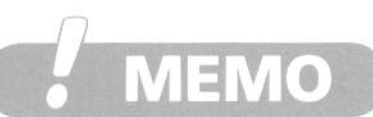

Für jeden Patienten neues Injektionszubehör verwenden. Keine weitere Verwendung von Resten von Narkotika und anderen Parenteralia bei anderen Patienten.

Bei der Anlage von Venenverweilkanülen bei Erwachsenen vor der Narkose sollten aus hygienischer Sicht immer die oberen Extremitäten bevorzugt werden. Bei kleinen pädiatrischen Patienten wird die Anlage im Bereich der Kopfhaut, an der Hand oder am Fuß empfohlen (Garland et al. 2000). Generell gelten beim Legen der Venenverweilkanüle bei allen Patienten dieselben hygienischen Standards: hygienische Händedesinfektion und Desinfektion der Einstichstelle mit Hautdesinfektionsmittel inkl. Beachtung der vom Desinfektionsmittelhersteller angegebenen Einwirkzeit. Die Einwirkzeiten und Präparate müssen mit denen im Hygieneplan angegebenen Informationen übereinstimmen und bei einem Präparatewechsel aktualisiert werden.

Zusätzlich müssen immer Einmalhandschuhe zum Personalschutz getragen werden. Wichtig dabei ist, dass die Einstichstelle nach der Hautdesinfektion nicht mehr palpiert wird. Bezüglich der Verwendung des geeigneten Verbandsmaterials sind hinsichtlich der Phlebitis- und Infektionsrate bei Gazeverbänden und Transparentverbänden keine Unterschiede zu verzeichnen (Hoffmann et al. 1988). Die Wahl des geeigneten Verbandmaterials sollte sich an der Fixierbarkeit der Kanülen, der Haltbarkeit und der Handhabung orientieren (Tripepi-Bova KA et al. 1997). Sollten Transparentverbände verwendet werden, ist darauf zu achten, beim Nachbluten an der Insertionsstelle entstandene Blutreste zu entfernen. Die Verwendung antibakterieller Cremes oder Salben sollte unterbleiben, da hierdurch die Beurteilbarkeit der Katheterinsertionsstelle eingeschränkt, andererseits jedoch die Kolonisierung mit resistenten Erregern gefördert werden kann (Danchaivijitr und Theeratharathorn 1989).

Katheterverbände werden täglich inspiziert. Sie müssen nicht routinemäßig ausgetauscht werden, sondern nur, wenn ein Wechsel sinnvoll erscheint (Verschmutzung, Lösung, Durchfeuchtung, Infektverdacht). Sie können bis zu 72 Stunden oder länger verbleiben. Ein täglicher Wechsel ist allerdings notwendig, wenn der Verband keine Inspektion der Einstichstelle ermöglicht.

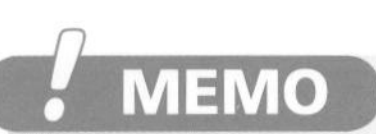

Alle Maßnahmen zur Vorbereitung von Punktionen und Infusionen müssen im Hygieneplan hinterlegt werden und entsprechend dem sog. methodenspezifischen Risiko eingeteilt werden.

Die Maßnahmen zur Vorbereitung und Punktionen inklusive der Personalschutzmaßnahmen müssen im Hygieneplan der Einrichtung verzeichnet werden (KRINKO 2011). Das methodenspezifische Risiko ist demnach in den entsprechenden Risikogruppen (siehe *Tab. 6.1*) zu ersehen. Den einzelnen Tätigkeiten sind im Hygieneplan die einzelnen Risikogruppen und die dazugehörigen Hygienestandards zuzuordnen.

Narkose und Intubation

Bei der Intubation bzw. der Anlage der Larynxmaske müssen diese kontaminationsfrei entnommen und unmittelbar verwendet werden. Die offene ungeschützte Lagerung auf dem Narkosewagen ist nicht statthaft. Bei der Intubation müssen aus Gründen des Personalschutzes keimarme Handschuhe und ein Mundschutz getragen werden. Auch die Larynxspatel sollten kontaminationsgeschützt gelagert werden (Herwaldt et al. 1999).

In der Regel werden tubusnah sog. Bakterienfilter bzw. HME-Filter verwendet. Diese haben den Zweck, die Narkoseschläuche und das Narkosegerät vor Kontaminationen zu schützen. Die patientennahen Bakterien-/HME-Filter müssen nach jedem Patienten gewechselt werden.

Narkoseschläuche im OP-Saal sollten, wenn patientennahe Bakterienfilter verwendet werden, täglich zum Ende des Programms gewechselt werden. Ohne den Einsatz patientennaher Filter werden die Narkoseschläuche nach jedem Patienten gewechselt. Bei den heutigen Narkosegeräten geben die Hersteller unterschiedliche Wechselintervalle. Die Herstellerangaben sind diesbezüglich zu beachten.

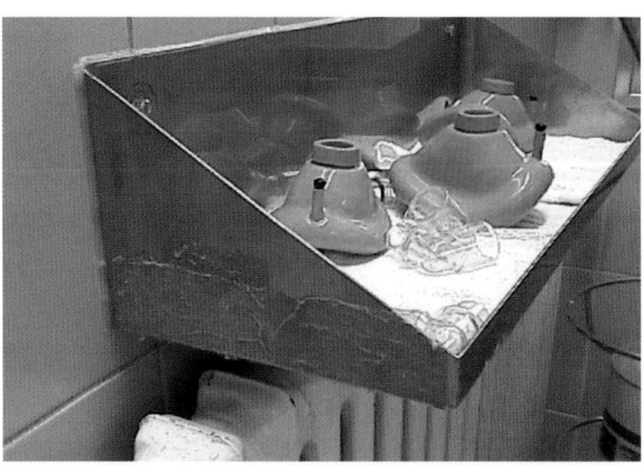

Abb. 6.3: Offene, ungeschützte Lagerung von Masken auf verklebter Ablage

Aus ökonomischen und ökologischen Gesichtspunkten ist die Verwendung von Mehrwegabsaugsystemen günstig, da diese bei sachgerechtem Umgang die gleiche hygienische Sicherheit ohne teure Anschaffung, Lagerung und Entsorgung bieten. Bei der Absaugung sind Bakterienfilter an den Absaugeinheiten aus hygienischen Gründen nicht notwendig, da beim Absaugen keine Aerosole entstehen (Gastmeier 1999).

Aufwachräume/-bereiche

In allen Aufwachräumen/-bereichen sollten Spender mit Händedesinfektionsmitteln montiert werden, sodass von den hier tätigen Pflegekräften zwischen den einzelnen Patientenkontakten eine hygienische Händedesinfektion durchgeführt werden kann. Es ist ohne Bedenken möglich, den Aufwachraum/-bereich als sogenannte gemischte grün-weiße Zone zu führen. In jedem Fall kann dieser Bereich vom OP-Personal auch in Bereichskleidung betreten werden. Dies ist insbesondere für die postoperative Versorgung durch den

Risikogruppe	Punktionsart	Tupferart (s. Fußnote)	Abdeckung	Durchführende Person	Assistenz
Risikogruppe 1	i. c.-Injektion	keimarm	0	Nein	keine Assistenz erforderlich
	s. c.-Injektion durch med. Personal	keimarm	0	Nein	
	Lanzettenblutentnahme	keimarm	0	keimarme Handschuhe	
	Blutabnahme	keimarm	0	keimarme Handschuhe	
	i. v.-Injektion (peripher)	keimarm	0	keimarme Handschuhe	
	i.m.-Injektion (z. B. Schutzimpfung)	keimarm	0	Nein	
Risikogruppe 2	s. c.-Punktion mit nachfolgender Dauerapplikation	steril	0	keimarme Handschuhe	keine Assistenz erforderlich
	i.m.-Injektion (Risikopatient, Injektion von Corticoiden oder gewebstoxischen Substanzen)	steril	0	keimarme Handschuhe	
	Punktion einer Portkammer	steril	0	sterile Handschuhe	
Risikogruppe 3	Spinalanästhesie (Single shot), intrathekale Medikamentenapplikation	steril	steriles Abdeck-oder Lochtuch	• sterile Handschuhe • Mund-Nasen-schutz	• Mund-Nasen-schutz
Risikogruppe 4	Periduralästhesie/ Spinalanästhesie mit Katheteranlage, Anlage eines Periduralkatheters zur Schmerztherapie	steril	steriles Abdeck-oder Lochtuch	• Mund-Nasen-schutz • OP-Haube • Sterile Handschuhe • Steriler langärmeliger Kittel	• Unsterile Handschuhe • Mund-Nasen-schutz

Anmerkungen: *Vor allen aufgeführten Punktionen, ggf. auch bei Zwischenschritten, ist eine hygienische Händedesinfektion erforderlich. Zur Hautantisepsis: Bei allen Punktionen kann die Hautantisepsis grundsätzlich auch durch alleiniges Einsprühen erfolgen. Sollen Tupfer verwendet werden, so empfehlen sich die angegebenen Tupferqualitäten. Die vom Hersteller angegebene Einwirkzeit des Hautantiseptikums ist bei beiden Verfahrensweisen zu beachten. Vor der Punktion muss das Hautantiseptikum abgetrocknet sein. Bei Punktionen, bei denen keine spezielle Einkleidung angegeben ist, wird das Tragen kurzärmeliger Kleidung empfohlen.*

0 = nicht erforderlich = Deutsche Gesellschaft für Orthopädie und Orthopädische Chirurgie (2008) „Hygienemaßnahmen bei intraartikulären Punktionen und Injektionen", AWMF-Leitlinie Nr. 029/006. www.awmf.de*

Tab. 6.1: Empfehlungen der KRINKO bei Injektionen und Punktionen zur Berücksichtigung in einem Hygieneplan (KRINKO 2011)

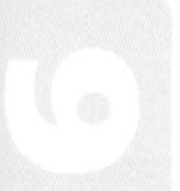

Anästhesisten wichtig, der üblicherweise unmittelbar nachdem er den Patienten in den Aufwachraum begleitet hat, in den OP-Bereich zurückkehrt. Ein Umkleiden ist bei der Rückkehr in den OP-Saal nur dann erforderlich, wenn eine Kontamination der Bereichskleidung stattgefunden hat.

Instrumentenaufbereitung

Durch die Medizinprodukte-Betreiberverordnung (MPBetreibV 1998), d.h. die Verordnung über das Errichten, Betreiben und Anwenden von Medizinprodukten mit seiner Aktualisierung aus dem Jahre 2001 (2. MPG-ÄndG 2001), hat sich die Rechtslage für die Aufbereitung von Medizinprodukten auch in der Anästhesie geändert. Ursächlich hat dies vor allem mit § 4 MPBetreibV zu tun, in dem es heißt, dass die Aufbereitung von bestimmungsgemäß keimarmen oder steril zur Anwendung kommenden Medizinprodukten unter Berücksichtigung der Angaben des Herstellers mit geeigneten validierten Verfahren durchzuführen ist. Eine ordnungsgemäße Aufbereitung nach Satz 1 wird dann vermutet, wenn die gemeinsamen Empfehlungen der Kommission für Krankenhaushygiene am Robert Koch-Institut (RKI) und des Bundesinstituts für Arzneimittel und Medizinprodukte (BfArM) bei der Aufbereitung von Medizinprodukten (RKI 2001) beachtet werden.
Durch diese Erwähnung wird eine RKI-Richtlinie per Gesetz zum Maßstab für die korrekte Aufbereitung von Medizinprodukten, mit der Folge, dass die Umsetzung dieser RKI-Richtlinie behördlicherseits überwacht wird.
In der Praxis bedeutet die Umsetzung der RKI-Empfehlung „Anforderungen an die Hygiene bei der Aufbereitung von Medizinprodukten", dass zunächst eine Risikobewertung und Einstufung aller von der Anästhesie verwendeten Medizinprodukte vorgenommen werden muss. Dazu muss, wie im *Kap. 7 Medizinprodukteaufbereitung* beschrieben, festgelegt werden, wie und wo das Medizinprodukt eingesetzt und wie es aufbereitet wird. Dazu sind die Herstellerangaben zur Aufbereitung einzuholen. Die RKI-Empfehlung sieht vor, dass die Risikoklassifizierung schriftlich erfolgen muss. Es können jedoch sog. Produktgruppen gleicher Medizinprodukte vom selben Hersteller gebildet werden.
Zum Beispiel sind EKG-Elektroden, Blutdruckmanschetten, Stethoskope und ähnliche, nur mit intakter Haut in Berührung kommende Medizinprodukte, als unkritisch zu bewerten und werden nach der Anwendung gereinigt bzw. einer Wischdesinfektion unterzogen.

Als *semikritische Medizinprodukte der Gruppe A* (ohne besondere Anforderungen an die Aufbereitung) können z. B. Beatmungsmasken, Guedeltuben, Wendeltuben, Beatmungsschläuche, Einsätze zur Medikamentenvernebelung, Laryngoskopspatel, Maggilzangen und Ähnliches gelten. Bei der Aufbereitung ist gegebenenfalls eine Vorbehandlung, mindestens aber eine Desinfektion mit VAH-gelisteten Mitteln, erforderlich.

Zu den *semikritischen Medizinprodukten der Gruppe B* (mit erhöhten Anforderungen an die Aufbereitung) gehören beispielsweise flexible Endoskope (Bronchoskope, etc.). Nach einer gründlichen Vorreinigung unmittelbar nach Gebrauch, bei der grobe Verschmutzungen entfernt werden (z. B. Abwischen äußerer Verschmutzung und Spülung von Arbeitskanälen, um Antrocknen von Blut, Eiweiß und Gewebebestandteilen zu verhindern), sollte vorzugsweise eine maschinelle Reinigung und Desinfektion in einem Reinigungs- und Desinfektionsautomaten erfolgen. Aufgrund (zumindest theoretisch) denkbarer Prionenbelastungen in Eiweißrückständen sollten hochalkalische Verfahren bevorzugt und eine Fixierung von Proteinen verhindert werden, was einen Verzicht auf aldehydhaltige Desinfektionsmittel bedeutet. Natürlich müssen die Grenzen der Materialverträglichkeit im Vorfeld mit dem Gerätehersteller abgestimmt werden.

Die meisten in der Anästhesie verwendeten und aufbereiteten Medizinprodukte dürften in die beiden genannten Kategorien fallen.

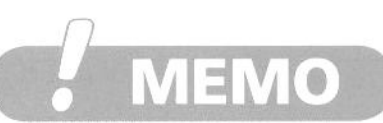

Die einzelnen Schritte der Medizinprodukteaufbereitung sind in sog. Standardarbeitsanweisungen zu beschreiben.

Zu den *kritischen Medizinprodukten der Gruppe A* (ohne besondere Anforderungen an die Aufbereitung) gehören beispielsweise Wundhaken, kleine chirurgische Bestecke zur Wundversorgung. Diese müssen nach Vorbehandlung, Reinigung und Desinfektion einer Dampfsterilisation (134 °C während fünf Minuten Haltezeit) unterzogen werden.

Kritische Medizinprodukte der Gruppe B (mit erhöhten Anforderungen an die Aufbereitung) wie z. B. wiederaufbereitbare Tuben und Larynxmasken, müssen laut Angaben der RKI-Empfehlung immer sterilisiert werden. Dabei ist insbesondere bei den Larynxmasken die genaue Dokumentation der bereits durchlaufenen Aufbereitungszyklen zu beachten, da die meisten Hersteller die Anzahl der Aufbereitungen bei Larynxmasken begrenzen.
Die einzelnen Arbeitsschritte bei der Aufbereitung des Instrumentariums sind genauestens zu dokumentieren und schriftlich festzulegen. Dies dient einerseits dem Nachweis der ordnungsgemäßen Aufbereitung, andererseits aber auch als wichtiges Kriterium für das sog. Aufbereitungs-(QM)Handbuch, in dem die notwendigen Arbeitsschritte jeweils nachgeschlagen werden können
In Form von Standardarbeitsanweisungen sind darüber hinaus die regelmäßigen Kontrollen, z. B. technische Überprüfung der Reinigungs- und Desinfektionsautomaten bzw. Sterilisatoren und die sog. Validierung, festzulegen (siehe auch *Kap. 7 Medizinprodukteaufbereitung*). Wird eine manuelle Aufbereitung (z. B. Desinfektion durch Einlegen in Tauchbad) durchgeführt, so ist es besonders wichtig, in der Standardarbeitsanweisung die Konzentration des verwendeten Desinfektionsmittels, seine Einwirkzeit (nach Herstellerangaben) und die Überprüfung der Einhaltung der Einwirkzeit festzulegen. Eine solche Standardarbeitsanweisung kann gleichzeitig als Checkliste fungieren und durch entsprechende Sichtvermerke und Unterschrift des Durchführenden als Dokumentation zur Nachvollziehbarkeit der Einhaltung der festgelegten Prozessschritte verwendet werden. Diese Standardarbeitsanweisungen sollten in den Hygieneplan integriert werden. Die Verpackung und Lagerung (z. B. in Schränken, Schubladen oder in begrenztem Umfang auf Anästhesiewagen) sollte ebenfalls im Hygieneplan festgeschrieben werden.

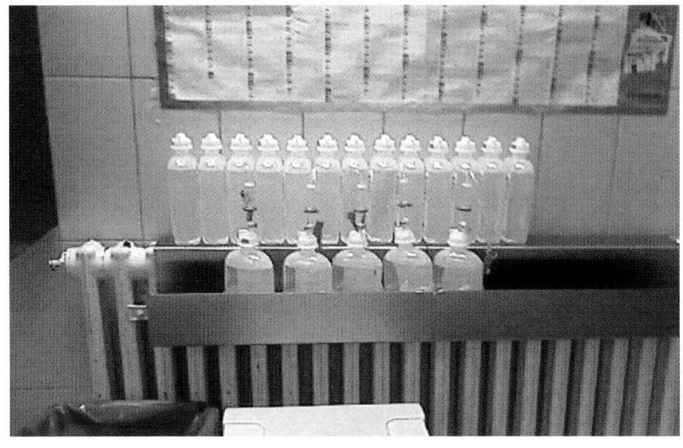

Abb. 6.4: Ungeschützt gelagerte Infusionen

Besonders wichtig für die ordnungsgemäße Aufbereitung von Medizinprodukten ist die Schulung der mit der Aufbereitung betrauten Mitarbeiter. Diese müssen in die entsprechenden Standardarbeitsanweisungen, Prozessabläufe und in die Handhabung der zu verwendenden Geräte (z. B. Reinigungs- und Desinfektionsautomat) eingewiesen werden. Diese Einweisung sollte durch Unterschrift dokumentiert werden. Zusätzlich müssen die mit der Aufbereitung betrauten Mitarbeiter nach der Stellungnahme der Deutschen Gesellschaft für Krankenhaushygiene und der Deutschen Gesellschaft für Sterilgutversorgung (DGKH 2003) ein Teilnahmezertifikat über einen Sachkundelehrgang zur Instandhaltung von Medizinprodukten nachweisen können, sofern sie Medizinprodukte der Gruppe Kritisch B aufbereiten und sie nach der Sterilisation freigeben.

Für ambulant operierende Zentren ist es aus hygienischer und vor allem ökonomischer Sicht sinnvoll, die anästhesiologischen Instrumente und Materialien zusammen mit dem chirurgischen Instrumentarium standardisiert und maschinell aufzubereiten. So können personelle und apparative Ressourcen rationeller eingesetzt werden. Die Aufbereitungsdokumentation ist in den Hygieneplan der Einrichtung zu integrieren.

Medizinprodukteaufbereitung

7

Nicht zuletzt begünstigt durch diverse tatsächliche und auch konstruierte Hygieneskandale sind die gesetzlichen Anforderungen an die Medizinprodukteaufbereitung erheblich gestiegen. Aus diesem Grund müssen die gesetzlichen und normativen Anforderungen sowie die Vorgaben der Gesundheitsbehörden an die Aufbereitung von Instrumenten/Medizinprodukten ausreichend bekannt sein und von allen Betroffenen korrekt umgesetzt werden.

Einleitung

Die KRINKO-Empfehlung „Anforderungen an die Hygiene bei der Aufbereitung von Medizinprodukten" führte 2001 erstmals dazu, dass die Anforderungen an die Medizinprodukteaufbereitung klar und detailliert definiert wurden. Dies galt auch für die Medizinprodukteaufbereitung in Ambulant Operierenden Zentren (AOZ) und Praxen. Zusätzlich kontrollierten die zuständigen Behörden verstärkt. Die Umsetzung der KRINKO-Empfehlungen zeigte im Lauf der Zeit bei verschiedenen Überprüfungen eine kontinuierliche Verbesserung der Aufbereitungsqualität in den AOZ und Praxen (Heudorf et al. 2010).

Generell ist die Aufbereitung, d. h. Reinigung, Desinfektion und Sterilisation von Instrumenten und Materialien, die zu diagnostischen und/oder therapeutischen Zwecken bei der Behandlung der Patienten eingesetzt werden (generell „Medizinprodukte"), nicht nur zur Infektionsprävention von wesentlicher Bedeutung, sondern auch für die Abwendungssicherheit am Patienten und für das Personal.

In den letzten Jahren wurde der Medizinprodukteaufbereitung daher zunehmend Beachtung zuteil. Diese Erkenntnis führte auch im niedergelassenen Bereich, nicht nur aufgrund zunehmender Kontrollen durch die zuständigen Behörden, zu einer Verbesserung der Qualität der Instrumentenaufbereitung. Im folgenden Kapitel sollen die aktuellen Empfehlungen zur Medizinprodukteaufbereitung veranschaulicht dargestellt werden. Es werden hygienisch sichere und dennoch pragmatische Lösungen und Vorgehensweisen aufgezeigt.

Rechtliche Rahmenbedingungen

Im Rahmen der Umsetzung der europäischen Medizinprodukterichtlinie und der Novellierung der Medizinprodukte-Betreiberverordnung ergab sich auch die Notwendigkeit, die nicht mehr aktuellen Empfehlungen zur Medizinprodukteaufbereitung des Robert Koch-Instituts zu überarbeiten. Das Resultat stellte die gemeinsame Empfehlung der Kommission für Krankenhaushygiene und Infektionsprävention beim Robert Koch-Institut (KRINKO) und des Bundesinstituts für Arzneimittel und Medizinprodukte (BfArM) „Anforderung an die Hygiene bei der Aufbereitung von Medizinprodukten" von 2001 dar (KRINKO/BfArM 2001). Diese Empfehlung ist in die Novellierung der Medizinprodukte-Betreiberverordnung 2002 eingeflossen. Eine ordnungsgemäße Aufbereitung wird nach § 4 Abs. 2 Satz 3 MPBetreibV vermutet, wenn diese gemeinsame Empfehlung beachtet wird (Vermutungsregelung). Damit hat die Empfehlung einen sog. Indizcharakter erlangt (siehe *Kap. 2 Rechtliche Grundlagen*).

Die KRINKO/BfArM-Empfehlung gilt grundsätzlich überall dort, wo Medizinprodukte (MP) aufbereitet werden, unabhängig davon, ob es sich um Kliniken oder niedergelassene Einrichtungen handelt. Eine grundlegende Überarbeitung und Aktualisierung dieser Empfehlung erfolgte 2012 durch die KRINKO (KRINKO 2012).

Reinigung, Desinfektion und Sterilisation von Medizinprodukten sind unter Beachtung der Angaben des Herstellers mit geeigneten, validierten Verfahren so durchzuführen, dass der Erfolg dieser Verfahren nachvollziehbar gewährleistet ist (§ 4, Abs. 2 MPBetreibV 2002).
Mittlerweile wird die Umsetzung der gesetzlichen Vorgaben und der damit verknüpften KRINKO/BfArM-Empfehlung in allen Bundesländern sehr genau überwacht.
Je nach Bundesland sind unterschiedliche Behörden für die Überwachung der Medizinprodukteaufbereitung zuständig. So sind bspw. in NRW die Bezirksregierungen, in Hessen die Regierungspräsidien, in Rheinland-Pfalz die Gesundheitsämter und in Bayern die Gewerbeaufsicht mit der Überwachung beauftragt. Einige Bundeländer wie z. B. NRW haben Mindestanforderungen zur Medizinprodukteaufbereitung der jeweiligen Kontrollbehörden veröffentlicht. Auch gibt es Hilfestellungen in Form vom Informationsbroschüren wie die der Bayerischen KV (KVB 2010).

Umsetzung der KRINKO-Empfehlung „Anforderungen an die Hygiene bei der Aufbereitung von Medizinprodukten" von 2012
Um die KRINKO-Empfehlung zu erfüllen, bedarf es verschiedener Schritte, die am Ende ein Qualitätsmanagementsystem darstellen. Insgesamt ist die Medizinprodukteaufbereitung als eine Kette, deren Glieder ineinandergreifen, zu verstehen, bei der durch Fehlen eines Glieds die Kette unvollständig bzw. fehlerhaft ist.

Die komplette Medizinprodukteaufbereitung wird durch folgende Prozessschritte definiert:			
1	**Vorbereiten**	1.1	Vorbehandeln
		1.2	Sammeln
		1.3	Vorreinigen
		1.4	Ggf. Zerlegen
		1.5	Transport
2	**Reinigung**	2.1	Ggf. Zwischenspülung
		2.2	Desinfektion
		2.3	Spülung
		2.4	Trocknung
3	**Prüfung auf Reinigung und Unversehrtheit**		
4	**Pflege und Instandhaltung**		
5	**Funktionsprüfung**		
6	**Kennzeichnung**		
7	**Verpackung**		
8	**Sterilisation**		
9	**Freigabe**		
10	**Transport**		
11	**Lagerung**	11.1	Kontaminationsgeschützt
		11.2	Staubgeschützt
		11.3	Feuchtigkeitsgeschützt
		11.4	UV-Lichtgeschützt

Die Aufbereitung muss sicherstellen, dass von den aufbereiteten Medizinprodukten keine Gefahr durch Gesundheitsschäden ausgeht, insbesondere durch

- Infektionen
- Pyrogene Reaktionen
- Allergische Reaktionen
- Toxische Reaktionen
- Veränderung der technisch funktionellen Eigenschaften

Die praktische Durchführung der Aufbereitung ist in allen Einzelschritten festzulegen. Wichtig hierbei ist auch, dass die Mitarbeiter die Aufgaben bei der Aufbereitung aufgrund der Position und Qualifikation tatsächlich erfüllen können. Es ist sicherzustellen, dass der Ausbildungsstand der Mitarbeiter gewährleistet ist und durch regelmäßige Schulungen erhalten bleibt (KRINKO 2012).

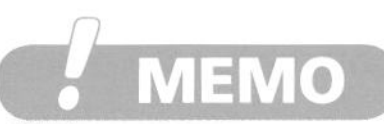

Nur gut ausgebildetes Personal, welches regelmäßig geschult wird, ist in der Lage, die Medizinprodukteaufbereitung gemäß den Anforderungen zu erfüllen.

Falls Medizinprodukte für oder durch andere aufbereitet werden, so sollte dies vertraglich geregelt werden. Durch das jeweilige QM-System muss nachweisbar sein, dass die Aufbereitung der Medizinprodukte qualitativ hochwertig tatsächlich durchgeführt wird und die Anforderungen erfüllt werden.
Vor Anschaffung der Medizinprodukte sollte die Aufbereitbarkeit des Medizinprodukts geprüft werden und diese möglich sein. Dies bedeutet, dass zu verifizieren ist, ob die Angaben des Herstellers eine regelgerechte Aufbereitung ermöglichen und ob die jeweilige Einrichtung in der Lage ist, die Medizinprodukte tatsächlich aufzubereiten oder ob dies durch einen vertraglich festgelegten und zertifizierten Fremdanbieter ermöglicht wird (z. B. thermolabile Medizinprodukte).

Risikobewertung und Klassifikation

Vor der erstmaligen Aufbereitung von Medizinprodukten sind die Risikobewertung und die Einteilung von Medizinprodukten in die jeweiligen Risikoklassen vorgeschrieben. Der gedankliche Hintergrund dieser Risikobewertung und -einstufung ist, dass die Qualität der Aufbereitung zwar bei allen Medizinprodukten gleich sicher sein muss, die Ansprüche für die Qualitätssicherung und Dokumentation allerdings dem tatsächlichen Risiko durch das Medizinprodukt entsprechen müssen. Bei der Risikobewertung werden die Medizinprodukte zum einen hinsichtlich ihres Risikos für den Patienten eingeteilt (unkritisch, semikritisch, kritisch), zum anderen wird die Schwierigkeit der Aufbereitung berücksichtigt (Gruppe A bis C). Der Sinn dieser Klassifikation besteht darin, dass abhängig vom Einsatzbereich nicht alle Medizinprodukte dem gleichen Anspruch genügen müssen bzw. die Aufbereitungsverfahren entsprechend dem Bedarf gewählt und hierfür validiert und dokumentiert werden müssen.

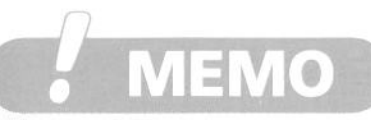

In die Risikobewertung und Klassifikation der Medizinprodukte müssen der Bedarf sowie die Resistenzen der Krankheitserreger gegenüber den zur Anwendung kommenden Aufbereitungsverfahren sowie die Wirkungsgrenzen der zum Einsatz vorgesehenen Verfahren einfließen (KRINKO 2012).

So können unkritische Medizinprodukte, die nur mit intakter Haut in Kontakt kommen, wie z. B. eine Blutdruckmanschette, einfach mit Desinfektionsmittel abgewischt und somit problemlos aufbereitet werden, während kritische Medizinprodukte der Gruppe C, bspw. thermolabile Instrumente, die für invasive Maßnahmen eingesetzt werden (z. B. Ballonkatheter), spezielle Aufbereitungsverfahren benötigen und neben der lückenlosen Dokumentation der Aufbereitungsschritte auch noch Materialprüfungen unterzogen werden.
Die KRINKO-Empfehlung 2012 fordert bei Medizinprodukten, die mit „kritisch B", d. h. mit erhöhten Anforderungen an die Aufbereitung, eingestuft wurden, dass diese Instrumente nur von MitarbeiterInnen, die eine Ausbildung durchlaufen haben, aufbereitet werden dürfen. In jedem Fall sollten alle als kritisch klassifizierten Instrumente maschinell aufbereitet (kritisch A und B) und dampfsterilisiert werden. Sind sie nicht dampfsterilisierbar, so handelt es sich um Instrumente der Gruppe kritisch C (siehe oben).
Für die Risikobewertung gibt es aufgrund der komplexen Durchführung neben den Empfehlungen der KRINKO zusätzlich Bewertungshilfen wie zum Beispiel die Fließdiagramme, wie sie von der Deutschen Gesellschaft für Sterilgutversorgung (DGSV) angeboten werden. Die Risikobewertung und Einstufung ist für jedes Medi-

Risikoklasse		Definition			Beispiele
Unkritische Medizinprodukte		Medizinprodukte, die lediglich mit intakter Haut in Berührung kommen			Stethoskop Blutdruckmanschette Beatmungsmaske EKG-Elektroden
Semikritische Medizinprodukte	Gruppe A	Medizinprodukte, die mit Schleimhaut oder krankhaft veränderter Haut in Berührung kommen	Aufbereitung ohne besondere Anforderungen möglich		HNO-Mundspatel Spekulum
	Gruppe B		Erhöhte Anforderungen an die Aufbereitung	• Effektivität der Reinigung nicht unmittelbar beurteilbar (z. B. lange, enge Lumen, Hohlräume) • Sicherheit beeinflussende Effekte nicht ausschliessbar (z. B. knickempfindlich, empfindliche Oberflächen) • Anzahl der Anwendungen oder Aufbereitungszyklen durch den Hersteller begrenzt	Endoskope Larynxmaske Tubus Guendeltubus
Kritische Medizinprodukte	Gruppe A	Medizinprodukte zur Anwendung von Blut, Blutprodukten und anderen sterilen Arzneimitteln und Medizinprodukte, die die Haut oder Schleimhaut durchdringen und dabei Kontakt mit Blut, inneren Geweben oder Organen kommen, einschließlich Wunden	Aufbereitung ohne besondere Anforderungen möglich		Wundhaken, Chirurgische Pinzette, Chirurgische Schere, Skalpellgriffe
	Gruppe B		Erhöhte Anforderungen an die Aufbereitung	• Effektivität der Reinigung nicht unmittelbar beurteilbar (z. B. lange, enge Lumen, Hohlräume) • Sicherheit beeinflussende Effekte nicht ausschliessbar (z. B. knickempfindlich, empfindliche Oberflächen) • Anzahl der Anwendungen oder Aufbereitungszyklen durch den Hersteller begrenzt	Phakohandstücke Trokare Endoskopzangen
	Gruppe C		Besonders hohe Anforderungen an die Aufbereitung	Gruppe B und thermolabil	Herzkatheter

Tab. 7.1: Risikoklassifikation von Medizinprodukten

zinprodukt (Festlegung von Produktgruppen ist möglich) schriftlich festzulegen. Aus dieser muss dann das erforderliche Aufbereitungsverfahren eindeutig hervorgehen.

Auf die Aufbereitung von MP, bei denen eine effektive Reinigung nicht sicher gewährleistet ist, und ebenso, wenn die Aufbereitung des MP mit einem hohen Verletzungsrisiko verbunden ist, muss verzichtet werden, z. B. Kanülen (KRINKO 2012). Dasselbe gilt für Medizinprodukte, die zur Anwendung von Zytostatika und Radiopharmaka dienen.

Bei der Risikobewertung der aufzubereitenden MP sind kritische Verfahrensschritte (sog. critical control points) sowie deren Ergebnisse und potenzielle Gefährdungen zu definieren. Daraus ergeben sich Maßnahmen zur Risikominimierung resp. sogar der Verzicht auf die Aufbereitung.

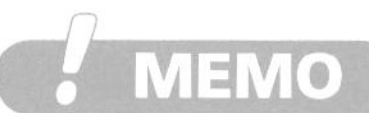

Medizinprodukte, die nicht sicher und effektiv gereinigt werden können, dürfen nicht aufbereitet werden. Gleiches gilt für Medizinprodukte, bei denen ein hohes Verletzungsrisiko besteht oder mit denen Zytostatika oder Radiopharmaka appliziert werden.

Herstellerangaben

In der Medizinprodukte-Betreiberverordnung ist festgelegt, dass Medizinprodukte zur mehrfachen Anwendung unter Beachtung der Angaben der Hersteller aufbereitet werden müssen. Alle Hersteller von Medizinprodukten sind verpflichtet, den Anwendern geeignete Angaben in alltagstauglicher Form zur Verfügung zu stellen. Welche Informationen und in welcher Form sie zur Verfügung gestellt werden sollen, regelt die DIN EN ISO 17664. Der Hintergrund dieser Empfehlung ist, dass der Hersteller die Konstruktion und Materialeigenschaften seines Produkts kennt bzw. getestet hat und daher geeignete und sichere Aufbereitungsempfehlungen abgeben können muss. Die Angaben des MP-Herstellers müssen Informationen zur Reinigung, Desinfektion, Spülung, Trocknung, ggf. Verpackung und Sterilisation, Transport sowie zur sachgerechten Lagerung zur Verfügung stellen. Leider bestehen (immer) noch große Unterschiede zwischen den einzelnen Herstellern in Bezug auf diese Angaben. Einige erlauben den direkten Internetzugang, um Aufbereitungsanweisungen zum jeweiligen MP herunterzuladen, andere verweigern sich völlig oder veröffentlichen zum Teil hygienisch undurchführbare Anweisungen, wie z. B. die Instrumente mit Seifenlauge abzureiben oder die Desinfektion mit Flächendesinfektionsmitteln.

Daher wird dringend empfohlen, dass der Anwender bereits vor der Anschaffung von neuen MP die Angaben zum Aufbereitungsverfahren berücksichtigt und nur Produkte von Herstellern verwendet, die ihm geeignete und praxistaugliche Aufbereitungsempfehlungen zur Verfügung stellen. D. h., der Anwender muss prüfen, ob die Empfehlungen in seiner Einrichtung durchführbar sind. Weicht die durchgeführte Aufbereitung in wesentlichen Punkten von den Herstellerempfehlungen ab, ist der Anwender in der Pflicht, die Gleichwertigkeit seines Verfahrens zu belegen. Es gibt allerdings auch Herstellerempfehlungen, die sich nicht an die KRINKO-Empfehlungen bzw. die EU-Medizinprodukterichtlinie halten. Diese Empfehlungen sind nicht zu befolgen (Scherrer 2007). Falls Herstellerangaben nicht vollständig sind, sind diese beim Hersteller einzufordern. Die Überwachungsbehörde des Bundeslandes, in dem sich der Firmensitz befindet, ist hierüber nachrichtlich zu informieren. Bei im Ausland tätigen Herstellern ist die Nachricht an das BfArM zu leiten (KRINKO 2012).

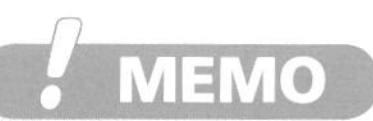

Der Anwender muss sich vor der Anschaffung von neuen Medizinprodukten vergewissern, dass ihm vom Hersteller geeignete und praxistaugliche Aufbereitungsempfehlungen zur Verfügung gestellt werden.

Die Gebrauchsanweisung muss nach Maßgabe des konkreten Falls folgende Angaben enthalten: bei mehrmals zur Anwendung kommenden MP Angaben über geeignete Aufbereitungsverfahren, z. B. Reinigung, Desinfektion, Verpackung und bei Bedarf auch geeignete Sterilisationsverfahren (wenn eine Sterilisation erforderlich ist) sowie Angaben zu einer eventuellen zahlenmäßigen Beschränkung der Anwendungs- und Aufbereitungshäufigkeit. Bei der Lieferung von Produkten, die vor der Anwendung zu sterilisieren sind, müssen die Angaben zur Reinigung und Sterilisation sicherstellen, dass das Produkt bei ihrer ordnungsgemäßen Befolgung die Anforderungen der KRINKO-Empfehlung erfüllt (Richtlinie 93/42/EWG des Rates vom 14. Juni 1993 über Medizinprodukte – Auszug aus Anhang I; Abschnitt II, Nummer 13.6).
Sollten Medizinprodukte verwendet werden, bei denen der Hersteller nicht mehr zurate gezogen werden kann, so ist in einem Gremium unter Hinzuziehen eines Hygienikers festzulegen, ob und ggf. wie das bisher verwendete Medizinprodukt hygienisch und rechtlich sicher aufbereitet werden kann. Dies ist dann schriftlich in einer Arbeitsanweisung zu dokumentieren, um bei rechtlichen Fragestellungen Handlungsanweisungen nachzuweisen.

Festlegung der Aufbereitungsverfahren

Als weiterer Schritt müssen die Aufbereitungsverfahren produkt- bzw. produktgruppenspezifisch festgelegt werden. Der Anwender ist verpflichtet, die Herstellerangaben zu beachten und sie in die Risikobewertung, die Festlegung und die Dokumentation des Aufbereitungsprozesses einfließen zu lassen. Danach sollten die einzelnen Schritte der Instrumentenaufbereitung bestimmt, auf ihre Praktikabilität überprüft und schriftlich niedergelegt werden.

Aufbereitung Medizinprodukte

Unsterile Medizinprodukte sind gemäß den Herstellerangaben aufzubereiten.

Spezialfall: Überschreiten der Lagerfrist

Für unbenutzte, nicht kontaminierte sterile Medizinprodukte, bei denen bspw. die festgelegte Lagerfrist verstrichen ist, kann sich die Aufbereitung auf die neue Verpackung und anschließende Sterilisation beschränken (geeignetes Sterilisationsverfahren beachten!). Voraussetzung ist, dass dieses Vorgehen keine Beeinträchtigung der funktionellen Sicherheit am Material nach sich zieht (KRINKO 2012). Ist dies nicht sicher gewährleistet oder festzustellen bzw. ist das Autoklavieren nicht möglich (z. B. bei thermolabilen MP), so darf das MP nicht wiederaufbereitet, sondern muss entsorgt werden.

Vorreinigung, Reinigung, Desinfektion

Die kontaminierten bzw. unsterilen Medizinprodukte müssen nach Gebrauch sachgerecht und schonend abgelegt werden. Um Beschädigungen zu vermeiden, sollte kein „Abwerfen" im buchstäblichen Sinne erfolgen. Größere Verunreinigungen und Gewebereste sollten zuvor entfernt und das Instrument ohne Gefährdung des Personals abgewischt werden.
Eine effektive Reinigung erfordert die Vorbereitung der Medizinprodukte direkt nach dem Gebrauch. Gelenkinstrumente müssen geöffnet, Rückstände von korrosiven Ätz- und Arzneimitteln (z. B. Silbernitrat, Quecksilberverbindungen) sofort nach Gebrauch entfernt werden. Einzelne Gegenstände, wie z. B. wiederverwendbare Absaugsysteme oder feine oder stark kontaminierte Instrumente, müssen grob vorgereinigt bzw. durchgespült werden. Welche Instrumente wie vorbereitet werden, muss in einer Standardarbeitsanweisung schriftlich festgelegt sein.

Ist ein längerer Transport notwendig, so erfolgt er materialschonend in geschlossenen, desinfizierbaren Behältern, die einen direkten Kontakt der Mitarbeiter zum MP sicher verhindern.
Alle Medizinprodukte sollen vorzugsweise trocken entsorgt werden.
Nur benutzte Instrumente, von denen bei einer eventuellen manuellen (Vor-)Reinigung eine Verletzungsgefahr ausgeht, müssen zunächst desinfiziert werden. Da bei der maschinellen Reinigung benutztes Instrumentarium sofort nach Gebrauch in maschinengeeignete Instrumententräger (z. B. Siebschalen) entsorgt wird, ist die spezielle Desinfektion bei der maschinellen Aufbereitung nicht extra notwendig.

Wichtig ist, dass bei der Reinigung alle äußeren und inneren Oberflächen zugänglich sind, um eine effektive Reinigung zu gewährleisten. Bezüglich der Materialeigenschaften der Instrumente sollte darauf geachtet werden, dass die angeschafften Instrumente (gemäß den Vorgaben) alkalisch zu reinigen sind, da die alkalischen Reiniger die beste Reinigungsleistung ohne Proteinfixierung (im Gegensatz zu aldehydischen Reinigern) erbringen.

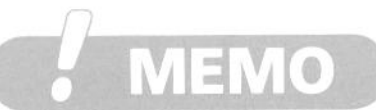

Das zur Reinigung und Desinfektion eingesetzte Wasser muss mindestens Trinkwasserqualität haben.
Für die abschließende Spülung nach der Desinfektion muss entmineralisiertes (sog. VE-Wasser) und mikrobiologisch einwandfreies Wasser (Sterilwasserfilter) eingesetzt werden.

Um eine Biofilmbildung durch das in Desinfektionsmittelwannen verwendete Wasser zu vermeiden, sollten die Wannen arbeitstäglich gereinigt und desinfiziert werden.

Ultraschallreinigung
Der Einsatz eines Ultraschallbads mit einem Reinigungsmittel kann den Reinigungserfolg bei stark verschmutzten Gegenständen verbessern. Es stellt ein zusätzliches Reinigungsverfahren dar, ersetzt allerdings keinen der grundsätzlich erforderlichen Aufbereitungsschritte. Für die Reinigung im Ultraschallbad sind Medizinprodukte aus Edelstahl sowie mechanisch empfindliche Instrumente besonders geeignet. Bei Instrumenten mit Klebestellen ist jedoch Vorsicht geboten, da diese durch Einwirkung von Ultraschall beeinträchtigt werden können.

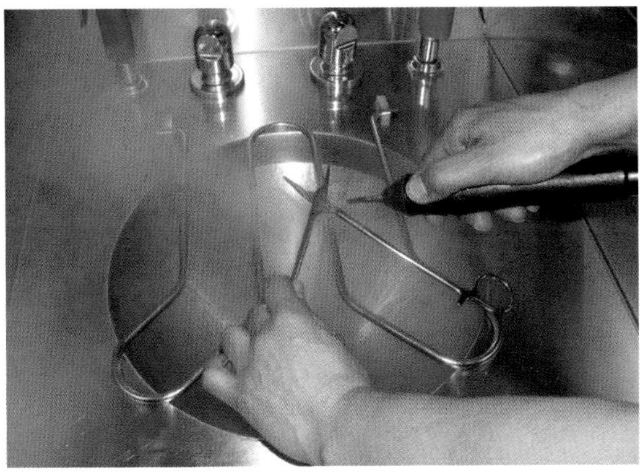
Abb. 7.1: Unzureichender Personalschutz bei Steamerverwendung

Bei luftgefüllten oder weichen Medizinprodukten muss beachtet werden, dass die Effektivität der Reinigung wegen ungenügender Schallübertragung ggf. unzureichend ausfällt. Um die optimale Wirkung des Ultraschalls zu nutzen, müssen großflächige Instrumente so platziert werden, dass keine Schallschatten oder schalltoten Zonen entstehen. Die Instrumente müssen vollständig von der Lösung bedeckt sein. Aus Gründen des Arbeitsschutzes sollen Ultraschallbäder abgedeckt sein. Zusätzlich sollte bei den Ultraschallbädern die Kontrolle der Betriebstemperatur überwacht werden.

Medizinprodukte mit besonders hartnäckigen Inkrustierungen oder englumige Schläuche, Sonden oder Instrumente mit Hohlräumen müssen mit weichen Kunststoffbürsten, Reinigungsmittelzusätzen und flusenfreien weichen Tüchern oder Druckwasserpistolen manuell vorgereinigt werden. Bezüglich der manuellen Aufbereitung muss zusätzlich darauf geachtet werden, ob der Hersteller des Desinfektionsmittels eine Zwischenspülung empfiehlt. Bei der Nachspülung und Trocknung der Medizinprodukte muss eine Rekontamination des desinfizierten Medizinprodukts ausgeschlossen sein.

Generell ist stets die vollautomatische Reinigung und thermische Desinfektion in einem validierbaren Reinigungs- und Desinfektionsgerät (RDG) einer manuellen Aufbereitung vorzuziehen. Für Instrumente der Risikoklassifizierung kritisch A und B und C muss eine Aufbereitung im RDG erfolgen. Die maschinelle Reinigung wird in einem gemeinsamen Prozess zusammen mit einer thermischen oder chemothermischen Desinfektion in vollautomatischen RDG durchgeführt.
Für die unterschiedlichen Medizinprodukte sind verschiedene Einsatzkörbe vorgesehen, die eine sichere Reinigung und Desinfektion auch regulär schwer zu reinigender Gegenstände (z. B. langer bzw. enger Schläuche) ermöglichen.
Es gibt aber immer noch Medizinprodukte, die mit maschinellen Verfahren nicht zu reinigen und zu desinfizieren sind; bei diesen kann – sofern sie nicht der Risikoklasse „kritisch A" und höher angehören – auch die Desinfektion manuell erfolgen. Solche Methoden sind streng genommen nicht zu validieren, da die qualitätssteuernden Parameter nur unzureichend gemessen werden können, und müssen daher besonders akribisch ausgeführt und dokumentiert werden. Dies kann durch die Erstellung einer Standardarbeitsanweisung geschehen, die alle Arbeitsschritte und die notwendigen Parameter (z. B. Desinfektionsmittelkonzentration, Einwirkzeit, Standzeit) beschreibt. Unter Umständen kann eine stichprobenartige Kontrolle erfolgen. In einem Urteil vom 29.09.2010 des Oberverwaltungsgerichts (OVG) Nordrhein-Westfalens wurde die manuelle Aufbereitung von MP der Klasse „kritisch B" für unzulässig erklärt, da ein manuelles Reinigungs- und Desinfektionsverfahren regelmäßig nicht validierbar ist (OVG NRW 2010).

Beim Einsatz der chemischen Instrumentendesinfektion sind einige Grundsätze zu beachten:

- Die Desinfektionsmittel müssen nachweislich bakterizid, viruzid und fungizid wirken.
- Die verwendeten Desinfektionsmittel müssen VAH-DGHM-gelistet sein oder einen anderen vergleichbar verlässlichen Wirksamkeitsnachweis besitzen.
- Die verwendeten Desinfektionsmittel dürfen nicht proteinfixierend sein.
- Eine wirksame Reinigung muss der Desinfektion vorausgehen, da nur saubere Instrumente auch wirklich sterilisiert werden können.
- Nach der Desinfektion ist eine gründliche Spülung und Trocknung unter Vermeidung von Kreuzkontaminationen notwendig.
- Es muss der Verbleib von toxisch relevanten Rückständen und Reaktionsprodukten auf dem Medizinprodukt sicher ausgeschlossen werden.
- Zur Instrumentendesinfektion dürfen nur als Instrumentendesinfektionsmittel ausgewiesene Präparate verwendet werden.
- Um direkten Hautkontakt zu vermeiden, sind geeignete Handschuhe zu tragen.
- Um schleimhautreizende Dämpfe zu vermeiden, sollten Lösungen immer mit kaltem Wasser angesetzt werden.

- Eine genaue Dosierung des Desinfektionsmittels ist zu beachten (Messbecher oder besser Dosiergeräte benutzen).
- Zur Vermeidung der Emission von Desinfektionsmitteldämpfen müssen die Wannen immer abgedeckt sein.
- Die maximale Standzeit der Desinfektionsmittellösungen ist gemäß den Herstellerangaben zu befolgen.
- Ansetzdatum, Inhalt und Konzentration müssen auf dem Desinfektionsmittelbehältnis dokumentiert sein.
- Die Einwirkzeiten sind zu beachten (Zeit messen).
- Bei Zusatz von Reinigern sind nur vom Hersteller empfohlene Produkte einzusetzen.
- Es muss geeignetes Wasser zur Reinigung und Spülung der Medizinprodukte verwendet werden, welches die Eigenschaften des Medizinprodukts nicht nachteilig verändert.

Neben der Auswahl möglichst wirksamer Substanzen sind beim Einsatz in der Praxis auch die Anwendungseigenschaften (Lieferung als flüssiges Konzentrat, als Pulver oder als gebrauchsfertige Lösung, ggf. mit Aktivator, Art der Dosierung), die Umweltverträglichkeit (auch z. B. von Hilfs- und Duftstoffen) und der Arbeitsschutz zu beachten. Fertig angesetzte Gebrauchslösungen einiger Hersteller können in verschlossenen Behältern z. T. bis zu vier Wochen haltbar sein (unbedingt Herstellerangaben beachten!).

Nachteile und mögliche Wirklücken der chemischen Verfahren sind in der folgenden Übersicht zusammengestellt:

- Wirkungslücken und Kontamination chemischer Desinfektionsmittel
- Primäre bakterielle Resistenz, Adaptation (Biofilmbildung)
- Konzentrations-, Temperatur- und pH-Abhängigkeit
- Zersetzbarkeit und Wirkungsverlust
- Seifen-, Eiweißfehler
- Umwelt-, Raumluft- und Abwasserbelastung. Allergisierende und toxische Eigenschaften und potenzielle Belastung für Patienten und – durch die langjährige Exposition – v. a. für das Personal möglich

Thermische Desinfektion

Die thermische Desinfektion erfolgt in der Regel gemeinsam mit der Reinigung von Medizinprodukten in vollautomatischen Reinigungs- und Desinfektionsautomaten. Die Desinfektion erfolgt dabei durch Temperatureinwirkung; in der Routine reichen 80 °C (Haltezeit 10 min A0 = 600) bei thermischen bzw. 60 °C bei chemothermischen Verfahren (Haltezeit 15 min) aus. Im Seuchenfall muss auf Anordnung des Amtsarztes ein von der KRINKO anerkanntes, geprüftes und gelistetes Verfahren zur Abtötung von Mikroorganismen der Resistenzstufen A und B eingesetzt werden, das somit alle vegetativen Bakterien, Pilze und Viren erfasst. Dazu ist neben einem geänderten Programmablauf, bei dem die Desinfektion vor der Reinigung erfolgt, eine Temperatur von 93 °C und eine Einwirkungszeit von 10 min einzuhalten.
Heute wird die Desinfektionsleistung eines RDGs mit dem A0-Wert angegeben. Dieser Wert ergibt sich aus der Desinfektionsdauer in Sekunden bei einer Ausgangstemperatur von 80 °C. Bspw. wird ein A0-Wert von 3.000 bei 80 °C nach 50 Minuten erreicht (50 (Minuten) x 60 (Sekunden) = A03.000). Änderungen der Temperatur verändern den Zeitbedarf, der für einen bestimmten A0-Wert erforderlich ist. Bei 90 °C genügen für

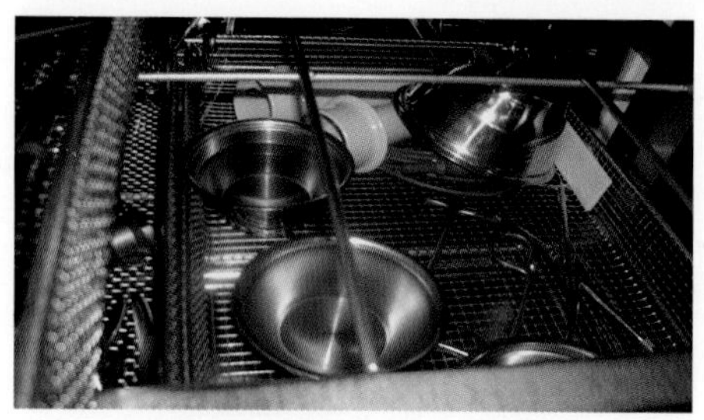

Abb. 7.2: Unsachgemäß positionierte Schale im RDG

denselben A0-Wert (3000) 5 Minuten (10 (Temperaturänderung) x 5 (Minuten) x 60 (Sekunden) = 3.000), bei 70 °C steigt die Dauer auf 500 Minuten an.

Validierung von Reinigungs- und Desinfektionsautomaten

Gemäß der Medizinprodukte-Betreiberverordnung müssen auch Reinigung und Desinfektion von Medizinprodukten mit validierten Verfahren erfolgen. Mit der Validierung will man grundsätzlich gewährleisten, dass das eingesetzte Verfahren für die sichere Aufbereitung geeignet ist. Dabei werden die Parameter bestimmt, die für eine ordnungsgemäße Aufbereitung notwendig sind. Dies sind gleichzeitig die Daten, die im Routinebetrieb für die Freigabe kontrolliert werden müssen. Unter anderem muss geprüft werden:

- Trockenheit der Beladung
- Wasserbeschaffenheit
- Fehleranzeige bei Ausfall von Betriebsmitteln
- Chemikaliendosierung
- Rückstände von Prozesschemikalien
- Temperatur
- Zeit

Dabei ist die Prüfung auf Chemikalienrückstände noch nicht eindeutig geklärt. Die Norm gibt dazu wenig Hilfestellung. Sie fordert, dass die Konzentrationen der Chemikalien im Nachspülwasser geprüft werden sollen. Dies soll mit Methoden durchgeführt werden, die der Hersteller empfiehlt, der auch die Grenzwerte angeben soll. Üblicherweise wird der pH-Wert untersucht; ein neutraler Wert gilt als akzeptabel. Diese Methode funktioniert allerdings nur beim Einsatz von alkalischen Reinigungsmitteln, nicht bei Neutralreinigern. Zu einer Validierung gehört immer auch die Dokumentation; erstmalig bei der Validierung und anschließend beim Routineprozess müssen für Reinigungs- und Desinfektionsgeräte die festgelegten Parameter (z. B. für Temperatur, Einwirkzeit, Wassermenge, Reinigungs- und ggf. Desinfektionsmittelmenge, Trocknungszeit), die für das einwandfreie Prozessergebnis erforderlich sind, erfasst und dokumentiert werden. Erst wenn die im Routineprozess gemessenen Parameter den Vorgaben entsprechen, erfolgt die Freigabe für den nächsten Prozessschritt. Für viele der in Betrieb befindlichen Reinigungs- und Desinfektionsgeräte sind Nachrüstkapazitäten vorhanden, um die geforderte Dokumentation zu ermöglichen. Die modernen Maschinen führen den Abgleich der Parameter elektronisch durch und gehen bei Nicht-Erreichen der festgelegten Werte auf Störung; auch die Dokumentation erfolgt hier elektronisch.

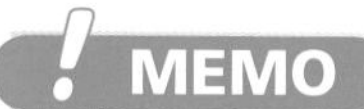

Die verwendeten Reinigungs- und Desinfektionsgeräte müssen regelmäßig validiert werden.

Alle vorhandenen Reinigungs- und Desinfektionsprogramme sind zu validieren. Das heißt, eine gute Dokumentation der Prozesse der maschinellen Aufbereitung, inklusive der täglichen Sichtkontrolle der Maschine vor Inbetriebnahme, ist unabdingbar. Nicht zu vergessen sind die regelmäßigen Wartungsintervalle der Maschinen. Diese müssen, ebenso wie die regelmäßigen Validierungen der Maschinen mit Testkörper schriftlich dokumentiert und aufbewahrt werden. Bei der Anschaffung neuer Maschinen muss darauf geachtet werden, eine schriftliche Dokumentation des Reinigungs- und Desinfektionsprozesses zu haben.

Funktionsprüfung

Neben der Prüfung der funktionellen technischen Sicherheit sollte in diesem Prozessschritt auch die Prüfung auf ausreichende Trocknung und Sauberkeit erfolgen. Die Prüfungsschritte sollten schriftlich festgelegt werden, um sicherzustellen, dass alle Mitarbeiter nach den gleichen Regeln prüfen. Die Trocknung wird dabei in der Regel haptisch oder durch Auflegen auf ein Löschpapier oder Tuch überprüft. Die Prüfung auf Sauberkeit erfolgt wie schon erwähnt am besten optisch an Stellen, an denen am ehesten mit einer Restverschmutzung zu rechnen ist (z. B. an Instrumentengelenken und -lumina). Sollte ein ungenügender Reinigungs- oder Trocknungserfolg festgestellt werden, hat eine Rückmeldung an den vorhergehenden Prozessschritt zu erfolgen.
Nach Reinigung und Desinfektion werden die Gegenstände, die sterilisiert werden müssen, zum nächsten Arbeitsplatz weitertransportiert. Dort erfolgt bei Bedarf die Pflege mit speziellen Pflegemitteln (z. B. Öle, Fette; Silikonsprays sind weniger geeignet) sowie ggf. eine Dichtigkeitsprüfung. Abgenutzte, korrodierte, poröse sowie anderweitig beschädigte Instrumente werden aussortiert (Flugrost, Folgerost). Bei der Überprüfung der Instrumente sollte auf geeignete Arbeitsplätze mit ausreichender Beleuchtung und bei feinen Instrumenten zusätzlich auf Lichtlupen Wert gelegt werden.

Für weiterführende Informationen zur Instrumentenaufbereitung kann die Broschüre „Instrumentenaufbereitung richtig gemacht" des Arbeitskreises Instrumentenaufbereitung empfohlen werden. Man kann sie kann unter www.a-k-i.org kostenlos herunterladen.

Validierung der Aufbereitungsverfahren

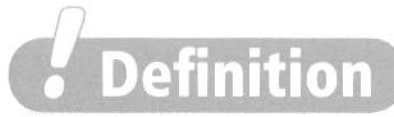

Die Validierung eines Geräts oder Prozesses soll den dokumentierten Beleg liefern, dass der gewählte Prozess die zuvor spezifizierten Anforderungen (Sauberkeit, Keimarmut/Sterilität und Funktionalität) nachweislich und reproduzierbar im praktischen Einsatz erfüllt.

Durch die Validierung soll die technisch funktionelle Sicherheit der Aufbereitung dauerhaft und überprüfbar gewährleistet werden. Es findet hierbei ein Abgleich zwischen den vorgegebenen Parametern, die für eine effektive Reinigung, Desinfektion und Sterilisation erforderlich sind, sowie den tatsächlich von den Geräten erbrachten und gemessenen Werten statt.
Die Validierung setzt sich zusammen aus Installations-, Betriebs- und Leistungsqualifikation. Eine Revalidierung wird nach fixen Intervallen sowie nach größeren Reparaturen fällig. Es haben sich mittlerweile die physikalischen, d. h. thermoelektrischen, Messmethoden etabliert, bei denen Temperatur und Druckverlauf jeder Beladungsart geprüft und aufgezeichnet werden.

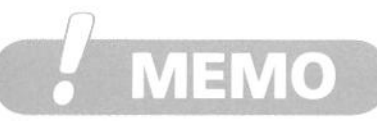

Die Validierung ist der dokumentierte Nachweis der beständigen Wirksamkeit eines Aufbereitungsprozesses.

Die neue KRINKO-Empfehlung von 2012 enthält Checklisten für die Inbetriebnahme und den Betrieb von RDGs und Kleinsterilisatoren, anhand derer die Kriterien für die Validierung abgearbeitet werden können. Prinzipiell sind Messwerte, die Maschinen und Geräte wie RDG und Sterilisator erbringen, überprüfbar und daher für eine Validierung geeignet. Die Prüf- bzw. Produktgruppen, die der Validierung zugrunde liegen, müssen begründet werden.

Sollen auch manuelle Aufbereitungsverfahren (z. B. bei ggf. nicht maschinell aufbereitbaren Medizinprodukten) validiert werden, so müssen, basierend auf einer Risikoanalyse, zuvor Standardarbeitsanweisungen mit auf deren Wirksamkeit und auf das Medizinprodukt abgestimmten Reinigungs- und Desinfektionsmitteln und Verfahren erstellt werden.
Die Validierung kann bei RDG verfahrenstechnisch gewährleistet werden (z. B. Zeit-, Temperaturwahl, quantifizierbare Reinigungs- und Desinfektionsleistung). Daher wird empfohlen, nur noch Geräte anzuschaffen, die einer Typprüfung durch den Hersteller unterzogen wurden und einen dokumentierten Beleg über die spezifizierten Parameter liefern.
Darüber hinaus sind neben dezidierten Angaben des Herstellers zur Bedienung des Geräts (Handbuch) auch eine zumindest initiale qualifizierte Schulung und Unterweisung der Mitarbeiter zum ordnungsgemäßen Betrieb der Maschinen dringend zu empfehlen (KRINKO 2012).

Verpackung

Das Packen von Instrumentensieben oder auch von Verbandssets sollte nach standardisierten Packlisten erfolgen, die entweder direkt am Arbeitsplatz aushängen oder per Bildschirm aus dem EDV-System abrufbar sind. Die Packtische sollten ausreichend groß und gut beleuchtet sein.
Nach dem Packen wird an jedem Container eine Verschlussplombe befestigt. Bei Beschädigung der Plombe muss der Container erneut sterilisiert werden. Alternativ dazu kann der Verschluss mit einem Indikatorklebeband erfolgen, welches durch Farbumschlag zuverlässig anzeigt, ob es den Sterilisationsprozess durchlaufen hat (*Abb. 7.3*). Der Farbumschlag ist kein Garant für die Sterilität der Instrumente.

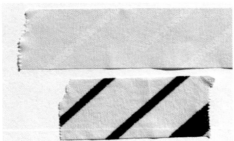

Abb. 7.3: Indikatorklebeband ohne und mit erfolgtem Farbumschlag

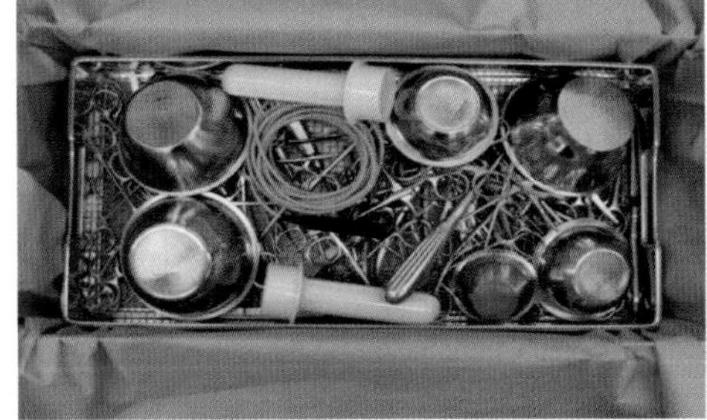

Abb. 7.4: Schlecht gepacktes Sieb, mit hoher Verletzungsgefahr und mit Einlegetuch

Wenn eine kontaminationsfreie Entnahme des Siebes möglich ist, kann auf eine Innenverpackung in Containern verzichtet werden. Aus hygienischer Sicht ist der Gebrauch von Einlegetüchern nicht erforderlich (*Abb. 7.4*). Vliestücher dienen lediglich der kontaminationsfreien Entnahme der Siebe. Wenn dies z. B. durch längere Griffe möglich ist, so haben sie aus hygienischer Sicht keinen Nutzen. Der Vorgang der Sterilisation der Instrumente im Container muss im Autoklaven korrekt ablaufen, unabhängig davon, ob Tücher eingelegt wurden oder nicht. Selbstverständlich muss die Entnahme der Siebe zuverlässig ohne eine Kontamination erfolgen. Um das Herausnehmen der Instrumentensiebe auch ohne Tücher zu vereinfachen, gibt es die Möglichkeit, die Instrumentensiebe mit extra langen Schwenkgriffen (*Abb. 7.6*) auszurüsten.
Sofern keine Einwegfilter verwendet werden, müssen die Filter der Container in regelmäßigen Abständen (entsprechend Herstellerangaben) gewechselt werden. Dies sollte auch dokumentiert werden.

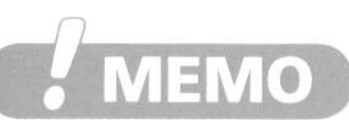

Die gängigen (einfachen) Indikatorklebebänder zeigen lediglich an, dass der Container im Sterilisator (und damit Hitze ausgesetzt) war; sie sind kein Beleg für den ordnungsgemäßen Ablauf des Sterilisationsprozesses und garantieren nicht, dass die MP tatsächlich steril sind.

Das Verpackungssystem muss die Sterilisation ermöglichen, eine Rekontamination des MP muss bis zu seiner Anwendung sicher ausgeschlossen sein. Die Verpackung muss immer ausschließlich mit für den Prozess spezifischen Materialien erfolgen, d. h. das Verpackungsmaterial muss für den jeweiligen Sterilisationsprozess geeignet und zugelassen sein.

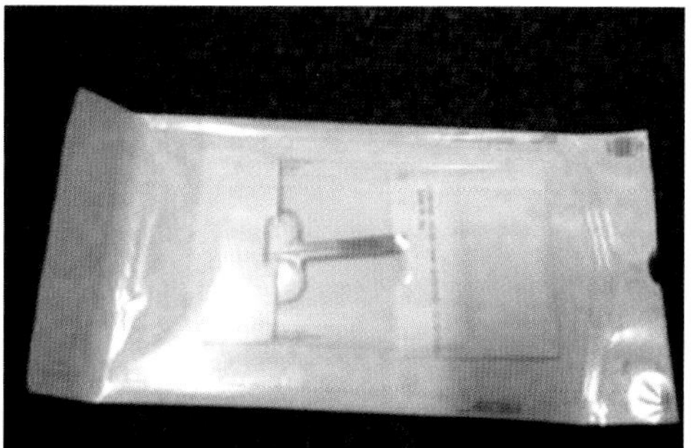

Abb. 7.5: Cave: Umschlagen der inneren Verpackungsfolie stellt hygienisches Risiko dar

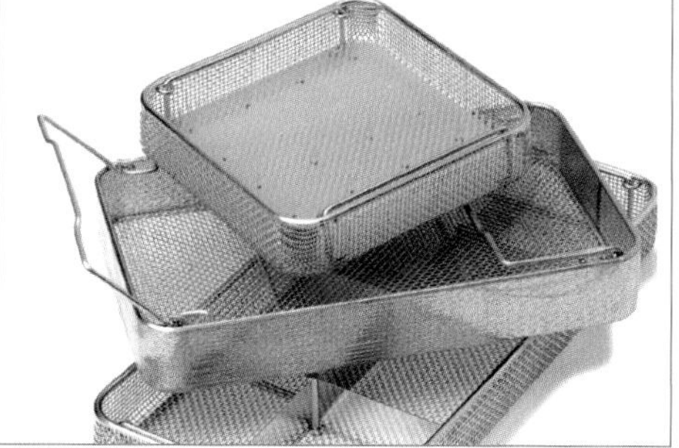

Abb. 7.6: Sieb mit verlängertem Schwenkgriff

Das Einschweißen der Einzelinstrumente hat mit geeigneten, geeichten Schweißgeräten und geeigneter Folie zu erfolgen. Sterilisationsfolien sind sicher zu verschweißen. Sie dürfen nur einmal verwendet werden. Ggf. ist eine Sterilgutlagerfrist anzugeben.

Das routinemäßige Doppelverpacken bietet hygienisch keine Vorteile. Lediglich bei schweren Instrumenten kann ggf. ein mechanischer Vorteil resultieren. Hingegen stellt das Umschlagen der inneren Verpackung ein hygienisches Risiko dar, da hierdurch die Dampfperfusion behindert wird (*Abb. 7.5*).

Häufige Fehler beim Verpacken:

- Container werden zu schwer beladen, sodass der Dampf nur unzureichend wirken und entweichen kann (feuchte Instrumente). Eine Beladung darf 8 kg Gewicht nicht übersteigen.
- Pakete aus Sterilisationspapier sind zu straff gepackt, dadurch ist ein Aufreißen der Kanten möglich.
- Sterilisierbeutel sind zu prall gefüllt, weil die Luft nicht ausgestrichen wurde, dadurch entsteht während der Vakuumtrocknung ein zu hoher Beutelinnendruck und die Kleberänder oder Siegelnähte können nachgeben oder sogar platzen.
- Sterilisierbeutel werden von (spitzen oder zu schweren) Gegenständen beschädigt.
- Textilien werden in Sterilisierbeutel verpackt , durch die Feuchtigkeitsaufnahme bei der Dampfeinwirkung besteht dabei die Gefahr, dass die Siegelnähte der Beutel aufplatzen.
- Seitenrandfaltenbeutel sind nicht richtig verschlossen, weil die Temperatur des Schweißgeräts falsch gewählt wurde.
- Doppelverpackung mit umgeschlagenen Enden (siehe *Abb. 7.5*).

Sterilisation

Ein Produkt gilt als steril, wenn von 1 Million gleicher sterilisierter Objekte nur 1 Objekt mit 1 Keim behaftet ist (Sterility Assurance Level = SAL 10-6) (FÄRBER et al. 1997).
Sterilisation erfolgt mit einem für das Medizinprodukt geeigneten, geprüften und validierten Verfahren (KRINKO 2012).
Wasser, Eiweiß und Nukleinsäuren sind die Hauptbestandteile allen Lebens und damit auch von Infektionserregern. Zur Abtötung der Erreger können deswegen Methoden verwendet werden, welche die Zellen (meist durch Koagulations- oder Alkylierungsvorgänge an Protein- oder Nukleinbausteinen) irreversibel schädigen.

Der Erfolg einer Sterilisation ist von mehreren Faktoren abhängig:

- Bei der Sterilisation gilt grundsätzlich, dass das Sterilisiergut gründlich gereinigt und trocken sein muss. Eiweißreste oder Salzkristalle können als Schutzhülle für Mikroorganismen dienen und damit deren Abtötung erschweren.
- Je höher die Zahl der infektiösen Partikel oder Erreger ist, umso größer ist das Risiko, dass die Sterilisation unwirksam bleibt, weil nicht alle Mikroorganismen oder Prionen abgetötet werden.
- Ein weiterer Faktor sind Dauer und Wirksamkeit der einwirkenden chemischen und/oder physikalischen Agenzien.

Siehe hierzu auch *Tab. 7.3 Sterilisation in Kleinsterilisatoren – Mindestanforderungen* am Ende des Kapitels.

Für die Sterilisation von Medizinprodukten gibt es mehrere geeignete Methoden, wie z. B. Dampf-, Heißluft-, Gas- oder Plasmasterilisation.

Sterilisation mit feuchter Hitze (Dampfsterilisation)
Die Sterilisation mit Wasserdampf ist das am weitesten verbreitete und zuverlässigste Sterilisationsverfahren. Dabei wird gesättigter, gespannter Wasserdampf mit Temperaturen von 121 °C (2,05 bar – Einwirkzeit 15-20 min) oder 134 °C (3,04 bar – Einwirkzeit 5 min) eingesetzt.
Die Sterilisationswirkung beruht auf der Kondensation des Dampfes am Sterilisiergut; dabei wird Energie freigesetzt, welche die Erreger schädigt. Die Dampfsterilisation kann nur dann erfolgreich sein, wenn alle Prozessparameter erfüllt sind (annähernd vollständige Luftentfernung, gesättigter, gespannter Wasserdampf, ausreichende Temperatur und Einwirkzeit). Insbesondere darf der Restluftgehalt nur 5 % bis max. 10% betragen, da bereits 15 % die Abtötungszeit für Mikroorganismen nahezu verdoppeln. Daher wird die (Rest-) Luft aus der Sterilisierkammer und dem Sterilisiergut aktiv abgesaugt (fraktioniertes Vakuum).

Häufige Fehler bei der Dampfsterilisation:

- Durch ungenügende Vorreinigung des Sterilisierguts wird die Keimzahl nicht genügend reduziert.
- Mikroorganismen werden durch Schleim-, Blut- und Serumreste, besonders in englumigen Schläuchen, bspw. von koaguliertem Eiweiß eingehüllt und können so vom Dampf nicht erreicht werden.
- Bei porösem Material (z. B. häufig sterilisierten Textilien) wird der kondensierende Wasserdampf nicht aufgesogen und es bildet sich Wasser. In Wasser wird aber nicht die Temperatur erreicht, die zur Sterilisation notwendig ist.

- Bei der Sterilisation von Metallgegenständen kann sich Kondenswasser bilden, wenn das Gewicht von ungefähr 8 kg pro Sieb überschritten wird.
- Metallnierenschalen, Schüsseln und andere Gefäße liegen mit der Öffnung nach oben im Sterilisierkorb, sodass das Kondensat nicht ablaufen kann.
- Papierverpackte Sterilgüter werden in der unteren Ebene abgestellt, sodass von oben abtropfendes Kondensat die Verpackung durchnässen kann.
- Sterilisierfolien werden an die dampfdurchlässige Seite der Nachbarverpackung gestellt und nicht ordnungsgemäß gelagert, Kunststofffolie an Kunststofffolie und Papier an Papier.
- Sterilisierbehälter werden mit perforiertem Deckel übereinandergestellt; dadurch kann der Dampf nicht durchdringen.

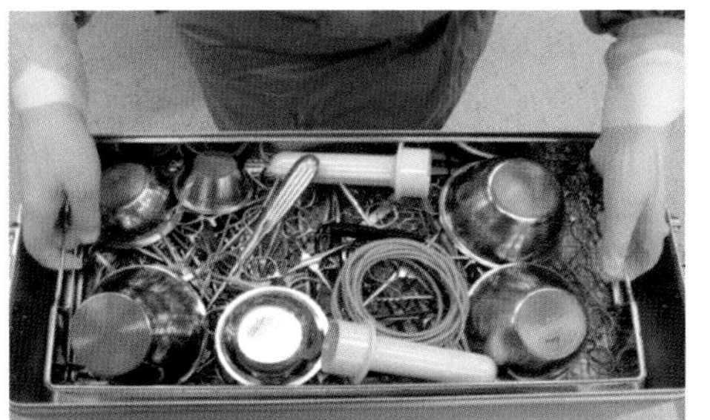

Abb. 7.7: Sorgfältige, kontaminationsfreie Entnahme des Siebes aus dem Container

Kleingeräte (< 1 Sterilgut-Einheit), wie sie insbesondere im niedergelassenen Bereich eingesetzt werden, werden in drei Klassen eingeteilt:

Klasse N ermöglicht nur die Sterilisation von einfach oder nicht verpackten, nicht porösen Produkten ohne Hohlräume. Das Gerät verfügt nicht über eine Vakuumpumpe.

Klasse S ermöglicht die Sterilisation verpackter und unverpackter Medizinprodukte. Im begrenzten Umfang ist auch die Sterilisation von Hohlräumen möglich, die Herstellerangaben sollten hierbei beachtet werden. Das Gerät verfügt über ein einfaches Vakuum und gewährleistet nicht sicher die Dampfsättigung in langen, englumigen und verwinkelten Hohlräumen.

Klasse B verfügt über ein fraktioniertes Vakuum und ermöglicht die Sterilisation jeglicher thermostabiler Medizinprodukte. Diese Klasse ermöglicht eine MPG-gerechte Aufbereitung und entspricht den in Krankenhäusern üblicherweise eingesetzten Sterilisatoren. Nur Klasse B- Sterilisatoren sind uneingeschränkt in der Lage, Hohlkörperinstrumente (MIC-Instrumente) zu sterilisieren.

! MEMO

Für die Sterilisation müssen geeignete Geräte eingesetzt werden, die den Sterilisationserfolg bei allen Instrumenten gewährleisten.

Sogenannte Blitzsterilisatoren entsprechen in der Regel der Klasse N oder S. Die Blitzsterilisation ist für den Routinebetrieb nicht geeignet, da hierbei ohne Verpackung und ohne Vorvakuumphasen sterilisiert wird. Das Verfahren ist in rechtlicher Hinsicht problematisch und sollte – wenn überhaupt – auf den Notfall beschränkt bleiben, bei dem ein seltenes Instrument während der Operation schnell wieder zur Verfügung stehen muss. Gemäß MPBetreibV stellt dieses Verfahren keine validierte Aufbereitung dar. Seine Anwendung wird nicht empfohlen.

Überprüfung von Dampfsterilisatoren

Vakuumtestprogramm

Beim Vakuumtestprogramm wird die Dichtigkeit der Sterilisierkammer geprüft. Eine undichte Kammer reduziert die Vakuumwirkung und führt zu „Luftnestern" in der Kammer, durch die eine sichere Sterilisation nicht gewährleistet werden kann. Der Restluftgehalt darf 5 % bis max. 10% betragen, da die Abtötungszeit für Mikroben sich bei 15% fast verdoppelt. Bei modernen Dampfsterilisatoren muss dieser Test monatlich durchgeführt werden; bei älteren Modellen kann eine tägliche Ausführung sinnvoll sein. Auch hier gilt: Herstellerangaben beachten!

Dampfdurchdringungstest (Bowie-Dick-Test)

Mit diesem Test wird überprüft, ob der Dampf das gesamte Sterilgut ausreichend durchdringt; dies ist eine unabdingbare Voraussetzung für den sicheren Sterilisationserfolg. Moderne Dampfsterilisatoren besitzen ein spezielles Programm für den sogenannten Bowie-Dick-Test. Eine Nachrüstung älterer Geräte mit dieser Funktion ist günstig. Bei mangelhaftem Testergebnis können die möglichen Ursachen bei der Dampfqualität oder bei einer undichten Sterilisierkammer liegen. Der Test soll einmal täglich vor dem Routinesterilisationsprogramm in betriebswarmem Zustand nach einer Leersterilisation und dem Vakuumtest durchgeführt werden (Herstellerangaben beachten!).

Der originale Bowie-Dick-Test besteht aus einem Indikatorpapier, welches in ein spezielles Wäschepaket gepackt wird; bei erfolgreichem Testergebnis erfolgt ein gleichmäßiger Farbumschlag des Indikatorpapiers. Eine heute übliche Alternative stellt der sogenannte Bowie-Dick-Simulationstest dar. Er gehört ebenso wie der Helix-Test zu den Prozesstestungen (PCD – Process Challenge Devices) für Sterilisatoren. Er besteht aus einem Prüfkörper aus Metall mit Teflonschlauch, der den Widerstand des Wäschepakets simuliert. Im Inneren des Prüfkörpers wird ein chemischer Indikator sterilisiert. Wenn vor dem Einleiten des Dampfes die Luft im Sterilisator nicht ausreichend abgepumpt wird, dann erreicht die Dampfsättigung in dem Testbehälter nicht die notwendige Konzentration, wodurch die mangelhafte Funktion des Sterilisators durch den nicht erfolgten Farbumschlag des Indikators angezeigt wird. Dieser kann anschließend übersichtlich in ein Dokumentationsblatt eingeklebt werden. Es hat sich gezeigt, dass mit diesem Test schon geringste Undichtigkeiten der Sterilisierkammer angezeigt werden können und somit ein mit dem Originaltest vergleichbares Ergebnis erzielt werden kann. In der Regel ist der Bowie-Dick-Test einmal täglich vor der ersten Charge durchzuführen.

Indikatoren

Um nachzuweisen, dass Sterilgut einem Sterilisationsprozess unterzogen worden ist, werden verschiedene Indikatoren eingesetzt.

Behandlungsindikatoren

Durch einen einfachen Farbumschlag ermöglichen sie die Unterscheidung zwischen sterilisiertem und nicht sterilisiertem Gut. Sie soll die Verwechslung mit noch nicht sterilisiertem Gut verhindern. Mit Behandlungsindikatoren können keine Aussagen über den ordnungsgemäßen Ablauf des Sterilisationsprozesses gemacht werden. Auf Einwegsterilisierverpackungen ist in der Regel ein Indikator aufgedruckt, sodass ein zusätzlicher Streifen oder ein Klebeband nicht notwendig ist.

Für Behandlungsindikatoren gibt es zunächst einmal das Indikatorklebeband; hier ist der Farbindikator aufgedruckt. So ist schon bei Entnahme des Sterilguts aus der Kammer sichtbar, ob das Sterilgut dem Verfahren ausgesetzt war. Außerdem gibt es noch für Sterilisiercontainer spezielle Etiketten, die zusätzlich zum Indikator noch andere Parameter für die Dokumentation enthalten können.

Chargenindikatoren (Prozessindikatoren)

Bei diesen Indikatoren werden Testprüfkörper verwendet, die schwer zu sterilisierende Bedingungen simulieren. In solche wiederverwendbaren Prüfkörper werden Farbkontrollindikatoren eingebracht, die eine „inline"-Sterilisationskontrolle pro Charge ermöglichen. Das Ergebnis kann sofort abgelesen und der Indikator selbst als Nachweis für die Sterilisationskontrolle im Sterilisationsprotokoll abgeheftet werden. Die Indikatoren sollen nur Reaktionen zeigen, wenn eine geeignete Kombination aus Wasserdampf und Temperatur über eine gewisse Zeit (Temperatur-Zeit-Dampf) eingewirkt hat und damit alle wesentlichen Bedingungen für den Sterilisationserfolg erfüllt wurden. Sie können für die Chargendokumentation technisch einwandfreier älterer Dampfsterilisatoren dienen, die nicht mit entsprechenden Aufzeichnungseinrichtungen nachgerüstet werden können. Die Dokumentation mit Chargenindikatoren sollte jedoch mittelfristig durch die heutigen Ansprüchen genügenden Aufzeichnungsgeräte ersetzt bzw. ergänzt werden.

Validierung von Dampfsterilisationsprozessen

Bei der Validierung sollen die Parameter ermittelt werden, die für einen sicheren Sterilisationserfolg auf das Sterilgut einwirken müssen. Man kann grundsätzlich folgende verschiedenen Methoden der Validierung unterscheiden (Underwood 1999):

1 Sterilitätstest	Dabei werden sterilisierte Produkte oder Materialien stichprobenartig überprüft, um Mikroorganismen zu entdecken. Dieser Test findet hauptsächlich in der pharmazeutischen und Medizinprodukte-Industrie Verwendung.
2 Challenge-Test	Dabei werden die Produkte mit hitzeresistenten Mikroorganismen kontaminiert und die Absterberate wird ermittelt. Dieser Test wird vor allem in der Nahrungsmittelindustrie eingesetzt.
3 Bioindikatorentest	Dabei werden Bioindikatoren (z. B. Sporenstreifen) der Sterilisation unterzogen und danach auf ihr Überleben untersucht.
4 Physikalischer Test	Dabei wird mit Thermoelementen die Einhaltung der Temperatur-Zeit-Abhängigkeit überprüft.
5 Chemischer Test	Dabei wird mit Chemoindikatoren die Einhaltung der Temperatur-Zeit-Abhängigkeit überprüft.

Die Einführung neuer Techniken und Überprüfungsmethoden sowie von Qualitätsmanagementsystemen hat dazu geführt, dass die Empfehlungen der einschlägigen Normen zur Validierung von Sterilisationsprozessen sich zunehmend den physikalischen Überprüfungsmethoden zugewandt haben.

Bei der Validierung der Dampfsterilisation herrscht oft noch Unsicherheit, welche Norm dafür herangezogen werden muss. Viele Validierer, Zertifizierer oder Überwachungsbehörden verlangen die Validierung nach DIN EN 554. In der Einleitung zur DIN 58946-6 wird jedoch ausgeführt: „Die DIN EN 554 ist jedoch für die Sterilisation von Medizinprodukten unter den Bedingungen im Gesundheitswesen nur bedingt geeignet, da sie sich an den Verhältnissen einer industriellen Herstellung von Medizinprodukten orientiert. Aus diesem Grund war es erforderlich, in der vorliegenden Norm Maßnahmen festzulegen, die für die Sterilisation von Medizinprodukten im Gesundheitswesen notwendig sind."

Damit hat die DIN EN 554 für das deutsche Gesundheitswesen keine Gültigkeit mehr.

Seit November 2006 ist die DIN EN ISO 17665-1 in Kraft getreten und ersetzt sowohl die DIN EN 554 als auch die DIN 59946-6. Bei der DIN EN ISO 17665-1 handelt es sich um eine sogenannte Prozessnorm, d. h. ihr

Augenmerk ist weniger auf konkrete Vorgaben gerichtet als vielmehr auf den Prozess der Validierungsdurchführung. Eine dieser Prozessstufen ist bspw. die Durchführung von Prüfbeladungen.

Zu den Überprüfungen muss gehören und nachgewiesen werden, dass

a) die Prüfbeladung des Sterilisators Produkte enthält, Instrumente
   - die routinemäßig behandelt werden,
   - die einer oder mehreren Produktfamilien zugeordnet sind, die mit der/den Instrumenten für das entsprechende Sterilisationsverfahren kompatibel ist/sind, oder
   - die Produktfamilien repräsentieren, die für das Sterilisationsverfahren die größte Belastung darstellen,
b) die Verpackung mit derjenigen übereinstimmt, die für Produkte aus der Routineherstellung oder zur Wiederaufbereitung vorgesehen ist,
c) die Anforderungen an die Konditionierung des Produkts vor der Sterilisation eingehalten werden, wenn diese erforderlich ist, um die Wirksamkeit des Sterilisationsverfahrens sicherzustellen,
d) die Beladungskonfiguration gewählt wurde, die bekannterweise am schwierigsten zu sterilisieren ist,
e) die Größe und/oder die Masse der normalen Sterilisatorbeladung entsprechen.

Mithilfe dieser Punkte kann/können für jeden zu validierenden Sterilisator die erforderliche(n) Prüfbeladung(en) zusammengestellt werden.

Gleiches gilt für die Überprüfung der Sterilisationswirkung. Die Norm gibt nicht vor, welche Methode dabei angewendet werden muss, sondern lässt alle Methoden zu, falls die entsprechenden Punkte beachtet werden.

Für die mikrobiologische Methode sieht dies beispielsweise so aus:

- Biologische Indikatorsysteme sind an den Stellen anzubringen, die als am schwierigsten zu sterilisieren sind

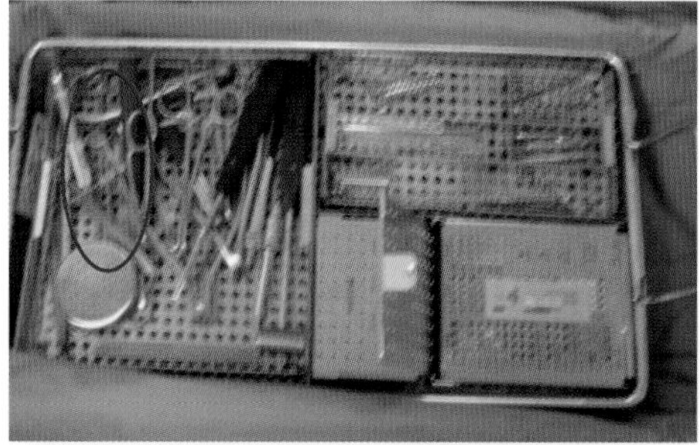
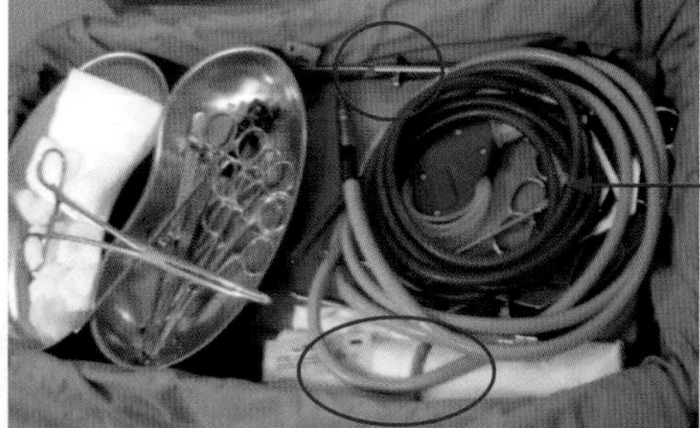
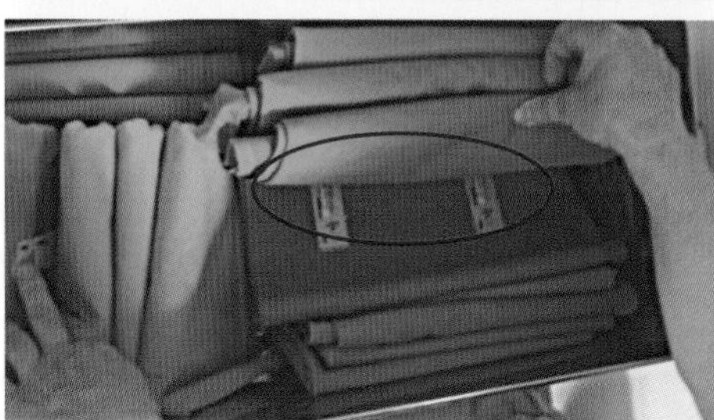
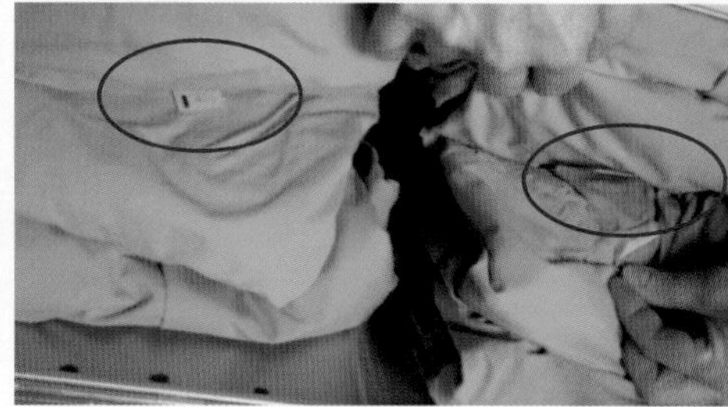

Abb. 7.8-7.10: Platzierung der Sporenstreifen (s. Kreise; gebrauchsfertiger beimpfter Keimträger nach DIN EN 866 Teil 3, Ausgabe 1997-05 und Bio-Indikator-Einheit mit Nährmedium für die Kultivierung nach DIN EN 866, Teil 7) in den einzelnen Sieben der definierten Charge sowie Lage des Chargenkontrollsystems für Hohlkörper im Sieb (siehe Pfeil). (Axmann et al. 2010)

- Geringere Einwirkwerte (Halbzyklus) oder
- Niedrigere Toleranzwerte oder
- Eine Keimabtötung muss das übliche Maß übersteigen („Overkill")

Dies würde man durch das Einlegen von Sporenstrips (Bacillus atrophaeus 10^6 KBE und Geobacillus stearothermophilus 10^5 KBE) in Wäschepaketen erreichen. Falls in einer Arztpraxis keine Wäsche sterilisiert wird, ist aber auch das Einlegen in einen Instrumentencontainer möglich. Der Vorteil der mikrobiologischen Methode mit Bioindikatoren ist, dass sie von den (Sterilisations-)Einrichtungen selbst durchgeführt werden kann. Die Auswertung erfolgt i.d.R. durch ein externes Labor. Grundsätzlich ist die mikrobiologische Prüfmethode nach Norm (weiterhin) nicht untersagt oder unzulässig. Voraussetzung ist, dass erschwerte Bedingungen vorliegen, beispielsweise durch Verkürzung der Einwirkzeit oder durch Bioindikatoren mit Keimzahlen, die weit über den üblicherweise erwarteten liegen. Dennoch wird eine (technisch fokussierte) Validierung mit physikalischen Prüfmethoden vonseiten der Norm und meist auch den Behörden präferiert. Sporenstreifen-kommen bei der Validierung v.a. noch zur Überprüfung sog. Halbzyklen oder bei Verfahrensbelastungen mit hohen Keimzahlen (sog. Overkill) zum Einsatz (Weidenfeller 2011).
Inwieweit die regelmäßige Validierung mit Bioindikatoren bei einer Überprüfung durch die zuständige Behörde akzeptiert wird, ist in jedem Fall im Vorfeld durch die Einrichtung abzuklären.

Um eine physikalische Methode durchführen zu können, ist in aller Regel ein externer Dienstleister notwendig, da sich für Arztpraxen die Anschaffung der entsprechenden Aufzeichnungsgeräte nicht lohnt. Je nach Technik ist dazu weiterhin eine mehr oder weniger aufwendige Vorbereitung des Sterilisators mit Installation der Aufzeichnungsgeräte verbunden. Der klare Vorteil der physikalischen Methode ist, dass das Ergebnis der Validierung sofort vorliegt, während das Ergebnis der mikrobiologischen Überprüfung eine Woche bis zehn Tage benötigt. Die Vor- resp. Nachteile beider Methoden sind in *Tab. 7.2* wiedergegeben.

	Physikalische Validierung	Mikrobiologische Validierung
Methode	Indirekter Nachweis über externe Messung von Druck, Temperatur und Haltezeit mittels Sensoren (ausschließlich technische **Prozessüberprüfung**)	Direkter Nachweis über Abtötung von thermoresistenten Sporen (**Ergebnisüberprüfung**)
Vorteil	• Ergebnis sofort ablesbar • Überprüfung der Verhältnisse in Hohlkörperinstrumenten möglich • Allgemein anerkannt bei Zertifizierungen oder behördlichen Überprüfungen	• Kostengünstig • Betreiber kann die Überprüfung selbst durchführen • Überprüfung kann im laufenden Betrieb durchgeführt werden
Nachteil	• Kostenträchtig • Aufbereitungsbetrieb muss für die Überprüfung stillgelegt werden • Kann nicht vom Betreiber selbst durchgeführt werden	• Ergebnis erst nach einigen Tagen sicher erhältlich • Geringere Akzeptanz durch überprüfende Behörden • Sporeneinsaat der Sporenstreifen nicht konstant

Tab. 7.2: Methodenbeschreibung der Validierung im Gesundheitswesen sowie Vor- und Nachteile der jeweiligen Methode

Dem Prozessverantwortlichen ist freigestellt, wie er seine Validierungsmethode entwickelt, zusammensetzt und durchführt. Seine Entscheidungen sollten jedoch bezüglich der Vorgaben der DIN EN ISO 17665-1 nachvollziehbar dokumentiert sein.

Im Folgenden wird beschrieben, wie eine mikrobiologische Validierung aussehen kann.

Die Überprüfung erfolgt mit Bioindikatoren, in denen als Testsporen Bacillus atrophaeus 10^6 KBE und Geobacillus stearothermophilus 10^5 KBE verwendet werden. Die Revalidierung erfolgt regelmäßig alle 400 Chargen bzw. alle sechs Monate, weiterhin nach Aufstellung, falls ein Programm grundsätzlich verändert wurde, oder nach Reparaturen.

Als Testobjekt dient ein Wäschepaket (ca. 6 kg hochkant in einem Sterilisierbehälter 30x30x60 cm), in dem die Bioindikatoren gleichmäßig verteilt werden. Die Testobjekte werden an der ungünstigsten Stelle im Sterilisator platziert; das ist in der Regel der untere Türbereich. Grundsätzlich werden in jedes Wäschepaket fünf Bioindikatoren eingelegt. Die Anzahl der verwendeten Wäschepakete ist von der Größe des Sterilisators abhängig. *Tab. 7.3* gibt die Anzahl der Wäschepakete in Abhängigkeit von der Sterilisatorgröße an.

Fassungsvermögen des Sterilisators [StE]	Anzahl von Sterilisierbehältern (Wäschepakete) mit Bioindikatoren
bis 4	1
6 bis 9	2
12	3

Tab. 7.3: Anzahl der Wäschepakete in Abhängigkeit von der Sterilisatorgröße

Die Testobjekte werden mit einer vorher definierten Prüfbeladung dem Sterilisationsprozess unterzogen, welcher die am schwierigsten zu sterilisierenden Bedingungen simuliert. Bei dieser Validierungscharge müssen die Bedingungen wie Betriebsüberdruck, Vakuum, Temperatur und Einwirkzeit dokumentiert werden Dies kann mittels Aufzeichnungsgeräten (Schreiber) erfolgen. Diese Bedingungen müssen im Routineprozess als Mindestparameter für die Freigabe zugrunde gelegt werden.

Nach der Sterilisation werden die Bioindikatoren zusammen mit einer nicht mitsterilisierten Transportkontrolle der gleichen Charge und einem Prüfbericht an das mikrobiologische Labor geschickt. Mit Ausnahme der Kontrolle darf kein Wachstum erfolgen. Es müssen alle im Sterilisator festgelegten Programme validiert werden. Programme mit unzureichendem Prüfergebnis müssen umgehend gesperrt und eine Problemfindung eingeleitet werden. Alle Wartungs- und Reparaturarbeiten sind im Gerätebuch zu dokumentieren.

Chargendokumentation

Die Chargendokumentation dient dem forensischen Nachweis, dass die betroffene Charge einen einwandfreien Sterilisationsprozess durchlaufen hat. Dazu muss für jede Sterilisationscharge ein Protokoll geführt werden, das alle relevante Prozessdaten enthält. Zu diesen Daten gehören das Sterilisationsdatum, die Sterilisationszeit, die Chargennummer, Angaben über das Sterilisiergut und der Name des Bedienenden.

Bei modernen Geräten geschieht dies elektronisch und durch Ausdruck direkt am Gerät oder an einem dazugehörigen peripheren Drucker. Sollten keine Schreiber zur au-

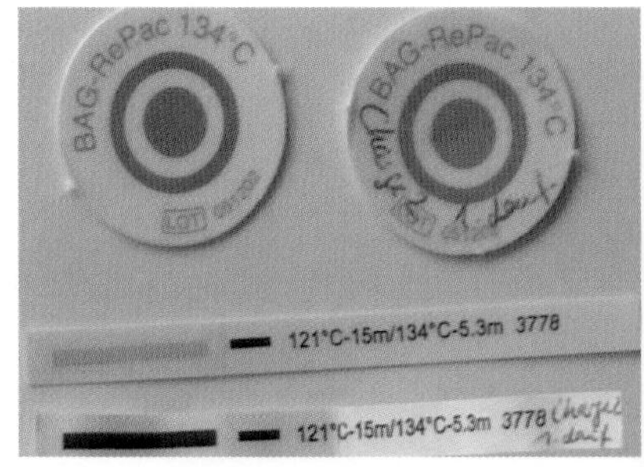

Abb. 7.11: *Korrekter Umschlag der beiden Chargenkontrollsysteme von violett nach grün bzw. von gelb nach violett (Axmann et al. 2010)*

tomatischen Aufzeichnung des Verfahrensablaufs vorhanden sein, müssen andere Möglichkeiten der Chargendokumentation verwendet werden. Das können die schon erwähnten chemischen Chargenindikatoren sein. Den Aufzeichnungen oder Indikatoren müssen dann noch die beschriebenen Prozessdaten zugeordnet werden.
Die Chargendokumentation muss der jeweiligen Patientenakte zuordenbar sein, um ggf. den juristischen Nachweis führen zu können. Die Dokumentation muss mindestens 5 Jahre aufbewahrt werden (KRINKO 2012).

Sterilisation mit trockener Hitze (Heißluftsterilisation)

Trockene Luft hat eine wesentlich geringere Wärmekapazität als gesättigter Wasserdampf. Deswegen sind bei der Heißluftsterilisation gegenüber der Dampfsterilisation wesentlich höhere Temperaturen und längere Einwirkungszeiten erforderlich (160 °C – 200min, 180 °C – 30min, 200 °C – 10min). Aufgrund dieser hohen Temperaturen können im Heißluftsterilisator nur hitzestabile Materialien wie Metalle, Glas, Porzellan, Öle, Fette oder Pulver, aber keine Tücher oder Papier sterilisiert werden. Grundsätzlich müssen die Sterilisatoren über eine mechanische Luftumwälzung verfügen.
Aufgrund der Unsicherheiten bei der Bedienung und der Dokumentation des Sterilisationsprozesses sollten im Heißluftsterilisator nur als semikritisch A und kritisch A klassifizierte Medizinprodukte aufbereitet werden. Auch die Sterilisationsleistung des Heißluftsterilisators muss validiert sein (KRINKO 2012).

Zwar ist die Heißluftsterilisation sehr einfach zu handhaben, trotzdem bzw. deswegen werden häufig Fehler gemacht. Die häufigsten Fehler sind:

- Die Tür wird während des Sterilisiervorgangs geöffnet; dadurch kann die Temperatur unterschritten werden, und die Einwirkzeit für das komplette Sterilgut wird nicht eingehalten.
- Instrumente werden in geöffneten Behältern sterilisiert; dadurch wird das Sterilgut bei der Entnahme gleich wieder unsteril.
- Es entstehen Wärmeschatten durch größere Gegenstände.
- Der Sterilisator wird zu dicht beschickt und dadurch verbleiben kältere Luftinseln, die dazu führen, dass die Temperatur nicht überall erreicht wird.

Sterilgutfreigabe

Die KRINKO-Empfehlung „Anforderungen an die Hygiene bei der Aufbereitung von Medizinprodukten" sieht die explizite Freigabe des Sterilguts nach der Sterilisation vor. Die Freigabe darf nur nach vorher schriftlich festgelegten Kriterien erfolgen, sie muss schriftlich, z. B. durch Namenskürzel dokumentiert werden.
Die Freigabe muss immer in Übereinstimmung mit den ermittelten Prozessparametern und mit denen der Validierungsberichte erfolgen. Dazu zählen:

a. Durchführung der Routineprüfungen
b. Überprüfung und Dokumentation des vollständigen und korrekten Prozessablaufs
c. Überprüfung der Verpackung auf Unversehrtheit und Trockenheit
d. Überprüfung der Kennzeichnung

Bei der Freigabe muss die Standardarbeitsanweisung die Form der Dokumentation der Freigabeentscheidung und das Vorgehen bei Abweichungen vom korrekten Prozessablauf enthalten. Die Dokumentation muss einwandfrei belegen, dass der Aufbereitungsprozess gemäß den Standardarbeitsanweisungen unter Einbeziehung der im Validierungsprotokoll niedergelegten Parameter erfolgt (KRINKO 2012).

Kennzeichnung

Dem Medizinprodukt sind spezifische Informationen beizugeben. Es müssen erkennbar sein:

a. Bezeichnung des Medizinprodukts

b. Angaben zur Kennzeichnung freigegebener Medizinprodukte

c. Die Freigabeentscheidung und ggf. Prozessindikatoren

d. Zeitpunkt und Art des verwendeten Sterilisationsverfahrens (Chargenkennzeichnung der erfolgten Sterilisation, Sterilisierdatum, ggf. Verfalldatum, bzw. Sterilgutlagerfrist)

Die Ergebnisse sind so zu dokumentieren, dass eine Rückverfolgbarkeit auf das aufbereitete Medizinprodukt gewährleistet ist. Auch bei Medizinprodukten, die nur desinfiziert werden, muss die erfolgte Durchführung des Prozesses für den Anwender erkennbar sein.

Lagerung

Grundsätzlich müssen Sterilgüter vor Feuchtigkeit, Verschmutzung, extremen Temperaturen, mechanischer Beanspruchung und direkten UV-Strahlen geschützt gelagert werden. Eine geschützte Lagerung bei Raumtemperatur in Schränken oder in Schubladen ist zum Schutz vor Staub und Feuchtigkeit einer offenen Lagerung im Regal vorzuziehen. Sterilgüter müssen stets getrennt von unreinen oder kontaminierten Gegenständen gelagert werden. Auf Fensterbänken und am Boden darf das Sterilgut nicht abgestellt werden!

Bei längerer Lagerzeit ist mit einer höheren Staubbeladung und damit auch mit einer höheren Keimzahl auf der Verpackung zu rechnen. Dies birgt beim Auspacken zumindest theoretisch ein höheres Risiko einer Staub- und bakteriellen Kontamination des MP. Um diese Gefahr so gering wie möglich zu halten, werden für einzeln verpackte Sterilgüter relativ kurze, für mehrfach verpackte Sterilgüter dagegen wesentlich längere

Verpackungsart	Lagerart	Lagerzeit
Sterilisationsfolie 1-fach verpackt	im Regal	1 Monat
	im Regal + Lagerkarton	6 Monate
	im Schrank/Schublade	1 Jahr
Sterilisationsfolie 2-fach verpackt	im Regal	6 Monate
	im Regal + Lagerkarton	1 Jahr
	im Schrank/Schublade	3 Jahre
Sterilisationstüte 1-fach	im Regal	1 Monate
(aus Sterilisationspapier)	im Regal + Lagerkarton	6 Monate
	im Schrank/Schublade	1 Jahr
Sterilisationsbogenpapier + Tuch	im Regal	1 Monat
	im Schrank/Schublade	1 Jahr
Metallbehälter mit losem Deckel		3 Tage
Container mit Duo-save-Deckel und Dichtung		1 Jahr
Container mit perforiertem Deckel und Dichtung		6 Wochen
Kleinset-Container mit perforiertem Deckel ohne Dichtung		4 Wochen
OP-Sets Verpackungen mit „MAXIsafe"	im Regal	6 Monate

Tab. 7.4: Richtwerte für Sterilgutlagerzeiten (Scherrer et al. 2006)

Lagerzeiten empfohlen. *Tab. 7.4* gibt Richtwerte für Lagerzeiten an. Um das Überschreiten von Verfallsdaten zu vermeiden, sollte die Vorratshaltung immer so gering wie möglich sein; aus dem gleichen Grund muss das Prinzip „first in – first out" beachtet werden.

Grundsätzlich wird empfohlen, die Lagerzeiten angemessen und einfach umsetzbar für die Sterilitätssicherung des Produkts zu wählen. In der Regel ist der „Turnover" für die MP in einer Einrichtung für ambulantes Operieren erfahrungsgemäß relativ kurz, sodass Lagerfristen von drei, allenfalls sechs Monaten praktisch nie erreicht werden. Daher sind Lagerfristen von max. sechs Monaten als ausreichend zu betrachten. Um das Überschreiten von Verfallsdaten zu vermeiden, sollte die Vorratshaltung immer so gering wie möglich sein; aus dem gleichen Grund muss das FIFO-Prinzip (first in – first out) beachtet werden. Instrumente, die seltener gebraucht werden, sollten „on demand" sterilisiert und bereitgestellt und nicht auf Vorrat gehalten werden.

Vor der Entnahme aus dem Lager bzw. vor der Anwendung sollten folgende Kontrollen durchgeführt werden:

- Die Verpackung darf keine Flecken aufweisen: Dies wäre ein Hinweis darauf, dass eine Nässeeinwirkung stattgefunden hat und damit die Sterilität nicht gewährleistet ist, weil die Möglichkeit besteht, dass Keime mit der Feuchtigkeit die wasserdurchlässige Verpackung durchwandern.
- Es darf kein Hinweis darauf bestehen, dass das Sterilgut heruntergefallen ist.
- Die Verpackung muss unbeschädigt und verschlossen sein.
- Das Sterilisationsdatum muss auf dem Sterilgut vermerkt und das Mindesthaltbarkeitsdatum darf nicht abgelaufen sein.

Das Doppelverpacken bietet bei Beachtung der genannten Empfehlung aus hygienischer Sicht keine Vorteile. Im Gegenteil kann das Umschlagen der inneren Verpackungsränder ein hygienisches Risiko darstellen, da hierdurch die Dampfperfusion behindert wird (siehe *Abb. 7.5*). Bei schweren Instrumenten kann die Doppelverpackung im Einzelfall ggf. einen mechanischen Vorteil bieten.

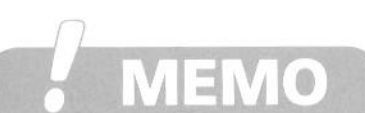

Das Sterilgut muss sicher, trocken und vor Staub und direkter Sonneneinstrahlung geschützt gelagert werden.

Sicherstellung der Qualität

Um die Qualität der Aufbereitung zu gewährleisten, sind Sachkenntnis und Qualifikation der Mitarbeiter unabdingbar. Die Komplexität des Gesamtprozesses macht ein QM-System mit standardisierten Betriebs- und Arbeitsanweisungen (SOP) sowie regelmäßigen Schulungen und Weiterbildungen erforderlich.

Dokumentation

Alle Prozesse und Arbeitsabläufe bei der Medizinprodukteaufbereitung sollen fortwährend dokumentiert und auf ihre Wirksamkeit überprüft werden. Das sogenannte „QM-Handbuch Instrumentenaufbereitung" beschreibt alle relevanten Arbeitsschritte und die dabei durchgeführten Dokumentationen. Das QM-Handbuch dient gleichsam als Nachweis, wie und mit welchen Verfahren Medizinprodukte aufbereitet werden. Zusätzlich müssen die Aufzeichnungen zu den einzelnen Prozessen dokumentiert und aufbewahrt werden. Die Aufzeichnungen über die Aufbereitung sind mindestens fünf Jahre aufzubewahren. Dies gilt auch dann, wenn die eingesetzte Maschine bereits ausgemustert wurde. Sie können auch als Bild und Datenträger aufbewahrt werden (KRINKO 2012). Ebenfalls ist das sog. QM-Handbuch regelmäßig zu überarbeiten, um Neuerungen oder Veränderungen einzubauen. Das QM-Handbuch zur Medizinprodukteaufbereitung kann ein Teil des Rahmenhygieneplans der Einrichtung sein.

Organisation

Die Medizinprodukteaufbereitung in Ambulant Operierenden Zentren (AOZ) soll getrennt von der Patientenbehandlung in einem separaten Raum erfolgen. Dabei ist es meist günstig, wenn der Aufbereitungsraum im OP-Bereich integriert ist oder über einen direkten Zugang von diesem erreicht werden kann. Eine (zumindest funktionelle) Trennung der verschiedenen Arbeitsbereiche bei der Instrumentenaufbereitung ist aus hygienischer Sicht unbedingt notwendig. Dabei muss sichergestellt werden, dass es zu keiner Kreuz- und Rekontamination bereits gereinigter oder sogar sterilisierter Instrumente kommt. Bei der funktionellen Trennung hat das mit der Aufbereitung betraute Personal eine besondere Verantwortung; das Wechseln zwischen „unreinen" und „reinen" Tätigkeiten sollte unbedingt vermieden werden, da es leicht zu Kreuzkontaminationen kommen kann. Siehe hierzu den Abschnitt Aufbereitungs- und Sterilisationsraum im *Kap. 3 Bauliche Voraussetzungen und Bauplanung*.

Personalqualifikation

MitarbeiterInnen, die Medizinprodukte aufbereiten, sollten unbedingt weiter qualifiziert werden. Dazu können Lehrgänge für Sterilgutassistenten zum Erwerb der Fachkunde I bis III besucht werden. Leitende Mitarbeiter von Sterilisationsabteilungen sollten die Fachkunde der Stufe III erfolgreich absolviert haben. Für examiniertes Pflegepersonal, berufsausgebildete Arzt- oder Zahnarzthelferinnen, die in niedergelassenen Ambulant operierenden Praxen unter direkter Anleitung und Aufsicht eines Facharztes arbeiten, genügt alternativ der Erwerb der „Sachkunde". Je nach Berufserfahrung der Mitarbeiter kann diese Sachkunde in zwei- oder fünftägigen Kursen erworben werden (DGKH 2003).

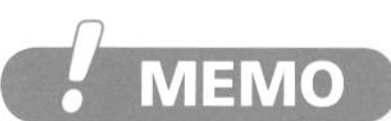

Wichtig ist in diesem Zusammenhang auch die Stellungnahme der Deutschen Gesellschaft für Sterilgutversorgung e.V. (DGSV) zu den Sachkundelehrgängen, zu finden in der Rubrik „Fach- und Sachkunde" unter www.dgsv-ev.de

Von besonderer Bedeutung ist eine gute Ausbildung des Personals, damit es seine Aufgaben – auch unter dem Aspekt des Arbeitsschutzes – sorgfältig durchführen kann.

Die grundlegend einzuhaltenden persönlichen Hygienemaßnahmen werden am besten in einem übersichtlichen Reinigungs- und Desinfektionsplan für die Sterilisationsabteilung zusammengefasst. Der Plan sollte angut sichtbaren Stellen angebracht werden. Er dient zudem als Grundlage für eine regelmäßige Hygieneschulung der Mitarbeiter.

Typ des Dampf-sterilisators	Temp./Programm-dauer	Material	Verpackung	Chargenkontrolle/Dokumentation/Freigabe	Regelmäßige Routine-kontrollen
Autoklav mit Strömungs-/Gravitations-verfahren oder Klasse N gemäß DIN EN 13060	121 °C oder 134 °C je nach Gerät und Programm ca. 20-45 Min. (siehe Hersteller-angabe)	Metall, Glas, Porzellan, Textilien, Papier, Verband-stoffe, temperatur-beständige Kunst-stoffe (z. B. Silikon, Gummi) **Achtung: keine Hohlkörper!**	**Achtung:** in der Regel nur für Sterilisation ohne Verpackung geeignet. Bei Sterilisation in Sterilisierverpackung muss der Validierer/Hersteller des Sterilisators die Verpackungsart für geeignet befinden. **Versiegeln** der Sterilisierbehälter mit Indikatorklebeband oder entsprechenden Plomben	**Am Programmende:** • Kontrolle des Farbumschlages des Prozess-indikators Klasse 1[1] • Ablesen des Prozessindikators Klasse 4/5[3] • Ablesen von Druck/Temp. und Zeit am Schlepp-zeiger bzw. Schreiber • Überprüfung auf Unversehrtheit, Kondensatrückstände und Versiegelung • Freigabeentscheidung • Dokumentation/automatischer Ausdruck	• mikrobiologische Über-prüfung (Bioindikatoren[4]) alle 400 Chargen oder mind. **halbjährlich** sowie nach größeren Reparaturen • Wartung nach Hersteller-vorgabe, i.d.R. 1-mal/Jahr
Autoklav mit einfach. Vorvakuum **Autoklav** mit Überdruckzyklen oder Klasse S gemäß DIN EN 13060	121 °C oder 134 °C je nach Gerät und Programm ca. 20-45 Min. (siehe Hersteller-angabe)	Metall, Glas, Porzellan, Textilien, Papier, Verband-stoffe, temperatur-beständige Kunst-stoffe (z. B. Silikon, Gummi) **Achtung: nur eingeschränkt für Hohlkörper geeignet, siehe Hersteller-gutachten!**	• Sterilisierbehälter aus Aluminium, Edelstahl, jeweils mit Filtern[6] in Deckel **und** Boden* • Klarsichtsterilisationsverpackungen nach gültiger DIN • Papierbeutel nach gültiger DIN **Versiegeln** der Sterilisierbehälter mit Indikatorklebeband oder entsprechenden Plomben **Achtung:** Sterilisation von Hohlkörpern nur möglich, wenn schriftliche Stellungnahme des Sterilisator-herstellers vorliegt, dass diese in dem betriebenen Gerät in Verpackung möglich ist	**Am Programmende:** • Kontrolle des Farbumschlages des Prozess-indikators Klasse 1[1] • Ablesen des Prozessindikators Klasse 4/5[3] • Beim Einlegen von Hohlkörpern Verwenden eines Prüfkörpers[5] • Ablesen von Druck/Temp. und Zeit am Schlepp-zeiger bzw. Schreiber • Überprüfung auf Unversehrtheit, Kondensatrückstände und Versiegelung • Freigabeentscheidung • Dokumentation/automatischer Ausdruck	• Leercharge und Test mit Prozessindikator Klasse 2[2] täglich • mikrobiologische Über-prüfung (Bioindikatoren[4]) alle 400 Chargen oder mind. **halbjährlich** sowie nach größeren Reparaturen • Wartung nach Hersteller-vorgabe, i.d.R. 1-mal/Jahr

Typ des Dampf-sterilisators	Temp./ Programm-dauer	Material	Verpackung	Chargenkontrolle/ Dokumentation/Freigabe	Regelmäßige Routine-kontrollen
Autoklav mit fraktioniertem Vorvakuum	121 °C oder 134 °C Je nach Gerät und Programm ca. 20-45 Min. (siehe Hersteller-angabe)	Metall, Glas, Porzellan, Textilien, Papier, Verband-stoffe, temperatur-beständige Kunst-stoffe (z. B. Silikon, Gummi) Hohlkörper	• Sterilisierbehälter aus Aluminium, Edelstahl, Kunststoff, jeweils mit Filtern[6] in Deckel **oder** Boden • Klarsichtsterilisationsverpackungen nach gültiger DIN • Papierbeutel nach gültiger DIN **Versiegeln** der Sterilisierbehälter mit Indikatorklebeband oder entsprechen-den Plomben	**Am Programmende:** • Kontrolle des Farbumschlages des Prozess-indikators Klasse 1[1] • Ablesen des Prozessindikators Klasse 4/5[3] • Beim Einlegen von Hohlkörpern Verwenden eines Prüfkörpers[5] • Ablesen von Druck/Temp. und Zeit am Schlepp-zeiger bzw. Schreiber • Überprüfung auf Unversehrtheit, Kondensatrückstände und Versiegelung • Freigabeentscheidung • Dokumentation/automatischer Ausdruck	• Leercharge und Test mit Prozessindikator Klasse 2[2] **täglich** • mikrobiologische Über-prüfung (Bioindikatoren[4]) alle 400 Chargen oder mind. **halbjährlich** sowie nach größeren Reparaturen • Wartung nach Hersteller-vorgabe, i.d.R. 1-mal/Jahr
Autoklav Klasse B gemäß DIN EN 13060	121 °C oder 134 °C je nach Gerät und Programm ca. 20-45 Min. (siehe Hersteller-angabe)	Metall, Glas, Porzellan, Textilien, Papier, Verband-stoffe, temperatur-beständige Kunst-stoffe (z. B. Silikon, Gummi) Hohlkörper	• Sterilisierbehälter aus Aluminium, Edelstahl, jeweils mit Filtern[6] in Deckel **oder** Boden • Klarsichtsterilisationsverpackungen nach gültiger DIN • Papierbeutel nach gültiger DIN **Versiegeln** der Sterilisierbehälter mit Indikatorklebeband oder entsprechen-den Plomben	**Am Programmende:** • Kontrolle des Farbumschlages des Prozess-indikators Klasse 1[1] • Ablesen des Prozessindikators Klasse 4/5[3] • Beim Einlegen von Hohlkörpern Verwenden eines Prüfkörpers[5] • Ablesen des Prozessergebnisses am Display • Überprüfung auf Unversehrtheit, Kondensatrückstände und Versiegelung • Freigabeentscheidung • Dokumentation/automatischer Ausdruck	• Routinekontrolle gemäß Betriebsanweisung • Wartung nach Herstellervorgabe

Typ des Dampf-sterilisators	Temp./ Programm-dauer	Material	Verpackung	Chargenkontrolle/ Dokumentation/Freigabe	Regelmäßige Routine-kontrollen
Heißluft-sterilisator	180 °C In Abhängigkeit vom Gerät, Beladungszustand und Verpackung, in der Regel 1-3 Stunden (siehe Hersteller-angabe)	Metall, Glas, Porzellan (z. B. Schere, Klemme, Pinzette, Nadelhalter, scharfer Löffel u. ä.)	**Achtung:** In Geräten ohne mechanische Luftumwälzung ist die Sterilisation in Verpackung in der Regel nicht möglich. Ausnahme: schriftliche Bestätigung des Herstellers • Sterilisierbehälter aus Aluminium • 3-faches Einwickeln in Aluminium-folie (Stärke ≥ 30µm) • ggf. Polyamidfolienschlauch (z.B. Steriking Heißluftfolie) verschweißt **Versiegeln** der Behälter bzw. der Folien-Verpackungen mit Indikator-klebeband	**Am Programmende:** • Kontrolle des Farbumschlages des Prozess-indikators Klasse 1[1] • Ablesen des Maximalthermometers • Überprüfung auf Unversehrtheit und Versiegelung • Freigabeentscheidung • Dokumentation/automatischer Ausdruck	• mikrobiologische Über-prüfung (Bioindikatoren[4]) alle 400 Chargen oder mind. **halbjährlich** sowie nach größeren Reparaturen • Wartung nach Hersteller-vorgabe, i.d.R. 1-mal/Jahr

[1] Prozessindikator Klasse 1: (nach DIN EN ISO 11140-1, ehem. Klasse A) Dient zum Unterscheiden von sterilisiertem/nicht sterilisiertem Medizinprodukt. Entspricht Indikatorklebeband, bzw. dem Farbaufdruck auf Klarsichtsterilisationsverpackungen.

[2] Prozessindikator Klasse 2: (nach DIN EN ISO 11140-1, ehem. Klasse B) Z.B. Bowie-Dick-Test, dient zum Nachweis von nicht ausreichend entfernter Luft.

[3] Prozessindikator Klasse 5/6: (nach DIN EN ISO 11140-1, ehem. Klasse D) Überprüft Sterilisationszeit und -temperatur; muss wie Sterilgut in separater Verpackung sterilisiert werden.

[4] Bioindikator: gebrauchsfertiger beimpfter Keimträger; muss in der Verpackung platziert werden. Heißluft:Bacillus atropheus, Dampf: Geobacillusstearothermophilus

[5] Prüfkörper (Process challenging device, PCD): Simuliert Hohlkörper, z.B. Helix mit eingesetztem Indikator, Klasse 2 bei Bowie-Dick-Test, Klasse 4 bei der Chargendokumentation von Hohlkörpern.

[6] Filter: Es sollten Einmalfilter verwendet werden oder validierte wieder verwendbare Filter.

Amt für Gesundheit Frankfurt am Main, Abt. 53.22/Sterilisation in Kleinsterilisatoren Mindestanforderungen Stand 17.8.2011

Tab. 7.5: Sterilisation in Kleinsterilisatoren – Mindestanforderungen (nach Heudorf 2011)
Erarbeitet in Abstimmung mit beratenden Krankenhaushygienikern in Frankfurt am Main; Empfehlung entsprechend § 36 Infektionsschutzgesetz.
Die Anforderungen des Medizinproduktegesetzes gehen darüber hinaus: „Validierung des gesamten Aufbereitungsprozesses"

Spezielle Hygienemaßnahmen 8

Alle chirurgischen Fächer fußen auf dem Grundprinzip der Asepsis beim Operieren. Doch trotz aller Gemeinsamkeiten unterscheiden sich einzelne Fächer in puncto prinzipielle Infektionsanfälligkeit und „Keimtoleranz" deutlich. V.a. die Durchblutung des Gewebes, die Inzisionsgröße und -tiefe sowie die Dauer der einzelnen Eingriffe sind naturgemäß sehr unterschiedlich und erfordern differenzierte Empfehlungen. Aus diesem Grunde sollen im Folgenden als typische Vertreter für AOZs und MVZs die Fachrichtungen Chirurgie und Orthopädie, Ophthalmologie, Koloproktologie, Hals-Nasen-Ohrenheilkunde und Mund-Kiefer-Gesichtschirurgie, Urologie sowie Gynäkologie mit ihren spezifischen Anforderungen behandelt werden.

8.1 Chirurgie und Orthopädie

Bei invasiven chirurgischen Interventionen werden Eintrittspforten für Infektionserreger geschaffen. Insbesondere aseptische Eingriffe in sterilen Regionen bspw. in der Orthopädie haben einen berechtigt hohen Anspruch an die Einhaltung einer streng aseptischen Vorgehensweise. Doch auch bei der Versorgung bereits bestehender Verletzungen sollte das Infektionsrisiko minimiert werden. Ein z.T. kontrovers diskutiertes Thema ist außerdem die Frage der Mehrfachverwendbarkeit von Shaverblättern.

Erregerspektrum – Infektionsquellen – Infektionswege

In allen operativen Fächern zählen Staphylokokken zu den häufigsten Wundinfektionserregern, besonders (auch) für orthopädische Eingriffe, wo sie in 43 % der Fälle isoliert werden können (siehe *Tab. 8.1.1*). Staph. aureus-Stämme stellen im Allgemeinen und Koagulase-negative Staphylokokken (KNS) in Zusammenhang mit Fremdkörpern/Implantaten die am häufigsten isolierten Erreger dar. Infektionen mit multiresistenten Stämmen engen zusätzlich die antibiotischen Therapiemöglichkeiten ein.

Abhängig vom Operationsgebiet spielen ebenso Enterobakterien und Enterokokken, insbesondere bei Eingriffen im Darmbereich, eine Rolle. Gram-negative Anaerobier (z. B. Bacteroides spp.) sind zumindest zahlenmäßig von untergeordneter Bedeutung. Das Haupterregerreservoir für POWI stellt die patienteneigene Flora (endogene Quelle) dar.

Bestimmte Regionen und OP-Arten können darüber hinaus aber auch Besonderheiten aufweisen (KRINKO 2007). So wurde in der Schulterchirurgie über Isolate von Propionibacterium acnes berichtet, die sich bei Patienten mit anhaltenden Schulterschmerzen fanden und eine niederschwellige Infektion unterhielten (Schneeberger et al. 2009).

Primär heilende Wunden ohne Drainageaustritt gelten nach 24 Stunden als verschlossen.

Postoperative Wundinfektionen bei primär verschlossenen OP-Wunden treten hauptsächlich zwischen dem 3. und 8. postoperativen Tag auf. Nach Operationen mit Implantaten können die Infektionen jedoch auch deutlich später (bis über ein Jahr nach dem Eingriff) auftreten. Generell erhöhen Ansammlungen von Transsudat, Exsudat oder devitalisiertes Gewebe bzw. Fremdkörper oder Durchblutungsstörungen das postoperative Infektionsrisiko (siehe hierzu auch *Kap. 5 Hygiene im OP*).

Anteil der bei Wundinfektionen gewonnenen Isolate (%) je nach Fachgebiet					
Isolate	**Allgemein- und Thorax-chirurgie (2527)**	**Trauma-tologie/ Orthopädie (1631)**	**Herz-chirurgie (714)**	**Gefäß-chirurgie (431)**	**Geburts-hilfe (653)**
S. aureus	11,4	42,7	39,6	39,0	19,8
Enterokokken	12,9	10,9	6,7	10,7	6,9
E. coli	22,6	4,1	2,7	6,7	4,4
P. aeruginosa	3,8	3,2	3,6	2,6	0,5
Klebsiella spp.	3,7	1,2	0,8	3,0	0,5
Koagulase neg. Staphylokokken	4,2	19,4	21,1	9,3	8,7
Enterobacter spp.	12,9	2,4	4,3	3,3	0,3
Streptokokken	4,8	4,8	1,5	5,3	6,4
Candida	1,4	0,2	0,5	0,2	0,1
Diese Daten des Krankenhausinfektions-Surveillance-Systems (KISS; Modul OP-KISS) beziehen sich auf den Zeitraum vom Januar 1997 bis zum Juni 2004. Die Summe muss nicht 100 % ergeben, weil bei einer Infektion bis zu 4 Isolate erfasst werden können und nur die häufigsten Erregerspezies dargestellt wurden (http://www.nrz-hygiene.de).)					

Tab.8.1.1: Anteil der einzelnen Keime aus Wundisolaten (aus KRINKO 2007)

Trotz sorgfältiger präoperativer Hautantiseptik kann die physiologische Hautflora nicht vollständig eliminiert werden, bspw. wird die residente Hautflora in den Ausführungsgängen der Talgdrüsen nicht erreicht. Darüber hinaus können Erreger aus vorbestehenden Infektionen anderer Körperregionen mittels hämatogener und/ oder lymphatischer Streuung in die OP-Wunde gelangen. Diese endogenen Risikofaktoren sind nur bedingt beeinflussbar. In Untersuchungen war die Wahrscheinlichkeit einer postoperativen Wundheilungsstörung bei Patienten mit einem Body-Mass-Index (BMI) > 30 erhöht (Flessenkämper 2011), ebenso hatten eine für die jeweilige Eingriffsart überdurchschnittlich lange OP-Dauer (> 75. Perzentiele) sowie eine Raucheranamnese einen negativen Einfluss (Tabori 2010, Beldi et al. 2009, Kurz et al. 1996). Patienten mit einer S.-aureus-Besiedlung haben ein höheres Risiko, auch eine postoperative Wundinfektion mit S. aureus zu entwickeln. So haben lediglich 20 bis 30% der S. aureus-Wundinfektionen eine exogene Quelle. Die Wundinfektionsrate von S.aureus-Trägern ist zwei- bis neunmal höher als bei Nichtträgern (Casewell et al. 1986, Casewell et al. 1998, v. Eiff et al. 2001, Wertheim et al. 2004, KRINKO 2007).

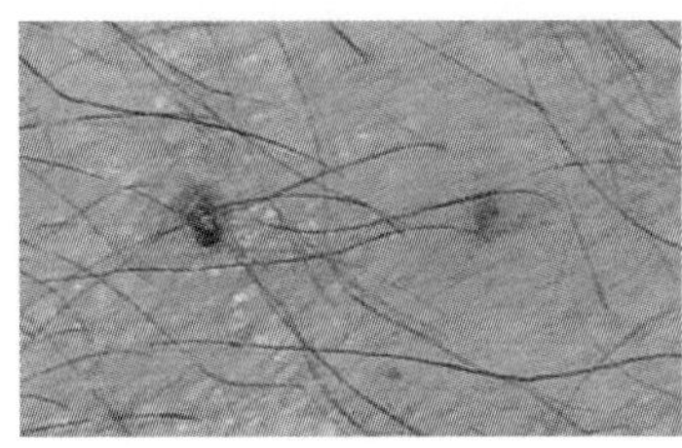

Abb. 8.1.1: Katzenbiss

Bissverletzungen – Versorgung und Prävention postoperativer Wundinfektionen

In Deutschland treten Bissverletzungen in einer (vermuteten) Größenordnung von 30.000 bis 50.000 auf. Bissverletzungen machen ca. 1-2 % der Notfallaufnahmen aus (Gawenda 1996, Kramer et al. 2010). Mit 60 % (- 80 %) sind Hundebissverletzungen am häufigsten, gefolgt von Katzenbissen mit 20-30 %.

Eher selten sind Bissverletzungen durch Menschen (Krohn et al. 2010). Bissverletzungen der Hand sind v.a. dann infektionsanfällig, wenn bradytrophes Gewebe und/oder Gelenke betroffen sind. Das Infektionsrisiko steigt, wenn die Wundversorgung verzögert, d. h. erst nach mehr als 12 Stunden erfolgt (Henry et al. 2007). Zoonosen wie Tollwut, Brucellosen, Katzenkratzkrankheit, Tularämie etc. sind in unseren Breiten selten geworden. Jedoch können Keime der Mundflora schwer verlaufende Wundinfektionen verursachen. Die Zusammensetzung der Mundflora von Mensch und Tier ist sehr komplex. Bei Hund und Katze werden nach einem Biss v. a. folgende Keime gefunden: Pasteurella spp., Staph. aureus, Streptococcus pyogenes, Neisseria und Moraxella spp. Beim Menschen können lokale sowie systemische Infektionen durch Eikenella corrodens, ß-Laktamase-resistente Anaerobier, ESBL-Bildner sowie MRSA übertragen werden. Eher selten sind Übertragungen von HIV, Hepatitis B und C sowie Lues auf diesem Weg. Anaerobier machen 39-50 % der Infektionserreger aus, v. a. Bacteroides, Fusobacterium, Veillonella, Peptococcus etc.

Die Infektionsrate nach Hundebissen liegt bei 3-17 % (de Melker et al. 1996). Neben der bakteriellen Kontamination sind nach Hundebissen v. a. die Gewebetraumatisierung mit Quetsch-, Riss- und Schneideverletzungen von Bedeutung (Pavletic 2002). Katzenbisse werden häufig unterschätzt, da sie auf den ersten Blick wenig spektakulär erscheinen (Waldron et al. 2002). Doch gerade die punktionsartigen Bisswunden (*Abb. 8.1.1*) mit tiefer Inokulation der Keime ins Gewebe führen häufiger zu Infektionen als Hundebisse (Hallock 1996). Bisse von Menschen werden in über 20 % von einer nachfolgenden Infektion begleitet (Henry et al. 2007).

		Verletzungsart			
		Frische offene Verletzung (zugänglich)	Frische (fast) geschlossene Verletzung (Katzenbiss)	Ältere Verletzung nach 4 Stunden und mehr	alte Verletzung nach 24 Stunden
Maßnahmen	Chirurgisches Debridement	ggf. durchführen	ggf. durchführen	ggf. durchführen	ggf. durchführen
	Antiseptische Spülung mit PVP-Jod-Alkohol-Spülung	durchführen	Auflage antiseptisch getränkter Kompressen für 1 Stunde	Auflage antiseptisch getränkter Kompressen für 1 Stunde	durchführen
	Primärverschluss der Wunde möglich	JA	—	—	—
	Antibiotikagabe (AB)	keine AB-Prophylaxe	keine AB-Prophylaxe	einmalig prophylaktische Gabe (single shot) Amoxicillin/Clavulansäure i.v. oder p.o.	AB-Therapie nach mikrobiologischem Befund. Empirischer Beginn mit Amoxicillin/Clavulansäure
	Generell empfohlene Maßnahme	Tetanusimpfung sowie das Tollwutexpositionsrisiko müssen bei jeder Bissverletzung abgeklärt werden. Gleiches gilt für die Risikoabschätzung für Lues, HBV, HCV und HIV bei humanen Bissen			

Tab. 8.1.2: Einteilung der Maßnahmen nach Art und Alter der Bissverletzung (nach Kramer et al. 2010)

Für die Versorgung von Bissverletzungen ist bisher kein einheitlicher Standard vorhanden, der das Risiko einer Wundinfektion im Nachgang der Behandlung gering hält. Daher bestehen nicht selten Unsicherheiten hinsichtlich der richtigen Vorgehensweise.
Aus diesem Grund wird hier die Übersicht mit Empfehlungen der Sektion Klinische Antiseptik der Deutschen Gesellschaft für Krankenhaushygiene (DGKH) wiedergegeben (Kramer et al. 2010):

- Bei der frischen offenen Verletzung: falls erforderlich, chirurgisches Debridement und anschließende antiseptische Wundspülung (z. B. mit Alkohol-Jod-Lösung). Primärverschluss der sauberen Wunde. Antibiotikaprophylaxe ist in der Regel nicht indiziert.
- Bei einer nahezu geschlossenen frischen Verletzung (z. B. Katzenbiss oder Stichverletzung von Hechtflosse): falls erforderlich, chirurgisches Debridement durchführen. Auflage antiseptisch getränkter Kompressen für ca. eine Stunde mit zwischenzeitlicher Tränkung (z. B. mit Alkohol-Jod-Kombilösung). Antibiotikaprophylaxe ist in der Regel nicht indiziert.
- Bei älterer Verletzung nach vier und mehr Stunden: falls erforderlich, chirurgisches Debridement durchführen. Auflage antiseptisch getränkter Kompressen für ca. eine Stunde mit zwischenzeitlicher Tränkung (z. B. mit Alkohol-Jod-Kombilösung). Antibiotikaprophylaxe mit einmaliger Gabe von bspw. Amoxicillin/Clavulansäure (i.v. oder p.o.).
- Bei Verletzungen, die älter als 24 Stunden sind: chirurgisches Debridement und anschließende antiseptische Wundspülung (z. B. mit Alkohol-Jod-Lösung). Bei klinischem Infektionsverdacht und Entzündungszeichen chirurgische Revision mit Eröffnung und anschließend antiseptischer Spülung durchführen. Antibiotische Therapie empirisch beginnen mit Amoxicillin/Clavulansäure; nach Vorlage des mikrobiologischen Befunds gemäß Resistogramm Antibiotikum umstellen.
- Der Tetanusimpfstatus und das Risiko der Tollwutexposition des Patienten müssen nach jeder Bissverletzung abgeklärt werden. Gleiches gilt für die Risikoabschätzung für Lues, HBV, HCV und HIV bei seltenen, doch gelegentlich stattfindenden humanen Bissen.

Eine Übersicht gibt *Tab. 8.1.2.*

Hygiene in der Orthopädie

Die hygienischen Anforderungen in ambulant operierenden Orthopädie-Praxen entsprechen prinzipiell den Auflagen, wie sie für alle ambulant praktizierende Operateure anderer Fachrichtungen gelten. Die Empfehlungen zu Bau, Ausstattung und Organisation sind den jeweiligen Kapiteln zu entnehmen.
Jeder Patient, der zur Behandlung kommt, kann potenzieller Träger pathogener wie auch multiresistenter Erreger sein. Daher haben die Empfehlungen zu Standardhygienemaßnahmen und zur Infektionsprävention für operative Fachgebiete auch in der Orthopädie uneingeschränkte Bedeutung.
Selbstverständlich ist die Durchführung einer sorgfältigen Händehygiene auch in der Orthopädie eine der wichtigsten infektionspräventiven Maßnahmen. Entsprechend muss bei der Einrichtung der Praxis darauf geachtet werden, dass Händedesinfektionsmittelspender in ausreichender Stückzahl an zweckdienlichen Stellen angebracht werden. Dies gilt sowohl für den nicht-invasiven Praxisbereich (z. B. Untersuchungs-, Behandlungs- und Verbandsraum) als auch für den operativen Bereich (Eingriffsräume, OP-Abteilung).

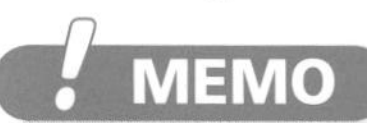

Standardhygienemaßnahmen umfassen alle Maßnahmen, die bei der Versorgung jedes Patienten berücksichtigt werden müssen – einerseits, um den Patienten vor exogener Kontamination zu schützen, andererseits, um dem Personal den angemessenen Infektionsschutz zu gewähren.

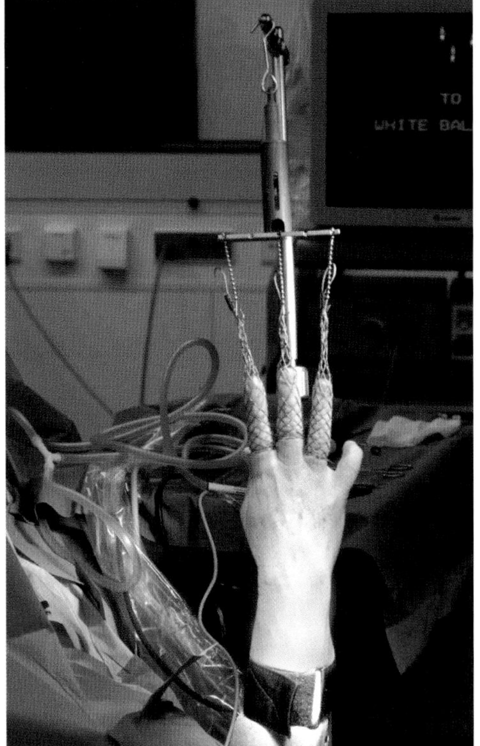

Abb. 8.1.2: Verwendung spezieller Lagerungshilfen in der Handchirurgie

Eingriffsspektrum

Das Eingriffsspektrum der (ambulanten) Orthopädie umfasst in vielen Fällen Eingriffe aus dem Bereich der Hand- und Fußchirurgie wie:

- Dupuytren'sche Kontrakturen
- Carpaltunnelsyndrom
- Schnellender Finger
- Endoprothetik im Hand-/Fingerbereich
- Hallux valgus
- Synovektomien

Weiter werden Osteosynthesen meist an kleinen Röhrenknochen nach Frakturen durchgeführt. Zu den häufigsten operativen Eingriffen gehören diagnostische und therapeutische Arthroskopien an Knie, Sprunggelenk und Schulter. AOZ/MVZs, in denen das Eingriffsspektrum bis hin zur Implantation künstlicher Gelenke bspw. am Knie reicht, dürften die Ausnahme sein.

Korrespondierend zur durchzuführenden Operation werden die Räume in Eingriffsräume für kleinere invasive Maßnahmen (z. B. Versorgung einer Hohlhandphlegmone, Amputation eines Fingers) und OP-Räume mit erhöhten Anforderungen an die Keimarmut (z. B. Handchirurgie, Osteosynthesen oder Arthroskopien) in einer von den übrigen Praxisräumen abgetrennten OP-Abteilung unterteilt. Je nach Art des Eingriffs muss der Flächenbedarf für allfällige Lagerungshilfen (*Abb. 8.1.2)*, Videoturm oder Bildwandler berücksichtigt werden.

Multidisziplinäre Nutzung von OP-Sälen

Bei multidisziplinärer Nutzung einer OP-Einheit innerhalb eines größeren Ambulanten Operationszentrums (AOZs) oder Krankenhauses können die Eingriffs- resp. Operationsräume, in denen vornehmlich orthopädische Eingriffe erfolgen, auch durch chirurgische Nachbarfächer (bspw. Ophthalmochirurgie, Gynäkologie, HNO, etc.) genutzt werden. Selbst für orthopädische Prothetikchirurgie vorgesehene resp. ausgestattete OP-Säle, die über eine Laminar-Airflow-Decke (LAF) verfügen, können natürlich auch durch andere chirurgische Fachdisziplinen genutzt werden. Die Notwendigkeit einer Trennung in septische und aseptische OP-Bereiche ist aus wissenschaftlicher Sicht nicht belegt. Wenn die ohnehin erforderlichen Hygienemaßgaben und die Personaldisziplin konsequent eingehalten werden, ist kein erhöhtes Wundinfektionsrisiko zu erwarten.

Im Anschluss an die sachgerecht durchgeführten Reinigungs- und Desinfektionsmaßnahmen (siehe *Kap. 5 Hygiene im OP*) können Operationen aller Kontaminationsklassen im selben OP-Saal erfolgen.

Intraartikuläre Punktionen

Einen besonderen Status unter den invasiv-therapeutischen Maßnahmen nehmen intraartikuläre Punktionen bzw. Injektionen ein. Sie sind einerseits vom Arbeitsaufwand her betrachtet (fast) mit einer simplen Blutentnahme vergleichbar, andererseits erfüllen sie durchaus einige Kriterien einer minimalinvasiven Intervention.

Untersuchungen zeigen, dass man selbst bei unter aseptischen Bedingungen aufgezogenen Spritzen nicht immer davon ausgehen kann, dass sie nicht kontaminiert wurden; in der Literatur werden Kontaminationsraten bei Injektionen im OP zwischen 1 % und 44 % angegeben (Loftus et al. 2008).

In der Orthopädie gehören Punktionen, beispielsweise zur Entlastung eines Hämatoms bei einem Kniebinnentrauma, und Injektionen von lokalen Schmerzmitteln in primär sterile Gelenke zu den alltäglichen Behandlungsmaßnahmen. Hygienefehler im Umgang mit dem erforderlichen Material bei der Vorbereitung und das Nichtbefolgen der Hygienestandards stellen das Hauptinfektionsrisiko dar. Ernsthafte Folgen einer Gelenkinfektion können von Schmerzen und einer Funktionsbeeinträchtigung des betroffenen Gelenks bis hin zur Entwicklung einer Sepsis reichen. Auch Spätfolgen sind möglich und können im berechtigten Fall Schuldspruch und Schadensersatzforderungen nach sich ziehen.

In einem Urteil des Bundesgerichtshofs (BGH) wurde über einen Fall entschieden, bei dem es nach einer intraartikulären Kniegelenkspunktion zu einer Entzündung im Gelenk kam. Der BGH betont, dass die Nichteinhaltung von den allgemein anerkannten Hygienestandards prozessual zu einer Beweislastumkehr führt. Es genüge folglich, wenn Mängel oder Versäumnisse hinsichtlich der Einhaltung der Hygieneregeln bestehen, „nahelegen oder wahrscheinlich machen müsse der Fehler den Schaden nicht". D. h., der klagende Patient muss nur darlegen, dass die Infektion aus der Praxis hervorgegangen ist, die üblichen Hygienestandards nicht eingehalten wurden und dass der Schaden bei ihrer Beachtung vermeidbar gewesen wäre (Klein 2008).

Selbstverständlich müssen Punktionen und Injektionen nicht in einem OP-Saal erfolgen. Allerdings sind die erforderlichen Hygienemaßnahmen konsequent einzuhalten. Die Deutsche Gesellschaft für Orthopädie und Orthopädische Chirurgie (2008) sowie die KRINKO (2011) haben detaillierte Empfehlungen zur Durchführung von Punktionen und Injektionen herausgegeben, deren Beachtung und Einhaltung angeraten wird.
Der Eingriffsraum ist grundsätzlich als Durchführungsort geeignet und bietet allein vonseiten der technischen Ausstattung günstige Bedingungen. Steht kein Eingriffsraum zur Verfügung, kann die Gelenkspunktion/-injektion auch in einem für die Durchführung geeigneten Untersuchungs- resp. Behandlungsraum erfolgen. Er muss für den Arzt, sein Assistenzpersonal sowie für das benötigte sterile Arbeitsmaterial genügend Platz und geeignete Beleuchtung für ein sicheres und kollisionsfreies Arbeiten bieten.

Nachdem der Patient bequem gelagert und für den Eingriff vorbereitet wurde, muss das Hautareal im Bereich der Punktionsstelle großflächig desinfiziert werden. Dies erfolgt unmittelbar vor der Punktion. Hierfür wird das Hautdesinfektionsmittel unter Beachtung der vom Hersteller angegebenen (Mindest-) Einwirkzeit mit sterilen Tupfern an einer sterilen Klemme oder Kornzange gleichmäßig verrieben. Das Hautantiseptikum kann sowohl aufgesprüht als auch direkt mit dem Tupfer aufgebracht werden (KRINKO 2011). Die Punktionsstelle wird nach der Trocknung mit einem sterilen Lochtuch abgedeckt.

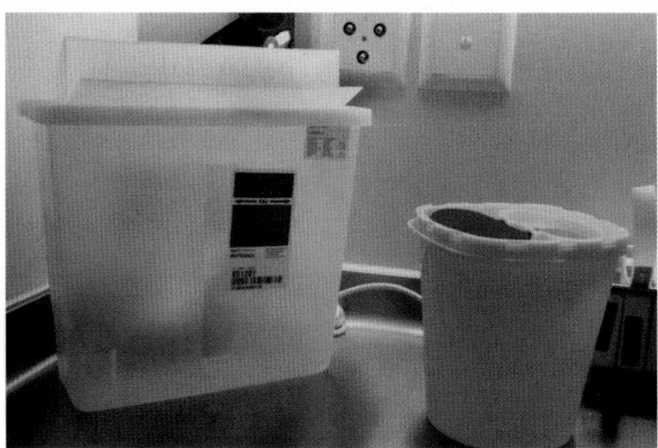

*Abb. 8.1.3:
Sichere Abwurfbehältermodelle:
Die Behälter sollten allerdings nur bis zur seitlich am Behälter angebrachten Einfüllmarke (ca. 80 %) befüllt werden.*

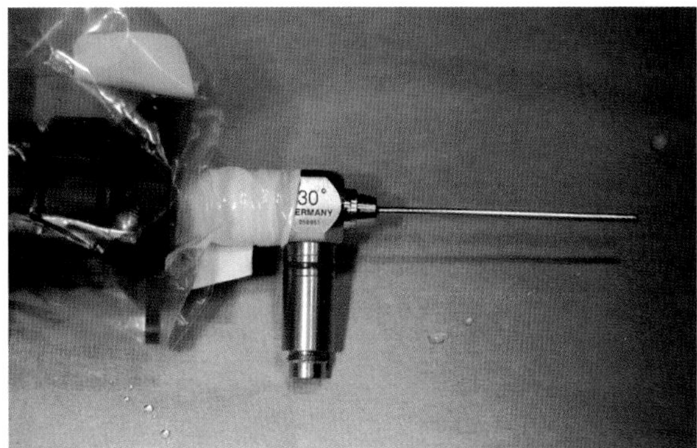

Abb.8.1.4: *Arthroskopieinstrumente*

Vor dem Anlegen der sterilen Handschuhe wird eine hygienische Händedesinfektion durchgeführt. Das benötigte Material wird auf einem (mobilen) steril abgedeckten Instrumentiertisch steril vorbereitet und von einer assistierenden Person steril angereicht. Nach abgeschlossener Punktion wird die Punktionsstelle mit steriler Kompresse und Pflasterverband abgedeckt.

Das benutzte Instrumentarium ist in der Regel Einwegmaterial (Injektions-, Punktionskanülen, Spritzen), welches anschließend (in durchstichsicheren Behältnissen – siehe *Kap. 14 Arbeitsschutz*) sicher entsorgt wird (*Abb. 8.1.3*).

Das gewonnene Material (Punktat) wird in dafür vorgesehenen beschrifteten Röhrchen in das untersuchende Labor gebracht. Nachträgliche Kontamination und damit Ergebnisverfälschung müssen vermieden werden. Nach Ablegen der sterilen Handschuhe ist erneut eine hygienische Händedesinfektion durchzuführen. Die beschriebene Vorgehensweise ist sowohl für alle Gelenkpunktionen als auch Gelenkinjektionen anzuwenden.

Aufbereitung von Instrumenten in der Orthopädie

Die Aufbereitung von (Mehrweg-) OP-Instrumenten wird in *Kap. 7* ausführlich behandelt. Dennoch soll an dieser Stelle kurz auf die Aufbereitung von Arthroskopen eingegangen werden, da sie teilweise besondere Probleme mit sich bringt und spezielle Maßnahmen erfordert und außerdem die Arthroskopie in der ambulanten Orthopädie eine gewichtige Rolle einnimmt (*Abb. 8.1.4*)

Die Laparoskope anderer mikroinvasiv operierender Fachbereiche sind Arthroskope entsprechend ihrer erhöhten Anforderungen an die Aufbereitung in die Risikoklasse „kritisch B" einzustufen (siehe *Kap. 7 Medizinprodukteaufbereitung*). Neben den langen und v. a. engen Lumina sowie Hohlräumen, die schlecht zu reinigen sind und bei denen der Reinigungserfolg nur schwer kontrolliert werden kann, hat bei den Arthroskopen auch die Empfindlichkeit des Materials eine Bedeutung. Daher sind vor der Aufbereitung unbedingt die Angaben des Herstellers einzuholen und konsequent zu beachten. Die Aufbereitung aller aufbereitbaren Teile eines Arthroskops sowie des erforderlichen Zubehörs soll analog zu anderen MIC-Instrumenten erfolgen und der Reinigungserfolg – wenn nötig auch mit Hilfsmitteln (Lichtlupe – siehe *Abb. 8.1.5*) oder indirekten Verfahren zum Proteinnachweis – kontrolliert werden.

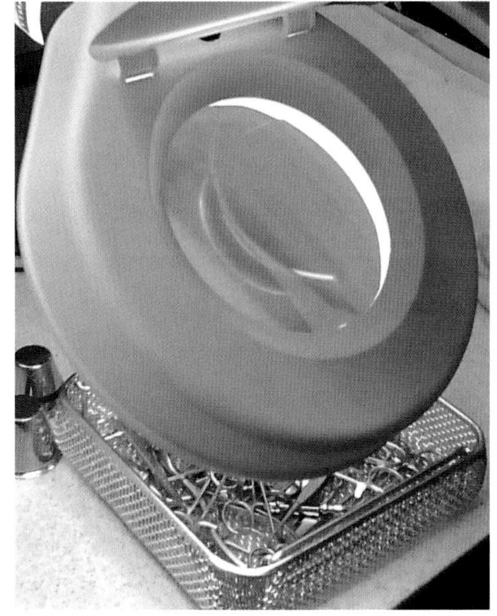

Abb. 8.1.5: Lichtlupe

Grundsätzlich umfasst die Aufbereitung die Vorreinigung (Abwischen/Entfernen von allfällig sichtbaren Verschmutzungen). Die Aufbereitung von als „kritisch B" eingestuften Instrumenten erfolgt grundsätzlich in einem RDG mit den erforderlichen Einsätzen. Zum Schluss müssen die Arthroskope sterilisiert werden.

Shaverblätter

Ein häufig nachgefragtes und kontrovers diskutiertes Thema ist die Aufbereitung von Shaverblättern. Der Einsatz von Shavern zum Abtragen von Synovialzotten in unterschiedlichen Dimensionen gehört heute zum Standard der arthroskopischen Chirurgie (*Abb. 8.1.6*). Wurden die Produkte der früheren Jahre in vielen Fällen nach entsprechender Aufbereitung mehrfach verwendet, orientiert sich die Entwicklung heute zunehmend in die Richtung, Shaverblätter nur noch zum einmaligen Gebrauch anzuwenden.
Zwei Faktoren sind dabei von Bedeutung: Zum einen ist bei Mehrfachgebrauch naturgemäß ein sukzessiver Verlust der Schärfe und somit des Wirkungsgrads des Schneideinstruments zu erwarten, zum anderen stellen die hohen Anforderungen an eine hygienisch sichere Aufbereitung von Instrumentarium mit für die Reinigung schwer zugänglichen und den Reinigungserfolg optisch nicht leicht überprüfbaren Hohlkörpern ein Problem dar.

Für den Anwender ist die Beurteilung von Produkten eines sehr heterogenen Marktes schwierig. Dazu kommt noch die nicht unerhebliche Unsicherheit und in Teilbereichen Unkenntnis über die gesetzlichen Grundlagen zur Verwendung entsprechender Instrumente.
Der Berufsverband für Arthroskopie (BVASK e.V.) hat im Jahr 2011 eine aktuelle Erhebung bei den Herstellern von Shaverblättern auf dem deutschen Markt vorgenommen. Aufgrund der differenzierten Darstellung und Aktualität der Empfehlung des Berufsverbands für Arthroskopie sowie der engen Abstimmung mit dem Autor dieses Kapitels sollen hier die wesentlichen Inhalte wiedergegeben werden (BVASK 2011). Die Umfrage berücksichtigte lediglich die aktuelle Produktlinie der jeweiligen Firmen. Hersteller von Mehrfachprodukten wurden gefragt, ob sie eine maximale Anzahl von Einsätzen für ihr Produkt vorsehen. Im Weiteren wurden die herstellerseitigen Aufbereitungsanleitungen angefordert (siehe *Tab. 8.1.3*). Drei der angefragten Hersteller bieten lediglich Shaverblätter zum Einmalgebrauch an. Ebenfalls drei Firmen bieten Mehrfachshaverblätter für eine limitierte Zahl von Einsätzen an. Lediglich ein Hersteller machte keine Angaben zur Häufigkeit der Anwendung seines Produkts.

Firma	Einmal-shaver	Mehrfachshaver Unlimitierter Gebrauch	Mehrfachshaver Limitierter Gebrauch	Aufbereitungs-anleitung
Aesculap	ja	nein	20 x	ja
Arthrex	keine Angaben	keine Angaben	keine Angaben	keine Angaben
Eberle	ja	ja	nein	ja
DePuy Mitek	ja	nein	nein	ja
Con Med Linvat	ja	nein	7 x	ja
Smith & Nephew	ja	nein	nein	ja
Storz	ja	nein	10 x	ja
Stryker	ja	nein	nein	ja

Tab. 8.1.3: Übersicht der Shaverblätter Herstellerangaben (BVASK 2011)

Fragen zur Aufbereitung eines Einweg-Instruments stellen sich bei bestimmungskonformem Gebrauch ebenso wenig wie die zum Erhalt der Funktionsfähigkeit. Sie stellen aus hygienischer Sicht bei sachgemäßem Umgang kein Problem dar. Auch wenn die (Mehr-) Kosten nicht unerheblich sind, wird von der Wiederaufbereitung (durch die Praxismitarbeiter) mit dem Ziel der Mehrfachverwendung eines als Einmalshaverblatt deklarierten Instruments, zu dem der Hersteller keine Aufbereitungsangaben macht, abgeraten, auch wenn medizinprodukterechtlich in Deutschland die Aufbereitung von Einmalprodukten nicht prinzipiell untersagt ist*. Ob die Aufbereitung durch eine zertifizierte Aufbereitungsfirma möglich, sicher und wirtschaftlich ist, muss im Einzelfall geprüft werden. Auch muss geklärt sein, wie viele Aufbereitungszyklen möglich und wie diese zu erfassen sind. Dennoch bleibt bei diesem Thema bzgl. haftungsrechtlicher Fragen eine gewisse Grauzone und somit Spielraum für (unterschiedliche) juristische Beurteilungen, deren weitere Darstellung an dieser Stelle nicht möglich ist.

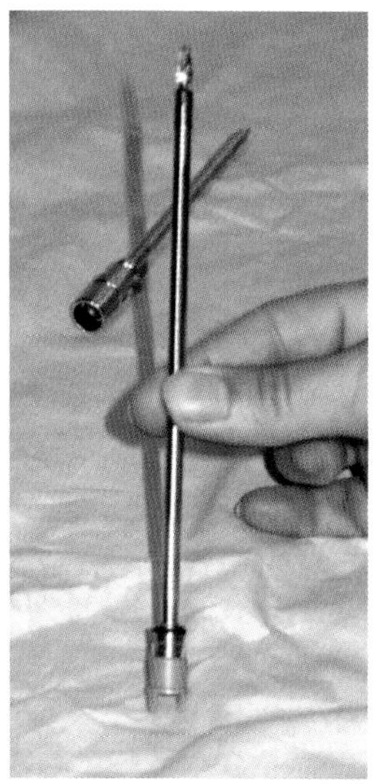

Abb. 8.1.6: Shaver

Bei Verwendung von Mehrfachshaverblättern, für die der Hersteller eine maximale Einsatzanzahl vorgibt, darf diese nicht überschritten werden. Falls eine darüber hinausgehende Anwendung erfolgt, ergibt sich eine vergleichbare Problematik wie bei o.g. Mehrfachverwendung von Einmalinstrumenten. Daher muss ein sicheres Verfahren gewählt werden, wie das einzelne Produkt zu identifizieren und seine jeweiligen Aufbereitungszyklen zu dokumentieren sind. Die Aufbereitung von zum mehrmaligen Gebrauch vorgesehenen Shaverblättern muss entsprechend der Aufbereitungsanleitung des jeweiligen Herstellers (alle angefragten Hersteller von Mehrfachshaverblättern hatten Aufbereitungsanleitungen zur Verfügung gestellt) erfolgen. Eine entsprechende Verfahrensanweisung muss in der aufbereitenden und sterilisierenden Praxis vorhanden sein und sollte als integrativer Bestanteil des QM-Systems eingebunden sein.

Die Instrumente, deren Aufbereitung gemäß den Herstellerangaben unter Praxisbedingungen möglich ist, sind der Kategorie „kritisch B" zuzuordnen, d. h. die Reinigung und Desinfektion erfolgt in einem Reinigungs-Desinfektionsgerät (RDG) unter Verwendung spezieller Spüladapter. Sämtliche Mehrfachshaverblätter können mittels Dampfsterilisation bei 134° über 3,5 bis 5 Minuten sterilisiert werden. Die Aufbereitung von Shaverhandstücken und anderen Zusätzen (*Abb. 8.1.7*) geschieht ebenfalls gemäß den Empfehlungen des Herstellers.

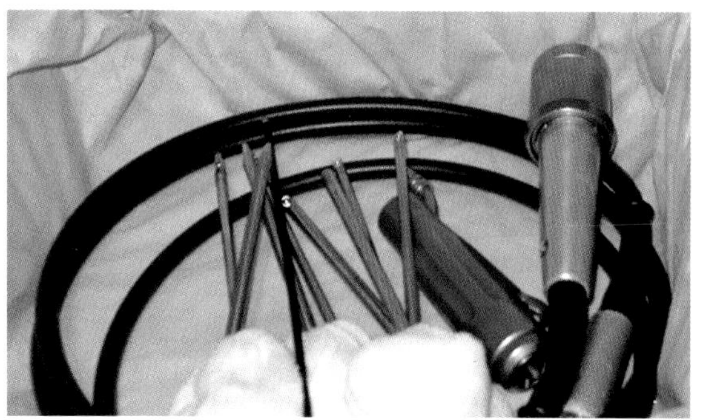

Abb. 8.1.7: Shaver-Sieb

*Anm.: In der Medizinprodukteverordnung der Schweiz ist lediglich die Aufbereitung von Medizinprodukten, die zur mehrmaligen Verwendung bestimmt sind, vorgesehen (MepV 2010).

Die vielfache Mehrfachanwendung von Shaverblättern, bspw. weil vom Hersteller keine maximale Einsatzhäufigkeit vorgegeben wird (ein Hersteller gab keine Begrenzung der Aufbereitungszyklen an), birgt vor allem das Risiko eines nachlassenden Wirkungsgrades durch Schärfeverlust in sich. Die Schärfe eines Shaverblatts lässt sich im Rahmen der routinemäßigen Aufbereitung nicht ermitteln. Hier zählt dann letztlich das intraoperative Resektionsergebnis bzw. die Erfahrung des Anwenders verpflichtet zum unverzüglichen Austausch des Instruments, wenn die gewünschte Resektionsgenauigkeit nicht erreicht wird. Dieses Vorgehen birgt jedoch ein Problem, da die Funktionsprüfung in sich ein essenzieller Teil des Aufbereitungsprozesses ist, denn § 3 Nr. 14 MPG definiert Aufbereitung von bestimmungsgemäß keimarm oder steril zur Anwendung kommenden Medizinprodukten als: „(...) die nach deren Inbetriebnahme zum Zwecke der erneuten Anwendung durchgeführte Reinigung, Desinfektion und Sterilisation einschließlich der damit zusammenhängenden Arbeitsschritte sowie die Prüfung und Wiederherstellung der technisch-funktionellen Sicherheit." Um dieses Problem zumindest abzumildern, wird empfohlen, in einer internen Verfahrensanweisung (eventuell mit Hinweis auf die persönlichen Erfahrungen) eine Höchstgrenze von Einsätzen bis zum Austausch zu definieren. Entscheidend ist, dass die Anwendung des Medizinprodukts sowohl für den Patienten als auch für das medizinische Personal hygienisch sowie technisch-funktionell sicher ist.

8.2 Ophthalmochirurgie

Die in der ophthalmologischen Praxis empfohlenen Standardhygienemaßnahmen sind seit Jahren bewährt und erprobt, lediglich in der Ophthalmochirurgie haben sich in letzter Zeit einige mit hygienischen Maßgaben eng verwobene Änderungen ergeben, die aus gesetzlicher, ökonomischer und auch medizinischer Sicht zum Umdenken zwingen. Im folgenden Kapitel sollen die wesentlichen Rahmenbedingungen eines modernen und sinnvollen Hygienemanagements dargestellt werden.

Einleitung

Auch in der Praxis des Augenarztes sind Infektionserreger in den letzten Jahren ein zunehmend relevantes Thema. Zusätzlich sind die operativ tätigen Augenärzte laut den Landeshygieneverordnungen verpflichtet, sich um die Einhaltung der Hygienestandards zu kümmern. Dazu gehören ebenfalls die Erfassung von nosokomialen Infektionen laut §23 IfSG (IfSG 2011) und die Erfassung des Antibiotikaverbrauchs (siehe auch *Kap. 2 Rechtliche Grundlagen*).

Eine Reihe von ophthalmologischen Patienten ist besonders anfällig für Infektionen. Folgende Risikogruppen lassen sich identifizieren:

- Sehr alte Patienten
- Patienten mit chronischen, immunsupprimierenden Erkrankungen (z. B. Diabetes)
- Träger von multiresistenten Erregern (z. B. MRSA, VRE)

Bei intravitrealen Injektionen wird die Infektionshäufigkeit je nach Literatur zwischen 2/300 und 2/1800 beschrieben (Artunay O et al. 2009, Meyer C et al. 2007)

Allgemeine Praxishygiene

Den aktiven Schutzmaßnahmen vor Infektionen kommt in der ophthalmologischen operativen Praxis eine besondere Rolle zu. Diesbezüglich sind vor allem die Standardhygienemaßnahmen, dabei in allererster Linie die regelrechte Händehygiene, zu nennen. Eine Händedesinfektion sollte vor und nach Patientenkontakt sowie vor und nach allen infektionsgefährdenden Tätigkeiten durchgeführt werden. Dabei ist besonders wichtig, dass in allen Behandlungszimmern, aber auch allen medizinischen Funktionsbereichen der Praxis gut sichtbar und erreichbar Handwaschbecken und Händedesinfektionsmittelspender angebracht werden. Die Spender müssen regelrecht beschriftet sein.

Es muss saubere Arbeitskleidung getragen werden; zusätzlich sind bei Kontaminationsgefahr Schürzen oder Schutzkittel zur Verfügung zu stellen. Arbeitskleidung muss nach Kontamination sofort gewechselt und desinfizierend gewaschen werden.
Bei Tätigkeiten am Patienten, bei denen mit einer Kontamination der Hände zu rechnen ist, sind Einmalhandschuhe zu tragen. Dies gilt insbesondere auch für invasive Maßnahmen wie Blutentnahmen oder Verbandswechsel (sofern keine No-Touch-Technik angewandt wird). Vor und nach Benützung der Handschuhe muss stets eine Händedesinfektion durchgeführt werden. Zudem trägt das Personal weder künstliche Fingernägel noch Schmuck an Händen und Unterarmen (TRBA 250 2007). Die Fingernägel sollten kurz und lackfrei sein. Es sollte darauf geachtet werden, dass die Mitarbeiter neben den Grundimmunisierungen Immunität gegen Hepatitis B besitzen. Sinnvoll und von der STIKO (Ständigen Impfkommission am Robert Koch-Institut Berlin) empfohlen ist auch die regelhafte Grippeschutzimpfung (STIKO 2007).

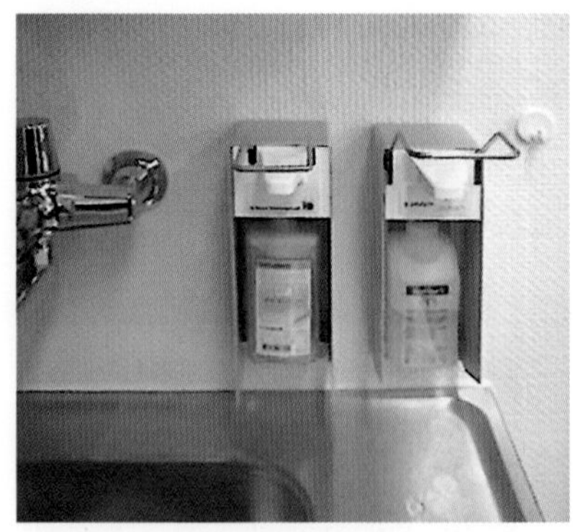

Abb. 8.2.1: Nicht passende Seifen- und Desinfektionsmittelflaschen

Patientennahe Flächen/Gegenstände

Im Praxisbereich genügt die Reinigung der patientennahen Flächen. Des Weiteren ist darauf zu achten, dass Gerätschaften, welche regelhaft Patientenkontakt haben, wischdesinfiziert werden. Dies hat eine besondere Bedeutung, da diese Untersuchungsgeräte leicht Ausgangpunkt bei der Übertragung von Adenoviren (Keratokonjunktivitis epidemica) sein können. Laut dem RKI sind die gemeldeten Fälle der Keratokonjunktivitis epidemica insbesondere in den Jahren 2011 und 2012 stark angestiegen (Epi Bul. 2012).

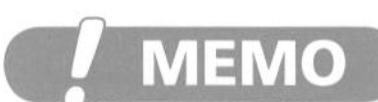

Der Erregernachweis von Adenoviren ist laut § 8 Infektionsschutzgesetz bereits für das diagnostizierende Labor meldepflichtig. Das gehäufte Auftreten nosokomialer Infektionen (zwei oder mehr Fälle) ist durch den Arzt zu melden.

Besonderheiten in der ophthalmologischen Praxis

Augentropfen

Über Mehrfachtropfflaschen für Augentropfen wurden schon vielfach Keime von einem Patienten zum anderen übertragen. Die meist verwendeten Konservierungsstoffe wie Benzalkoniumchlorid sind zwar gut verträglich, aber sowohl als Wirkstoffe wie in der vorliegenden Konzentration nur recht schwach wirksam. Somit ist Keimwachstum in der angebrochenen, kontaminierten Flasche besonders in den Kappen möglich, meist mit koagulase-negativen Staphylokokken und verschiedenen gram-negativen Stäbchen. Tropfflaschen mit isotoner Kochsalzlösung zur Befeuchtung der Konjunktiven können anspruchslose, ubiquitäre Keime kultivieren, die als faden- oder flockenförmige Schlieren in der Lösung schwimmen. Jede Flasche ist mit Anbruchdatum zu versehen und auch bei patientengebundener Nutzung, Zusatz von Konservierungsstoffen und unauffälliger Inspektion nach maximal vier Wochen zu verwerfen. Zusätzlich sind die Herstellerangaben zu beachten.

Tonometer

Aus hygienischer Sicht ist eine berührungslose Tonometrie zu empfehlen. Wenn dies nicht möglich ist, ist auf ein Standardhygienevorgehen, wie im Folgenden beschrieben, zu achten.

Das Abwischen von Tonometer-Messkörpern mit Wischtüchern und alkoholischem Wirkstoff desinfiziert nicht ausreichend und begünstigt möglicherweise die Übertragung von Adenoviren, die wie o. g. die epidemische Keratokonjunktivitis verursachen.

Die Messkörper werden zuerst gereinigt und danach desinfiziert. Dazu muss man sie aus der Halterung nehmen. Zunächst spült man sie bis zu 1 min mit fließendem, kaltem Wasser ab. Zur anschließenden Desinfektion verwendet man entweder viruswirksame Instrumentendesinfektionsmittel, die zumeist eine gute Wirkung auch gegen unbehüllte Viren besitzen, bzw. als zweite Wahl viruswirksame Mittel mit breitem Wirkspektrum wie z. B. Wasserstoffperoxid 3% oder Natriumhypochloritlösung 2,5 %. Bei der Auswahl zu Mitteln und Verfahren berät auch der Hersteller.

Anschließend werden die Messkörper wieder mit fließendem, kaltem Wasser nachgespült, am besten in einem Gefäß liegend, für mindestens 10 min, maximal 60 min. Dann trocknet man sie mit einem sterilen Tuch und bewahrt sie in einer sterilen Box auf (Gosch 1999).
Alkoholische Mittel können Spannungsrisse verursachen, ebenso zu langes Liegen in wässriger Lösung (> 1 h), ferner die Einwirkung von UV-Strahlen sowie Temperaturen über 60 °C.
Das Tonometer selbst wird nur mit feuchtem Tuch (z. B. mit tensidhaltiger Reinigungslösung bzw. nach Herstellerangaben geeignetem Desinfektionsmittel) behandelt, nicht in Flüssigkeit eingelegt und auch nicht mit aggressiven Wirkstoffen gewischt oder gar eingesprüht.

Kontaktlinsenträger

Benutzer weicher Kontaktlinsen unterliegen im Vergleich zu Brillenträgern einem deutlich höheren Risiko, an mikrobiell bedingten Keratitiden zu erkranken. Dies wird größtenteils zurückgeführt auf hygienische Mängel beim Umgang mit den Linsen, zu lange Tragezeiten und unzureichende Desinfektionswirkung der Pflegesysteme, besonders der sog. All-in-One-Produkte.
Viele Träger besonders besiedelungsanfälliger, hydrophiler, weicher Linsen tauschen diese zu selten aus, benutzen die Aufbewahrungslösungen zu lange und reinigen die Hände beim Einsetzen und Herausnehmen der Linsen nicht oder nicht effizient (Kramer et al. 2012).
Einige verzichten sogar aus Kostengründen auf Enzymreinigung und handelsübliche Aufbewahrungslösung, spülen und lagern mittels isotonischer Kochsalzlösung ohne antimikrobielle Zusätze, die man u. U. erst bei Trübung und Geruch verwirft.

Auch „Reinigen" mit Speichel und Abspülen unter dem Wasserhahn ist bei langjährigen Trägern harter Linsen weit verbreitet. Selbst Biofilme auf den Linsen werden aus Unkenntnis zeitweilig toleriert, solange sie die Sicht nicht sonderlich behindern. Anfängliche leichte Reizsymptome werden aus Gewohnheit, bei der reduzierten Sensibilität des Langzeitträgers oder wegen des Unwillens, alternativ die Brille zu tragen, nicht selten unterschätzt.
Hier ist die gründliche hygienische Schulung durch den Augenarzt und das Praxisteam unerlässlich, die man auch vom Optiker einfordern sollte, wenn er die Anpassung übernimmt: Dem Kontaktlinsenträger muss die Notwendigkeit der engmaschigen Aufbereitung erläutert werden. Dabei sollte man auch den Unterschied von korrekter Reinigung zur Proteinentfernung und von zusätzlich nötiger Desinfektion zur Keimreduktion verdeutlichen und anschaulich erklären, dass ein solch lässiger Umgang wie beschrieben mittel- bis längerfristig schwere Komplikationen nach sich ziehen kann, die das weitere Tragen von Kontaktlinsen mutmaßlich für längere Zeit ausschließen.

Die physiologische Flora der Bindehaut umfasst u. a. Corynebakterien, Sporenbildner, Mikrokokken, koagulase-negative Staphylokokken, sog. apathogene Neisserien und gelegentlich Moraxella sp. Im Vergleich zu Haut und Schleimhäuten ist die Besiedelung niedrig, was vornehmlich auf Spülwirkung und Lysozymgehalt der Tränenflüssigkeit zurückgeführt wird. Bei Linsenträgern steigt die Keimbesiedelung des äußeren Auges deutlich an und verschiebt sich von den gram-positiven Kokken zu den gram-negativen Stäbchen. Die Infektanfälligkeit dieser Personengruppe beruht auf dem regelmäßigen Einsetzen und Tragen des kontaminierten Fremdkörpers. Folgen sind Mikrotraumata und Hypoxie der Hornhaut, Epithelläsion durch spröde, überalterte Linsen und Ablagerungen an Auflage- und Oberflächen mit Irritation beim Lidschlag, sowie Dysfunktion des Tränenflusses mit Lysozymmangel und Spüldefizit. Nährboden für Keime sind Eiweißablagerungen und bei hydrophilen Linsen das Material selbst. Infekte manifestieren sich als Keratitis, Konjunktivitis und Blepharokonjunktivitis.

Aus Pflegemitteln für Kontaktlinsen wurden Kontaminationen bis zu 10^7 KBE/ml isoliert, und zwar mit ubiquitären Keimen wie Sporenbildnern, Staphylokokken incl. Staph. aureus, Feuchtkeimen wie Serratia und Pseudomonas sp., auch Enterokokken, Enterobacteriaceen und Anaerobiern, sogar mit Schimmeln und Hefen (Infektionsrisiko bei metabolischer Hornhautschädigung, z. B. bei Diabetikern).
Besonders fatal ist der Befall mit Pseudomonas aeruginosa, der zur ulzerösen Keratitis führen kann. Die Besiedelung der Hornhaut muss nicht durch Reizerscheinungen auffallen, kann aber kurzfristig in eine ulzerierende Infektion übergehen. Auch Keratitiden durch Akanthamöben oder Hartmannella sp. kommen beim Linsenträger signifikant häufiger vor, zumal wenn er mit Leitungswasser spült. In den westlichen Industrieländern sind über 90 % der Patienten mit akanthamöben-assozierter Keratitis Träger von Kontaktlinsen.

Für die Aufbereitung individueller Tragelinsen muss das Wirkungsspektrum der antimikrobiellen Komponenten in den Pflegemitteln Bakterien, Pilze und Protozoen umfassen; bei den Anpassungslinsen ist zudem Viruzidie erforderlich.
Auch die Aufbewahrungsbehälter sollten täglich gereinigt und z. B. mit Wasserstoffperoxidlösung bei entsprechender Einwirkzeit desinfiziert werden (danach neutralisieren). Generell müssen immer die jeweiligen Herstellerempfehlungen der Reinigungslösung beachtet werden.
Man kann sie auch in einer Spülmaschine bei 65 °C aufbereiten. Bis zur Wiederbefüllung sind sie strikt trocken zu lagern, um das Wachstum von Pseudomonas sp. oder anderen Feuchtkeimen zu vermeiden.

Beim Umgang mit der Anpassungslinse sind folgende Empfehlungen zu beachten:

- Händedesinfektion vor Entnahme der Linse aus dem Behälter (Händewaschen reicht nicht!)
- Abspülen der Linse und Prüfung auf Ablagerungen oder Schäden
- Nach Einsetzen Reinigung und Desinfektion des leeren Behälters, Auffüllen mit frischer Lösung
- Nach dem Absetzen der Linse Abspülen und Reinigung mit Oberflächenreiniger
- Abspülen des Reinigers mit reichlich Spüllösung und verschlossene Lagerung im Behälter
- Desinfektion von Saugern, mit denen Linsen aus dem Auge entnommen werden
- Neue Verwendung der Linse erst nach Ablauf der Einwirkzeit der Desinfektionslösung

Wird die Anpassungslinse längere Zeit nicht benutzt, so muss man sie vor Anwendung erneut desinfizieren. Eine Reinigung des kompletten Anpass-Satzes erfolgt auch bei Nichtgebrauch in regelmäßigen, mehrwöchigen Abständen durch Spülen und Wechsel der Aufbewahrungslösung. Die einzelnen Aufbereitungsschritte werden im Hygieneplan der Praxis beschrieben. Die Anpassung bei manifester, auch symptomatisch reizarmer Infektion ist absolut kontraindiziert (Weidenfeller et al. 2011).

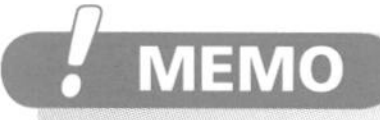

Kontaktlinsenträger haben ein höheres Risiko für infektiologische Komplikationen. Dies ist präoperativ zu beachten.

Elektive Eingriffe am Auge des Kontaktlinsenträgers bedingen zur infektionsprophylaktischen Vorbereitung eine mikrobiologische Untersuchung und ein Aussetzen des Linsentragens über einen mit dem Patienten abgestimmten Zeitraum, auch bei völlig unauffälligem Befund von mindestens 24 Stunden präoperativ. In der refraktiven Chirurgie beträgt die Kontaktlinsenkarenz schon wegen der Normalisierung der Abbildungsgeometrie der Cornea ca. zwei bis vier Wochen vor dem Eingriff. Die Kombination von lokal antiseptischer Vorbehandlung plus prophylaktischer (topischer) Antibiotikagabe über drei Tage reduziert die Keimbesiedelung der Augenoberfläche wirksamer als eine Monotherapie. Besser ist die fallweise Verschiebung des elektiven Eingriffs bei noch latenter Besiedelung mit unerwünschter Flora als die Inkaufnahme des erhöhten Risikos einer postoperativen Endophthalmitis mit Problemkeimen wie Staphylococcus aureus oder Pseudomonas aeruginosa (Trost 2002).

Postoperative (Kataraktchirurgie) Endophthalmitis	33-77 % koagulasenegative Staphylococcus spp. 10-21 % Staphylococcus aureus 9-19 % Streptococcus spp. 6-22 % gramnegative Bakterien bis 8 % Pilze
Verzögerte postoperative (Kataraktoperation mit IOL-Implantation) Endophthalmitis	Häufig Propionibacterium acnes
Postoperative (Glaukomchirurgie) Endophthalmitis	bis 67 % koagulasenegative Staphylococcus spp.
Verzögerte postoperative (Glaukomchirurgie) Endophthalmitis	Häufig Streptococcus spp. Häufig gramnegative Bakterien (insbesondere Haemophilus influenza)
Posttraumatische Endophthalmitis	(Erregernachweis 62-65 %, Mischinfektion 12-42 %) 16-44 % koagulasenegative Staphylococcus spp. 17-32 % Bacillus spp. 10,5-18 % gramnegative Bakterien 8-21 % Streptococcus spp. 4-14 % Pilze 4 - 8 % Corynebakterium spp.
Endogene Endophthalmitis	24-60 % Pilze 33-100 % Candida albicans bis 66 % Aspergillus spp.

Tab. 8.2.1: Erregerspektrum Endophthalmitiden (Leitlinie DGKH 2003, www. dgkh.de)

Abstriche am Auge

Für Abstrichproben bei Infektion wird der untere Konjunktivalsack mit dem sterilen Tupfer vorsichtig ausgewischt. Dabei vermeidet man Berührung von Lidrand und Wimpern. Der Träger wird in ein steriles Transportmedium mit niedrigem Redoxpotenzial (zum Schutz möglicherweise vorhandener Anaerobier) verbracht und sollte baldmöglichst, im Idealfall binnen zwei Stunden, im Labor verarbeitet werden. Für den Nachweis von Neisseria gonorrhoae und von Chlamydien werden besondere Transportmedien benötigt. Da sich Chlamydien nur intrazellulär vermehren, muss ein zellreiches Material gewonnen werden. Wenn man koagulasenegative Staphylokokken, Mikrokokken und Sporenbildner (außer bei posttraumatischer Endophthalmitis) anzüchtet, ist dies bei klinisch unauffälligem Befund nicht unbedingt relevant.

Der Nachweis von Staphylococcus aureus, beta-hämolysierenden Streptokokken und Pneumokokken, Enterobacteriaceen, Pseudomonas sp. und Pilzen ist jedoch stets auffällig, desgleichen von obligat anaeroben Erregern wie Bacteroides species, wenn sie aus invasiv entnommenem Material kultiviert wurden.

Ambulante Augenoperationen

Die rechtlichen Rahmenbedingungen für die hygienischen Anforderungen in der ambulanten Ophthalmochirurgie werden durch die Änderungen des Infektionsschutzgesetzes (IfSG 2011), das Medizinproduktegesetz (MPG 1998), die Medizinprodukte-Betreiberverordnung (MPBetreibV 1998), das Sozialgesetzbuch (SGB V 1994) und durch die verbindlichen Landeshygieneverordnungen vorgegeben. Diese Gesetze beinhalten teilweise explizite Handlungsanleitungen, erheben Richtlinien der Bundesärztekammer als Stand der Wissenschaft in quasi gesetzgeberischen Rang oder beinhalten die Verpflichtung der Leistungserbringer zur Qualitätssicherung. Neu ist unter anderem, dass die KRINKO-Empfehlungen, die vorher eher Empfehlungscharakter hatten, umgesetzt werden müssen.

Daneben existiert eine Fülle unterschiedlicher Empfehlungen und Normen (DIN-Normen etc.), die zuweilen weder den Charakter eines sogenannten „vorgezogenen Sachverständigengutachtens" haben noch rechtsverbindlich sind (siehe auch *Kap. 2 Rechtliche Grundlagen).*

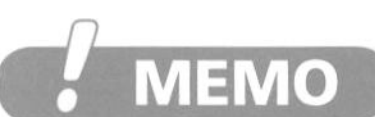

Die KRINKO-Empfehlungen haben nicht mehr nur reinen Empfehlungscharakter, sondern die Umsetzung ist verbindlich.

Praktisch bedeutsam sind einige Änderungen des Infektionsschutzgesetzes im Jahr 2011. So sind nach § 23 IfSG die Leiter ambulant operierender Einrichtungen verpflichtet sicherzustellen, dass die nach dem Stand der medizinischen Wissenschaft erforderlichen Maßnahmen getroffen werden, um nosokomiale Infektionen zu verhüten.

Dazu gehört u. a., nosokomiale Infektionen und das Auftreten von Krankheitserregern mit speziellen Resistenzen und Multiresistenzen fortlaufend in einer gesonderten Niederschrift aufzuzeichnen und zu bewerten. Diese Aufzeichnungen sind zehn Jahre aufzubewahren und auf Verlangen dem zuständigen Gesundheitsamt zur Einsicht vorzulegen (siehe *Kap. 9 Infektionserfassung*).

Aufgenommen ist die namentliche Nennung bei Erregernachweis (§ 7 IfSG) von Adenoviren (beim direkten Nachweis aus den Konjunktiven) bei Legionellen und Masernviren. Neu ist zudem die verbindliche Erfassung des Antibiotikaverbrauchs.

Auch das gehäufte Auftreten nosokomialer Infektionen ist an das zuständige Gesundheitsamt binnen 24 Stunden zu melden. Unter einem „gehäuften" Auftreten werden mehr als zwei epidemiologisch und zeitlich zusammenhängende Fälle verstanden (§ 6 Absatz 3 IfSG).

In § 36 Absatz 2 IfSG wird auch erstmalig erwähnt, dass „Arztpraxen und Praxen sonstiger Heilberufe, in denen invasive Eingriffe vorgenommen werden, sowie sonstige .... bei denen durch Tätigkeiten am Menschen durch Blut (Urin) Krankheitserreger übertragen werden können, können durch das Gesundheitsamt infektionshygienisch überwacht werden." (siehe *Kap. 16 Behördliche Überwachung*).

Das heißt konkret:

Arztpraxen werden im Einzelfall, ambulant operierende Zentren indes im Regelfall durch die Behörde begangen (Heudorf et al. 2003).

Schließlich fordert das Infektionsschutzgesetz die „schriftliche Festlegung von innerbetrieblichen Verfahrensweisen zur Infektionshygiene" und etabliert so mit § 23 IfSG den Hygieneplan in den ambulant operierenden Zentren. Ein solcher Hygieneplan soll Prozess- und Tätigkeitsbeschreibungen der hygienerelevanten Abläufe beinhalten, die Verantwortlichen benennen und für alle betroffenen Mitarbeiter jederzeit gut zugänglich sein. Auf den Dokumenten, die idealerweise innerhalb eines Qualitätsmanagementsystems gelenkt werden, ist der aktuelle Revisionsstand zu vermerken. Eine Aktualisierung soll in regelmäßigen Abständen erfolgen (siehe auch *Kap. 17 Hygiene- und Desinfektionspläne*).

Durch das Medizinproduktegesetz (MPG) und die Medizinprodukte-Betreiberverordnung (MPBetreibV) wird die Aufbereitung von Medizinprodukten geregelt. Danach sind Reinigung, Desinfektion und Sterilisation von Medizinprodukten unter Beachtung der Angabe des Herstellers mit geeigneten, validierten Verfahren so durchzuführen, dass der Erfolg dieser Verfahren nachvollziehbar gewährleistet ist. In der Richtlinie für Krankenhaushygiene „Anforderungen der Hygiene an die Aufbereitung von Medizinprodukten" (KRINKO 2012) gibt hierfür eine aktuelle Richtschnur, deren wesentliche Bestandteile die Risikobewertung des jeweils aufzubereitenden Medizinprodukts, die Festlegung des Aufbereitungsprozesses, die Validierung von Vorreinigung, Reinigung, Desinfektion und Trocknung, die Prüfung der technisch-funktionellen Sicherheit, i.d.R. die Verpackung und Kennzeichnung sowie ggf. die Sterilisation der Medizinprodukte sind. Ein wesentlicher Bestandteil auch dieser Richtlinie ist die entsprechende Dokumentation der Aufbereitung.

Im Zusammenhang mit den im Sozialgesetzbuch V aufgeführten hygienischen Anforderungen werden im ophthalmochirurgischen Bereich z. B. in Nordrhein-Westfalen ganz konkrete hygienische Vorgaben an die ambulante Leistungserbringung von dem Kostenträger gefordert (Rahmenvertrag 2003). In Zukunft muss damit gerechnet werden, dass die Umsetzung dieser hygienischen Anforderungen bundesweit als eine der Voraussetzungen bei der Kostenerstattung von ambulanten Leistungen herangezogen wird.

Hygienische Anforderungen

Für postoperative Wundinfektionen sind auch in der Ophthalmochirurgie in erster Linie endogene Faktoren (körpereigene Flora des Patienten) sowie seltener exogene Faktoren (belebte und unbelebte Umwelt) verantwortlich.

Das Risiko einer Wundinfektion nimmt bei schlechtem Allgemeinzustand des Patienten, langdauernden Eingriffen, schlecht durchblutetem Gewebe und bei Implantation von Fremdkörpern zu. Grundsätzlich unterscheiden sich die Anforderungen zwischen ambulanter und stationärer Versorgung nicht (siehe auch *Kap. 5 Hygiene im OP*).

Die Gesamtrate an nosokomialen Infektionen ist in der Ophthalmochirurgie im Vergleich zu anderen chirurgischen Disziplinen deutlich geringer.

Eine Abtrennung der OP-Abteilung gegenüber den übrigen Räumen der Praxis ist aus krankenhaushygienischer Sicht sinnvoll. Im Vorfeld sollte jedoch in der Richtlinie für Krankenhaushygiene und Infektionsprävention „Anforderungen der Hygiene beim ambulanten Operieren in Krankenhaus und Praxis. Anhang zur Anlage zu Ziffern 5.1 und 4.3.3" geprüft werden, welche der durchgeführten Eingriffe in einem Eingriffsraum oder in einem Operationssaal durchgeführt werden müssen (KRINKO 1997). Der Zugang für das Personal sollte über einen Personalumkleideraum und für Patienten über einen Patientenumkleideraum erfolgen. Operationsräume sollten in sich abgeschlossen sein und möglichst wenige, aber ausreichend dimensionierte Türen haben. Wasserarmaturen und Bodeneinläufe innerhalb eines Operationsraums sind nicht zulässig. Die Narkoseein- und ausleitung kann entweder im Saal oder in für diese Funktion vorgesehenen Räumen geschehen. Räume oder Flächen für Händewaschen und -desinfektion können für mehrere beieinander liegende Operationsräume zusammengefasst werden. Die Patienten können, mit einem OP-Kittel (Überkittel) bekleidet, die OP-Räume mit speziell zur Verfügung gestellten (OP-) Schuhen betreten. Sie können im Grunde sogar mit sauberen Straßenschuhen eintreten, da in der Ophthalmochirurgie Schuhe und der Fußboden bei der Infektionsübertragung keine maßgebliche Bedeutung haben. Alternativ können jedoch auch Hausschuhe von daheim oder passende maschinenwaschbare OP-Schuhe der Einrichtung verwendet werden.

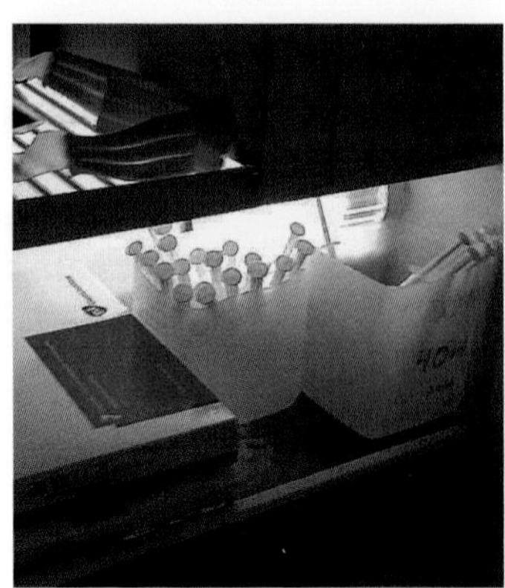

Abb. 8.2.2: Unsachgemäße Medikamentenlagerung zur Patientenvorbereitung

Vorbestehende bakterielle Begleitinfektionen können bei den zumeist elektiven Eingriffen zuvor therapiert werden. Das präoperative Baden oder Duschen, insbesondere die gründliche Reinigung von Gesicht und Augenpartien, senken das Wundinfektionsrisiko. Auf Make-up, Wimperntusche und Ähnliches sollten die Patienten unbedingt verzichten (siehe auch weiter unten).

Die zur Patientenvorbereitung verwendeten Medikamente, Salben und v. a. Spritzen sollten jeweils patientenspezifisch kontaminationsfrei aufgezogen, beschriftet und zeitnah appliziert werden. Die präoperative Desinfektion muss mit einem geeigneten Hautdesinfektionsmittel (nach VAH-Liste) durchgeführt werden. Bei Vorderkammerpunktion des Auges mit intravitrealer Medikamentengabe müssen ein steriles Abdeck- bzw. Lochtuch, sterile Handschuhe und ein Mund-Nasen-Schutz bei Punktion mit Spritzenwechsel verwendet werden (KRINKO 2011).

Beim Betreten des OP-Saals während einer Operation müssen chirurgische Maske und Haube getragen werden. Die chirurgische Händedesinfektion vor der ersten Operation besteht aus dem Händewaschen (wobei nur Nagelfalze und Nägel bei entsprechender Verschmutzung mit der Bürste zu reinigen sind) und der anschließenden dreiminütigen Händedesinfektion mit einem alkoholischen Mittel. Bezüglich Händedesinfektion können, wenn der Hersteller des Händedesinfektionsmittels dies angibt, auch kürzere Einwirkzeiten möglich sein. Liegt die letzte chirurgische Händedesinfektion weniger als 60 Minuten zurück und erfolgte zwischenzeitlich keine Kontamination der Hände, so kann die Händedesinfektion mit einem alkoholischen Mittel vor der nächsten Operation auf eine Minute verkürzt werden (Kampf et al. 2006). Das gesamte OP-Team sollte kurze und keine künstlichen Fingernägel tragen. Arm- und Handschmuck behindern die Händedesinfektion und sind daher für das Personal nicht zulässig (TRBA 250 2007) (siehe *Kap. 4.2 Standardhygienemaßnahmen* und *Kap. 5 Hygiene im OP*).

Nach der chirurgischen Händedesinfektion wird der sterile OP-Kittel angelegt. Dieser sollte auch in feuchtem Zustand nicht flüssigkeitsdurchgängig sein. Während der Operation sollten die Türen des Operationssaals konsequent geschlossen gehalten werden. Die Zahl der Personen im OP ist auf das notwendige Minimum zu beschränken. Spezielle OP-Ruhezeiten oder spezielle Desinfektions- und Reinigungsmaßnahmen nach kontaminierten oder septischen Eingriffen sind nicht erforderlich. Nach jedem Eingriff ist für eine ausreichende Reinigung und gezielte Desinfektion des Operationssaals zu sorgen. Nach sichtbarer Kontamination von Oberflächen ist unmittelbar eine Wischdesinfektion vor der nächsten OP durchzuführen. Dies sieht bis jetzt die KRINKO-Empfehlung vor. Ob dieses Vorgehen aus hygienischer Sicht bei ophthalmochirurgischen Eingriffen, bei denen es i.d.R. nicht zu einer Kontamination des Fußbodens kommt, sinnvoll ist, mag bezweifelt werden. Eine Wischdesinfektion des gesamten Fußbodens im OP-Saal erfolgt dann nach der letzten Operation des Tages (KRINKO 2000).

Es ist darauf zu achten, dass ausreichend große Lagerräume und Entsorgungsräume vorhanden sind. Händedesinfektionsmittelspender sollten in ausreichender Zahl an strategisch wichtigen Punkten angebracht werden (siehe *Kap. 3 Bauliche Voraussetzungen*). Denn auch hier gilt: Die konsequente Händehygiene des Personals ist der entscheidende Baustein bei der Unterbrechung potenzieller Infektionsketten!

Instrumentenaufbereitung
In der Ophthalmochirurgie kommt es in oft kurzer Zeit zum Anfall größerer Mengen von benutzten Sterilgütern. Häufig entsteht dabei eine sehr hohe Arbeitsbelastung für die mit der Aufbereitung betrauten Mitarbeiter. Aus diesem Grund ist es insbesondere in der Ophthalmochirurgie extrem wichtig, dass die Instrumente immer, unabhängig vom Zeitdruck, mit gleich hoher hygienischer Qualität aufbereitet werden. Dies kann durch klare Aufbereitungsstandards und ausreichende Aufbereitungsräumlichkeiten erreicht werden.

Bei der Planung der Aufbereitungsabläufe muss die Aufbereitungs- und Sterilisationseinheit in eine reine und unreine Seite unterteilt werden. Getrennte Aufbereitungsräume werden nicht gefordert, sofern eine eindeutige funktionelle Trennung des Betriebsablaufs im Aufbereitungsraum möglich ist und während des gesamten Prozesses durchgehalten werden kann. Dies bedeutet, dass die Aufbereitung der gebrauchten Instrumente auf der unreinen Seite und das Packen, Verschweißen und Sterilisieren auf der reinen Seite erfolgen. Wenn es aus organisatorischen Gründen möglich ist, sollte die Aufbereitung des Instrumentariums durch eine speziell zuständige ausgebildete Person durchgeführt werden. Bei der manuellen Aufbereitung der Instrumente sind Handschuhe und Schürze zu tragen. Für diese Tätigkeiten können durchaus personenbezogene Haushaltshandschuhe angeschafft und getragen werden.
Möglichst unmittelbar nach dem Gebrauch sollten die Instrumente von Sekret-, Chemikalien- und Blutresten befreit werden, idealerweise mittels Durchspülen in Flussrichtung.

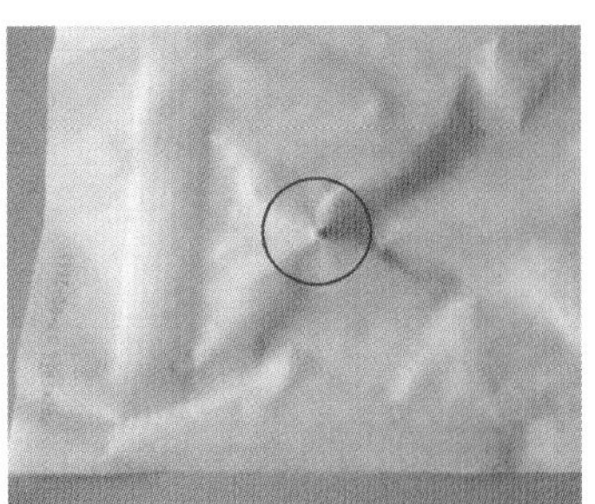
Abb. 8.2.3 Unsteriles Instrument durch defekte Weichverpackung

Der Transport der empfindlichen und teuren Instrumente sollte unmittelbar auf dem kürzesten Weg erfolgen. Die Instrumente können dazu auch in geeigneten Transportbehältern (Container mit Silikonstoßkanten und Silikonablagematten) möglichst horizontal und erschütterungsfrei transportiert werden. Bei besonders empfindlichen Instrumenten empfehlen sich Transportkappen.

Empfohlen wird die Verwendung eines ausreichend großen und tiefen Reinigungsbeckens. Es kann sinnvoll sein, das Becken ebenfalls mit einer Silikonmatte zum Schutz der Instrumente auszustatten.
Dann müssen in seiner direkten Nähe Seifen-, Handtuch- und Desinfektionsmittelspender installiert werden, damit die Doppelfunktion des Beckens korrekt gewährleistet ist. Ein Druckluftanschluss ist zu installieren, damit Hohlkörperinstrumente nach der Reinigung mit Druckluft trocken geblasen werden können. Manuell regulierbare Druckluftpistolen haben sich diesbezüglich im ophthalmochirurgischen Bereich bewährt. Manuelle Nachtrocknung der Hohlkörper ist nicht nur technisch kaum durchführbar, sondern kann darüber hinaus zu Schäden an den Instrumenten führen.
Die Reinigung der gebrauchten Operationsinstrumente im Ultraschall-Bad ist nicht standardisiert. Der Einsatz von Ultraschall zur besseren Ablösung von fest anhaftenden Schmutzpartikeln an weniger gut zugänglichen Stellen hat keine desinfizierende Wirkung. Die Spülung nach der Ultraschallbehandlung sollte mit entmineralisiertem Wasser erfolgen, um einer Fleckenbildung am Instrument vorzubeugen.

Die Trocknung erfolgt anschließend mit Druckluft. Nach der technischen Prüfung und der vorsichtigen Pflege werden die Instrumente verpackt und schließlich im Autoklaven sterilisiert.

PRAXISTIPP

Von der Unversehrtheit der filigranen und empfindlichen Instrumente überzeugt man sich am besten mithilfe einer Lichtlupe. Die Pflege der Instrumente muss die Vorgaben der Hersteller strikt berücksichtigen.

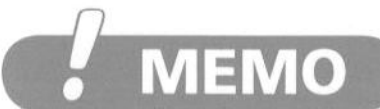

Zur manuellen Aufbereitung ophthalmochirurgischer Instrumente sind hochalkalische Reinigungsmittel nicht geeignet, weil die völlige Entfernung alkalischer Reste bei der manuellen Aufbereitung nicht gewährleistet ist.

Wurden Operationen am hinteren Augenabschnitt durchgeführt, so muss die Sterilisationszeit auf 18 min ausgedehnt werden (zum Ausschluss von Prionenübertragung).

Alternativ zur manuellen Instrumentenaufbereitung bietet sich die maschinelle Aufbereitung in einem Thermodesinfektor (RDM) an. Mittlerweile ist die maschinelle Aufbereitung aller operativ verwendeten Augeninstrumente vom RKI empfohlen. Bei der Aufbereitung der Instrumente bei einer Temperatur zwischen 75 °C und 93 °C über 10 min. ist eine ausreichende Desinfektion gewährleistet.

Ebenfalls ist darauf zu achten, geeignete Wagen mit Spülaufsätzen für die aufzubereitenden Instrumente (z. B. Phakohandstücke) anzuschaffen. Die durchgeführten Reinigungs- und Desinfektionszyklen sollten bei neuen Maschinen schriftlich bzw. per EDV-Schnittstelle dokumentierbar sein. Bei der Verwendung von hochalkalischen Reinigern ist die gründliche manuelle Nachspülung mit VE-Wasser zu empfehlen, auch um toxische Reaktionen durch Wirkstoffreste des Aufbereitungsprozesses auf jeden Fall auszuschließen.

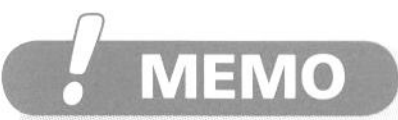

Bei der maschinellen Aufbereitung ophthalmochirurgischer Instrumente können im Gegensatz zur manuellen Behandlung hochalkalische Reinigungsmittel verwendet werden.

Um eine hygienisch einwandfreie Aufbereitung und Sterilisation zu gewährleisten, müssen die Instrumente und Schläuche sauber und trocken sein, bevor sie in den Autoklaven gegeben werden. Um diesen Hygienestandard zu erreichen, ist es in jedem Fall notwendig, eine ausreichend große Anzahl von OP-Sieben anzuschaffen.

Es sollten nur noch Autoklaven angeschafft werden, die über ein fraktioniertes Vakuumverfahren (VDV) verfügen und mit einer Dokumentationseinheit ausgestattet sind. Eine chargenbezogene Aufzeichnung des Druck- und Temperaturverlaufs sowie der Sterilisationszeiten sind dabei zu fordern.

Der Autoklav muss mindestens halbjährlich oder nach 400 Chargen mittels Bioindikatoren überprüft werden. Eine außerordentliche Überprüfung mit Bioindikatoren ist ebenfalls nach Reparaturen oder bei Zweifeln an der Funktionsfähigkeit des Geräts notwendig (siehe auch Kapitel Instrumentenaufbereitung). Die Notwendigkeit der täglichen Überprüfung (Leerchargen-, Vakuum- und Bowie-Dick-Testung) bleibt davon unberührt. Alternativ gibt es die Möglichkeit der physikalischen Validierung der Autoklaven. Eine Besonderheit der Instrumentenaufbereitung in der Ophthalmochirurgie sind die Phakohandstücke. Sie haben einen komplizierten Aufbau und können daher nicht ohne weiteres maschinell aufbereitet werden. Vielerorts ist je nach verwendeten Phakohandstücken sogar eine komplett manuelle Aufbereitung erforderlich. Zwar werden auch sie in der RD-Maschine aufbereitet, doch wird das Durchspülen der Kanäle manuell ausgeführt, da entsprechende Einsätze, auf die die Phakohandgriffe aufgesteckt werden können, (noch) selten zur Verfügung stehen. Aus diesem Grund entspricht das Verfahren insgesamt einer manuellen Aufbereitung. In Zukunft sollte die Praxis darauf achten, dass neu angeschaffte Phakohandstücke maschinell aufbereitbar sind und alle Phakohandstücke ebenso wie das restliche Instrumentarium maschinell aufbereitet werden.

Die Phakoschläuche dürfen nicht in Reinigungs- oder Desinfektionslösung eingelegt werden, weil auch nach gründlichem Durchspülen nicht ausgeschlossen werden kann, dass Reste der Lösung am bzw. im Silikonmaterial zurückbleiben können. Toxische Schäden am Auge der nachfolgend operierten Patienten sind dann zu befürchten. Alternativ können Einmalschläuche verwendet werden, wobei man jedoch hierzu erst eine Kosten-/Nutzenanalyse durchführen sollte.

PRAXISTIPP

Wiederaufbereitbare Phakoschläuche werden unmittelbar nach Ende der Operation vom Gerät abgenommen und mit Aqua dest. oder auch VE-Wasser für mindestens 3 min durchgespült, innen mit Druckluft trocken geblasen und von außen mit Kompressen getrocknet. Anschließend werden sie in geeignete Container oder Sterilisationsfolie verpackt und dampfsterilisiert.

In der Ophthalmochirurgie ist besondere Sorgfalt bei Operationen am hinteren Augenabschnitt geboten, da potenzieller Kontakt zu sog. prionenhaltigem Risikogewebe besteht. Dies muss bei der Instrumentenaufbereitung berücksichtigt werden. Hierzu ist gemäß der KRINKO-Empfehlung 2012 Anlage 7 vorzugehen. Vor der Operation ist ein sog. Risikomanagement durchzuführen.

Die KRINKO empfiehlt seit 2012 die Aufbereitung aller Instrumente mittels maschineller Reinigung/Desinfektion in einem Dekontaminationsautomaten unter Einbeziehung eines Reinigungsschritts im alkalischen Milieu (mindestens pH 10,5) bei einer erhöhten, Proteine nicht fixierenden Prozesstemperatur (z. B. 55 °C). Je nach verwendetem Reiniger kann die Temperatur bis zu 93 °C (z. B. bei stark alkalischen Reinigern) betragen. Anschließend folgen die thermische Desinfektion und Nachspülung.

Danach sollte eine abschließende Dampfsterilisation bei 134 °C mit einer Haltezeit von mindestens 5 Minuten erfolgen. Wichtig hierbei ist, dass eine ausreichende standardisierte maschinelle Reinigung möglich ist. Falls diese nicht erfolgt, weil die Instrumente manuell aufbereitet werden müssen, sollte sich an die manuelle Vorreinigung eine Dampfsterilisation bei 134 °C und 18 Minuten Haltezeit anschließen (KRINKO 2012).

Problematisch bei der Prionenabreicherung ist, dass es bei Aufbereitung der Instrumente mit hochalkalischen Reinigern im ophthalmochirurgischen Bereich bereits zu toxischen Schädigungen der gegen Lauge hochempfindlichen Hornhaut gekommen ist. Diese Schäden wurden sowohl bei falsch durchgeführter manueller Aufbereitung als auch bei maschineller Aufbereitung mit ungenügender Nachspülung beobachtet.

Bei der in der Augenheilkunde aus technischen Gründen, z. B. wegen der Empfindlichkeit von Phakohandstücken und extrem teuren Reinigungs- und Desinfektionsautomaten häufig noch praktizierten manuellen Aufbereitung ist eine Behandlung der Instrumente mit hochalkalischen Reinigern jedoch nicht möglich.

Unstrittig ist zwar der protektive Effekt bei der Abreicherung von prionenhaltigem Material - weswegen diese Verfahren z. B. in der Schweiz normativ festgeschrieben ist – jedoch wird auch hierdurch keine vollständige Inaktivierung insbesondere bei massiver Prionenbelastung erreicht. Daher wird aus Sicherheitsgründen bei substanziellem Verdacht auf eine Prionenerkrankung die Aufbereitung nicht empfohlen, sondern nach Möglichkeit die Verwendung von Einwegmaterial oder die Entsorgung des kontaminierten Instrumentariums (KRINKO 2012).

Reduktion oder besser Beseitigung der Prionen erreicht man in erster Linie durch eine effiziente Reinigungsstufe. Im Routineverfahren (d.h. klinisch kein Anhalt für Prionenerkrankung) sollte eine akribische manuelle Vorreinigung vor der Sterilisation erfolgen. Die Beseitigung von Proteinstrukturen von den Instrumentenoberflächen kann das (theoretisch nicht ausschließbare) Übertragungsrisiko bei unerkannter Prionenerkrankung erheblich verringern.
Eine zusätzliche Verlängerung der Sterilisationszeiten bringt demgegenüber einen derart marginalen Sicherheitsgewinn, dass der damit verbundene technische Aufwand (Energiekosten, verlängerte „turnaround"-Zeiten, Personalkosten, erhöhter Instrumentenverschleiß) bei der derzeitigen epidemiologischen Situation nicht um jeden Preis durchgesetzt werden kann. Gegenwärtig liegt ja weder eine Inzidenz noch eine Prävalenz für vCJK in Deutschland vor. Dies gilt besonders für Eingriffe im vorderen Augenabschnitt (Kataraktchirurgie mit IOL-Implantation). Generell anzustreben ist die maschinelle Aufbereitung mit alkalischem Reiniger oder die Entwicklung von Kombinationspräparaten.

Zum jetzigen Zeitpunkt ist bei sehr sorgfältiger manueller Aufbereitung beispielsweise des Phakohandstücks bei Eingriffen im vorderen Augenabschnitt der Verzicht auf eine auf 18 min verlängerte Sterilisationszeit aus hygienischer Sicht akzeptabel (KRINKO 2012). Bei Eingriffen im Bereich des hinteren Augenabschnitts sollte dagegen die 18-minütige Sterilisation durchgeführt werden, sofern nur eine manuelle Aufbereitung vorgeschaltet ist. Bei vorab durchgeführter maschineller Aufbereitung mit alkalischem Reiniger entfällt auch hier die verlängerte Sterilisationszeit.

Unabhängig von den speziellen Problemen bei der Aufbereitung von ophthalmologischen Instrumenten wird darauf hingewiesen, dass die Vorgaben der KRINKO-Empfehlung „Anforderungen an die Hygiene bei der Aufbereitung von Medizinprodukten" umgesetzt und dokumentiert werden müssen. Insbesondere auf die Risikoklassifizierung aller Instrumente und die Schulung des Personals (Sachkunde für Sterilgutassistenten) wird in diesem Zusammenhang nachdrücklich hingewiesen (siehe auch *Kap. 7 Medizinprodukteaufbereitung*).

Maßnahmen zur Prävention perioperativer Keimbesiedlung am Auge

Im Gegensatz zu nosokomialen Adenovirus-Erkrankungen des Auges (Keratokonjunktivitis epidemica), die häufig im Rahmen von Ausbrüchen in Augenkliniken und -praxen auftreten (Gottsch 1996), sind postoperative Infektionen am Auge, v. a. die gefürchtete Endophthalmitis, sehr selten und liegen in der Kataraktchirurgie in Deutschland bei lediglich 0,15 Prozent (Schmitz et al. 1999). Doch wenn diese Infektion auftritt, hat sie meist weitreichende, ernste Folgen für den betroffenen Patienten. Aus diesem Grund werden umfassende Präventionsmaßnahmen ergriffen. Im Jahr 2005 erschien unter der Schirmherrschaft der Deutschsprachigen Gesellschaft für Intraokularlinsen-Implantation und refraktive Chirurgie (DGII) im deutschsprachigen Raum eine Leitlinie zur Prophylaxe und Therapie von Endophthalmitiden. Mit den folgenden Empfehlungen wird auf die Guidelines der American Society of Health-Pharmacists (ASHP) Bezug genommen. Diese liegen derzeit (Stand 10/2012) in ihrer neuesten Fassung als „Draft" vor (ASHP 2011).

Ursachen nosokomialer Augeninfektionen

Die postoperative intraokulare Infektion entsteht meist auf dem Boden von Einschleppungen von Lid- oder Bindehautkeimen. Die bei weitem größte Rolle spielt dabei die körpereigene Flora des Patienten. Durch die physiologische Besiedlung des äußeren Auges und der Tränenflüssigkeit ist natürlicherweise ein potenzielles Erregerreservoir für postoperative Infektionen vorhanden (Peacock 1997; Weber 1999).
Andererseits können aber auch Bakterien im Rahmen der Behandlung von außen in das Auge gelangen.

Exogene Erreger:

- KNS (koagulase negative Staphylokokken)
- Staphylococcus aureus
- Streptokokken
- Enterokokken
- Propionibacterium acnes, Corynebacterium
- Gram-negative Keime: Pseudomonas spp, Serratien, Klebsiellen, Proteus mirabilis

Risikofaktoren aufseiten des Patienten sind (nach ASHP):

- Diabetes mellitus
- Eine vorbestehende Infektion oder Kolonisation des Auges bzw. der Tränenwege (z. B. Kontaktlinsenträger)
- Alter über 85 Jahre (trockene Augen, Mangel an Spülung und Lysozym)

Prophylaktische Maßnahmen und deren Effektivität

Eine Literaturrecherche der bis 2009 in englischer Sprache veröffentlichten Arbeiten ergab für keine der bisher verfügbaren Präventionsmaßnahmen die Kategorie A[1]).

Entfernung der Wimpern:

Eine kleine Studie mit 50 Patienten erbrachte keine signifikante Reduktion der Bakterienflora durch das Entfernen der Wimpern (Perry 1977).

Empfehlung der Kategorie C[1])

Spülung mit Kochsalzlösung

In Studien konnte kein statistisch signifikanter Effekt zur Reduktion der Besiedlung des Auges durch Spülungen mit Kochsalzlösungen nachgewiesen werden (Mistlberger 1997).

Empfehlung der Kategorie C[1])

Präoperative Spülung mit Antiseptika

In verschiedenen Studien konnte die Wirkung von Spülungen mit Polyvidon-Jod-Lösungen (PVP-Iod) nachgewiesen werden. Insbesondere bei Staphylokokken, den Haupterregern von Endophthalmitiden, konnte man einen günstigen Effekt beobachten (Binder 1999). In einer anderen Untersuchung konnte die Überlegenheit von PVP-Jod (= 11 % Jod) gegenüber Peressigsäure 0,2 % nachgewiesen werden (Heimann 1998). Die heute

---

1) Klinische Empfehlungen/Empfehlungskategorien:
Kategorie A: Empfehlung ist wichtig und bedeutsam für das klinische Behandlungsergebnis
Kategorie B: Empfehlung mit mäßiger Bedeutung und eingeschränkter klinischer Relevanz
Kategorie C: Keine nachweisbare Relevanz für das klinische Ergebnis

übliche Vorgehensweise ist die Desinfektion der Bindehaut mit 5%-iger PVP-Jod-Lösung und der umgebenden Haut mit 10% PVP-Jod-Lösung (Ness 2011).
***Empfehlung der Kategorie B*[1)]**

Präoperative Gabe von topischen Antibiotika
Obwohl verschiedene Untersuchungen zeigen konnten, dass die topische Verabreichung von Antibiotika, insbesondere in Kombination mit PVP-Jod, eine signifikante Reduktion der Keimbesiedlung des Auges erreichte (Bialasiewicz 1991; Gray 1993), war in anderen Untersuchungen dieser Effekt nicht oder nicht in dem Maße reproduzierbar (Dallison 1989). So scheint die Anwendung der topischen Antibiotika zwar die Keimzahl signifikant zu reduzieren, jedoch konnte ein positiver Effekt auf die postoperative Infektionsrate nicht eindeutig belegt werden. Im Rahmen einer großen multizentrischen Studie, die die topische Gabe von Antibiotika an über 16.000 Patienten mit Katarakt-OP untersuchte, empfiehlt die European Society of Cataract and Refractive Surgeons (ESCRS) die prä- und postoperative Gabe von topischen Chinolonen und die perioperative Gabe von Cefuroxim in die Vorderkammer (Barry et al. 2006). Die ASHP-Guidelines machen jedoch zu Recht auf mehrere (methodische) Schwächen dieser Studie aufmerksam und bedenken auch die Risiken einer solchen Prophylaxe (z. B. Hypersensitivitätsreaktionen bei unbekannten Cefuroxim-Konzentrationen im Auge).
Eine neuere Arbeit von Ness et al. (2011) berichtet über zwölf Jahre Erfahrungen mit Katarakt-Operationen (retrospektive Analyse von 26.566 Eingriffen) ohne prä- oder postoperative Antibiotikagaben und einer Endophthalmitis-Rate von 0,06%. Entscheidend für die niedrige Rate sehen die Autoren die präoperative Vorbereitung mit der Verwendung von 5%-iger PVP-Jod-Lösung. Eine klare Position für die routinemäßige prä- bzw. postoperative Antibiotikagabe zur Prophylaxe der postoperativen Infektion am Auge kann daher derzeit nicht bezogen werden. Die ASHP-Guidelines sprechen deshalb lediglich von einer Empfehlung der Kategorie B[1)].

Andere Maßnahmen
Bei Maßnahmen wie der postoperativen subkonjunktivalen Antibiotikagabe, Spülungen mit Zusatz von Antibiotika oder Heparin konnte keine oder keine eindeutige Wirksamkeit nachgewiesen werden.
***Empfehlung der Kategorie C*[1)]**

Die systemische peri- oder präoperative Antibiotikaapplikation wird nicht empfohlen (Ness 2011).

Eine ganz besondere Beachtung in der Augenchirurgie sollte die Einhaltung der allgemein für operative Eingriffe geforderten wie auch der fachspezifischen Standardhygienemaßnahmen finden. Insbesondere muss darauf geachtet werden, dass die verwendeten Spüllösungen stets keimfrei sind und eine Kontamination zuverlässig vermieden wird.
Die sichere Aufbereitung der chirurgischen Instrumente sowie der Silikonüberleitungsschläuche für das Phakoemulsifikations- und Vitrektomiegerät ist den Herstellerangaben gemäß festzulegen, zu dokumentieren und regelmäßig zu überwachen. Versäumnisse in diesem Bereich haben ernsthafte Auswirkungen auf die Sicherheit des Patienten und können leicht dazu führen, dass es zu einer schwer therapierbaren postopera-

---

1) Klinische Empfehlungen/Empfehlungskategorien:
Kategorie A: Empfehlung ist wichtig und bedeutsam für das klinische Behandlungsergebnis
Kategorie B: Empfehlung mit mäßiger Bedeutung und eingeschränkter klinischer Relevanz
Kategorie C: Keine nachweisbare Relevanz für das klinische Ergebnis

tiven Augeninfektion kommt. Andererseits können auch chemische Reizungen z. B. durch nicht ausreichend entfernte Desinfektionsmittelreste in den Silikonschläuchen zu schweren Retinaschäden führen.
Daher muss bei der Aufbereitung von Medizinprodukten und Instrumenten in der Ophthalmochirurgie besonders sorgsam vorgegangen werden und die Vorgaben der Hersteller sind durch Arbeitsanweisungen präzise zu fixieren.

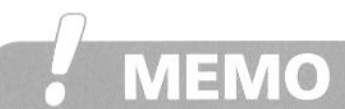

Eine generelle Empfehlung für die prä- oder perioperative Gabe von Antibiotika zur Prophylaxe von bakteriellen Endophthalmitiden und anderen Infektionen nach Augenoperationen kann nicht ausgesprochen werden.
Prinzipiell sollte eine lokale präoperative Desinfektion mit einem Antiseptikum durchgeführt werden, das gegen Staphylokokken und gramnegative Bakterien, insbesondere Pseudomonas spezies, wirksam ist; bevorzugt wird PVP-Jod. Nach einer Vergleichsuntersuchung von Ferguson et al. (2003) führt die 5%-ige PVP-Jod-Lösung in vivo zu einer effektiveren Keimreduktion als die 1%-ige (Hautdesinfektion 10%-ige, Augenbindehaut 5%-ige Lösung).
Spülungen mit Kochsalz, mit oder ohne Zusatz von Antibiotika oder Heparin, werden dagegen nicht empfohlen.
Wird eine präoperative antibiotische Prophylaxe gewünscht, so kann als topisch anzuwendendes Präparat eine Mischung aus Neomycin-Polymyxin B-Gramicidin (Polyspectran® Tropfen) alle 5 bis 15 Minuten beginnend etwa eine Stunde vor dem Eingriff appliziert werden.
Die Empfehlungen entsprechen jeweils der Kategorie B) der American Society of Health-System Pharmacists (ASHP) (ASHP 2011).

8.3 Koloproktologie

Im folgenden Kapitel werden spezifische Anforderungen der Hygiene an die koloproktologische Praxis, die Aufbereitung proktologischer Instrumente und sinnvolle Maßnahmen zur Prävention von Infektionen beschrieben.

Grundsätzlich entsprechen die hygienischen Anforderungen in ambulant operierenden Einrichtungen in der Proktologie den Auflagen, wie sie für alle ambulanten Operateure anderer Fachrichtungen gelten. Eingriffe am Anus, Rektum und Kolon finden immer in einem bakteriell kontaminierten Bereich statt. Die normale Keimbesiedelung des Darms kann durch Desinfektionsmaßnahmen nie ganz beseitigt, sondern lediglich reduziert werden. Die normale Stuhlflora ist für den Bereich per se nicht pathogen; die Keime werden von der Immunabwehr des Körpers toleriert und nicht als Antigen angegriffen. Auch spielen sie postoperativ keine pathogene Rolle an den offenen Wunden. Dennoch gelten die Grundsätze des aseptischen Operierens – soweit erfüllbar und sinnvoll – auch bei Eingriffen in kontaminierten Regionen analog. Für die Koloproktologie sind die allgemeinen und speziellen Empfehlungen in einer Leitlinie des Berufsverbandes der Coloproktologen Deutschlands (BCD) zusammengefasst in der Fachzeitschrift Coloproctology veröffentlicht (Tabori et al. Teil 1 2010, Tabori et al. Teil 2 2010).

Wichtige gesetzliche Vorgaben für koloproktologische Einrichtungen sind folgende Rechtsvorschriften:

- Infektionsschutzgesetz (IfSG)
- Landeshygieneverordnung des jeweiligen Bundeslandes
- Medizinproduktegesetz sowie für die Instrumentenaufbereitung die
- Medizinprodukte-Betreiberverordnung

Konkrete Empfehlungen für das Hygienemanagement finden sich in den Empfehlungen der Kommission für Krankenhaushygiene und Infektionsprävention des Robert Koch-Instituts (KRINKO).

Die Verantwortung für die „Hygiene" in der Praxis tragen der oder die Betreiber der Praxis. Diese umfasst die Struktur, Organisation und die Durchsetzung der Hygienemaßnahmen. Zur Unterstützung der Umsetzung der geforderten hygienischen Maßgaben sind „Hygienebeauftragte Ärzte" und „Hygienebeauftragte in der Pflege" zu benennen. Diese müssen eine entsprechende fachliche Qualifikation nachweisen.

Nach § 36 IfSG müssen alle Maßnahmen zur Infektionsprophylaxe in einem einrichtungsspezifischen Hygieneplan schriftlich festgelegt werden.
Die Hygienekommission einer Praxis sollte mindestens einmal pro Jahr tagen und das Hygienemanagement hinsichtlich Verbesserungsmöglichkeiten überprüfen. Die Sitzungen, deren Teilnehmer mit Funktion sowie die Inhalte und Beschlüsse sind zu protokollieren.

Raumeinteilung
Räume mit Patientenkontakt werden entsprechend den diagnostischen und therapeutischen Maßnahmen, die durchgeführt werden, definiert als:
Sprechzimmer: (Anamnese, Gespräch und Beratung – keine Untersuchungen und keine invasiven Behandlungen vorgesehen). Händedesinfektionsmittelspender ist ausreichend.
Untersuchungs-/Behandlungsraum: ist zusätzlich mit einer Untersuchungsliege sowie einem Händewaschplatz mit Hygieneausstattung (Seifen-, Einmalhandtuch- sowie Händedesinfektionsmittelspendern) und

zweckentsprechender Armatur (Ellenbogenschwenkhebeln) auszustatten. Ein so ausgestatteter Raum kann selbstverständlich auch als Sprechzimmer dienen (*Abb. 8.3.1*).

Eingriffsraum: wie in *Kap. 3 Bauliche Voraussetzungen* beschrieben (siehe dort). Hier können gemäß Einteilung des RKI (1997) fast alle koloproktologischen Eingriffe sowie Blutentnahmen, Wundkontrollen und ähnliche Maßnahmen durchgeführt werden.

OP-Saal: innerhalb einer OP-Abteilung (siehe *Kap. 3 Bauliche Voraussetzungen*).

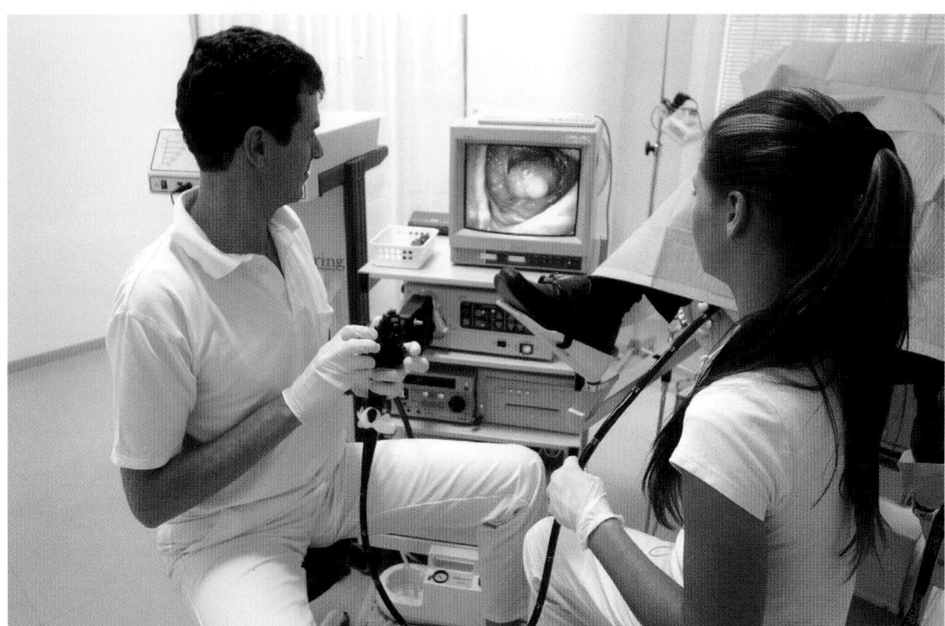

Abb. 8.3.1: Untersuchungs- und Behandlungsraum

Proktologische Operationen nach § 115 SGB V

Hierzu zählen:

- Operation einer intersphinkteren perianalen Fistel
- Operation einer transsphinkteren perianalen Fistel
- Exzision von Härmorrhoidalknoten, segmentär nach Milligan-Morgan
- Exzision von Hämorrhoidalknoten, submukös nach Parks
- Blutige Erweiterung des Mastdarmschließmuskels (Sphinkterotomie)
- Operation einer Analfissur, ggf. einschließlich Sphinkterotomie, ggf. einschließlich Exzision
- Operative Versorgung einer Mastdarmverletzung

Die genannten Eingriffe sind ausnahmslos gemäß RKI-Einteilung in Eingriffsräumen durchführbar (RKI 1997, siehe auch *Kap. 3 Bauliche Voraussetzungen*). Feste Raumgrößen sind bisher nicht definiert. Die Größe des Raums orientiert sich am Ausstattungsbedarf der koloproktologischen Fachrichtung. Um jedoch am Bedarf angepasste Arbeitsabläufe ohne Kollision zu ermöglichen, sollte der Eingriffsraum für koloproktologische Eingriffe nicht kleiner als 25 m² sein.

Raumlufttechnische Anlagen (RLT-A) sind aus hygienisch-infektionspräventiver Sicht weder in der koloproktologischen Praxis noch im koloproktologischen Eingriffsraum grundsätzlich erforderlich.

Bei Eingriffen in ohnehin mikrobiell kontaminierten Körperregionen ist der Einfluss der Umgebungsluft resp. einer RLT-A nicht von Bedeutung. Selbstverständlich muss der Eingriffsraum belüftet werden. Die Versorgung mit Frischluft kann über natürliche Fensterbelüftung erfolgen, sofern vor dem zu öffnenden Fenstern keine Baustelle oder andere Möglichkeiten für starke Staubaufwirbelungen oder Partikelemissionen (z. B. unmittelbar angrenzende stark befahrene Verkehrsstraße, Fuhrpark, Bäume direkt vor dem Fenster) vorhanden sind, die OP-Räume nicht im Souterrain liegen und die Fenster mit lückenlos angebrachten, feinmaschigen Insektenschutzgittern ausgestattet sind.
Sollten die genannten Bedingungen nicht erfüllt sein oder die Räume innen liegen, muss mechanisch belüftet werden. Ebenso kann es aus arbeitsphysiologischen/klimatischen Gründen gewünscht sein, den Raum mechanisch zu belüften, um bspw. Wärme, Feuchtigkeit, Gerüche etc. zu beseitigen.

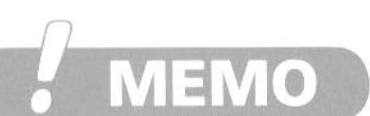

Fenster von Eingriffsräumen mit Fensterlüftung sind mit lückenlos angebrachten, feinmaschigen Insektenschutzgittern auszustatten.

Abhängig vom durchgeführten Eingriff sind nach § 115b SGB V verschiedene Voraussetzungen zu erfüllen. Allgemeine Anforderungen sind:
Vorbereitungsraum mit Wasch- sowie Händedesinfektionsmöglichkeit. Angemessen große Arbeitsflächen zum Richten von Infusionen und Injektionen. Ein adäquater Spritzschutz ist entweder durch die Distanz oder eine (z. B. transparente) Trennwand zum Waschbecken sicherzustellen.

- Für Reinigung und Desinfektion geeigneter, fugendichter Fußbodenbelag (ebenso Wände und Decken im OP-Saal)
- Aufbereitung des Instrumentariums in einem separaten Raum mit klarer Trennung in reine und unreine Zone (siehe: Aufbereitungsraum)
- Schränke/Regale zur Lagerung von Sterilgut, Medikamenten, Infusionen und OP-Wäsche (geschlossene Lagerung wird bevorzugt)
- Vorratshaltung kann in dem nach den lokalen Gegebenheiten am besten dafür geeigneten Raum erfolgen, bspw. Vorbereitungsraum
- Kühlschrank (mit Außentemperaturanzeiger) für Medikamente ist an geeigneter Stelle aufzustellen
- Notfallinstrumente und Notfallmedikamente sind griffbereit, beschädigungs- und kontaminationsgeschützt an dafür ausgewiesener Stelle zu platzieren
- Entsorgungsraum: ausreichend große Fläche für die Sammelbehälter zur Entsorgung von OP-Wäsche und die verschiedenen Abfallfraktionen
- Putzmittelraum für die Lagerung von Reinigungsutensilien, bspw. Putzwagen einschl. Ausgussbecken. Entsorgungs- und Putzmittelraum können ggf. mit dem unreinen Arbeitsraum zusammengefasst werden
- Weiterhin besteht je nach Eingriffsart und -frequenz Raumbedarf für:
  - Umkleidemöglichkeit (mit Sitzgelegenheit) für Patienten
  - Umkleideräume für das Personal mit Personaltoilette
  - Patienten-Toiletten. Günstig sind zudem Spülautomaten für Urinflaschen, Bettpfannen sowie Spülflaschen
  - Ggf. Wärmeschrank
  - Personalaufenthaltsraum

- Demonstrations- und Besprechungsraum, ggf. Diktierraum
- Archivraum für Papierdokumente. Kann auch außerhalb der Praxisräume (bspw. in einem trockenen Kellerraum) erfolgen

Aufbereitungsraum

Für die Aufbereitung des Instrumentariums sind zwei miteinander verbundene Räume (oder alternativ ein für den Bedarf ausreichend großer Raum) zu wählen, um eine klare Trennung in unreinen und reinen Arbeitsbereich zu ermöglichen. Das Materialaufkommen ist u.a. abhängig von der Größe der Einrichtung, der Anzahl der Operateure, ihrer Eingriffsfrequenz und ihrem Eingriffsspektrum. Der Aufbereitungsraum darf kein Durchgangsraum sein und auch nicht als solcher genutzt werden. Kreuzkontaminationen ist durch die konsequente Einhaltung der Trennung der Arbeitsprozesse der reinen und unreinen Seite (und einen zusätzlichen Bereich zum Lagern der Sterilgüter) vorzubeugen.

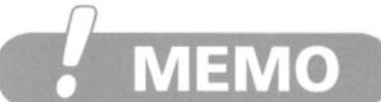

Reine Arbeitsbereiche und -flächen müssen vor Spritzwasser geschützt sein. Ggf. muss dafür ein geeigneter (z. B. transparenter) Spritzschutz installiert werden.

Personalqualifikation

Die Qualifikation des Personals, welches die Aufbereitung vornimmt, muss gewährleistet sein. Mitarbeiter können je nach Berufserfahrung die Sach- oder Fachkunde in zwei- oder fünftägigen Kursen erwerben. Für examiniertes Pflegepersonal, berufsausgebildete medizinische oder zahnmedizinische Fachangestellte mit mindestens fünfjähriger Berufserfahrung, die in niedergelassenen, operativ tätigen Praxen unter direkter Anleitung und Aufsicht eines Facharztes arbeiten, genügt der Erwerb der „Sachkunde" (Weidenfeller et al. 2011). Die vermittelte Sachkunde entspricht den Anforderungen der KRINKO und berücksichtigt die spezielle Arbeitssituation in Praxen und Praxiskliniken.

Umgang mit Medikamenten in der proktologischen Praxis

Beim Umgang mit Medikamenten sind stets die Angaben des Herstellers zu befolgen. Grundsätzlich sind Parenteralia ohne Konservierungsstoffe ohne anderslautende Hinweise des Herstellers nur als Einmaldosis zu verwenden. Lipidhaltige Medikamente wie bspw. Propofol®, die in Lipidlösungen suspendiert sind, bieten verschiedenen Bakterien und Pilzen sehr günstige Vermehrungsbedingungen, sodass diese bereits kurze Zeit nach einer Kontamination in infektiologisch relevanter Zahl vorliegen können resp. zusätzlich Endotoxine freigesetzt werden. Daher sind die Produktherstellerangaben strikt zu befolgen und die Medikamente unter sorgfältiger aseptischer Technik patientenbezogen aufzuziehen und unmittelbar zu verwenden (KRINKO 2011). Restmengen in der Spritze oder dem Überleitungssystem müssen verworfen werden. Das Überleitungssystem muss von lipidhaltigen Medikamentenresten freigespült oder ersetzt werden. Für jede Applikation beim nächsten/anderen Patienten wird ein komplett neues Zubehör verwendet.

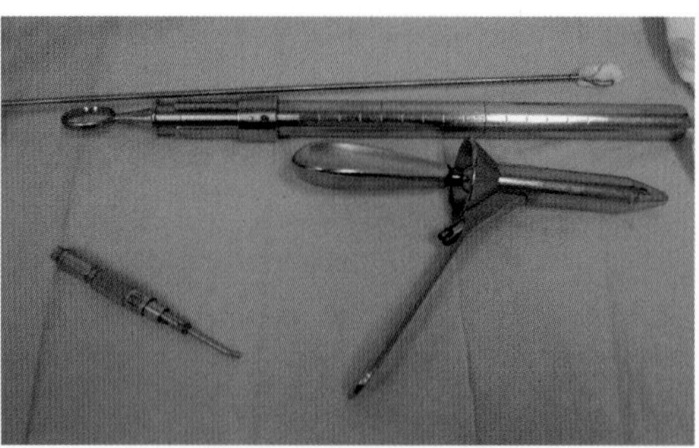

Abb. 8.3.2: Instrumente aus der Koloproktologie

Aufgrund der hohen Anforderungen an den aseptischen Umgang mit Mehrdosisbehältern sollte nach Möglichkeit generell Eindosisbehältern der Vorzug gegeben werden. Werden dennoch (vom Hersteller hierfür ausgewiesene) Mehrdosisbehälter verwendet, ist folgendes Vorgehen sorgfältig zu beachten (KRINKO 2011):

- Vor jedem Umgang mit Medikamenten jeweils konsequente hygienische Händedesinfektion
- Wischdesinfektion der Medikamentenrichtarbeitsfläche (z. B. mit 60-70%igem Iso- oder N-Propanol) bzw. Benutzung eines sauberen Tabletts, hygienische Händedesinfektion
- Wischdesinfektion des Verschlussstopfens des Mehrdosisbehälters
- Für jede Entnahme Verwendung einer frischen Kanüle und Spritze
- Die Kanüle darf auf keinen Fall im Verschlussstopfen stecken bleiben. Alternativ können auch sogenannte Minispikes verwendet werden, wobei auch hier bei jeder Entnahme eine frische Spritze zur Anwendung kommt und der Aufsteckstopfen desinfizierend abgewischt werden muss.
- Spritzen und Infusionslösungen sind gezielt aufzuziehen bzw. zu richten und zeitnah zu verabreichen. Aufgezogene Spritzen sowie gerichtete Infusionen müssen innerhalb von 15 Min. resp. max. 60 Minuten appliziert werden! Es sind stets frische, sterile Kanülen zu verwenden.
- Das Mehrdosisbehältnis muss immer nach Herstellerangaben mit Anbruchsdatum und -uhrzeit beschriftet gelagert werden.
- Medikamente, die kühl gelagert werden müssen, sind in einem separaten Medikamentenkühlschrank (Temperaturkontrolle!) an geeigneter Stelle zu lagern.

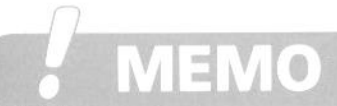

In einem ambulanten OP-Zentrum sind parenteral zu verabreichende Medikamente immer unmittelbar vor Gebrauch patientenbezogen aufzuziehen und kurzfristig zu applizieren.

Ggf. können für nur in Großgebinden vertriebene Medikamente in einer Apotheke unter sterilen (GMP-) Bedingungen kleinere Fraktionen, mit einem vom Apotheker festgelegten Verfallsdatum und Lagerungsanweisungen versehen, hergestellt werden. Diese sind zu beachten.

Mischinfusionen/Mehrdosisbehälter

- Vor jedem Umgang mit Infusionen jeweils konsequente hygienische Händedesinfektion
- Infusion (möglichst) erst unmittelbar vor Gebrauch richten
- Arbeitsfläche mit dem hausüblichen Flächendesinfektionsmittel oder 70%igem Isopropylalkohol (Einmaltuch) wischdesinfizieren
- Erforderliches Material richten (Infusionsflaschen, Ampullen, Spritzen, Kanülen)
- Sorgfältige Händedesinfektion
- Gummistopfen der Infusionsflasche mit Alkohol 70% oder Hautdesinfektionsmittel abwischen
- Verwendung von Mehrdosisampullen
  - Gummistopfen mit Alkohol 70% oder Hautdesinfektionsmittel abwischen bzw. Entnahmekonus bei Minispike wischdesinfizieren
  - Kanüle nicht stecken lassen; bei Verwendung von Minispikes Entnahmekonus mit Deckel verschließen nach Flüssigkeitsentnahme
  - Beim Aufziehen desselben Medikaments mehrmals direkt nacheinander, Verwendung der gleichen Kanüle möglich
  - Nach Beenden des Aufziehens Kanüle stets entfernen und verwerfen

- ▷ Ampullen immer mit Anbruchsdatum, -uhrzeit und Namenskürzel des Mitarbeiters beschriften
- Aufbewahren angebrochener Mehrdosisampullen
  - ▷ Medikamente mit Konservierungsstoffen nach Herstellerangaben
  - ▷ Medikamente ohne Konservierungsstoffe sind nur zum einmaligen Gebrauch zugelassen
  - ▷ Aufbewahrung von bereits zubereiteten Mischinfusionen sind unverzüglich bzw. innerhalb von max. 60 Minuten zu applizieren

Lipidinfusionen

- Hängezeiten: Herstellerangaben beachten!
- Richtwert: bei reinen Lipidlösungen (z. B. 20%) max. 12 Stunden; bei lipidhaltigen Lösungen (z. B. Mischbeutel, steril hergestellt in der Apotheke) max. 24 Stunden. Auch hier sind die Angaben des Herstellers zu befolgen
- Beutel- und Systemwechsel erfolgt gleichzeitig
- Lipidinfusionen (nach Möglichkeit) über einen separaten Zugang oder bei sog. Hahnenbänken „katheternah" (proximal) applizieren

Sklerosierungslösung

Für die Sklerosierung von Hämorrhoiden wird heutzutage vorwiegend Polidocanol verwendet. Dieses ist als Fertigarznei in 4%-Lösung erhältlich. Für die Verwendung einer 10%-igen Lösung muss diese von der Apotheke nach der Rezeptur des Neuen Rezept Formulariums 5.8. hergestellt werden. Für die Mehrfachnutzung der Lösung ist ein Zeitraum von 72 Std. nach Anbruch vorgegeben.

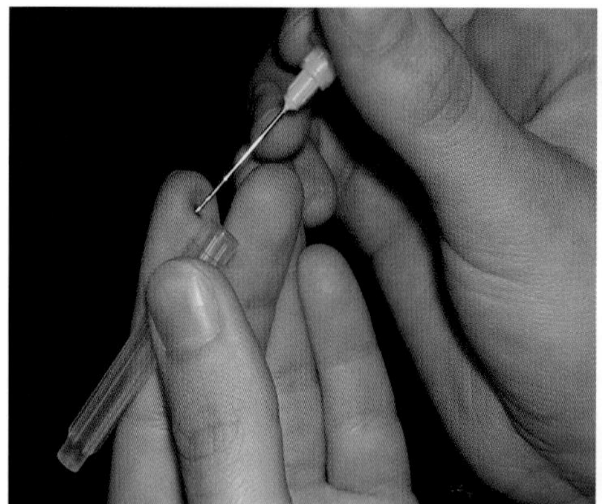

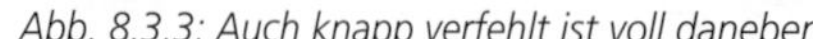

Abb. 8.3.3: Auch knapp verfehlt ist voll daneben

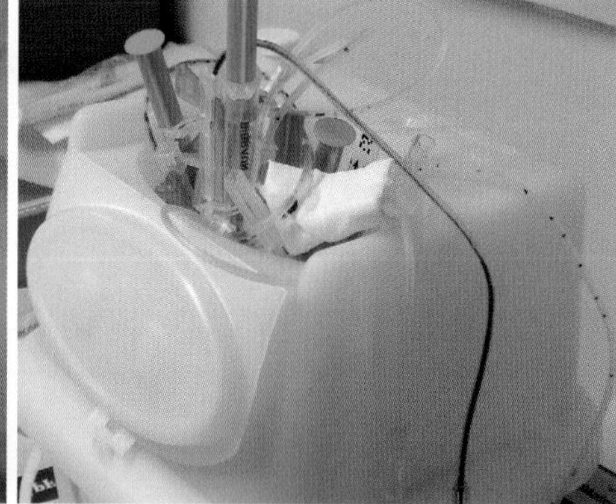

Abb. 8.3.4: Abwurfbehälter maßlos überfüllt

Kanülenabwurf

Spitze und scharfe Gegenstände wie z. B. Kanülen, Skalpelle, Lanzetten, angebrochene Ampullen, Einsteckdorne von Infusions- und Transfusionsbestecken müssen in sogenannten Kanülenabwurfbehältern (siehe *Abb. 8.1.4)* separat gesammelt werden (gemäß TRBA 250).

Zu beachten ist:

- Kein Recapping (*Abb. 8.3.3*)!
- Die Behälter müssen durchstichsicher, bruchfest und verschließbar sein.
- Die Behälter dürfen nur zu zwei Drittel befüllt werden (*Abb. 8.3.4*).
- Auch sog. Sicherheitskanülen müssen auf diese Weise entsorgt werden.

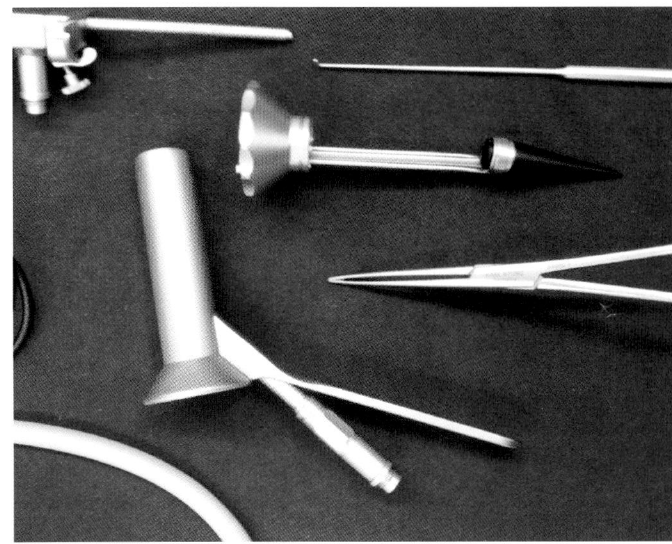

Abb. 8.3.5: Risikobeurteilung aller Instrumente ist Pflicht

Risikoklassifizierung von Medizinprodukten

Am Anfang der Instrumentenaufbereitung steht als Kernstück der RKI-BfArM-Empfehlung: die **Risikoklassifizierung** aller in der Einrichtung am Patienten zum Einsatz kommenden Medizinprodukte (siehe *Abb. 8.3.5*). Hierbei werden die Medizinprodukte bezüglich ihres Risikos für den Patienten in „unkritische, semikritische und kritische" Medizinprodukte eingeteilt (siehe *Kap. 7 Medizinprodukteaufbereitung*).

Dabei gilt folgendes Prinzip:

- **Unkritische Medizinprodukte** sind Medizinprodukte, die lediglich mit intakter Haut in Berührung kommen.
- **Semikritische Medizinprodukte** sind Medizinprodukte, die mit Schleimhaut oder krankhaft veränderter Haut in Berührung kommen. Die Medizinprodukte dieser Kategorie müssen desinfiziert werden.
- **Kritische Medizinprodukte** sind Medizinprodukte, die die Haut oder Schleimhaut durchdringen und dabei in Kontakt mit Blut, inneren Geweben oder Organen kommen, einschließlich Wunden. Darüber hinaus fallen Blut und Blutprodukte sowie sterile Arzneimittel in diese Kategorie. Die Medizinprodukte dieser Kategorie müssen sterilisiert werden.

Darüber hinaus ist zu beurteilen, wie anspruchsvoll resp. aufwendig die Aufbereitung ist, die sich aus den Eigenschaften des Materials, der Bauart des Medizinprodukts (Gruppe A, B oder C), der Häufigkeit der Aufbereitungszyklen u.a. Faktoren ergibt.

- Gruppe A: Medizinprodukte **ohne besondere** Anforderungen an die Aufbereitung
- Gruppe B: Medizinprodukte mit **erhöhten** Anforderungen an die Aufbereitung
- Gruppe C: Medizinprodukte mit **besonders hohen** Anforderungen an die Aufbereitung, ohne thermostabil sind.

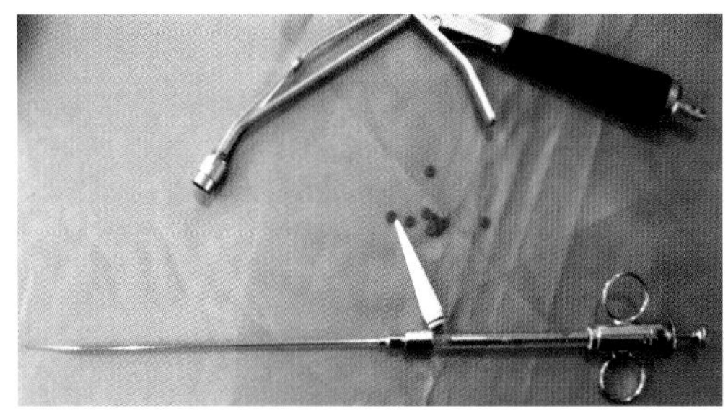

Abb. 8.3.6: Bei Instrumenten mit engen Lumina ist der Reinigungserfolg schwer beurteilbar

Einstufung im Hinblick auf die Anwendung am Patienten: Einstufung im Hinblick auf die Aufbereitung:	**A:** ohne besondere Anforderungen an die Aufbereitung	**B:** mit erhöhten Anforderungen an die Aufbereitung	Maßnahmen
Unkritische MP: MP, die lediglich mit intakter Haut in Berührung kommen	Stethoskope, Blutdruck-manschetten		**Reinigung und (Wisch-) Desinfektion**
Semikritische MP: MP, die mit Schleimhaut oder krankhaft veränderter Haut in Berührung kommen (A,B)	Spekula, Proktoskope	Endoskope, Gastroskope, Koloskope	**Reinigung und Desinfektion erforderlich (bevorzugt im RDG)**
Kritische MP: MP, die die Haut oder Schleimhaut durchdringen und dabei in Kontakt mit Blut, inneren Geweben od. Organen kommen, einschließlich Wunden sowie MP zur Anwendung von Blut, Blutprodukten oder anderen sterilen Arzneiprodukten (A, B, C*)	Skalpelle, Wundhaken	Athroskope, Ureteroskope	**Reinigung und Desinfektion (im RDG) und Sterilisation erforderlich!**

* MP der Kategorie „Kritisch C" werden in der koloproktologischen Praxis nicht aufbereitet.

Tab. 8.3.1: Risikoklassifizierung von Medizinprodukten: Darstellung der Risikokategorien und beispielhafter Aufbereitungsmaßnahmen

Wobei **„erhöhte Anforderungen"** konkret bedeutet:

- Effektivität der Reinigung nicht unmittelbar zu beurteilen (Hohlräume, lange, enge Lumina) (siehe *Abb. 8.3.6*)
- Sicherheitsbeeinflussende Effekte nicht auszuschließen (z. B. knickempfindlich, empfindliche Oberfläche)
- Anzahl der Anwendungen oder Aufbereitungszyklen von Herstellerseite begrenzt

Die Anforderungen an die Aufbereitung der thermolabilen Medizinprodukte der Gruppe C sind so hoch, dass ihre Aufbereitung in der Praxis generell nicht erfolgt.
Das Konzept wird anhand von einigen Beispielen in der *Tab. 8.3.1* dargestellt.

Instrumente in der proktologischen Praxis

Insbesondere die Aufbereitung von Proktoskopen gibt in manchen koloproktologischen Einrichtungen Anlass zu Diskussionen über deren Anforderungen. Dies hat u.a. dazu geführt, dass inzwischen Proktoskope auch als Einmalartikel angeboten werden. Diese sind gemäß den Herstellerinformationen nicht für die Wiederaufbereitung vorgesehen.

Risikoklassifizierung von Proktoskopen

Proktoskope, die diagnostisch und nicht invasiv während operativer Eingriffe eingesetzt werden, sind je nach

Bauart in die Risikoklasse „Semikritisch A oder B" eingruppiert. In diesen Fällen sollen sie als semikritisch eingestufte Instrumente bevorzugt maschinell gereinigt und thermisch desinfiziert werden.

Sklerosierungskanülen	Keine Mehrwergkanülen! Keine Verlängerungen!
Sonde, Pinzette, Schere	Kritisch A
BARRON-Ligatur	Semikritisch B
Fasszange	Kritisch A
Proktoskop	Je nach Bauart semikritisch A/B
Rektoskop, Spekulum	Proktoskop
Proktoskophandgriff	Unkritisch, nach jeder Untersuchung Wischdesinfektion

Tab 8.3.2: Einstufungsbeispiele einiger Instrumente der koloproktologischen Praxis (ohne flexible Endoskope)

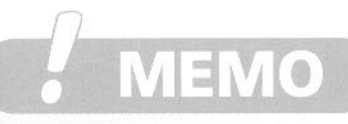

Das Proktoskop ist – ausgenommen bei invasiven Maßnahmen und Operationen – als „semikritisch" zu betrachten. Wird es bei Operationen eingesetzt, ist es als „kritisch" einzustufen und muss steril aufbereitet sein.

Alle während einer Operation zum Einsatz kommenden Instrumente einschließlich der Proktoskope sind als „kritisch" einzustufen und müssen als solche zuvor fachgerecht sterilisiert werden. MP der Kategorie „Kritisch C" kommen in der koloproktologischen Praxis nicht zur Anwendung bzw. werden hier nicht aufbereitet. Eine kleine Übersicht gibt Tabelle 8.3.2.

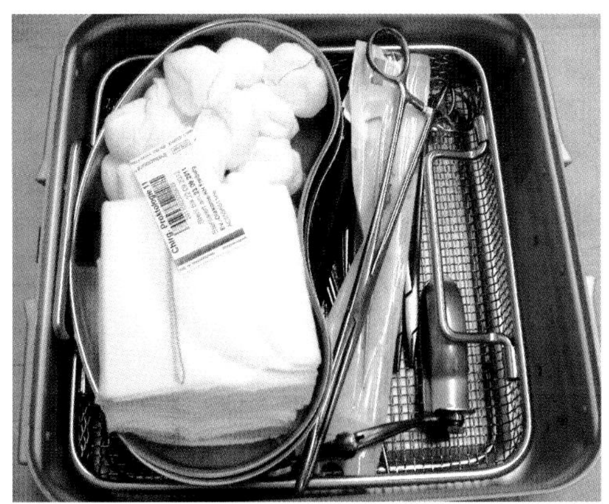

Abb. 8.3.7: OP-Sieb für die Koloproktologie

Sklerosierungsspritzen und -kanülen

Die Sklerosierungsspritzen und -kanülen dürfen jeweils nur steril zur Anwendung kommen. Gemäß KRINKO „Anforderungen an die Hygiene bei der Aufbereitung flexibler Endoskope" (KRINKO 2002) gilt die klare Vorgabe: „Injektionsnadeln (z. B. für die Sklerosierungs-Behandlung) sind grundsätzlich als Einweg-Produkt einzusetzen (Kat. Ib)." Das Aufbereiten von Sklerosierungsnadeln ist gemäß der RKI-BfArM-Empfehlung aus hygienischer Sicht nicht vertretbar, da u.a. die sehr engen Hohlräume in den Nadeln nicht ausreichend zuverlässig gereinigt und desinfiziert werden können.

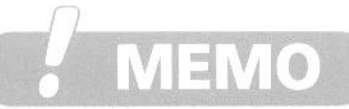

Alle Instrumente, die für eine Operation vorgesehen sind und/oder während einer Operation zum Einsatz kommen, sind als „kritisch" einzustufen und müssen zuvor sterilisiert werden (z. B. auch Spekulum, Rektoskop, etc.)!

Flexible Endoskope – maschinelle Aufbereitung

Die Aufbereitung flexibler Endoskope ist ein komplexer Vorgang, der nur von qualifizierten und in die Aufbereitung der Geräte eingewiesenen Mitarbeitern standardisiert gemäß den Vorgaben der aktuellen Empfehlung der KRINKO zur „Aufbereitung von flexiblen Endoskopen" zu erfolgen hat. Grundsätzlich ist die maschinelle Aufbereitung zu wählen.

Nachfolgend sind die wichtigsten Punkte, welche bei der Aufbereitung zu beachten sind, zusammengefasst:

- Immer mit Handschuhen arbeiten!
- Vorreinigung (nicht fixierende Reiniger verwenden. Schutzkleidung wie bspw. feuchtigkeitsdichte Schürzen tragen)
- Am Eingriffstisch/Bett: sofort nach der Untersuchung den Außenmantel des Endoskops mit Zellstoff oder Kompressen säubern
- Alle Kanäle mit Wasser durchsaugen (oder -spülen)
- Geschlossener Transport in den Aufbereitungsraum
- Im Aufbereitungsraum:
  - Dichtigkeitstest nach Herstellerangaben durchführen (auch wenn RDG-E dies ebenfalls kann!)
  - Außenmantel und alle Kanäle in Reinigungslösung einlegen bzw. füllen
  - Reinigen (bürsten, spülen), anschließend alle Kanäle mit Wasser gut durchspülen
- Alle Ventilgewinde, Ventile und Gummikappen (auseinandernehmen) mit Reinigungslösung reinigen (bürsten) und mit Wasser nachspülen
- Aufbereitung im Reinigungs- und Desinfektionsgerät für Endoskope (RDG-E)
  - Alle Kanäle an die entsprechenden Adapter des Desinfektionsautomaten anschließen
  - Ventile und Gummikappen ebenfalls in den Desinfektionsautomaten geben

Nach der Aufbereitung: die Kanäle mit Druckluft freiblasen und zum besseren Austrocknen mit Alkohol (70 % Isopropanol) nachspülen. Ansätze von Druckluft und Wasserpistole ebenfalls mit 70% Alkohol desinfizieren.

Bereitstellung und Aufbewahrung:

- Trocken und staubfrei hängend aufbewahren (Schrank)

Hilfsmittel:

- Sämtliches Endoskopie-Zubehör wie flexible Bürsten, Biopsie-Zangen etc. müssen vorgereinigt (z. B. im Ultraschallbad) und anschließend im RDG-E thermisch aufbereitet werden, nachfolgend sterilisiert werden.
- Die Ansätze von Druckluft und Wasserpistole müssen ebenfalls nach Gebrauch thermisch aufbereitet oder mit Alkohol desinfiziert werden

Manuelle Aufbereitung starrer Instrumente (z. B. Rektoskope)

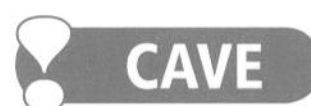

Grundsätzlich gilt – ungeachtet der jeweiligen manuellen Vorreinigung (siehe auch KRINKO-Empfehlung zur Aufbereitung flexibler Endoskope) – die maschinelle Reinigung und Desinfektion als die Methode der Wahl und sollte stets der manuellen vorgezogen werden!

- Immer mit Handschuhen arbeiten!
- Unmittelbar im Anschluss an die Untersuchung ist das Endoskop mit Zellstoff zu säubern
- Endoskop (inkl. Optik) soweit möglich nach den jeweiligen Herstellerangaben in seine Einzelteile zerlegen
- In Reinigungslösung einlegen (vom Hersteller empfohlenes Reinigungsmittel benutzen) und alle vorhandenen Lumina und, falls vorhanden, Kanäle mit einer Spritze mit der Lösung behutsam vollständig füllen
- Das zerlegte Rektoskop mechanisch reinigen (mit Bürsten)
- Kanäle (einschl. Anschlussstellen) und Lumen mit an die Durchmesser angepassten Bürsten reinigen, mit Wasser durchspülen (danach muss das Rektoskop optisch sauber sein) (*Abb. 8.3.8*)
- Von außen mit einem sauberen Tuch, von innen mit Druckluft trocknen
- Einlegen in ein Instrumentendesinfektionsmittel (Konzentration und Zeit beachten). Behälter mit Deckel verschließen
- Zuletzt mit Aqua dest. von Desinfektionsmittelresten freispülen, trocknen (von innen mit Druckluft) und nach Abwischen (z. B. mit 70%-igem Alkohol) in einem sauberen, geschlossenen Behälter aufbewahren

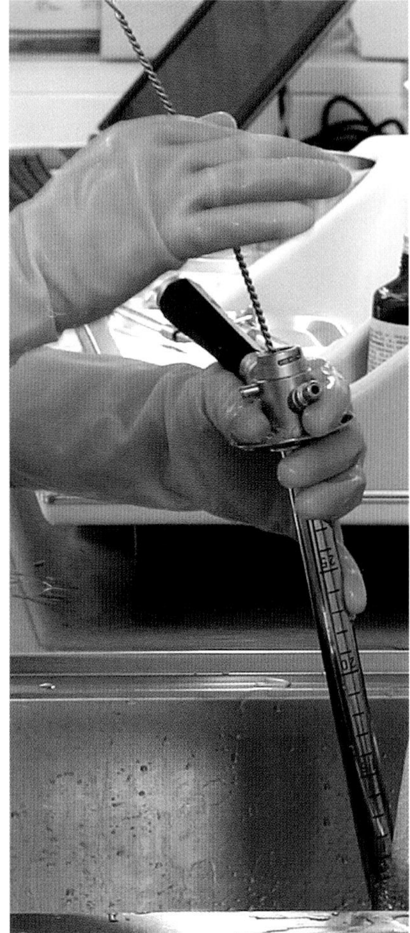

Abb. 8.3.8: Manuelle Vorreinigung eines Rektoskops

Koloproktologie

Wasser

Die Wasserqualität muss grundsätzlich den Anforderungen der Trinkwasserverordnung entsprechen. Grundsätzlich ist es sinnvoll, Laminar- statt Siebstrahlregler am Wasserhahn einzusetzen. Aber auch Laminarstrahlregler müssen regelmäßig gereinigt, entkalkt und ggf. ausgetauscht werden (*Abb. 3.13*). Bei Einsatz in sterilen Regionen ist steriles Wasser zu verwenden.

Für Spülungen im Analbereich, besonders beim Ausduschen von Wunden postoperativ, ist die Wasserqualität gemäß Trinkwasserverordnung einzuhalten.

Patienten mit Hepatitis, HIV, Condylomata

Hepatitis A und E

Übertragung:

Fäkal-oraler Übertragungsweg - Standardhygiene beachten!

Hygienemaßnahmen:

Aktive Hepatitis-A-Impfung (HAV-Impfung) empfohlen (STIKO 2011), für alle Mitarbeiter im Gesundheitsdienst, die Kontakt haben mit möglicherweise infektiösem Stuhl. Zu ihnen gehört bspw. auch das medizinische Personal in koloproktologischen Einrichtungen, der Endoskopie u.Ä. (auch als Kombinationsimpfstoff gegen HAV und HBV).

Für die Dauer der Infektiosität des Patienten:

- 1-2 Wochen vor und bis zu einer Woche nach Auftreten des Ikterus bzw. bis zu 2 Wochen nach Auftreten der ersten Symptome
- Ansteckungsgefahr auch bei subklinischem oder asymptomatischem Verlauf
- Flächendesinfektion: laufende Desinfektion der patientennahen Flächen mit viruswirksamen Mitteln, Schlussdesinfektion aller erreichbaren horizontalen Flächen einschließlich Fußboden (s. a. Reinigungs- und Desinfektionsplan)
- Informationen an alle Kontaktpersonen (Beschäftigte der Einrichtung mit direktem Kontakt, ggf. Labor, Reinigungspersonal, Besucher)
- Meldepflicht! Der Krankheitsverdacht, die Erkrankung sowie der Tod sind namentlich vom behandelnden Arzt an das Gesundheitsamt zu melden (§ 6 IfSG). Das Labor muss den direkten oder indirekten Nachweis von Hepatitis A (§7 IfSG) melden, sofern es sich um eine akute Infektion handelt.

Besonderheiten bei Hepatitis E
(Familie der Caliciviridae)

- Weltweit gesehen wichtigster Verursacher von enteral übertragenen Hepatitiden
- In Industrieländern selten, meist importiert
- Inkubationszeit: 15-75 Tage
- Gleicher Übertragungsmodus wie bei Hepatitis A, deswegen gleiche Hygienemaßnahmen
- Verläuft oft subklinisch oder anikterisch, hohes Risiko für Schwangere (!)
- Infektiosität: Hepatitis-E-Virus-Nachweis im Stuhl in der späten Inkubationsphase und in den ersten zwei Wochen der akuten Hepatitis möglich
- Abfallentsorgung in verschlossenen Kunststoffsäcken
- HÄNDEHYGIENE (-desinfektion) nach jedem Kontakt zum Patienten, zu seiner Umgebung und zum Patientenmaterial

Hepatitis B, C, D und HIV-Übertragung:
Bei Hepatitis B (HBV), Hepatitis C (HCV), Hepatitis D (HDV) und HIV-Infektionen erfolgt die Transmission auf dem parenteralen Übertragungsweg. D.h., es findet keine Übertragung bei normalen Sozialkontakten statt!

Hygienemaßnahmen:

Maßnahmen für das Personal:

- HBV-Impfung (auch als Kombinationsimpfstoff gegen HAV und HBV)
- Schutzhandschuhe bei Kontakt mit Blut und/oder Körperflüssigkeiten, z. B. auch bei offenen Wunden oder ekzematösen Hautveränderungen
- Gesichtsschutz (Schutzbrille, Maske) und Schutzkittel, wenn Verspritzen von infektiösem Material möglich ist (z. B. beim endotrachealen Absaugen); doppelte Handschuhe bei höherer Beschädigungswahrscheinlichkeit des Handschuhs z. B. bei Stapler-OP mit Klammern
- Sicherheitskanülen verwenden (cave: kein Recapping!). Andere spitze bzw. scharfe Gegenstände sicher entsorgen (durchstichsichere und bruchfeste Behälter)
- Nach Stichverletzungen oder Blut- bzw. Körperflüssigkeiten-Exposition an Haut und Schleimhäuten sofort gründlich mit Wasser spülen und desinfizieren (jedes Haut- bzw. Schleimhautdesinfektionsmittel möglich)
- Sofortige Meldung an den Betriebsarzt und weitere Maßnahmen mit diesem abstimmen

Maßnahmen bei PatientInnen mit nachgewiesener Hepatitis B, C, D und HIV:

- Instrumente wie üblich trocken abwerfen und thermisch aufbereiten
- Instrumentendesinfektion vorzugsweise thermisch in Reinigungs- und Desinfektionsautomaten (wenn manuelle Aufbereitung erforderlich und bei spitzen oder scharfen Gegenständen Verletzungsgefahr gegeben ist, Instrumentarium vor der Aufbereitung in Instrumentendesinfektionsmittellösung einlegen)
- Wäsche, die massiv mit infektiösem Material kontaminiert ist, wird getrennt gesammelt und in die Wäscherei transportiert, wo sie entsprechend UVV als sog. infektiöse Wäsche separat gewaschen wird (d.h., dies gilt nicht für Wäsche, die leicht mit Blut verschmutzt wurde, z. B. Menstruationsblut oder Wochenfluss) (siehe *Kap. 14 Arbeitsschutz*)
- Abfall, der massiv mit infektiösem Material kontaminiert ist, wird getrennt gesammelt und als sog. infektiöser Müll (AS 18 01 03) entsorgt (d.h., dies gilt nicht für Abfälle, die nur leicht mit Blut verschmutzt wurden, z. B. für Tupfer nach der Blutentnahme, Monatsbinden, etc.)
  (siehe *Kap. 11 Abfallentsorgung*)
- Geschirr kann ohne Vorbehandlung normal in der Spülmaschine gewaschen werden
- Patient kann Toilette normal benutzen
- Steckbecken (mit Stuhl und Urin) werden in thermischen Steckbeckenspülautomaten entsorgt
- Unterbringung im Einzelzimmer nur bei offenen Blutungen (normale Menstruationsblutung fällt nicht darunter) oder stark blutigen Durchfällen. Wichtig: separate Toilette.

Flächendesinfektion erfolgt nach Kontamination mit infektiösem Material als gezielte Wischdesinfektion mit einem VAH-gelisteten (begrenzt) viruzid-wirksamen Flächendesinfektionsmittel (Konzentration des 1-Stundenwerts). Bei kleinen Flächen (bspw. 30 cm x 30 cm) ist eine Desinfektion mit 70%-igem Isopropylalkohol möglich.

Mobile Patienten können alle Bereiche der Einrichtungen (oder Station), auch die sanitären, ebenso wie nicht infizierte Patienten nutzen. Bei normalen sozialen Kontakten besteht kein Infektionsrisiko für die nicht infizierten Kontaktpersonen.

Operative Entfernung anogenitaler Condylomata acuminate (HPV-haltiges Material)

Problematik der Rauchentwicklung

- Papillom-Virus-DNA in Laser-Rauch bei Entfernung von Papillomen nachweisbar (Virus-Last bei Laser > Elektrokoagulation) (Sood et al. 1994)
- Daneben enthält der Rauch auch toxische und kanzerogene Stoffe (Toluol, Benzol, Formaldehyd, Benzaldehyd (Eickmann et al. 2010, Garden et al. 1988, Sawchuk et al. 1989, Ferenczy et al. 1990, Ziegler et al. 1998)
- Erhöhtes Risiko bei exponiertem Personal (Calero und Brusis 2003, Hallmo und Naess1991, Weyandt 2010)
- Kehlkopfpapillomatosen treten auf bei der Entfernung anogenitaler Papillome (anerkannte Berufskrankheit in Deutschland)
- Arbeitsschutz fordert eine Gefährdungsbeurteilung (§ 5 Biostoff-VO): Erforderliche Schutzmaßnahmen sind schriftlich in einer Arbeitsanweisung resp. Hygieneplan mit mind. jährlicher Unterweisung und Dokumentation festzulegen (TRBA 250)

Um die Übertragung von erregerhaltigem Material durch Rauch- und Aerosolbildung zu verhindern, sollte Folgendes beachtet werden:

- Die Absaugung des OP-Felds muss mit einem Absaugsystem hoher Saug- resp. Abluftleistung direkt (< 5 cm) am OP-Feld erfolgen
- Die Absaugung des Rauchs erfolgt mit schwebstofffilterbewehrten Saugern
- Der Behandlungsraum muss gut zu lüften oder mechanisch be- und entlüftet sein
- Die Einrichtungsgegenstände müssen leicht zu reinigen und desinfizieren sein
- Alle notwendigen Utensilien sind in Schubladen oder Schränken aufzubewahren (keine offene Vorratshaltung)
- Abluftkanäle von Absauganlagen sind als kontaminiert anzusehen. Bei Reinigungs- und Wartungsarbeiten ist persönliche Schutzausrüstung (z. B. FFP-2- oder FFP-3-Schutzmasken) einzusetzen (Information des zuständigen Wartungspersonals)

Für den Eingriff:

- Frischer, langärmeliger Schutzkittel für jeden Eingriff; auf durchgängige Hautabdeckung am Übergang zum Handschuh achten
- Haarschutz und Schutzbrille mit seitlicher Randabdeckung tragen. Je nach Modell ist die Laserschutzbrille ausreichend. Bei hohem Kontaminationsrisiko (z. B. starkem Gewebeabtrag) empfiehlt sich das Tragen eines Gesichtsvollschutzes (z. B. Standard-Schutzschild als Einmalartikel)
- Die Türe ist während des Eingriffs immer geschlossen zu halten
- Die Entlüftung des Behandlungsraums muss gewährleistet sein (s. o.)
- Zusätzlich erhöhen Atemschutzmasken der Schutzstufe FFP 3 für den behandelnden Arzt, für die Assistenz und – ggf. soweit möglich – für den Patienten die Sicherheit (Achtung: besondere Sorgfalt beim Anlegen, auf Dichtigkeit achten!). Masken mit Ausatmen-Ventil erleichtern das Atmen und können den Tragekomfort verbessern (*Abb. 8.3.9*)

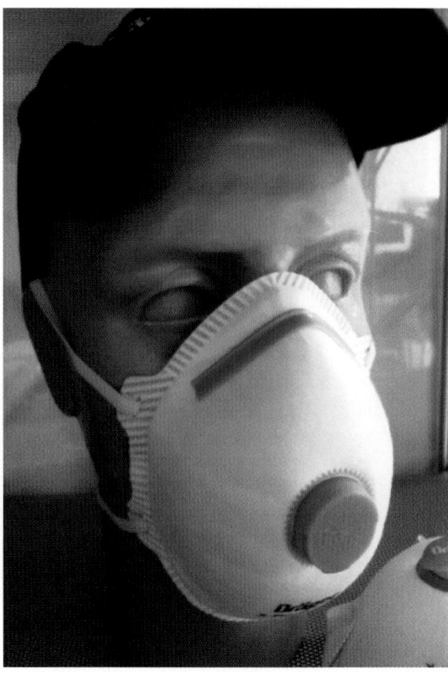

Abb. 8.3.9: Atemschutzmaske mit Ventil

Nach dem Eingriff:

- Handschuhe ausziehen, Kittel ausziehen
- Hände desinfizieren (ggf. verlängerte Einwirkzeit 1 Minute)
- Der Raum muss anschließend gut gelüftet werden
- Wischdesinfektion der patientennahen Flächen mit viruswirksamem Flächendesinfektionsmittel, z. B. Patientenliege/Stuhl, Instrumentiertisch, Lasergerät (siehe Desinfektionsplan)

Es kann organisatorisch günstig sein, die Behandlung dieser Patienten auf das Ende des OP-Tagesprogramms zu planen.

Patienten mit infektiöser Gastroenteritis

Patienten, die an einer Infektion mit bspw. Noro-, Rotaviren, Salmonellen oder Clostridium difficile leiden, sollten im akuten Stadium der Erkrankung in der koloproktologischen Einrichtung nach Möglichkeit nicht behandelt werden. Sollte eine Behandlung aus dringenden medizinischen Gründen erforderlich und ein Aufschub nicht möglich sein, sind folgende, über die Standardhygiene hinausgehende, spezifische Maßnahmen zu beachten:

- Der sorgfältigen, alle Areale der Hand benetzenden und ausreichend langen Händedesinfektion (60 Sek.!) muss allererste Priorität eingeräumt und an alle beteiligten Mitarbeiter weitervermittelt werden
- **Noroviren:** Verwendung von Händedesinfektionsmitteln mit nachgewiesener Noroviruswirksamkeit. Noroviruswirksame Mittel und Konzentrationen bei der Flächendesinfektion (Herstellerangaben beachten)
- Alle Mitarbeiter tragen chirurgische Masken, da die Gefahr besteht, dass der Patient erbricht. Hierbei können kontagiöse Tröpfchen und Aerosole freigesetzt werden, die zu einer Übertragung der Noro virusinfektion auf die Mitarbeiter führen kann
- **Clostridium difficile:** Alkoholische Hände- und die meisten der üblicherweise verwendeten Flächendesinfektionsmittel wirken nicht sporozoid:
  - Die Hände müssen daher zusätzlich zur Händedesinfektion auch gewaschen werden, um die Sporen abzureichern. Dabei kann entgegen der üblichen Vorgehensweise die hygienische Händedesinfektion (mit einem alkoholischen Händedesinfektionsmittel) dem gründlichen Waschen mit Seife vorangestellt werden. Sinn dieser Vorgehensweise ist, die vegetativen Bakterien zunächst zu eliminieren, bevor die Sporen abgewaschen werden
  - Für die Flächendesinfektion sollten sporozoide Mittel, die für Clostridium difficile zugelassen sind (z. B. auf Basis eines Sauerstoffabspalters), zur Anwendung kommen

Rationelle Arbeitsabläufe bei proktologischen Operationen

Perioperatives Management

Empfehlungen für pflegerische Maßnahmen am Patienten, die routinemäßig durchgeführt werden, sollten standardisiert werden. Die tägliche Arbeit wird rationalisiert und die Versorgung der Patienten optimiert.

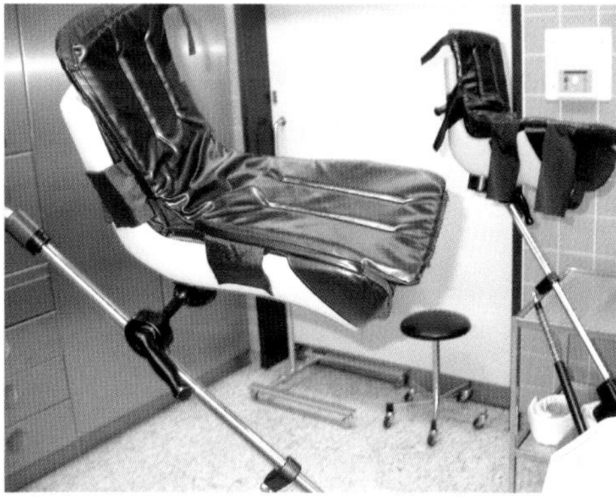

Abb. 8.3.10: Beinhalter für Steinschnittlagerung sollte gut gepolstert sein und …

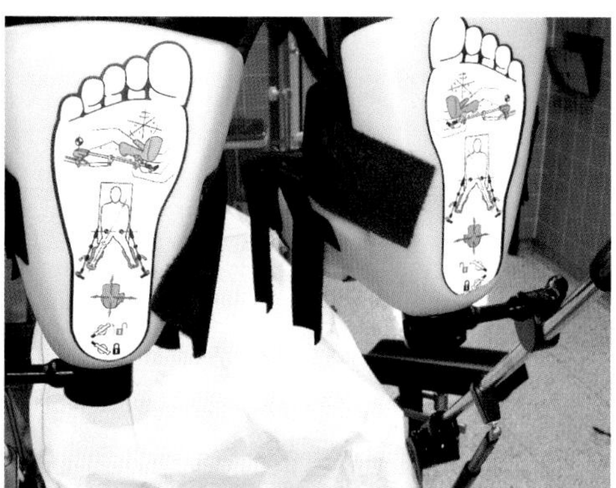

Abb. 8.3.11: … an den Patienten angepasst werden, damit er eine bequeme Sitz-Liege-Haltung einnehmen kann

Folgendes Vorgehen wird empfohlen:

- Vortag: Normal essen und reichlich trinken, nicht abführen!
  - OP-Tag: Nüchtern lassen, duschen
    Klistier möglichst früh (mindestens 2-3 Std. vor OP)
    Heparin (bis 2. post Op.Tag)
    Netzhose anziehen
    Keine Rasur des Operationsgebiets! (Falls Haare stören: am OP-Tag kürzen mit Clipper)

Operation:

- Steinschnittlagerung auf flexibel verstellbaren Beinhalterungen (*Abb. 8.3.10* und *8.3.11*)
- Sterile Abdeckung mit Beinhüllen
- Kleiner Instrumententisch steht etwas unter dem OP-Tisch/-Stuhl und wird mit einem durchgehenden Tuch bis unter das Gesäß des Patienten abgedeckt, damit kein Blut bzw. Sekrete auf den Boden geraten oder den OP-Tisch/-Stuhl verunreinigen. Operateur sitzt direkt am OP-Tisch/-Stuhl
- OP-Schwester steht mit großem Instrumentiertisch rechts neben dem Operateur
- Hautdesinfektion von anusfern nach anusnah
- In der Regel keine Antibiotikaprophylaxe. Im individuellen Einzelfall sollte sich die Prophylaxe am Spektrum der regional üblichen (Darm-)Keime orientieren (E. coli, Enterokokken, Enterobacter, Klebsiellen, Streptokokken)

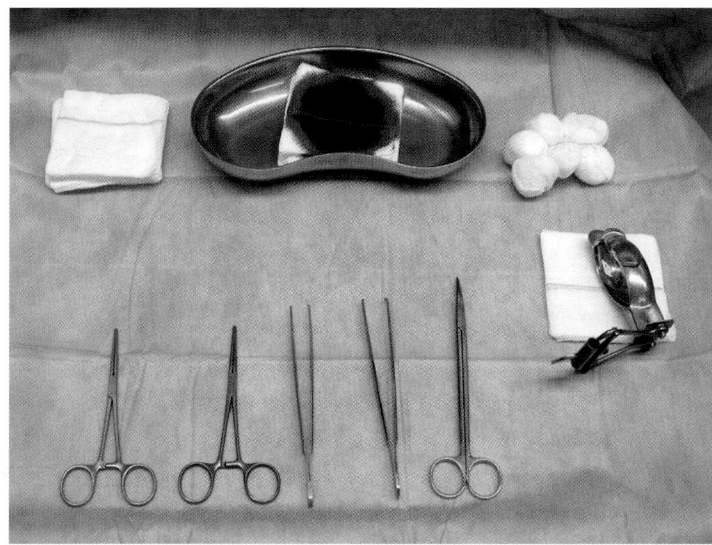

Abb. 8.3.12: OP-Tisch mit Instrumenten

Nachsorge der Patienten

- Wundversorgung und Bedeutung von Sitzbädern:
  Entsprechend dem operativen Eingriff erfolgt eine individuelle postoperative Nachsorge. Nach den meisten proktologischen Eingriffen resultiert eine Heilung per secundam mit offener Wundbehandlung. Die früher üblicherweise durchgeführten Sitzbäder gehören in der Proktologie nicht mehr zur Wundversorgung, da durch sie die Haut aufgeweicht und empfindlicher wird. Heute ist nach proktologischen Operationen das Abduschen der Wunden die Methode der Wahl. So wird die Haut insbesondere nach dem Stuhlgang optimal und schonend gereinigt. Zusätze wie Tannolact oder Betaisodona können zu

einer Reizung der Haut bis hin zur Ausbildung von Ekzemen führen und werden nicht empfohlen. Darüber hinaus können lokal angewandte Antiseptika die ortsansässige Keimflora verändern und stören; so wirkt z. B. Chlorhexidin vorrangig bei gram-positiven Keimen, sodass gram-negative Darmkeime in ihrem Wachstum gefördert und dadurch Entzündungen begünstigt werden können. Ggf. Salbenverband.
Eine schwere Infektion stellen die Pelvic-Sepsis und die Fourniere Gangrän dar. Obgleich sie glücklicherweise selten auftreten, sind sie wegen ihrer foudroyanten Verläufe sehr gefürchtet. Daher ist die sorgfältige Nachbehandlung sowie frühzeitige Erkennung entscheidend für die Prognose.

- Verbandswechsel:
  - Bei großflächigen Wunden möglichst zu zweit arbeiten
  - Reihenfolge: von aseptischen zu (möglicherweise) infizierten Wunden einhalten
  - Bei allen Wunden (inkl. infizierten), auch beim Fädenziehen, mit sog. No-Touch-Technik und sterilen Handschuhen arbeiten
  - Bei stationären Patienten:
    - Verbandswagen nicht ins Patientenzimmer mitnehmen, bevorzugt mit Tablettsystem arbeiten
    - Richten der benötigten Utensilien (Kompressen, Spüllösung, Pinzetten) auf wischdesinfizierter Arbeitsfläche/Tablett, Anlegen von Schutzkittel und ggf. Schürze bei aufwendigen Wundverbänden

- Primär heilende Wunden:
  - Händedesinfektion
  - Verband entfernen und sofort entsorgen (bei deutlicher Verschmutzung Einmal-Handschuhe anziehen und ebenfalls sofort entsorgen), hyg. Händedesinfektion
  - Evtl. Klebstoff entfernen
  - Frisches Verbandsmaterial oder nur einen Pflasterstreifen auflegen
  - Händedesinfektion

- Infizierte Wunden:
  - Händedesinfektion
  - Bei ausgedehnten, infizierten Wunden Schutzkittel oder Schürze anziehen
  - Verband mit Einmal-Handschuhen vorsichtig entfernen und beides sofort entsorgen
  - Händedesinfektion
  - Wo möglich, No-Touch-Technik anwenden. In allen anderen Fällen sterile Einmal-Handschuhe anziehen und/oder sterile Pinzette verwenden
  - Wunde säubern, ggf. spülen und mit Antiseptikum behandeln
  - Anschließend Handschuhe ausziehen, entsorgen und Hände desinfizieren
  - Frisches Verbandsmaterial auflegen und Verband fixieren
  - Händedesinfektion

- Im Anschluss an jeden Verbandswechsel:
  - Immer abschließende Händedesinfektion!
  - Dokumentation
  - Am Ende der Verbandsvisite die Arbeitsfläche des Verbandswagens desinfizieren

Infektionserfassung

 Nach § 23 IfSG sind postoperative Wundinfektionen (POWI) zu erfassen.

Empfehlung:

- Dokumentation aller Operationen nach Eingriffsarten gegliedert
- Erfassung der jeweiligen POWI nach Eingriffsarten
- Vergleich mit den jeweiligen eigenen Daten, da keine KISS-Referenzdaten vorhanden sind

8.4 HNO-Heilkunde

Die Einhaltung hygienischer Standards darf auch und gerade bei Untersuchungen und operativen Eingriffen in regulär mikrobiell besiedelten Körperregionen wie im Nasen-Rachenbereich nicht unterschätzt werden, zum einen wegen der Gefahr vielfältiger Kreuzkontaminationen aus und in den oberen Respirations- und Intestinaltrakt, zum anderen wegen der komplexen anatomischen Strukturen in der HNO-Region mit besonderer Gefährdung durch infektionsbedingte Gewebseinschmelzung und plastisch schwer zu korrigierende Deformierungen.

Grundsätzlich entsprechen die hygienischen Anforderungen in ambulant operierenden HNO-Praxen den Auflagen, wie sie für alle ambulanten Operateure anderer Fachrichtungen gelten. Für Eingriffe in bedingt aseptischen und kontaminierten Regionen gelten die Grundsätze des aseptischen Operierens analog.

Komplexe, invasive, ambulant durchführbare Eingriffe wie die Operation eines Mittelohrtumors, die Eröffnung einer Stirn- oder Kieferhöhle oder Siebbeinzelle von außen, des Warzenfortsatzes mit oder ohne Freilegung der Mittelohrräume sowie die Tympanoplastik mit Interposition und Aufbau der Gehörknöchelchenkette werden im Anhang C. 5 der RKI-Richtlinie als ambulant durchzuführende Operationen mit „besonderen Anforderungen an die Keimarmut" klassifiziert. Dies bedingt modifizierte Auflagen für den Raumbedarf und die funktionelle Trennung von Betriebsabläufen (siehe *Kap. 3 Bauliche Voraussetzungen*). Geräte und Instrumente werden generell nicht im OP-Saal, sondern in einem vorgelagerten Funktionsraum für den nächsten Einsatz aufbereitet.

Bei den Operationen in der HNO-Heilkunde handelt es sich mehrheitlich um kontaminierte Eingriffe in mikrobiell besiedelten Bereichen, die aber bei Mitnutzung der Räumlichkeiten eines Krankenhauses nicht unbedingt in einem sog. septischen OP durchgeführt werden müssen. Maßgaben für die Vorbereitung des Patienten, allgemeine Regeln für die Personalhygiene und für die abschließende Aufbereitung des Eingriffsraums gelten grundsätzlich wie im entsprechenden Kapitel beschrieben.

Infektionsrisiken in der HNO-Heilkunde

Typische nosokomiale Infektionen in der HNO-Heilkunde sind der Nasenseptumabszess (Staphylokokken), die akute Mittelohrentzündung nach längerer Tamponade (Staphylo-, Strepto-, Pneumokokken und Hämophilus), die Ohrmuschelperichondritis durch Pseudomonas species, die postoperative Infektion nach Tonsillektomie und das infizierte Tracheostoma (Pseudomonas, Staphylokokken, Anaerobier).

Klassische Problemkeime sind der Eiter- und Sepsiserreger Staphylococcus aureus, die ebenfalls bei Sepsis, eitriger Tonsillitis, Scharlach und Erysipel isolierten „betahämolysierenden" A-Streptokokken, ferner Pneumokokken (Sinusitis, Otitis media), der Sprosspilz Candida albicans, der bei Wundheilungsstörungen, Soor der Schleimhäute und postoperativer Parotitis isoliert wird, ferner die gramnegativen Stäbchenbakterien Klebsiella ozaenae (besiedelt atrophische Nasenschleimhäute) sowie Klebsiella pneumoniae und der zumeist antibiotikaresistente Feuchtkeim Pseudomonas aeruginosa.

Der Eintrag problematischer Flora wird durch den nicht fachgerechten und unhygienischen Umgang mit Arzneimitteln zur lokalen Anwendung begünstigt. Nasen- und Ohrentropfen können trotz konservierender Zusätze bei Kontamination zum Keimreservoir werden. Bei Ohrentropfen wird die Aufbrauchfrist nach Anbruch mit vier Wochen, bei Nasenspray und Nasentropfen mit Konservierungsmittel zwischen ein bis maximal drei Monaten angegeben (Anwendung nur für einen Patienten und gemäß den Herstellerangaben). Die

Antibeschlagmittel für Endoskope sind nicht mit Konservierungsstoffen versehen und daher kontaminationsanfällig! Die vorgeschriebenen Aufbrauchfristen sind auf den Behältnissen schriftlich zu vermerken.

Die Frage, ob vor einem Eingriff im Nasen- oder Rachenbereich eine Abdeckung der Umgebung erforderlich sei, da das OP-Gebiet selber nicht steril ist, wird grundsätzlich bejaht, also auch bei Adenotomie/Tonsillektomie und Polypektomie. Eine generell nicht im Detail bekannte Umgebungsflora kann bei Eintrag in die Wunden erhebliche Komplikationen verursachen, etwa mit Staphylococcus aureus, Pseudomonas species oder anaeroben Sporenbildnern, die vermeidbar gewesen wären. Man kann nach Umgebungsdesinfektion (incl. den vorderen Nasenabschnitten, z. B. mit desinfektionsmittelgetränkten Tupfern) die sterilen Tücher mit Klebefolie fixieren, sodass Stirnpartie und Haare sicher abgedeckt sind. Bei Eingriffen in der Mundhöhle benutzt man z. B. ein Schlitztuch aus Einweg-Vlies, das hinter dem Kopf mit einer Klemme am Gurtband des Kopfpolsters befestigt wird. Make-up und Schminkreste sind vorab zu entfernen.

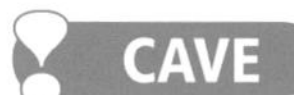

Die erste Prädilektionsstelle der Besiedelung mit multiresistentem Staphylococcus aureus (MRSA) ist grundsätzlich der Nasen-Rachen-Raum!

Bei jedem medizinischen Kontakt mit **Keimträgern**, der ja auch für das Personal ein Übertragungsrisiko darstellt, werden Handschuhe und Mund-Nasen-Schutz getragen. Der Kittel wird anschließend sofort in die Wäsche gegeben, desgleichen bei der Untersuchung und Behandlung verwendete Instrumente und Kontaktutensilien zur Aufbereitung. Zusätzlich erfolgt eine gründliche Desinfektion der Kontaktflächen in der Umgebung sowie der Hände nach Ausziehen der Handschuhe. Wegen des Risikos postoperativer Infektionen ist es angebracht, elektive Eingriffe ggf. bis nach der spezifischen, lokal antiseptischen Sanierung zu verschieben.

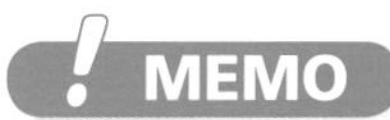

Besonderes Augenmerk ist auf hygienisch einwandfreie Verbandswechsel zu richten.
Tracheostomata sind hierbei besonders kontaminationsanfällig.

Alle Manipulationen an Stoma und Trachealkanüle müssen unter aseptischen Bedingungen erfolgen. Nach der Händedesinfektion wird der Verband mittels Pinzette entfernt, bei Bedarf abgesaugt, die Trachealkanüle herausgenommen und in eine Nierenschale abgelegt. Danach erfolgen erneute Händedesinfektion und Überziehen steriler Handschuhe.

Der Wundrand wird mit steriler Kompresse oder Watteträger gereinigt und z. B. mit PVP-Jod-Lösung antiseptisch behandelt. Nach Einsetzen der sterilen Ersatzkanüle werden eine sterile Schlitzkompresse unterlegt, die Kanüle fixiert, die Handschuhe ausgezogen und nochmals die Hände desinfiziert. Die benutzte Kanüle wird im Aufbereitungsraum abgespült, in Teile zerlegt und in Reinigungslösung verbracht, mit desinfizierter Bürste gereinigt, nachgespült und getrocknet, danach sterilisierverpackt und autoklaviert. Erst wenn die Wunde völlig verheilt ist, darf man die Kanüle nach der Reinigung lediglich mit Desinfektionsmittel aufbereiten.

Aufbereitung von Laryngo- und Rhinoskopen

Laryngoskope und Rhinoskope ohne Zusatzschächte werden zunächst mit einem Reiniger gründlich behandelt – am besten direkt nach dem Einsatz, um das Antrocknen von Rückständen zu vermeiden – und dann in eine geeignete Desinfektionslösung eingelegt. Wirkstoffauswahl und Einwirkzeit erfolgen nach Herstellerangaben. Nach Ende der vorgegebenen Einwirkzeit werden sie mit sauberem, möglichst entsalztem Wasser gut abgespült und getrocknet, dann trocken und staubgeschützt aufgehängt. Eine Reinigung von Geräten mit Lichtleitern darf nicht im Ultraschallbad erfolgen; dies führt zu irreparablen Schäden.

Nicht empfohlen wird die gelegentlich beschriebene Praxis, die Laryngoskope nach Gebrauch nur mit alkoholgetränkten Kompressen abzuwischen oder für kurze Zeit in sog. Desinfektionsköcher an der Behandlungseinheit einzuhängen und dann weiter zu benutzen. Regulär sollte man alle Hohlinstrumente aus der HNO-Praxis nicht nur in eine Desinfektionslösung einlegen, sondern permanent innen spülen, d. h. möglichst per automatischem oder halbautomatischem Verfahren mit Reiniger behandeln und anschließend thermisch desinfizieren. Temperaturen bis 92 °C sind in der Regel verträglich. Dies betrifft alle in der HNO verwendeten starren und flexiblen Endoskope mit Manipulations- und/oder Luftinsufflationskanal. Endoskope mit mehreren ineinander schiebbaren Röhren und mit eingeschobener Hopkins-Optik werden vor der Wiederaufbereitung komplett zerlegt, sodass alle inneren und äußeren Oberflächen der Reinigung und Desinfektion zugänglich sind.

Die **Risikoklassifizierung** eines Medizinprodukts richtet sich nicht nur nach der Art des Instruments, sondern insbesondere nach dessen Einsatz. Somit ist die Einstufungsempfehlung der RKI-Richtlinie in Anlage C 2.2, derzufolge Medizinprodukte nach Schleimhautkontakten lediglich maschinell gereinigt und desinfiziert werden müssen, nur insoweit gültig, als dass jede systematische Schleimhautverletzung mit Blutkontakt auch eine sterile Aufbereitung erfordert. Die üblichen Sterilisationszeiten im Autoklaven sind für den Spatelkörper unkritisch. Informationen zur Materialverträglichkeit der Aufbereitungsverfahren sind gemäß der Zulassung als Medizinprodukt vom Hersteller verbindlich abzugeben.
Eine weitere Möglichkeit zur zeitsparenden Dekontamination von Stablinsenoptiken ohne Arbeitskanal ist ein kombiniertes Wischreinigungs- und Desinfektionsverfahren. Hierbei startet man mit einer enzymatischen Lösung zur Entfernung organischer Verunreinigungen, desinfiziert danach mit einem schaumaktivierten Präparat auf Chlordioxidbasis und entfernt anschließend mittels sterilem, feuchten Tuch plus Antioxidans die Wirkstoffreste. Alle Arbeitsschritte werden im Begleitprotokoll dokumentiert.
Ferner gibt es halbautomatische Systeme, welche die mit sauberem Wasser vorgereinigten, passgenau eingelegten Instrumente über einen definierten Zeitraum permanent mit Desinfektionslösung spülen. Wer eine Aufbereitung nach jeder Nutzung vermeiden will, kann alternativ kontaminationsschützende Einmalhüllen verwenden, die bei jedem Einsatz über das Instrument gezogen werden.

Aus Sicht der Kontrollbehörden ist eine maschinelle, thermische oder chemothermische Reinigung und Desinfektion mit RDG-seitiger Dokumentation und Prozessvalidierung das Verfahren der Wahl. Entscheidend ist letztlich die schriftliche Bestätigung des Instrumentenherstellers, dass das vom Praxisinhaber gewählte Verfahren zur Aufbereitung zuverlässig geeignet ist und empfohlen wird.

Aufbereitung der Behandlungseinheit

Die wasserführenden Systeme sind verkeimungsanfällig. In den Leitungen können sich über das zugeführte Trinkwasser eingebrachte Feuchtkeime während der Standzeiten vermehren und sogar Biofilme an den Leitungswänden ausbilden, wie dies z. B. bei Besiedelung mit dem Erreger Pseudomonas aeruginosa bekannt ist.

Daraus resultiert die Empfehlung einer vierteljährlichen Kontrolle der hygienisch-mikrobiologischen Qualität des abgegebenen Wassers. Man lässt das Wasser etwa 5 min vorlaufen und entnimmt dann ca. 250 ml an der Wasserspritze. Die Probe wird gekühlt verschickt (Akku vom Labor mitgeben lassen), um keine verfälscht hohen Keimzahlen zu messen. Verlangt wird Trinkwasserqualität nach der Trinkwasserverordnung (TrinkwV 2011, Stand 03.05.2011). Die Koloniezahl soll 100 KBE/ml nicht überschreiten; ferner sollen keine pathogenen Keime nachweisbar sein. Eine Koloniezahl von unter 100 KBE/ml ist generell bei einer Stagnation des Wassers schwer zu halten, wenn eine Keimvermehrung bzw. -abgabe nicht durch zusätzliche Maßnahmen verhindert wird. Dies geschieht mithilfe aufbereitbarer, keimdichter Filter, einer integrierten UV-Desinfektion oder einer engmaschigen thermischen Behandlung des zirkulierenden Wassers auf 70 bis 80 °C.

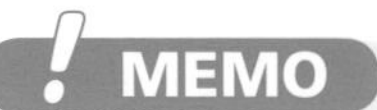

In regelmäßigen Intervallen sollte die hygienisch-mikrobiologische Qualität des Wassers der Behandlungseinheiten überprüft werden.

Für **Ohrspülungen** benutzt man ebenfalls autoklavierbare Wasserfilter, die ein- bis zweimal pro Woche wiederaufbereitet werden. Man kann aber auch ein separates Aggregat verwenden, das mit steriler Lösung spült. Ein Sterilfiltersystem ist mittels Kupplungsverschluss einfach von der Einheit abzunehmen und kann mit eingelegtem Membranfilter, gereinigtem Verbindungsschlauch und Spülhandgriff dampfsterilisiert werden.

Die **Absaugeinrichtungen** der Behandlungseinheiten verfügen zumeist auch über bakteriendichte Filter. Die mechanische Sekretglas-Spülung leert und spült nach Ende des Saugvorgangs automatisch. Die Sekretschlauch-Spülung reinigt den Absaugschlauch und verhindert dessen Verstopfen. Dazu wird das Handstück ohne Adapter in die Schlauchspülung gesteckt. Die Absaugansätze werden nach jedem Gebrauch ausgewechselt und in der Desinfektionsspülmaschine behandelt. Absaugschläuche werden durch Wischdesinfektion und desinfizierende Spülung aufbereitet. Auch Stirnlampe und Lichtleiter werden täglich sowie jeweils bei Bedarf wischdesinfiziert, Sekretgläser thermisch desinfiziert. Die über Druckluftanlage versorgten Medikamentenzerstäuber müssen wöchentlich gereinigt werden und sind autoklavierbar.
Die Einheit selbst wird äußerlich jeden Tag mit einem Reiniger behandelt und je nach Hygieneplan täglich oder nur im Bedarfsfall mit einem vom Hersteller empfohlenen Flächendesinfektionsmittel gründlich wischdesinfiziert.

8.5 Mund-, Kiefer- und Gesichtschirurgie

Die Einhaltung der im Vorfeld genannten Hygienestandards ist im Fachgebiet der Mund-, Kiefer- und Gesichtschirurgie ebenfalls von besonderer Bedeutung: zum einen wegen der komplexen anatomischen Strukturen bei gleichzeitig mikrobiologisch dichter Besiedelung des oberen Respirations- und Intestinaltrakts, zum anderen wegen der hohen Anforderungen an Qualität und Erfolg plastischer und rekonstruktiver Maßnahmen.

Grundsätzlich gelten die Vorgaben zur Beschaffenheit von OP-Einheiten und zur allgemeinen Personal- und Praxishygiene auch für die MKG-Chirurgie. Als ambulant durchführbare Eingriffe mit besonderen Auflagen an ein erweitertes Raumprogramm und zusätzlichen Funktionsplätzen sind für das Fachgebiet nach RKI-Richtlinie Anlage C 5.3 die partielle Resektion von Kieferknochen (inkl. Augmentationen mit autologem Knochen – Entnahmeregion im Kieferbereich bzw. Beckenkammregion), die Überbrückungsosteosynthese von Kieferdefekten (inkl. Distraktoren) und die Reposition von dislozierten Frakturen der Kieferknochen aufgeführt (Kiefergelenksarthroskopien, Kiefergelenkslavage). Die OP-Einheit für ambulante Eingriffe muss ferner eingerichtet sein für Maßnahmen, wie sie auch im allgemeinen zahnärztlichen Bereich üblich sind, einschließlich der Vorrichtungen für die Desinfektion von Abformungen, getragenen Prothesen, Schleifkörpern und Fräsen.

Händedesinfektion

Grundsätzlich ist in der MKG die Händedesinfektion vor und nach jedem Patientenkontakt konsequent umzusetzen. Sie steht auch in dieser Disziplin als effektivste infektionspräventive Maßnahme an erster Stelle. Handschuhe werden zusätzlich bei allen Maßnahmen getragen, die mit Schleimhaut-, Sekret- und Blutkontakt einhergehen. Die in einigen Zahnarztpraxen beobachtete und grundsätzlich bedenkliche Gewohnheit, Handschuhe zwischen den Behandlungen nicht zu wechseln und nur kurz „überzudesinfizieren", ist in MKG-Praxen absolut obsolet (siehe *Kap. 4.2 Standardhygienemaßnahmen*). Auch wenn lediglich prä- oder postoperative Untersuchungen ohne weitere Eingriffe vorgenommen wurden, ist bei dem Patientengut zumindest mit okkultem Blut im Speichel zu rechnen, durch Schleimhautläsionen, Parodontitis, kräftiges Zähneputzen vor dem Termin usw., dessen Menge z. B. für die Übertragung einer Hepatitis B ausreichen würde.

Vor keimhaltigen Spritzern, Blut- und Speichelspritzern sowie Aerosolen (mit Speichel vermischtem Spraynebel) schützt man sich grundsätzlich durch einen Mund-Nasen-Schutz, der bei Verunreinigung und Durchfeuchtung ausgewechselt wird, sowie durch eine Brille, welche die Augen möglichst auch seitlich abdeckt und die man nach Kontamination durch Spritzer mit einem desinfektionsmittelgetränkten Tuch abwischt.

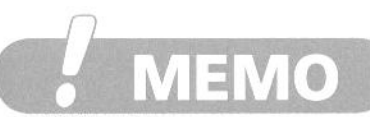

Auch in der MKG-Praxis ist die wirksamste infektionspräventive Maßnahme die konsequente Händedesinfektion vor und nach jedem Patientenkontakt. Das mehrfache Benutzen derselben Handschuhe bei verschiedenen Patienten wird generell nicht empfohlen, auch wenn sie zwischen den Patientenkontakten desinfiziert werden.

Invasive Eingriffe mit Eröffnung des Schleimhautinteguments sowie der Knochenspongiosa bei Osteotomien und nachfolgendem speicheldichtem Wundverschluss erfordern ein aseptisches Vorgehen, da man hierbei exogene Mikroorganismen in keimfreies Gewebe einbringen kann. Deshalb ist es von größter Bedeutung, die Keimzahlen möglichst gering zu halten.

Somit werden zu deren Vorbereitung die Hände chirurgisch desinfiziert und beim Eingriff sterile Handschuhe und OP-Kittel getragen (siehe *Kap. 5 Hygiene im OP*). Das OP-Feld wird durch sterile Abdeckung markiert, gegebenenfalls partiell eingesetzte Klebefolien bieten keine hygienischen Vorteile. Bei Eingriffen in der Mundhöhle benutzt man ein Schlitztuch aus Einweg-Vlies, das hinter dem Kopf mit einer Klemme am Gurtband des Kopfpolsters befestigt wird oder ein steriles Einmalklebetuch. Die präoperative Haut- und Schleimhautdesinfektion erfolgt wie in Kapitel Hygiene im OP beschrieben. Make-up und Schminkreste werden vorab entfernt.

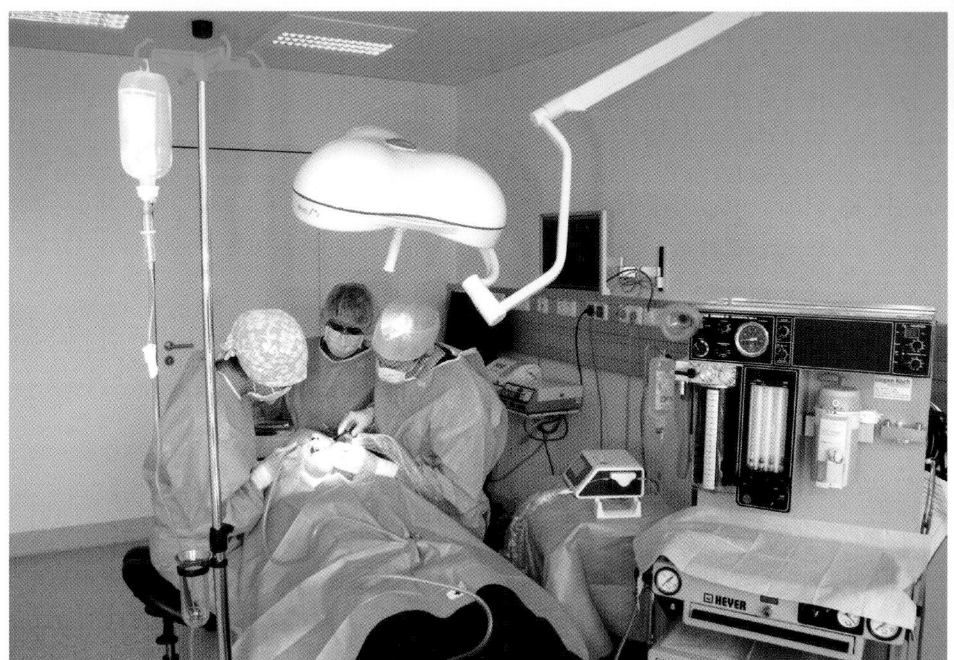

Abb. 8.5.1: In der MKG-Chirurgie muss sich der Patient nicht entkleiden

Antiseptik

Präoperative Zahnreinigung und Schleimhautantiseptik (z. B. Chlorhexidin 0,1-0,2% oder Octenidin) führen zu einer signifikanten Reduktion der Flora im Speichel und auf der Mundschleimhaut sowie in einzelnen Schleimhautbereichen (Wange, Zunge, Gaumen, Gingiva, Zähne, Plaque). Dadurch soll vor allem der endogenen Infektion, aber auch der exogenen Keimverbreitung entgegengewirkt werden. Eine antiseptische Spülung der Mundhöhle vermindert die Ausbreitung von Erregern über Aerosole und kann die postoperative Inzidenz von Bakteriämien reduzieren, besonders nach Zahnextraktionen, Wurzel- und Parodontalbehandlungen (geschlossene und offene Kürettage) sowie oralchirurgischen Eingriffen (z. B. Weisheitszahnosteotomien, Wurzelspitzenresektionen, Augmentationen, Implantatinsertionen).

Die Anwendung solcher Präparate erfolgt vor chirurgischen Eingriffen und vor jeder einfachen invasiven Behandlung von Patienten mit erhöhtem Infektionsrisiko. Eine mechanische Vorreinigung der Zähne (im Sinne einer PZR: professionelle Zahnreinigung mit Entfernung von harten und weichen Belägen) verbessert die Wirksamkeit der Antiseptik (Entfernung der Plaque mit Biofilm), besonders wenn mit Knochentransplantaten, Zahnimplantaten, Knochenersatzmaterialien und/oder Membranen gearbeitet wird. Die alleinige Antiseptik ohne vorangehende PZR ist weniger wirksam, da der Biofilm erst mechanisch abgetragen werden

muss, damit die keimreduzierende Wirksamkeit der Spülung greift. Falls auf den Zähnen kieferorthopädische Apparaturen oder Frakturfixationsschienen befestigt werden sollen, reduziert die mechanische Vorreinigung der Zähne ebenfalls das Risiko von Karies und Gingivitis.
Antiseptische Maßnahmen können zusätzlich vor der Entfernung von (weichen und harten) Zahnbelägen und bei der Parodontitisbehandlung empfohlen werden, da auch hierbei reichlich keimhaltige Aerosole freigesetzt werden.

Die Schleimhautantiseptik ersetzt selbstverständlich nicht die bei Endokarditis-Risikopatienten, Diabetikern und Immunsupprimierten gegebenenfalls indizierte perioperative antibiotische Prophylaxe (siehe *Kap. 5.2 Perioperative Antibiotikaprophylaxe*).

Reduktion des Infektionsrisikos

Jeder Operateur verfügt über eigene Erfahrungen, wie sich die Zahl postoperativer Infektionen möglichst niedrig halten lässt. Ein eingespieltes, diszipliniertes Team, das die Eingriffe zügig und konzentriert durchführt, trägt wesentlich dazu bei, das Risiko für eine POWI zu reduzieren, ebenso wie die saubere und desinfizierte Umgebung des OP-Felds. Essenziell ist für ein infektionspräventives Arbeiten die konsequente Einhaltung folgender Aspekte: Ruhe im Raum, keine überflüssige Personalzirkulation und keine Privatgespräche, atraumatische Operationstechnik, so wie ein gut gepflegtes, korrekt aufbereitetes Instrumentarium. Prinzipiell steigt das Infektionsrisiko mit der zeitlichen Länge der Eingriffe. Diathermien und Ligaturen begünstigen postoperative Wundheilungsstörungen, ebenso die Traumatisierung der Wundränder durch elektrochirurgische Inzision (Schonung des Gewebes durch Radio-Frequenz-Chirurgie) und Quetschung mittels Wundhaken.

In der Mundhöhle werden über 300 verschiedene Spezies gefunden[1)]. In der Literatur wird die Gesamtkeimzahl pro ml Speichel für Aerobier mit 10^7 – 10^{10} angegeben[2, 3, 5)]. Im gingivalen Sulkus werden sogar bis zu 10^{12} Keime pro ml Speichel gefunden[4, 5)]. Die Anaerobier überwiegen um das 30-100fache und stellen deshalb die überwiegende Zahl der Mikroorganismen da[3)]. Bei klinisch gesunder Gingiva findet sich keine oder nur sehr wenig Sulkusflüssigkeit während sie mit zunehmender Entzündung der Gingiva vermehrt auftritt. Die primäre Voraussetzung für das Entzündungsgeschehen ist das Vorhandensein von Plaque. Die erhöhte Fliessrate führt zur mechanischen Spülfunktion und Zufuhr von antimokrobiellen Hemmstoffen (Immunglobuline, Leukozyten).
Das nährstoffreiche Habitat der Mundhöhle lässt Keimzahlen von bis zu 10^8 KBE/g Speichel zu, wobei das vielseitige Spektrum nahezu die gesamte aus dem menschlichen Untersuchungsgut anzüchtbare Flora umfasst.

Antibiotika

Indikation zur unterstützenden Antibiotika-Gabe in der Parodontaltherapie sind die aggressive Parodontitis, die schwere chronische Parodontitis, die refraktäre oder rezidivierende Parodontitis, Parodontalabszesse mit Ausbreitungstendenz in benachbarte Logen sowie die nekrotisierende ulzerierende Gingivitis (NUG) und

---

1) Evaldson, G., Heimdahl, K., Karger, L., Nord, C. E.: The normal human anaerobic microflora. J Infect Dis Suppl 35: 9-15, 1982
2) Addy, M., Wright, R.: Comparison of the in vivo and in vitro antibacterial properties of povidone iodine and chlorhexidine gluconate mouthrinses. J Clin Peridontol 5: 198-205, 1978
3) Mittermayer, H.: Mikrobielle Besiedlung des gesunden Menschen. In: Brandis, H., Eggers, H.J., Köhler, W., Pulverer, G. (Hrsg.): Lehrbuch der Medizinischen Mikrobiologie. 7. Aufl. Gustav Fischer Verlag, Stuttgart-Jena-New York, 181-188, 1994
4) Rahn, R.: Antiseptik in der Mundhöhle. In: Kramer, A., Wendt, M., Werner, H.P. (Hrsg): Möglichkeiten und Perspektiven der klinischen Antiseptik. Mph-Verlag GmbH, Wiesbaden, 84-87, 1995
5) Bär, W.: Physiologische Bakterienflora. In Hahn, H., Falke, H., Klein, P. (Hrsg.): medizinische Mikrobiologie, Springer Verlag, 261ff, 1994

Parodontitis (NUP) mit Allgemeinsymptomatik. Ein Gensondentest (z. B. IAI PadoTest 4-5®) kann zusätzlich Informationen über Erregerspektrum, Prognose und Therapieverlauf geben. Dabei werden vorwiegend gramnegative Stäbchen, darunter auch Anaerobier isoliert. Wenn keine eitrigen Aspirate entnommen werden können, führt man orientierende Abstriche für die mikrobiologische Diagnostik z. B. bei aggressiver Parodontitis von der jeweils tiefsten parodontalen Tasche durch, und zwar mindestens eine Probe pro Quadrant. Nach durchgeführten Vorbehandlungen wird ein steriler Träger (z. B. Papierstreifen) bis zum Fundus der Tasche vorgeschoben und zum Aufnehmen der keimhaltigen Flüssigkeit (Sulcusflüssigkeit) ca. zehn Sekunden belassen. Der Träger wird in ein steriles Transportmedium mit niedrigem Redoxpotenzial (zum Schutz der Anaerobier) verbracht und sollte so schnell wie möglich im Labor verarbeitet werden. Die Medien sind inert: Sie bewahren die Keime vor Austrocknung, begünstigen aber nicht das Wachstum und selektieren somit keine Erreger aus der oralen Mischflora. Bei ausschließlicher Verwendung trockener Wattestäbchen sterben vermutlich viele Keime vor der Laboruntersuchung ab.

Grundsätzlich kann man davon ausgehen, dass nicht alle am Prozess beteiligten Erreger bei oralen Mischinfektionen im Labor angezüchtet werden können. Infektionen bei Implantaten (Periimplantitis) treten entweder fast unmittelbar nach dem Einsetzen oder erst nach einigen Monaten auf (bei Knochennekrose) und sind durch den Verlust der Osseointegration gekennzeichnet bzw. nach Jahren durch Knochenabbau und Zahnfleischrückgang (freilegendes Gewinde mit Kontamination der rauen Oberfläche).
Die meisten Erreger stammen aus der oralen Mischflora oder wurden mutmaßlich (eher selten) von extern eingebracht wie z. B. Staphylococcus aureus. Eine prophylaktische resp. perioperative Antibiotikagabe (PAP) nützt dabei wenig und bleibt lediglich indizierten Konstellationen und Eingriffen vorbehalten (siehe Kapitel PAP oder PEG). Bei Implantatmisserfolgen finden sich auch hier vorwiegend anaerobe, gramnegative Stäbchen im Abszess (entzündetes periimplantäres Gewebe), während die Flora auf stabilen Implantaten analog zum Alveolarkamm eher aus fakultativ anaeroben, grampositiven Kokken besteht. Eingeheilte Implantate sollten zirkulär vom Knochen umschlossen sein. Nur das Abutment mit ggf. poliertem Anteil des Implantats, abhängig vom Implantatsystem, hat Kontakt zur Gingiva bzw. Mundflora.

Haltung von Schlauch und Sauger

Während der Behandlung ist ein Rückfluss kontaminierter Flüssigkeit beim Speichelsauger aus dem Absaugschlauch heraus möglich, wenn er oberhalb des Patienten geführt wird oder wenn ein Unterdruck im Schlauch zustande kommt, z. B. bei Verschluss des Saugers durch Weichgewebe. Schwache Saugleistung bedingt höheren Reflux. Durch die Haltung von Schlauch und Sauger lässt sich ein schwerkraftbedingter Rückfluss von abgesaugter Flüssigkeit vermeiden. Aktuelle Untersuchungen zeigten, dass aber auch bei Spraynebelabsaugern ein Rückfluss kontaminierter Flüssigkeit möglich ist, vor allem wenn sich die Absaugkanüle an der Zunge oder der Mundschleimhaut festsaugt. Seitlich angebrachte Löcher an den Kanülen halten indes einen ständigen Sog auch während des Festsaugens aufrecht. In einer vergleichenden Untersuchung zu konventionellen Absaugkanülen wurde festgestellt, dass bei entsprechend modifizierten Teilen kein Rückfluss von Blut und keimbelasteten Flüssigkeiten aus den Absaugschläuchen mehr auftrat (Mielke et al. 2005). Bei komplexen dento-alveolären chirurgischen Eingriffen sollte ein chirurgischer Sauger verwendet werden.

Aufbereitung der Absauganlagen

Die Absaugkanülen (ggf. sterile chirurgische Einmalsauger mit Schlauchsystem) werden hygienisch korrekt nach jedem Patienten gewechselt. Aber auch im Schlauch können sich Speichel, Schleim, Blut, Zahnstein und Schmutzpartikel absetzen, die selbst kontaminiert sind und zusätzlich einen Nährboden für Mikroben darstellen. Auch wenn dies nicht unmittelbar zur Keimübertragung bei der Behandlung führen muss, so können zumindest unangenehme Gerüche entstehen. Vermeidbar ist die Keimanreicherung im Schlauch mit Durchspülen von kaltem Wasser nach jedem Eingriff. Nach Arbeitsende und generell nach blutigen resp. länger dauernden Eingriffen sollte man ein Schlauchreinigungs- und Desinfektionsmittel für ca. drei Minuten durchsaugen. Hierzu gibt es auch Schlürftöpfe mit einem speziellen Ansatz zum Durchsaugen des Schlauchs. In manchen Anlagen ist ein solches System bereits integriert und läuft auf Knopfdruck für kurze Zeit automatisch ab (wobei die Wirksamkeit solcher Kurzspülungen allerdings strittig ist).

Bei einem Standgerät mit Flasche wird diese nach Füllung geleert. Anschließend saugt man die Anlage mit einem Reinigungs- und Desinfektionsmittel durch und lässt sie mit der Lösung gefüllt gegebenenfalls bis zum nächsten Morgen stehen (ggf. Reinigung im Thermodesinfektor). Dann wird ausgegossen und nochmals gesäubert. Reinigung und Desinfektion sind separat wichtig, da Desinfektion ohne Reinigung Beläge und Krusten übrig lässt, in denen Keime vom Desinfektionsmittel geschützt sind, und Reinigung allein nicht ausreichend keimreduzierend ist sowie gegebenenfalls eine Infektionsgefahr für das Personal bedeutet. Bei Geräten mit Sekrettopf wird mit dem Reinigungs- und Desinfektionsmittel für ca. drei Minuten durchgespült. Danach wird der Topf herausgenommen und mit einem Einwegwischtuch gereinigt (Handschuhe tragen!). Die äußere Desinfektion der Sauganlage kann an der Steckkupplung des Absaugschlauchs und am Schlauchabschnitt im Behandlungsbereich ansetzen, im letztgenannten Fall gegebenenfalls mit Wischdesinfektion der Kupplung. Die Einwegfilter im Schlauchhalter werden gemäß den Herstellerangaben bzw. bei regelmäßiger Nutzung der Anlage mindestens einmal pro Woche gewechselt.

Wasserqualität

Wasser für Geräte wie Mundduschen und Turbinensprays muss mindestens Trinkwasserqualität (gemäß der Trinkwasserverordnung 2011) besitzen, da es vom Patienten während der Behandlung verschluckt wird und in Schleimhautläsionen eindringt. Die Gesamtkoloniezahl darf 100 KBE/ml nicht überschreiten; es dürfen keine pathogenen Keime nachweisbar sein. Morgens vor Arbeitsbeginn können das Turbinenspray sowie das über Nacht stagnierende Wasser der Munddusche aber hohe Koloniezahlen aufweisen (> 10.000/ml). Oft sind die Turbinen oder diejenigen Schläuche besiedelt, die Turbinen, Winkelstücke, Winkelmotor und Mundddusche mit der Einheit verbinden. Mikroorganismen, die durch nicht aufbereitetes Wasser, kontaminierte Vorratsbehälter oder durch Rücksaugventile von Patientenseite her in das Gerät eingebracht werden, vermehren sich im stehenden Wasser. Meist werden Pseudomonas species angezüchtet, u. U. aber auch Staphylokokken, Sporenbildner, Acinetobacter und Alcaligenes sp. oder Pilze. Die Besiedelung wird durch Kunststoffleitungen, Wassererwärmung und Kalibersprünge in der Leitung begünstigt.

Die Koloniezahlreduktion geschieht durch ein Desinfektionsverfahren. Einfaches Ablaufenlassen des Wassers für ca. zwei Minuten zu Behandlungsbeginn vermindert zwar ebenfalls die Koloniezahlen und wird daher auch empfohlen, gewährleistet aber nicht das Einhalten der Werte gemäß Trinkwasserverordnung. Neuere Behandlungseinheiten desinfizieren das Wasser im Vorratsbehälter thermisch bei 70 bis 80 °C, wodurch vegetative Formen abgetötet werden.

Im kontinuierlichen Betrieb, bei dem Leitungswasser durch den Behälter zur Turbine hinfließt, wird nicht desinfiziert. Nach jeder längeren Behandlungspause lässt man das Wasser einige Minuten durchlaufen. Dies spült Mikroorganismen aus der Turbine und den Schläuchen heraus, die durch die Desinfektion im Behälter nicht erfasst wurden. Die Winkelstücke werden ohnehin gesondert gereinigt, chemisch oder chemothermisch desinfiziert und danach im Autoklaven sterilisiert.

Wasseraufbereitung

Alternativen sind die Wasseraufbereitung mittels UV-Strahlen oder Desinfektionsmittelzugabe über Dosieranlage, mit Peroxiden oder Chlorabspaltern. Vorteil einer chemischen Desinfektion ist die permanente Einwirkung bzw. Remanenz im gesamten System einschließlich der Schlauchteile, die bei UV-Bestrahlung oder Erhitzen im Behälter nicht gegeben sind. Zusätzlich werden sogenannte Stoßdesinfektionen oder Intensiventkeimungen (z. B. mit 0,25 % Wasserstoffperoxid) nach längerem Stillstand wie etwa zum Wochenbeginn empfohlen. Ob damit die Keime im Biofilm der Schläuche zuverlässig erreicht werden, wird skeptisch gesehen.

Kühlsysteme sind mit Ventilen ausgestattet, die den Rücklauf von Flüssigkeiten verhindern. Bei komplexen Eingriffen und bei Patienten mit erhöhtem Infektionsrisiko sollte zur Kühlung sterile isotone Kochsalzlösung verwendet werden.

Bei komplexen dento-alveolären Eingriffen wie z. B. Implantationen sowie Knochenaugmentationen durch Eigenknochentransplantate (Knochenchips, Knochenblocktransplantat mit Zugschraubenosteosynthese und/oder Plattenosteosynthese, Sinuslift mit Knochenersatzmaterial und Membrantechnik, transantralen Kieferhöhlenoperationen, Distraktionen) und bei Patienten mit erhöhtem Infektionsrisiko sollte zur Kühlung sterile isotone Kochsalzlösung verwendet werden.

Mikrobiologische Kontrollen des Wassers werden in ca. vierteljährlichen Abständen an den Wasserauslässen empfohlen. Dafür werden vom Labor sterile Wasserflaschen im Behältnis mit beigelegtem Kühlakku verschickt. Die Wasserprobe wird nach kurzem Vorlauf regulär von der Wasserspritze entnommen, kann aber auch zusätzlich von der Wasserkühlung der Winkelstücke entnommen werden. Für jede Probe werden ca. 250 ml abgefüllt. Der Akku wird tiefgekühlt beigelegt; ansonsten kommt es vorab zur Keimanreicherung mit unrealistisch hohen Keimzahlen im Untersuchungsbefund. Kühlwasser wird halbjährlich auf Gesamtkeimzahl, Pseudomonas- und Legionellennachweis untersucht.

Instrumente

Handinstrumente für nichtinvasive, präventive, restaurative, prothetische und kieferorthopädische Maßnahmen sind nach RKI-Richtlinie Anlage C 2.2 als semikritische Medizinprodukte klassifiziert (siehe *Kap. 7 Medizinprodukteaufbereitung*). Sie werden in eine Box mit Reinigungslösung verbracht und manuell gereinigt, danach gespült, in Instrumenten-Desinfektionsmittellösung über die erforderliche, wirkstoff- und konzentrationsabhängige Einwirkzeit eingelegt, nachgespült und getrocknet. Findet man bei der optischen Kontrolle nach der Aufbereitung noch Rückstände, so wird nach deren Entfernung nochmals nachdesinfiziert. Alternativ und besser und daher bevorzugt empfohlen werden sie mit einem automatischen, thermischen Reinigungs- und Desinfektionsverfahren bei 90° C über fünf Minuten (A0 = 3000) aufbereitet.

Instrumente für invasive, chirurgische, parodontologische und endodontische Maßnahmen werden als kritische Medizinprodukte nach demselben Schema reinigend und desinfizierend vorbehandelt, danach rekontaminationssicher sterilisierverpackt und bei 121 °C über mindestens 15 Minuten oder bei 134 °C über fünf Minuten Haltezeit autoklaviert. Rotierende und oszillierende Instrumente für chirurgische und endodentische Eingriffe, aber auch für nichtinvasive Maßnahmen, werden in der gleichen Weise aufbereitet.

Hand- und Winkelstücke sowie Turbinen können aufgrund ihrer Anwendung in der Mundhöhle als Keimüberträger fungieren. Der wasserführende Teil besteht aus einem metallisch- und kunststoffgeführten Röhrensystem. Durch den Reflux beim Abstellen des Mikromotors und der Turbine wird ein Wasser-Speichel-Gemisch samt den darin enthaltenen Keimen in die Einheit eingesaugt. Bei stehendem Wasser im System entwickelt sich dann eine Besiedelung der Schlauchinnenseiten, die beim Ausspülen mit dem Mehrfachhandstück und beim Sprühen zur Keimverbreitung auf den Patienten führt. Dies erfordert somit das gründliche, mehrminütige Durchspülen des Systems nach jeder Pause und betrifft Turbine, Mikromotor, Mehrfachhandstück, Ultraschall-Zahnsteinentferner und Air flow. Viele Einheiten besitzen zur zusätzlichen Prävention eine integrierte Entkeimungsanlage. Eingebaute Ventile verhindern das Eindringen von rückgesaugtem Material über die Turbinenkupplungen hinaus oder bei Hand- und Winkelstücken in die Mikromotoren und weiter in die Schläuche hinein. Außerdem kann man einen keimdichten Filter verwenden, der auf dem Handstück in das Schlauchsystem zwischengeschaltet wird.

Die hygienische Aufbereitung der Hand- und Winkelstücke und der Turbinen umfasst folgende Prozesse:

- Außenreinigung von Blut, Speichel, Sekreten und gegebenenfalls Füllungsmaterialien
- Reinigung des Lichtleiters an Eintritts- und Austrittstellen mit weichem Lappen
- Maschinelle Reinigung und Desinfektion
- Pflege mit Spray/Öl unter Rotation beweglicher Innenteile
- Sterilisiergutverpackung
- Dampfsterilisation

Bezüglich der vollautomatischen Thermodesinfektion sind Herstellerangaben grundsätzlich zu beachten. Lediglich Einlegen in ein „Desinfektionsbad" oder Abwischen mit einem Desinfektionsmittel reichen nicht aus. Die vollautomatische Aufbereitung umfasst die äußere und innere Reinigung und Desinfektion sowie die Gerätepflege. Bei starker äußerer Verschmutzung sollte man trotz maschineller Aufbereitung vorab manuell reinigen.
Sofern rotierende Instrumente wie Bohrer, Fräser und Schleifkörper nicht maschinell aufbereitet werden können, wird in einem Ultraschallbad oder einem Bohrerbad gereinigt, gegebenenfalls mit Bohrerbürste nachbehandelt und danach wie o.a. weiter verfahren. Die noch in einigen Arztpraxen betriebene Heißluftsterilisation ist dafür ungeeignet (Bohrer werden stumpf) und entspricht auch nicht den Vorgaben der Medizinprodukte-Betreiberverordnung, die eine Aufbereitung mit geeigneten, validierten Methoden vorschreibt. Endodontie-Instrumente mit Alu-Schaft werden in alkali- und alkoholfreier Lösung desinfiziert. Polierbürsten und -kelche sind nach Gebrauch mit Blut, Speichel und Polierpaste verunreinigt und gegebenenfalls zu entsorgen, wenn sie nicht einwandfrei ohne Rückstände manuell-mechanisch und/oder maschinell aufbereitet werden können.

Behandlung zahnmedizinischer Abformungen

Aus der Mundhöhle entnommene zahnmedizinische Abformungen (und Bohrschablonen) werden unmittelbar unter fließendem Wasser vorsichtig abgespült, danach durch Einlegen in eine frisch angesetzte Lösung desinfiziert. Für die Desinfektion und Spülung dieser Abdrücke sind eigene Apparaturen entwickelt worden. Man benutzt die vom Hersteller der Abform- und Zahnersatzmaterialien als geeignet bezeichneten Wirkstoffe. Alkoholische Desinfektionsmittel kommen hierfür generell nicht infrage. Zahntechnische Werkstücke und Hilfsmittel werden ebenfalls desinfiziert, gegebenenfalls im Ultraschallbad behandelt und nach der Desinfektion mit Leitungswasser abgespült. Wasser aus Bädern zur Temperierung von Wachsplatten und Abdruckmaterialien wird nach jedem Patienten erneuert, weil es meistens mit Speichel, Blut oder anderen Körperflüssigkeiten kontaminiert wurde. Der Behälter wird vor Auffüllen mit frischem Wasser wischdesinfiziert.

Nach der Behandlung jedes Patienten sind fakultativ durch Kontakt, Spritzer oder Aerosol kontaminierte, patientennahe Oberflächen der Dentaleinheit, der medizinischen Geräte und Einrichtungsgegenstände im

Bereich der Patientenversorgung zu desinfizieren. Schläuche, Kupplungen und Köcher der Absauganlagen im Greifbereich des Patienten werden wischdesinfiziert. Sichtbare Kontamination der Flächen, auch auf dem Boden wird desinfiziert und beseitigt. Regulär müssen die Böden nicht routinemäßig desinfiziert werden; mindestens tägliche Feuchtreinigung reicht aus.

Kontaminierte Teile der Röntgeneinrichtung sind ebenfalls zu desinfizieren, sporadisch auch die Bleischürzen, die durch herabtropfenden Speichel verunreinigt werden. Enorale Röntgenfilme müssen so verpackt sein, dass sie nach Entnahme aus der Mundhöhle desinfiziert werden können. Ein wandseitig installierter Spender mit Händedesinfektionsmittel gehört ebenso zur Standardausstattung des Röntgenraums wie der Untersuchungs-, Behandlungs-, Eingriffs- und OP-Räume.

Knochentransplantation bzw. Augmentation in einer MKG-Praxis

Neben dem Einsatz von Knochenersatzmaterialien ist die Alveolarfortsatzrekonstruktion durch autologe Knochentransplantate vor Einbringung von Zahnimplantaten einer der häufigsten Eingriffe in der kieferchirurgischen Praxis. Die Entnahmestellen werden am häufigsten im regionalen Kieferknochen (z. B. Kieferwinkelregion, Tuberregion, Proc. zygomatico-alveolaris, Kinnregion) gewählt.

Bei ausgedehnter Alveolarfortsatzatrophie bzw. dreidimensionalen Knochendefekten müssen manchmal auch größere Knochentransplantate im Sinne eines kortikospongiösen Spanns mit Spongiosachips aus der Beckenkammregion gewonnen werden. Dieser Eingriff kann durchaus in ambulanter ITN durchgeführt werden. Allerdings sollte ein entsprechender Eingriffsraum mit ausreichendem Platz für das Instrumentarium und die Gerätschaften (zwei OP-Tische, chirurgischer Sauger, Narkosegerät) sowie ausreichendem Personal (Instrumentierende Schwester, Springer) zur Verfügung stehen. Der Raum sollte belüftet sein und über eine ausreichende Raumluftzirkulation verfügen. Das am OP-Tisch arbeitende OP-Team (Operateur, Instrumentierkraft, ggf. Assistenz) muss sterile Kittel, Haube, Mundschutz und sterile Handschuhe tragen. Nach Hautdesinfektion und steriler Abdeckung der Beckenkammregion kann ein Knochentransplantat gehoben werden, um in gleicher Sitzung den Alveolarkamm aufbauen zu können.

Eine spezielle Raumlufttechnische Anlage (RLT-A) kann aus arbeitsphysiologischen Gründen vorteilhaft sein. Je nach Eingriffsspektrum kann eine zweistufig filternde RLT-Anlage genügen, in jedem Fall ist die Raumluftklasse IB für MKG-Eingriffe ausreichend. Eine TAV-Decke ist weder erforderlich noch sinnvoll und wird nicht empfohlen (siehe *Kap. 10 Raumlufttechnische Anlagen*).

Vielfältige Eingriffe

In der Mund-Kiefer- und Gesichtschirurgie sind neben den üblichen dento-alveolären Eingriffen wie operative Entfernung der Weisheitszähne, Wurzelspitzenresektion und Implantatinsertion, präimplantologischer Alveolarknochenaufbau mit Eigenknochen (autologe Transplantate) und/oder Knochenersatzmaterial (Materialien xenogenen und alloplastischen Ursprungs) sowie allogenen Transplantaten wichtige Eingriffe geworden. Die Techniken haben sich in den letzten Jahren immer weiter entwickelt und verbessert. Mittlerweile sind augmentative Verfahren mit Entnahme von regionalen Knochentransplantaten aus der Kieferwinkelregion, Tuberregion, unterhalb der Spina nasalis sowie im Bereich der Kinnregion ein gängiges Verfahren. Allerdings setzt dies ein ausreichendes Restknochenlager voraus, da ansonsten große Mengen an Knochenersatzmaterialien nur unzureichend regenerativ wirken können und somit den augmentativen Erfolg gefährden. Aus diesem Grund will man entweder die Matrix (Knochenersatzmaterial) mit regenerativen Zellen anreichern oder mit autogenen kortikospongiösen Blöcken und Spongiosachips das Regenerationspotenzial erhöhen. In beiden Fällen befindet sich das Spendengebiet im Bereich der Beckenschaufel bzw. Crista illiaca.

Die simultane Entnahme von Knochen aus der Beckenregion und die Transplantation in die intraorale Kieferregion setzen einige wichtige Bedingungen im Bereich der Praxisräume und Praxishygiene voraus.

Räumlichkeiten und Hygienevorbereitungen

Es empfiehlt sich, eine kleine Patientenschleuse (ca. 3 m^2) einzurichten, damit der Patient sich umziehen und seine Sachen im Spind deponieren kann. Überschuhe werden generell nicht empfohlen. Ggf. können Straßenschuhe gegen desinfizierbare Praxisschuhe ausgewechselt werden. Die hygienische Händedesinfektion muss der Patient unter fachkundiger Anleitung durchführen.

Das Personal, also der Operateur, Assistent und Instrumentierende/r, Springer sowie Anästhesist und Anästhesiepfleger sollten die üblichen (für chirurgische Fächer konzipierten) Kasaks tragen inklusive Kopfhaube und Mundschutz (siehe *Kap. 5 Hygiene im OP*). Der Operateur, Assistent und Instrumentierende/r erhalten nach chirurgischer Händedesinfektion sterile Einmalkittel und sterile OP-Handschuhe.

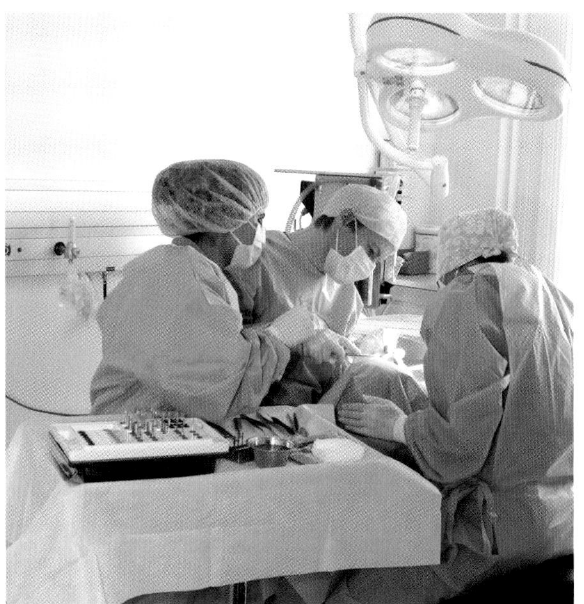

Abb. 8.5.2: Konzentriertes Arbeiten des OP-Teams hilft POWI vermeiden

Das Entnahmegebiet am Patienten muss entsprechend den Empfehlungen nach der Hautdesinfektion mit sterilen Einmaltüchern abgedeckt werden. Instrumententische müssen ebenfalls mit sterilen Einmaltischtüchern sowie die zusätzlichen Geräte (z. B. chirurgisches Handstück) mit sterilem Überzug (z. B. Kameraüberzug) abgedeckt werden. Die zur Blutstillung notwendige Bipolar-Pinzette mit Kabel muss ebenfalls steril sein. Die Instrumente, die bei diesem Eingriff zum Einsatz kommen, werden nach üblicher Aufbereitung und Sterilisation in Sieben und Containern (z. B. in sog. Trays kleinerer Ausführung für chirurgisch tätige Praxen) bereitgestellt.

Um die Sterilität des Instrumentariums nicht zu gefährden, muss der Eingriffsraum ausreichend Platz (*siehe Kap. 3 Bauliche Voraussetzungen*) für Narkosegerät, OP-Tisch, Instrumententisch, chirurgischen Sauger, chirurgischen Motor, ggf. Piezo-Gerät sowie Elektrochirurgie (bipolare Pinzetten zur Blutstillung) und das Personal bieten. D. h., der Springer und das Anästhesiepersonal sollten ohne die Gefahr der Kontamination am sterilen OP- und Instrumententisch, dem steril abgedeckten Patienten und dem steril eingekleideten OP-Team vorbeilaufen können. Die OP-Leuchte sollte mit einem sterilisierbaren Auswechselgriff ausgestattet sein.

Kiefergelenkslavage und Kiefergelenksarthroskopie

Nach Einleitung des jeweiligen Narkoseverfahrens wird der Patient zunächst gelagert und nach Hautdesinfektion (z. B. mit farblosem Antiseptikum Octenisept) des Gesichts vor allem präaurikulär – Haaransatz und Gehörgang mit Einlage eines Tupfers zum Verschluss des Gehörgangs – steril abgedeckt. Der Operateur, Assistent und Instrumentierende/r werden wie oben beschrieben angezogen. Die Endoskope befinden sich in den Sieben, sodass ggf. die Kamera mit Kameraüberzug an die Endoskope angeschlossen wird. Die Arthrozenthese und Lavage erfolgt somit unter üblichen sterilen Bedingungen und kann anschließend mit einer Arthroskopie ergänzt werden.

Entnahme von Knochentransplantaten

Aus hygienischer Sicht ist es sinnvoll bzw. günstig, zunächst mit dem Eingriff im Bereich des Beckens zu beginnen und später nach intraoral zu wechseln. Die Mundhöhle ist per se mit höheren Keimzahlen belastet als die gesunde Haut. Trotz umfangreicher Mundhöhlendesinfektion mit einem Schleimhautantiseptikum (z. B. Betaisodonna oder Octenisept) ist die Keimreduktion der Schleimhaut nach Desinfektion weit weniger effektiv als nach der Hautdesinfektion, sodass bei umgekehrter Reihenfolge die Gefahr einer Wundinfektion im Beckenbereich erhöht wird. Falls man trotzdem zuerst den Eingriff in der Mundhöhle beginnen möchte, sollten nach dem Mundhöhleneingriff Handschuhe und OP-Kittel gewechselt werden.

Unter den o. g. Bedingungen können Eingriffe nicht nur in Vollnarkose, sondern auch in Analgosedierung steril ambulant durchgeführt werden.

Nach Ende des Eingriffs bzw. der Narkose wird der Patient unter Zuhilfenahme z. B. eines Caddys in einen Aufwachraum gebracht und überwacht.

8.6 Urologie

Im folgenden Kapitel werden spezifische Anforderungen der Hygiene an die urologische OP-Praxis, die Aufbereitung urologischer Instrumente und sinnvolle Maßnahmen zur Prävention von Harnwegsinfekten bei Blasenkatheterträgern beschrieben.

Anforderungen an den urologischen OP-Betrieb

Die hygienischen Anforderungen an ambulant operierende urologische Einrichtungen entsprechen im Wesentlichen den Vorgaben, die auch für alle anderen ambulanten OP-Praxen gelten. Eingriffe wie die Operation einer Hydro- oder Spermatozele, Orchiektomien und Epididymektomien und die transurethrale Resektion eines Prostataadenoms sind im Anhang C. 5 der RKI-Richtlinie definiert als ambulant durchzuführende Operationen mit „besonderen Anforderungen an die Keimarmut". Dies bedingt eine entsprechend modifizierte Auflage für Raumbedarf und Funktionstrennung (Eingriffsraum, Vorraum, Schleusen mit Patienten- und Personal-Umkleide, Waschraum, Vorrats- und Gerätelager, Geräteaufbereitung).

Die Wiederaufbereitung der Gerätschaften und Instrumente erfordert generell das Vorhalten eines räumlich abgetrennten Funktionsbereiches. Somit werden Cystoskope und andere Instrumente aus der invasiven Diagnostik und Therapie nicht im Eingriffsraum, sondern in einem separaten Aufbereitungsraum gereinigt, desinfiziert und gegebenenfalls sterilisiert.
Auch in der Urologie gehören Wasch- und Ausgussbecken als Emittenten keimhaltiger Aerosole nicht in den OP-Raum. Fußbodenabläufe sind nicht mehr zu verwenden, da sie beschwerlich zu reinigen und zu desinfizieren sind, oft vernachlässigt werden und Gerüche entwickeln. Gullies stammen noch aus der Zeit, als selbstaufbereitetes Wasser aus deckenseitig montierten großen Vorratsbehältern über sporadisch abgeklemmte Schläuche zugeführt wurde und häufig Überschwemmungen verursachte. Ein nur für Krankenhäuser entwickelter, hygienisch einwandfreier Prototyp verfügt über mehrere Metalldeckel, Siebe und integrierte Spülung. Notwendig sind die Abläufe auch in Eingriffsräumen für Uroskopie nicht mehr, da geräumige, rollbare Auffangeimer verwendet werden und die Zufuhr an Spülflüssigkeit über die relativ kleinen Einwegbeutel überschaubar bleibt.

Die Vorbereitung ambulanter urologischer Eingriffe erfolgt wie im Kapitel zur Hygiene im OP beschrieben. Kittel und Maske dienen nicht nur dem Kontaminationsschutz von Instrumentensieb und eröffnetem sterilem Gewebe, sondern auch unmittelbar dem Schutz des Personals.
Vor einer diagnostischen Blasenspiegelung wird eine lokale Desinfektion mit PVP-Jod-haltiger Lösung ohne Alkoholzusatz als Wischdesinfektion durchgeführt. Sprühen allein reicht nicht. Der Patient wird steril abgedeckt und das sterile Gleitmittel appliziert. Der Arzt bereitet sich wie auf einen regulären Eingriff vor. Flüssigkeitsabweisende Überkittel schützen vor Durchnässung. Auf Haube und Mund-Nasen-Schutz kann man hierbei verzichten. Auch für die Diagnostik wird sterile Spülflüssigkeit aus Einwegchargen benutzt.

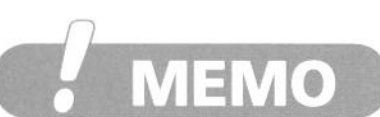

Angebrochene Beutel mit Spüllösung dürfen nicht beim nächsten Patienten weiterverwendet werden, sondern sind unmittelbar zu verwerfen.

Mit Wasserzuflüssen zur Spülung hat man keine guten hygienischen Erfahrungen gemacht, sofern diese fix installiert sind und z. B. über eine Reversosmoseanlage versorgt werden. Dabei ist immer wieder mit Verkeimung durch Pseudomonas aeruginosa oder andere hospitalismusrelevante Feuchtkeime zu rechnen, die massive Harnwegsinfekte verursachen können.

Höhere hygienische Anforderungen werden an gewebeinvasive Eingriffe sowie an die Ureteroskopie gestellt. Zur Vorbereitung des Operateurs gehören neben der chirurgischen Händedesinfektion das Tragen von sterilem Überkittel, sterilen Handschuhen und Kopfhaube. Auch ein Mund-Nasen-Schutz wird empfohlen, der zusätzlich den Operateur vor Kontamination mit Sekret und Spülflüssigkeit schützt. Die präoperative Desinfektion umfasst das äußere Genital und die angrenzenden Bereiche bis zur Mitte der Oberschenkel und zum Nabel. Dann erfolgt die Abdeckung mit sterilen, feuchtigkeitsdichten Abdecktüchern. Trotz der laufenden Spülung sollen Patient und OP-Tisch am Ende des Eingriffs trocken sein.
Bei endoskopischen Operationen kann die Spülflüssigkeit in Gewebe und Gefäßsystem eingeschwemmt werden. Die hierbei verwendeten Spüllösungen müssen den Anforderungen der Arzneibücher für Infusionslösungen entsprechen. Sie sind elektrolytfrei und iso-osmolar, steril und pyrogenfrei, ohne konservierenden Zusatz.

Infektionsrisiken in der Urologie

Jeder urologische Eingriff kann eine intrakanalikuläre, durch Urothelverletzung auch hämatogene Verbreitung von Mikroben auslösen. Das transurethral vorgeschobene Instrument sowie der Katheter führen fakultativ zur Harnwegsinfektion. Dies geschieht durch Mobilisieren von Mikroorganismen aus dem Habitat des Meatus, des Präputiums und der distalen Urethra. Eine weitere Ursache ist die retrograde Migration der Keime beim Verweilkatheter, extrakanalikulär über mukopurulente Membranen und inkrustierte Beläge oder intrakanalikulär aus einem kontaminierten Harnsammelgefäß.
Das typische Erregerspektrum stammt aus der dicht besiedelten Genital-, Perianal- und Unterbauchregion (Schamhaar). Angezüchtet werden E. coli, Enterobacter, Klebsiella und Pseudomonas species, Enterokokken und Staphylokokken. Der Nachweis von Feuchtkeimen wie Acinetobacter und Serratia species kann auf einen exogen bedingten nosokomialen Infekt hindeuten. Katheterassoziierte Harnwegsinfekte sind nicht selten therapieresistent, da die Erreger im Biofilm weitgehend geschützt werden. Sie heilen dann erst nach Entfernen des Katheters aus.

Der Einsatz einer bei in-vitro-Ansätzen antibakteriell wirksamen Beschichtung der Katheter mit einer Silberlegierung oder anderen antimikrobiellen Wirkstoffen zur Absenkung des Infektionsrisikos wird unterschiedlich bewertet. Reine Silikonkatheter sind biokompatibel und urothelschonend, hochelastisch, glatt, hydrophob, chemisch stabil und altersbeständig. Sie können bei reizloser Lage bis zu drei Wochen verwendet werden. Im Vergleich zum Latexkatheter sind sie dünnwandiger, inkrustieren später und begünstigen weniger die Keimadhärenz.
Der unter sterilen Kautelen applizierte Blasenverweilkatheter ist mit einem sterilen, geschlossenen Ableitungssystem verbunden. Keim- und flüssigkeitsdichte Belüftung am Konnektor, an der Tropfkammer und amUrinbeutel vermeiden Rückstau im Schlauchsystem und retrograde Keimaszension. Die Entleerung erfolgt über ein Ablassventil am Beutel. Urinproben werden an einer markierten Stelle mit der Spritze steril entnommen.
Auch ein „Beinbeutel" muss über sterilisierte Ein- und Ausflusspassage mit unbeschädigter Konusschutzkappe verfügen und innen steril sein. Zur kontinuierlichen Drainage über Nacht lässt sich ein höhervolumiger Beutel ohne Diskonnektion des Systems an das geöffnete Ablassventil anschließen.
Verschmutzte und inkrustierte Harnableitungssysteme werden mitsamt Katheter ausgewechselt. Ein routinemäßiger Katheterwechsel ist als Prophylaxe katheterassoziierter Harnwegsinfekte nicht geeignet. Zur

täglichen Reinigung von Meatus und Genital beim Katheterträger reichen Wasser und Seife. Antiseptische Meatuspflege kann kathetervermittelte Harnwegsinfekte weder verhindern noch beeinflussen. Inkrustierungen am meatusnahen Katheter werden nicht öfter als einmal täglich schonend mit feuchter Kompresse entfernt. Eine ausreichende Diurese von über 1500 ml/24 h fördert als innere Spülung die Keimreduktion und beugt intrakanalikulärer Krustenbildung vor. Retrograde Spülungen sind infektionsträchtig und nur in wenigen Fällen indiziert, z. B. zum Auswaschen von Koageln bei Blasentamponade oder zur Reinigung bei fibrinös-eitriger Zystitis, mit steriler isotoner Spüllösung, im geschlossenen System über doppelläufige Katheter. Das Instillieren von Antibiotika zur Behandlung oder Prophylaxe einer katheterbedingten Zystitis fördert die Resistenzbildung und wird regulär nicht empfohlen. Intermittierendes Abklemmen des Harnflusses zum Abgewöhnen des Dauerkatheters als Blasentraining ist nicht nur aus mechanischen Gründen, sondern auch unter hygienischen Aspekten obsolet, da der körperwarme Harnstau zu einer optimalen Erregerinkubation führt (ähnlich dem Keimwachstum in einer Nährlösung im Brutschrank).

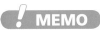

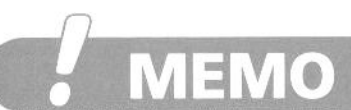

Die voraussichtliche Liegedauer eines Blasenkatheters entscheidet über die Auswahl des geeigneten Materials. Blasenspülungen und Blasentraining sind aus hygienischen Gründen abzulehnen.

Suprapubische Blasenkatheter aus Silikon können bei reizloser Lage bis zu zwei Monate verbleiben. Die Insertion erfordert eine Umgebungsdesinfektion ggf. nach Rasur und eine sterile Abdeckung, die Anwendung eines sterilen Punktionssets und einen sterilen Kompressionsverband, der nach zwei Tagen gewechselt wird. Ist bei Inspektion nach dem nächsten Verbandswechsel die Wundfläche um den Katheter ausreichend verklebt, so kann auch offen weiterbehandelt werden. Die Hauteintrittsstelle wird regelmäßig mit 3%- Wasserstoffperoxid-getränkter Mullkompresse von Krusten gereinigt.

Intermittierender Katheterismus, wie er bei neurogener Blasendysfunktion zur Anwendung kommt, setzt ebenfalls eine sterile Handhabung der Utensilien voraus. Ein steriler Einmalkatheter wird nach antiseptischer Behandlung des Meatus direkt aus der Hülle in die Urethra eingeführt. Die Version eines "cleanen" Katheterisierens ohne steril verpackten Einmalkatheter, Antiseptikum und steriles Gleitmittel ist hygienisch nicht akzeptabel, da sie bei wiederholter Anwendung unsteriler Katheter und unter Verzicht auf Antisepsis zwangsläufig zum Harnwegsinfekt führt.

Hygienische Vorgaben für die Cystomanometrie

Bei der Cystomanometrie wird der Blasenkatheter nach Meatusdesinfektion in üblicher Weise unter sterilen Kautelen gelegt, der Abdominalkatheter mit unsterilen Handschuhen in den Anus eingeführt und geblockt. Danach werden die Handschuhe verworfen und die Hände desinfiziert. Nach Konnexion der EMG-Ableitungen auf vorrasierter Haut werden die Lumina der Katheter gefüllt und die distalen Dreiwegehähne zur Befüllung des Druckabnehmersystems geschlossen. Während der Messung trägt man unsterile Handschuhe, um ggf. die Fixierung der Katheter zu korrigieren oder dem Patienten Hilfestellung zu leisten. Nach Abschluss der Messung werden die Katheter verworfen, in einigen Einrichtungen analog zur Methode bei intravasalen Kathetern wiederaufbereitet, wenn sie nicht beschädigt sind oder bei Trägern blutübertragener Viruskrankheiten zum Einsatz kamen. Die dafür erforderliche Technik soll jedoch nicht in der Praxis, sondern von einem externen, zertifizierten Betrieb durchgeführt werden. Dies gilt auch für explizit aufbereitbare Spezialkatheter mit Drucksensoren, die man ohnehin nur gassterilisieren kann. Die nicht aufbereitbaren Befüllungssysteme mit Druckabnehmer sollte man zum Ausschluss hygienischer Risiken nach jedem Patienten wechseln. Kontamination entsteht durch Reflux (System unter Blasenniveau bei unverschlossenem Dreiwegehahn), eine Keimvermehrung bei längerer Standzeit im offenen System.

Alle Arbeitsflächen, Uroflowgerät und Ablaufwanne werden wischdesinfiziert, Elektroden als Einwegmaterial verworfen, Ableitungskabel als unkritische Medizinprodukte desinfizierend aufbereitet. Bei Harnwegsinfekten sollte man die Durchführung einer Cystomanometrie bis zum Sanierungserfolg aussetzen.

Instrumentenaufbereitung in der Urologie

Die Aufbereitung der flexiblen Endoskope geschieht in folgenden Schritten: Zunächst werden die Optiken unmittelbar nach Gebrauch mit Reinigungs- oder Desinfektionslösung abgewischt, um das Antrocknen von Verunreinigungen zu verhindern. Adapter, Lichtquelle, Spülsystem und Schlauch werden abgetrennt und in eine Box mit pH-neutraler Reinigungslösung eingelegt. Auch die Optiken werden in geschlossener Plastikwanne zum Aufbereitungsraum verbracht. Meist werden vom Hersteller spezielle Mischungen zur Endoskopreinigung angeboten.
Einlegen in isotone Kochsalzlösung und Ultraschallbehandlung sind wegen Materialschädigung nicht zulässig. Zum Reinigen der Kanäle gibt es eigene, kaliberangepasste Bürsten im Geräteset. Diese werden nach Beendigung der Reinigung selbst gesäubert und desinfiziert bzw. bei Beschädigung ausgetauscht. Verunreinigungen am Hüllrohr und an optischen Endflächen dürfen nicht mit harten Gegenständen abgekratzt werden. Stattdessen versucht man es mit alkoholgetränkten, weichen Tüchern und einer geeigneten Reinigungspaste, die nach dem Verreiben gründlich abgespült wird. Zu langes Einlegen in Reinigungs- und Desinfektionslösung kann zu Schäden führen, ebenfalls die Anwendung nicht vom Hersteller benannter Wirkstoffe oder einer selbst hergestellten, mit dem Gerät nicht kompatiblen Wirkstoffmischung: Dies führt möglicherweise zu Fleckenbildung, Ausflockung und Kanalverstopfung. Anschließend wird mit entionisiertem Wasser nachgespült und mit Druckluft nachgeblasen, damit keine Wirkstoffreste übrig bleiben. Rückstände von Desinfektionsmitteln im Lichteinlass-Stutzen könnten bei angeschlossenem Lichtleiter festbrennen und die Lichttransmission erheblich behindern.

Cysto-Urethro-Fiberskope sind in der Regel mit schonenden Verfahren wie Gassterilisation oder – falls ausdrücklich vermerkt – mit der Niedertemperatur-Wasserstoffperoxid-Sterilisation (Plasmasterilisation) steril aufbereitbar. Solche Techniken stehen den meisten OP-Praxen aber nicht zur Verfügung. Die RKI-Kommission hat in Übereinstimmung mit dem BfArM für die Anwendung flexibler Cystoskope ein Reinigungs- und Desinfektionsverfahren ohne abschließende Sterilisation beschrieben, das sie bei der Nutzung dieser Geräte für ausschließlich diagnostische Zwecke für ausreichend hält. Voraussetzung ist, dass Reinigung, Desinfektion und sterile Nachspülung nach einem schriftlich festgelegten Standard analog zur Empfehlung der Kommission erfolgen. Begründet wird dies u. a. mit einem nachgewiesenen geringen Infektionsriko bei der Leistungsfähigkeit der angegebenen Desinfektionsverfahren (Wirkbereich AB) und der schonenderen Technik beim Einsatz des Geräts am Patienten.

Durch die vorgeschlagene Verwendung von Sauerstoffabspaltern wie Peressigsäure oder von Aldehyden ist nach gründlicher Vorreinigung ein breites Wirkspektrum der Desinfektion vorgegeben. Das Nachspülen aller äußeren und inneren Oberflächen verhindert eine Schädigung des Cystoskops und des Patienten durch Rückstände von der vorangegangenen Behandlung. Hierbei muss vollentsalztes, steriles Wasser verwendet werden, um eine erneute Verunreinigung und mikrobielle Rekontamination zu verhindern. Zusatzinstrumente werden separat aufbereitet und sterilisiert.

Eine sog. high-level-disinfection geschieht in folgender Weise: Nach Vorreinigen wird mittels 2%-iger Glutardialdehydlösung desinfiziert. Dann wird das Gerät mit sterilen Handschuhen entnommen, in steriles Aqua dest. eingelegt und mit steriler Spritze durchgespült, steril abgewischt und getrocknet. Danach werden die Kanäle mit steriler Luft durchgeblasen und das Gerät in sterilem Tuch in einem geschlossenen, desinfizierten Behältnis gelagert.

Auch im Vorfeld einer vollautomatischen Reinigung und Desinfektion darf man nicht auf die Vorabreinigung und insbesondere das Durchbürsten der Kanäle vor Einlegen in die Maschine verzichten. Die maschinelle Aufbereitung beinhaltet einen integrierten Dichtigkeitstest, die rekontaminationssichere Wasseraufbereitung für die letzte Spülung mittels Erhitzen, zum Teil kombiniert mit UV-Einwirkung oder nur über Sterilfiltration. Ferner enthält sie die Dokumentation des Verfahrensablaufs, ggf. mit detaillierten Fehlermeldungen (entsprechend DIN EN ISO 15 883-1).
Diese Technik ist natürlich am besten standardisiert, geräteseitig dokumentiert und somit validierbar. Sie wird daher auch vorrangig empfohlen. Auch die Desinfektionsspülmaschinen sind Medizinprodukte und somit den Anforderungen des MPG und der MPBetreibV unterworfen. Sterilfilter sind nach Herstellerangaben periodisch zu wechseln, UV-Anlagen regelmäßig technisch zu warten. Spülflaschen und Anschluss-Schläuche werden desinfiziert, trocken und kontaminationssicher gelagert. Gleiches gilt für Absaugsysteme, Adapter und Schlauchverbindungen. Endoskope, die von der Reparatur zurückkommen, werden ebenso wie neu angeschaffte Geräte vor dem ersten Einsatz aufbereitet. Ein ständiger Wechsel der Aufbereitungsmethoden belastet die Materialien über Gebühr und führt zu beschleunigtem Verschleiß.

Starre Cystoskope/Resektoskope sind kritische Medizinprodukte, die Haut oder Schleimhaut durchdringen und dabei in Kontakt mit Blut, inneren Geweben oder Organen kommen können. Dies erfordert nach (bevorzugt maschineller) Reinigung und Desinfektion eine abschließende Sterilisation der rekontaminationssicher verpackten Geräte mittels solcher Verfahren, die für die Aufbereitung von komplexen Hohlkörperinstrumenten geeignet sind. Sog. Kaltsterilisation mit mikrobiziden Flüssigkeiten zählt nicht dazu, sondern (neben der Gassterilisation) nur die Dampfsterilisation mit fraktioniertem Vakuumverfahren. Geräte und Zubehörteile müssen also vom Hersteller ausdrücklich als autoklavierbar gekennzeichnet sein. Von „Blitzsterilisation" ist allerdings generell abzuraten, da diese Methode die Optiken unnötig belastet und für Instrumente mit Kanälen und Spalten ohnehin nicht geeignet ist.

Zunächst werden mögliche grobe Verschmutzungen mit feuchtem Tuch abgewischt. Das Gerät wird abgespült. Alle Adapter werden vom Lichtleiteranschluss abgenommen. Nach Behandlung in einer milden Reinigungslösung spült man mit entionisiertem Wasser nach. Restliche Flecken lassen sich meist mit alkoholgetränkter Watte oder Zellstoff entfernen (nicht abkratzen!).
Wenn die Praxis noch nicht über eine maschinelle Aufbereitung verfügt, erfolgt die Desinfektion nach der Reinigung mit einer Lösung auf Aldehydbasis. Nach Ende der vorgegebenen Einwirkzeit werden die Wirkstoffreste abgespült, die trockenen Geräte in geeignete Folie verpackt und mit einem Programm nach Herstellerangaben dampfsterilisiert.
Fremdbestandteile im Dampf können mit den Glasoberflächen reagieren und dabei nach mehreren Behandlungen festhaftende Beläge ausbilden. Diese lassen sich mit speziellen Reinigungspasten entfernen, die der Gerätehersteller liefern kann, und die man mit Wattestäbchen aufträgt, verreibt, mit Wasser abspült und mit Alkohol nachwischt. Solche Maßnahmen gehören nicht zur Routinepflege, sondern werden nur bei konkretem Bedarf durchgeführt.

Fasszangen und Zangen zur Probeexzision, Adapter und Schlingen werden separat behandelt. Bei maschineller Reinigung und Desinfektion werden die Schlingen aufgerollt mit einem Durchmesser von mindestens 15 cm in den Korb der Desinfektionsspülmaschine gelegt, Biopsiezangen mit geöffneten Branchen, durch Clips fixiert, bei nicht-maschineller Aufbereitung entsprechend im Ultraschallbad. Alle schleimhautdurchtrennenden Instrumente wie z. B. Biopsiezangen sind obligatorisch steril aufzubereiten, werden also anschließend sterilisierverpackt und autoklaviert.

Flexible Ureteroskope können nur durch Gas- oder Plasmasterilisation steril aufbereitet werden. Koagulations- und Schneiderollen-Elektroden, Schneideschlingen und Urethrotom-Messer werden zum Teil als Einwegmaterialien geliefert. Nicht immer sind die am Markt erhältlichen Zubehörteile optimal aufbereitbar. So gibt es sog. Traktoren mit Röhrenlumen, die man bei perinealer Prostatektomie zur Fixierung der Prostata transurethral in die Blase einführt. Durch Spreizung der löffelzangenartigen Traktorbacken in der Blase wird das Herausrutschen des Instruments während des Eingriffs verhindert. Auch solche Teile müssen nach jedem Gebrauch gründlich gereinigt, desinfiziert und vor Anwendung sterilisiert werden. Der enge Hohlraum zwischen äußerem Schaft und Stabeinsatz lässt sich aber nur schwer durchspülen. Wenn solche Instrumente nicht vollständig zerlegbar sind, ist die rückstandsfreie Reinigung des Hohlraums nicht gewährleistet. Nachlaufen von Flüssigkeit aus gebrauchsfertig aufbereiteten Teilen sowie Schwergängigkeit des Gewindes lassen auf Ablagerungen schließen, welche die Behandlung nicht beseitigt hat, und die ein unsteriles Arbeiten beim Einsatz bedingen (Schmutz schützt Keime).

Bei der Anwendung von Techniken oder Geräten, die in der Praxis neu eingeführt werden, ist stets zu hinterfragen, ob die vom Vertreiber empfohlene Aufbereitungstechnik praktikabel ist und die vom Medizinprodukterecht bezüglich Infektionsschutz geforderte Produktsicherheit garantiert. Ferner ist zu klären, wie nach mehreren Einsätzen übriggebliebene Rückstände sicher zu beseitigen sind, ob hygienerelevante Verschleißerscheinungen am Instrument nach mehrfacher Aufbereitung auftreten, und welche Routineprüfungen zur Kontrolle der Qualität der Instrumentenaufbereitung geeignet sind. Zur Diagnostik verwendete externe Ureterenkatheter und Führungsdrähte sind nach Rücksprache mit dem Hersteller wiederaufbereitbar. Solche Techniken werden bei Bedarf jedoch nicht von der Arztpraxis selbst, sondern von einem zertifizierten Auftragnehmer durchgeführt.

Besonderheiten bei der Abfallentsorgung

Alle Vorgaben für den Hygieneplan und die Abfallentsorgung gelten regulär wie in den entsprechenden Kapiteln formuliert. Gebrauchte Blasenkathetersysteme werden innerhalb der Einrichtung separat in einem feuchtigkeitsdichten Behältnis gesammelt und nach außerhalb verschlossen dem allgemeinen Siedlungsabfall beigegeben.

Die bei der Diagnostik von Harnwegsinfekten anfallenden bewachsenen Eintauchnährböden stellen indes einen infektiösen Müll dar, der nach Abfallverzeichnisverordnung unter Abfallschlüssel AS 180103 klassifiziert ist und somit gesondert desinfiziert werden muss. Alternativ kann man die Kultur an ein mikrobiologisches Labor zur Differenzierung der angezüchteten Keime weiterreichen, das den Müll dann fachgerecht entsorgt. Zweifelhaft ist die Behandlung im eigenen Autoklaven, wenn dort auch Instrumente aufbereitet werden. Diese haben ja Kontakt zu sterilem Gewebe, müssen aber nicht nur steril, sondern auch rein sein. Die Röhrchen sind im Autoklaven nicht stabil; die Deckel schmelzen. So können bei der Behandlung Inhaltsstoffe aus Nährbodensubstanzen freiwerden, die auch durch eine dampfdurchlässige Verpackung treten, auf den Kammerwänden des Sterilisators kondensieren, bei der nächsten Charge wieder verdampfen und das Sterilisiergut verunreinigen.

8.7 Gynäkologie

Spätestens seit Ignaz Philipp Semmelweis haben die Gynäkologie und Geburtshilfe eine historisch betrachtet besondere Beziehung zur Hygiene. Er veröffentlichte Mitte des 19. Jahrhunderts die erste Studie, die den ursächlichen Zusammenhang zwischen unzureichender Händehygiene des medizinischen Personals und der damals hohen Rate an kindbettfieberbedingter Müttersterblichkeit aufgezeigt hat. Damit hat er entscheidend die Entwicklung der modernen Medizin durch eine evidenzbasierte Krankenhaushygiene vorangetrieben. Mit der Einführung von Hygienestandards, allen voran der Händedesinfektion, aseptischen Operationstechniken sowie später der antibiotischen Therapiemöglichkeiten konnte die Mütter- wie auch die Neugeborenen-Mortalität in den entwickelten Ländern massiv gesenkt werden (Tabori 2006).

Im gynäkologischen Fachbereich sind wie in der Urologie typische Erreger des Urogenitaltrakts vorzufinden (siehe *Kap. 8.6 Urologie*). Neben den zur Standortflora der Haut gehörenden koagulase-negativen Staphylokokken (v. a. Staph. epidermidis), Propionibakterien und anderen mehr finden sich in dieser Körperregion auch transiente Keime wie Staph. aureus, Streptokokken und Darmkeime wie E. coli, Enterokokken, Enterobacter, Klebsiella spp. Die lange Zeit mit Betalaktam-Antibiotika gut behandelbare Gonorrhoe bereitet aufgrund der immer häufigeren Resistenz von Gonokokken selbst gegen Cephalosporine der 3. Generation weltweit zunehmend Probleme (WHO 2012).

Die physiologische Vaginalflora der geschlechtsreifen Frau besteht aus einer hohen Zahl Milchsäure produzierender Laktobazillen, den sogenannten Döderleinstäbchen. Die Milchsäure schafft ein saures Milieu, das den entscheidenden Schutzfaktor der Scheide darstellt. Zusätzlich produzieren viele der Laktobazillen (Lactobacillus vaginalis) auch Wasserstoffperoxid und hemmen damit vor allen Dingen das Wachstum von Anaerobiern. Natürliche Schwankungen und Veränderungen des Hormonhaushalts durch Pubertät, Schwangerschaft, Klimakterium etc. wirken sich stets auch auf das Scheidenmilieu (Östrogenabhängigkeit) aus und können sich in Form einer größeren Anfälligkeit für Fehlbesiedlungen durch Anaerobier, Gardnerella vaginalis, Pilze (meist Candida albicans) etc. oder von Entzündungen äußern. Stoffwechselerkrankungen wie Diabetes mellitus, lokale und systemische Antibiotikatherapien, Blutungen und Hormongaben sowie Erkrankungen, Verletzungen z. B. nach Manipulationen oder operativen Eingriffen, aber auch Scheidenspülungen können das empfindliche Gleichgewicht des Scheidenmilieus ebenfalls stören und damit zu einer veränderten Zusammensetzung der Vaginalflora führen.

Vor elektiven Operationen sollten Infektionen generell, insbesondere aber des Urogenitalbereichs, nach Möglichkeit therapiert werden, sofern nicht die zu operierende Erkrankung selbst zur Störung der Vaginalflora und damit ursächlich zur Infektion beiträgt.

Die hygienischen Anforderungen beim ambulanten Operieren in der Gynäkologie entsprechen prinzipiell den Auflagen, wie sie bereits für ambulante Operationen anderer Fachrichtungen aufgeführt wurden. Für Eingriffe in bedingt aseptischen und kontaminierten Regionen gelten die Grundsätze des aseptischen Operierens analog.

Maßgaben für die Vorbereitung der Patientin, allgemeine Regeln für die Personalhygiene und für die abschließende Aufbereitung des Eingriffsraums gelten grundsätzlich wie in *Kap. 5 Hygiene im OP* beschrieben. Durch eine adäquate Raumplanung soll eine sinnvolle Ablauforganisation sichergestellt werden (RKI 2000, Tabori 2003). Dabei muss für alle Operationen, unabhängig von fachlicher Zuordnung und Kontaminationsgrad, ein hygienisch einwandfreies Arbeiten gewährleistet sein. Jeder Patient hat unabhängig vom Infektionszustand das gleiche Anrecht auf Asepsis. Forderungen nach einer Aufteilung des OP-Bereichs nach dem Kontaminationsgrad der Eingriffsregion haben keinen wissenschaftlich belegten infektionspräventiven

Nutzen und sind zudem enorm kostenintensiv. Daher wird aus Gründen des Infektionsschutzes bei operativen Eingriffen das Vorhalten von OP-Sälen für kontaminiert/septische Eingriffe oder hochaseptische Eingriffe nicht empfohlen. Grundsätzlich kann ein OP-Saal, der von seiner Größe, Ausstattung, Zustand und nach sachgerechter Reinigung und Desinfektion prinzipiell geeignet ist, für verschiedene operative Disziplinen genutzt werden. Neue wissenschaftliche Erkenntnisse sollten auch angesichts zunehmender Kosten im Gesundheitsbereich zum Wohl des Patienten und der Gesellschaft schnellstmöglich umgesetzt werden. Insbesondere gehören alle ineffektiven und/oder unsinnigen Forderungen außer Kraft gesetzt.

Gynäkologisches Eingriffsspektrum

Ambulant durchzuführende gynäkologische Operationen werden im Anhang der Anlage zu Ziffern 5.1 und 4.3.3 des Robert Koch-Instituts aufgelistet.
Das Robert Koch-Institut sieht für den Funktionsbereich, in dem der operative Eingriff ausgeführt werden soll, eine Unterscheidung zwischen einem sogenannten „Eingriffsraum" und „OP-Raum" mit erhöhten Anforderungen an die Keimarmut vor, wobei letzterer eine weiter modifizierte Auflage des Raumbedarfs mit funktioneller Trennung der Betriebsabläufe vorsieht (siehe *Kap. 3.4 OP-Planung*).

Gynäkologische Eingriffe werden bereits seit langer Zeit ambulant durchgeführt. Die gynäkologische Chirurgie hat drei unterschiedliche Lokalisationsschwerpunkte: Vaginale, Abdominelle (Laparoskopie) und die Mammachirurgie. Übliche vaginale Eingriffe sind die diagnostisch-fraktionierten sowie Abortabrasio, Insertion eines Intrauterinen Diaphragmas (IUD), Hysteroskopie, Condylomabtragung, Marsupialisation sowie Konisation.
Weiterhin werden diagnostische wie auch therapeutische Laparoskopien in großer Zahl ambulant durchgeführt, bspw. Adnexeingriffe, Tubenligaturen, Adhäsiolysen, Myomenukleationen, Endometrioseabtragungen, Eileiterschwangerschaften, intraabdominelle IUD-Extraktionen sowie auch Sterilitätsbehandlungen bis hin zu Tubenneostomien. Bei Bedarf können Vaginaleingriffe laparoskopisch unterstützt werden.
Jenseits des Genitale führen Gynäkologen Feinnadel-, Stanz- bis hin zu Exzisionsbiopsien ambulant durch. Tumorexzisionen, Quadrantenresektionen an der Mamma bis hin zur Mastektomie und axilläre Lymphonodektomien werden sowohl stationär als auch ambulant ausgeführt. Ebenso Abszesse infolge von Entzündungen z. B. nach Milchstau an der laktierenden Mamma werden gespalten und anschließend ambulant weiterbehandelt.

Sowohl im Krankenhaus als auch in den ambulanten OP-Zentren werden medizinisch indizierte sowie elektiv-kosmetische Brustverkleinerungen und Brustaufbauplastiken wie bspw. rekonstruktive Eingriffe mit autologem Gewebe oder alloplastischen Materialien durchgeführt, die nach Resektionseingriffen bei soliden Neoplasmen oder nach Unfällen erforderlich werden. Diese Eingriffe an der weiblichen Brust sind ebenfalls in der Plastischen und Schönheitschirurgie neben der Gesichtschirurgie und Liposuktion weit verbreitet.

Hygieneempfehlungen für die gynäkologische Praxis

Ausstattung Untersuchungsraum

Zur Ausstattung eines Untersuchungsraums gehören:

- Untersuchungsstuhl mit Abdeckung als Unterlage (Papierrolle in Halterung); günstig ist auch eine Untersuchungsliege (*Abb. 8.7.1*)
- Mobiler leicht erreichbarer Beistelltisch mit allen benötigten Utensilien (z. B. Handschuhe, Abstrichröhrchen, Bürsten, Objektträger etc.)

- Waschbecken mit Hygieneausstattung (siehe *Kap. 3 Bauliche Voraussetzungen*)
- Instrumentenschränke (z. B. mit anwärmbarem Schubfach für Spekula)
- Ausreichend Arbeitsfläche auf Einbauunterschränken und/oder Ablagetischen für bspw. ein Mikroskop für Nativpräparate
- Mobiler (Untersuchungs-)Hocker, geeignete Untersuchungsleuchten, ein fahrbarer Abwurfeimer mit flüssigkeitsdichtem Müllbeutel
- Sichtgeschützte Umkleidekabine mit Kleiderhaken, Stuhl, Spiegel u. a.

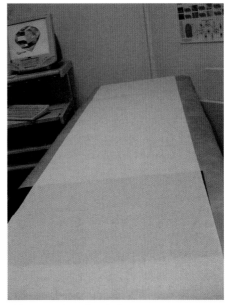

Abb. 8.7.1: Liege abgedeckt

Gynäkologie

Handschuhe, Brille und Mund-Nasen-Maske
Untersuchungshandschuhe werden bei der vaginalen Untersuchung immer bei Kontakt mit Vaginalepithel, Schleimhaut, Sekreten und Blut angelegt, ebenso beim Umgang mit infektiösem und potenziell infektiösem Material. Gelegentlich werden für Untersuchungen lediglich PE-Handschuhe verwendet. Sie haben v. a. im Bereich ihrer Schweißnähte eine Schwachstelle und bieten daher keinen zuverlässigen Schutz bei direktem Kontakt. Darüber hinaus sind sie sehr dünn, kaum anpassungsfähig und rutschen leicht von der Hand. Für den Personalschutz insbesondere beim Umgang mit infektiösem Material sind sie ungeeignet (siehe *Kap. 4.2 Standardhygienemaßnahmen*).

Nach dem Ausziehen der Handschuhe sollten die Hände desinfiziert werden. Bei sichtbarer Kontamination der Hände mit Blut, Stuhl oder Sekreten werden die Hände zunächst gewaschen und anschließend desinfiziert.
Werden beim Spülen von bspw. Wunden Blut-, Eiter- oder Sekretspritzer erwartet, ist das Tragen eines Mund-Nasen-Schutzes sowie gegebenenfalls einer Brille anzuraten. Alle (auch potenziell) mit Spritzern kontaminierten Flächen werden im Anschluss mit einem desinfektionsmittelgetränkten Tuch abgewischt.
Die Abdeckungen auf Untersuchungsstuhl und Liege werden nach jeder Patientin gewechselt (*Abb. 8.7.1*). Flächen mit direktem Hautkontakt müssen jeweils wischdesinfiziert werden. Bei sichtbarer Kontamination oder Durchfeuchtung wird die Oberfläche zusätzlich gesäubert.

Aufbereitung häufig verwendeter gynäkologischer Untersuchungsinstrumente

- ***Spekula***

Prinzipiell erfolgt die Aufbereitung und thermische Desinfektion der Spekula bevorzugt im Reinigungs- und Desinfektionsgerät (RDG). Bei manueller Aufbereitung sind die Spiegel zunächst in eine Reinigungslösung (nicht: Desinfektionslösung) einzulegen, damit anhaftende Körpersekrete (Blut, Schleim etc.) entfernt werden. Nach dem Reinigen folgen Abspülen, Trocknen und Desinfizieren, ggf. auch Verpacken und Autoklavieren. Operativ eingesetzte Spekula fallen unter die Risikokategorie kritisch A (KRINKO 2002) und müssen unabhängig von der Reinigungs- und Desinfektionsmethode stets auch verpackt und sterilisiert sein. Instrumente ab der Risikokategorie kritisch B (KRINKO 2002) wie z. B. MIC-Instrumente sind generell maschinell aufzubereiten.

Ultraschallsonden mit Hautkontakt

Nach jeder Untersuchung wird das Kontaktgel gründlich mit einem weichen Einmaltuch von der Ultraschallsonde entfernt. Bei Bedarf und stets nach Anwendung auf nicht intakter Haut (z. B. OP-Wunde, Ekzem) oder bei Patientinnen mit übertragbaren Infektionserkrankungen oder Besiedlung mit multiresistenten Keimen (bspw. MRSA) werden sie unter konsequenter Beachtung der Herstellerangabe zusätzlich mit desinfektionsmittelgetränkten Tüchern wischdesinfiziert. Da alkoholische Präparate nicht immer materialverträglich (Herstellerinfo!) und zum Teil nur eingeschränkt viruswirksam sind, müssen vom Hersteller die Angaben der geeigneten Präparate eingeholt werden.

Transvaginale Ultraschallsonden

Transvaginale Ultraschallsonden sind von der Kommission für Krankenhaushygiene und Infektionsprävention (KRINKO) sowie dem Bundesinstitut für Arzneimittel und Medizinprodukte (BfArM) als semikritische Medizinprodukte der Kategorie A eingestuft (Epid Bull 21 2005). Vor jeder Ultraschalluntersuchung müssen die Sonden mit einer Schutzhülle (sog. Untersuchungskondome) überzogen und nach jedem Vaginalschall trotz Schutzhülle mit einer hierfür geeigneten bakterizid, fungizid und viruzid wirksamen Desinfektionslösung (!) wischdesinfiziert bzw. eingelegt werden (BfARM und RKI 2001). Welche Vorgehensweise bei der jeweiligen Ultraschallsonde gewählt wird, hängt von den Herstellerangaben ab. Bei einer Untersuchung lagen nur in 50 % der Fälle entsprechende Empfehlungen vor; diese waren nur zur Hälfte vollständig oder korrekt (Heudorf et al. 2007). Weiterhin muss mit dem Hersteller unbedingt geklärt werden, ob die Sonde alkoholbeständig bzw. wie die vorgeschriebene Desinfektion auszuführen ist. Gemäß den grundlegenden Anforderungen an Medizinprodukte (Richtlinie 93/42/EWG, Anhang I, Abschnitt 13.6) sind Hersteller von wieder zu verwendenden Medizinprodukten verpflichtet, eine Gebrauchsanweisung mit geeigneten Aufbereitungsverfahren zu erstellen. Konkret heißt das, dass vom Hersteller transvaginaler Ultraschallsonden Empfehlungen zu mindestens einem wirksamen und materialverträglichen Desinfektionsverfahren und -mittel mit o.g. Wirkungsspektrum abzugeben sind. Der Nachweis der Wirksamkeit mit anerkannten Methoden muss durch Gutachten belegt sein (KRINKO 2004).

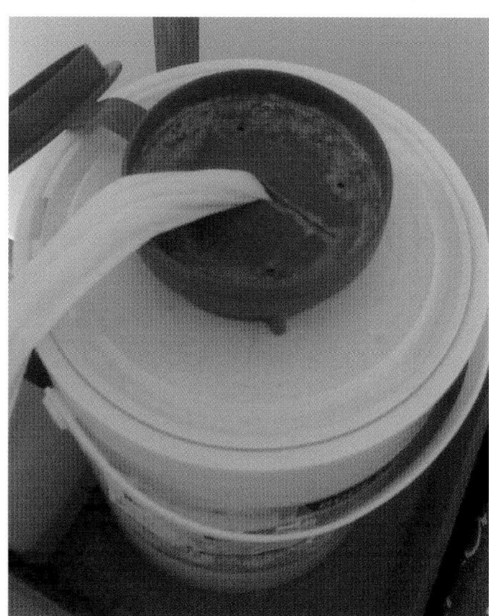

Abb. 8.7.2: Spendereimer muss in einem einwandfreien Zustand sein

Mittlerweile werden für diesen Bedarf gebrauchsfertige Wischtücher mit einem viruziden Instrumentendesinfektionsmittel (z. B. Glutaraldehyd, ggf. auch Alkohol oder Sauerstoffabspalter (Herstellerangaben beachten!) aus Spendereimern angeboten. Die Standzeit der Desinfektionsmittellösung gibt der Hersteller an. Diese gilt allerdings nur bei sachgerechtem Umgang und bei zuverlässigem Verschließen des Deckels nach jeder Entnahme eines Wischtuches. Selbstverständlich müssen diese Spendereimer selbst in einem einwandfreien Zustand sein (*Abb. 8.7.2*)

Die Aufbereitung der Sonde erfolgt nach Herstellerangaben. Ansonsten wird wie folgt vorgegangen:

- Stets geeignete Einmal-Handschuhe tragen
- Schutzhülle von der Sonde nehmen und sicher entsorgen

- Kontaktgel mit flusenfreiem, weichem Einmaltuch von der Sonde entfernen. Tuch entsorgen
- Sonde in Desinfektionsmittel einlegen oder mit desinfektionsmittelgetränktem Wischtuch aus Spender entnehmen und Sondenkopf gründlich wischdesinfizieren. Desinfektionsmittel immer gemäß Herstellerangabe (!) über die gesamte angegebene Zeit einwirken lassen
- Das Desinfektionsmittel anschließend (außer bei Verwendung von Alkohol) mit Wasser abspülen oder mit einem flusenfreiem, feuchten (Gaze-)Tuch abwischen
- Sonde trocknen

Spenderboxdeckel nach jeder Tuchentnahme wieder verschließen; Standzeit gemäß Angaben des Desinfektionsmittelherstellers.
Eine tabellarische Übersicht zu den Aufbereitungs- und Reinigungsmaßnahmen ist in *Tab. 8.7.1* zu finden.

PRAXISTIPP

Bevor ein Ultraschallgerät zur Transvaginalsonographie angeschafft wird, sollten die Herstellerempfehlungen zur sachgerechten Reinigung und Desinfektion der Vaginalschallsonde (geeignete Verfahren und Präparate) eingeholt und die empfohlenen Maßnahmen mit den eigenen Bedürfnissen abgestimmt, d. h. ihre „Praxistauglichkeit" überprüft werden (Tabori 2006). Dabei ist zu beachten, dass die empfohlenen Maßnahmen zur Desinfektion der Ultraschallsonde nach jeder (!) Untersuchung durchgeführt werden müssen.

Nosokomiale Infektionen in der Gynäkologie

In der Gynäkologie sind Harnwegsinfektionen und postoperative Infektionen im OP-Gebiet wie auch die Infektionen bei Patientinnen mit Tumorleiden die häufigsten nosokomialen Infektionen.

Harnwegsinfektionen in der Gynäkologie

Entzündungen der Blase und der ableitenden Harnwege sind bei Frauen aufgrund der Anatomie häufiger anzutreffen als bei Männern. Zu beachten ist, dass es bei Schwangeren und im Wochenbett physiologischerweise zum Nachlassen der Spannung und damit zu einer Erweiterung der Ureteren kommt (Millar 1997). Hinzu kommt mit dem Wachsen des Kindes gelegentlich eine mechanische Abflussbehinderung mit Harnaufstau. Um einer Harnwegsinfektion vorzubeugen, wird bei Graviden daher bereits eine Bakteriurie wie eine Infektion (mit schwangerschaftsverträglichen Antibiotika) behandelt.
Das größte exogene Risiko für einen Keimeintrag in den Harntrakt einer Patientin birgt die Katheterisierung. Dabei hat der transurethrale Dauerkatheter die größte Bedeutung; eine Maßnahme, die in der ambulanten Behandlung selten zum Einsatz kommt. Doch vor und während einiger diagnostischer Maßnahmen, bspw. der Cystotonometrie/Cystomanometrie im Rahmen einer Inkontinenzdiagnostik und einiger gynäkologischer Operationen (z. B. Tensionfree Vaginal Tape (TVT) zur Behandlung der Stressinkontinenz), ist die Blasenkatheterisierung unumgänglich (siehe *Kap. 8.6 Urologie*).

Eine Blasenspülung z. B. nach urogynäkologischen Operationen ist nur bei obstruktiven Ereignissen angezeigt, um eine mechanische Abflussbehinderung, bspw. ein Blutkoagel, zu beseitigen. Spülungen mit Antiseptika oder Antibiotika sind obsolet.
Das sogenannte Blasentraining, bei dem der liegende Blasenkatheter über zunehmend längere Zeitintervalle abgeklemmt wird, um der Blase durch den künstlichen Harnaufstau ihre Funktion langsam wieder „beizubringen", ist (nicht nur) aus hygienischer Sicht unnötig und kontraindiziert.

Die Empfehlungen zur Prävention iatrogen verursachter Harnwegsinfektionen, wie sie für die Urologie formuliert wurden, gelten hier in gleicher Weise.

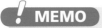

Ein großes – und in vielen Fällen vermeidbares – Risiko für eine Harnwegsinfektion stellt die Blasenkatheterisierung dar.

Allgemeine Maßnahmen zur Vermeidung postoperativer Infektionen in der Gynäkologie

Wie bereits einführend erwähnt, gelten mit Ausnahme der Mammachirurgie und axillären Lymphonodektomien gynäkologische Eingriffe als bedingt aseptisch („clean-contaminated"). Es besteht eine anatomisch bedingte Verbindung vom Bauchraum zum weiblichen Genitale, d. h. einem regelmäßig teilweise auch mit potenziell pathogenen Keimen besiedelten Gebiet. Durch diese Gegebenheit können postoperativ häufiger als bei sogenannten sauberen („clean") Eingriffen Infektionen im OP-Gebiet auftreten. Infektionen der Scheide oder auch nur eine Störung der physiologischen Vaginalflora erhöhen das Risiko für eine postoperative Infektion, nach z. B. einer Gebärmutterentfernung. Vor elektiven Eingriffen ist es daher empfehlenswert, eine entsprechende Diagnostik und gegebenenfalls auch Therapie durchzuführen (Faro 1993, Mead PB 1993). Bei vaginalen wie abdominalen Hysterektomien wird im Allgemeinen die Durchführung einer routinemäßigen präoperativen (single dose) Antibiotikaprophylaxe für indiziert angesehen (Daschner et al. 2006, Frank et al. 2009) (siehe auch *Kap. 5.2 Perioperative Antibiotikaprophylaxe*).

Eingriffsraum und OP-Saal

Die prinzipiellen Anforderungen hinsichtlich der Ausstattung eines Eingriffsraums und eines OP-Saals innerhalb einer OP-Abteilung sind in *Kap. 3 Bauliche Voraussetzungen* beschrieben. Selbstverständlich werden die speziellen Erfordernisse innerhalb des Fachgebiets der Gynäkologie wie bspw. ein OP-Tisch für Steinschnittlagerung als gegeben vorausgesetzt.

RLT-Anlage in der Gynäkologie

Häufig bestehen Unsicherheiten hinsichtlich der hygienischen Notwendigkeit einer mechanischen Belüftung mit hygienisch aufbereiteter Luftzufuhr bei gynäkologischen Eingriffen. Die Kommission für „Krankenhaushygiene und Infektionsprävention" am Robert Koch-Institut hat bereits 1997 in einer Empfehlung, die in Zusammenarbeit mit dem Berufsverband der Deutschen Chirurgen e.V. (BDC), der Kassenärztlichen Bundesvereinigung und den Spitzenverbänden der Krankenkassen sowie dem Robert Koch-Institut beraten wurde, eine klare Aussage getroffen (RKI 1997). Hierin wird der Einsatz einer raumlufttechnischen (RLT-)Anlage aus Gründen der Infektionsprophylaxe bei gynäkologischen Eingriffen nicht genannt. D.h. Eingriffe aus der operativen Frauenheilkunde können auch in Eingriffsräumen (gemäß der Liste) ohne RLT-Anlage durchgeführt werden, sofern sie anderweitig z. B. über Fenster belüftbar sind (siehe *Kap. 10 RLT-Anlagen*). Alle anderen operativen Eingriffe können in einem OP-Saal mit turbulenter Mischbelüftung (Raumklasse IB) durchgeführt werden.

Bei Aufbauplastiken der Mamma nach onkologischen Eingriffen und v.a. bei schönheitschirurgischen Brustvergrößerungen werden u. a. Silikonkissen, d. h. alloplastische Materialien, unter der Haut oder dem M. pectoralis dauerhaft eingesetzt. Es sind Implantate, die nach Mastektomie als Ersatz für das entfernte Gewebe oder bei der Schönheitschirurgie zur (kosmetisch gewünschten) Erhöhung des Mammavolumens eingesetzt werden. Je nach Modell verfügen sie zur besseren Fixierung im Implantationsgebiet zusätzlich über eine texturierte Außenseite. In der DIN 1946 Teil 4 (DIN 1946-4:2008-12) wird die Implantation einer Mammaprothese unter den Eingriffen aufgelistet, die unter TAV Decken mit turbulenzarmer Verdrängungsströmung (gemäß Raumluftklasse IA) durchzuführen sind, und ihr Infektionsrisiko mit der orthopädischer Gelenkersatzimplantation gleichgesetzt. Diese technische Norm berücksichtigt bei ihrer Einteilung nicht, dass bestimmte Körperregionen und Gewebearten sowie davon abgeleitet bestimmte Operationen sehr unterschiedliche Infektionsrisiken aufweisen. Auch scheinen die üblichen Operationstechniken und -zeiten nicht bekannt zu sein. Aus Sicht der Infektionsprävention muss dieser Zuordnung klar widersprochen werden und es bedarf einer fachlichen Richtigstellung:

Wie bereits in *Kap. 5 Hygiene im OP* ausführlich dargelegt, gehören neben der Implantation eines Fremdkörpers die Größe des Wundfelds, die Dauer des Eingriffs sowie die Durchblutung des Gewebes zu den Einflussfaktoren auf das postoperative Wundinfektionsrisiko (siehe *Abb. 5.1*). Es ist von Vorteil, dass aufgrund des leicht verformbaren Implantatmaterials nur eine kleine Inzision (meist in der Submammärfalte) erforderlich ist und die Eingriffszeit i. a. R. sehr kurz gehalten werden kann. Zu beachten ist ferner, dass im Gegensatz zum bradytrophen Gewebe im Gelenk das Gebiet, in dem die Mammaimplantate eingesetzt werden, sehr gut blutversorgt wird. Probleme aufgrund von schwierigen anatomischen Besonderheiten sind nicht zu erwarten. Das Implantat ist bei einem routinierten Operateur nach der Entnahme aus der Sterilverpackung innerhalb sehr kurzer Zeit im Zielgebiet eingebracht und somit kaum der Raumluft ausgesetzt. Alle genannten Faktoren haben einen günstigen Einfluss darauf, die Wundinfektionsrate gering zu halten.

Die Kenntnis der notwendigen hygienischen Maßnahmen und ihrer Umsetzung bleiben die bedeutsamsten exogenen Einzelfaktoren. Sie sind insbesondere bei der Mammareduktionsplastik zu beachten, da diese im Allgemeinen handwerklich anspruchsvoll ist, eine längere Eingriffszeit erfordert und ein deutlich größeres Wundgebiet umfasst. Folglich ist die Forderung nach einer turbulenzarmen Verdrängungsströmung (TAV) bei der Mammaaugmentationsplastik hygienisch nicht zu begründen.

Selbstverständlich sind die Arbeitsschutzbestimmungen wie z. B. das Abführen von Narkosegasen zu berücksichtigen, wenngleich dieser Aspekt bei zunehmendem Einsatz der totalen intravenösen Anästhesie immer seltener im Vordergrund steht. Fensterlose Räume müssen unabhängig hiervon zwangsbelüftet werden. Bei

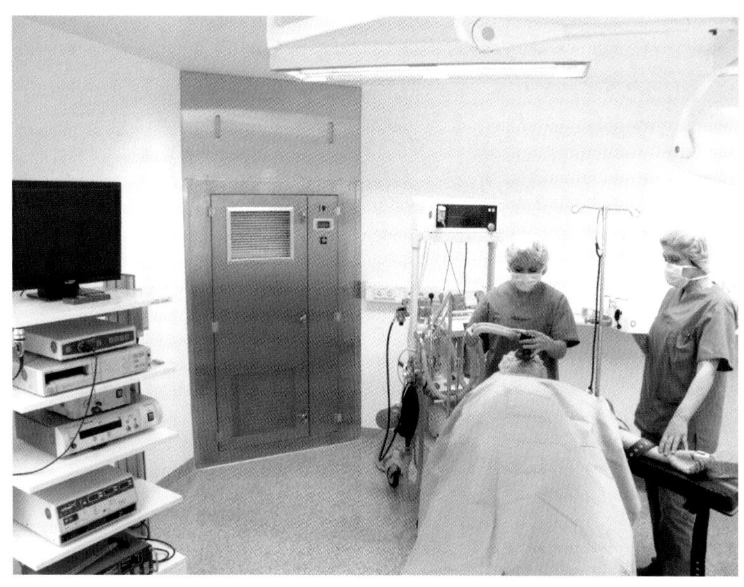

Abb. 8.7.3: Klimaecke

innenliegenden Eingriffsräumen sind zusätzlich hygienische Auflagen zu berücksichtigen, z. B. muss die zugeführte Luft dem Bedarf entsprechend gefiltert sein (siehe oben)!
Kleinere OP-Einheiten können in dieser Situation oder wenn eine Lüftung über Fenster aufgrund der oben erwähnten ungünstigen Faktoren nicht möglich ist, auf sogenannte Hygiene-Klimaschrank- oder -Eckgeräte zurückgreifen. Diese Geräte sind kleine, nahezu vollwertige Klimaanlagen in der Größe eines Wandschranks, die bspw. in einer Ecke im OP-Saal selbst oder in einem direkt angrenzenden Nebenraum untergebracht werden können und alle notwendigen Funktionen wie Luftansaugung, mehrstufige Filterung und Temperierung der Zuluft in einem Gerät vereinen (*Abb. 8.7.3*). Obgleich diese Geräte nicht für größere Luftmengen entwickelt wurden und ihre Ventilatorenkapazität aufgrund der Baugröße beschränkt ist, sind sie für kleinere OP-Räume geeignet (Weidenfeller et al. 2011).

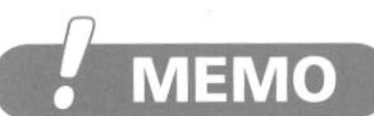

Für die üblichen ambulant durchführbaren gynäkologischen Eingriffe sind im Eingriffsraum (gemäß RKI-Liste 1997) raumlufttechnische (RLT-)Anlagen aus Gründen der Infektionsprävention in der Regel nicht erforderlich. Alle gynäkologischen Operationen einschließlich der Mammaaufbauplastik nach onkologischen Resektionseingriffen und zur Brustvergrößerung innerhalb der kosmetischen Chirurgie bedürfen keiner TAV-Decke und können in OP-Sälen mit RLT-Anlagen mit turbulenter Belüftung (entsprechend der Raumklasse IB) durchgeführt werden.

Vorbereitung des Patienten

Wie allgemein üblich sind das Operationsgebiet sowie das angrenzende Hautareal vor der Operation zu reinigen. Präoperative Körperreinigung wie Duschen oder Baden wird empfohlen. Antimikrobielle Zusätze haben keinen Einfluss auf die Rate der postoperativen Wundinfektionen (Lynch W. et al. 1992, Rotter M.L. et al. 1988). Viele Untersuchungen haben gezeigt, dass eine OP-Feld-Rasur mit der Klinge (Nassrasur) mit einem signifikant höheren Wundinfektionsrisiko verbunden ist (Hamilton H.W. et al. 1977). Ursächlich sind rasurbedingte Hautverletzungen mit Einblutungen und Exsudationen dafür verantwortlich, dass Keimwachstum und hauteigene Abwehrmechanismen ungünstig beeinflusst werden.
Daher darf aus hygienischer Sicht als Empfehlung der Kategorie IA keine routinemäßige Rasur des OP-Felds durchgeführt werden. Nur im Falle, dass aus operationstechnischer Sicht eine Kürzung der Haare des OP-Felds erforderlich wird (erschwerte Sichtbedingungen bei dichter Scham- oder Achselbehaarung), sollten elektrische Haarschneidemaschinen (sogenannte Clipper) verwendet werden. Diese kürzen unter Schonung der Haut die Haare bis auf wenige Millimeter (Mangram et al. 1999). Enthaarungscremes können grundsätzlich zwar ebenfalls verwendet werden, jedoch haben sie ein erhöhtes Allergisierungspotenzial, und das Ergebnis ist nicht immer zufriedenstellend (siehe *Kap.5 Hygiene im OP*).

Die mancherorts übliche Praktik, desinfektionsmittelgetränkte Kompressen „über Nacht" auf das vorgesehene OP-Feld einwirken zu lassen, ist infektionsprophylaktischer Unsinn, strapaziert die Haut unnötig und macht sie damit für eine Keimbesiedlung anfälliger.
Die präoperative Hautdesinfektion des OP-Gebiets sollte großflächig durch mit einem geeigneten Präparat (z. B. PVP-Jod-Alkohollösung) getränkte sterile Tupfer über drei Minuten durchgeführt werden. Es ist unbedingt darauf zu achten, dass die Patientin im Anschluss an die Desinfektion nicht in einer Desinfektionsmittelpfütze zu liegen kommt, da hierdurch bei der Elektrokoagulation Verbrennungen 2. Grades verursacht werden können.

Das Vaginalepithel ist mit Schleim aus den Drüsenzellen der Cervix überzogen, der ihm Eigenschaften einer Schleimhaut („Vaginalschleimhaut") verleiht. Dadurch ist eine (echte) Desinfektion der Scheide nicht zu erreichen, sondern lediglich eine Reduktion der Keimzahl. Neben PVP-Jod-Lösungen (gefärbt oder ungefärbt) ist hierfür bspw. auch Octenidin geeignet.

! MEMO

Beim Umgang mit Patienten, unabhängig von ihrer mutmaßlichen Infektiosität, müssen insbesondere bei Untersuchungen und Behandlungen konsequent standardisierte Hygieneregeln Anwendung finden. Dadurch wird das Übertragungsrisiko für alle, insbesondere aber auch für alle blutübertragbaren nosokomialen Erreger, deutlich verringert (Hauer et al. 2000). Das Personal ist gegen Hepatitis B zu impfen (siehe *Kap.14 Arbeitsschutz*). Zum Umgang mit Verletzungen und Kontakt zu erregerhaltigem Material sollte die Einrichtung über eine klare Verfahrensanleitung hinsichtlich Notwendigkeit und Durchführung einer Postexpositionsprophylaxe verfügen.

Gynäkologie

Patientenabdeckung und Operationskittel sollten aus einem flüssigkeitsdichten Material bestehen. Der Einsatz von Inzisionsfolien bringt keinen hygienischen Vorteil. Aus hygienischer Sicht besteht außerdem kein Grund, nach erfolgter Hautinzision das Skalpell zu wechseln (siehe *Kap. 5 Hygiene im OP*).

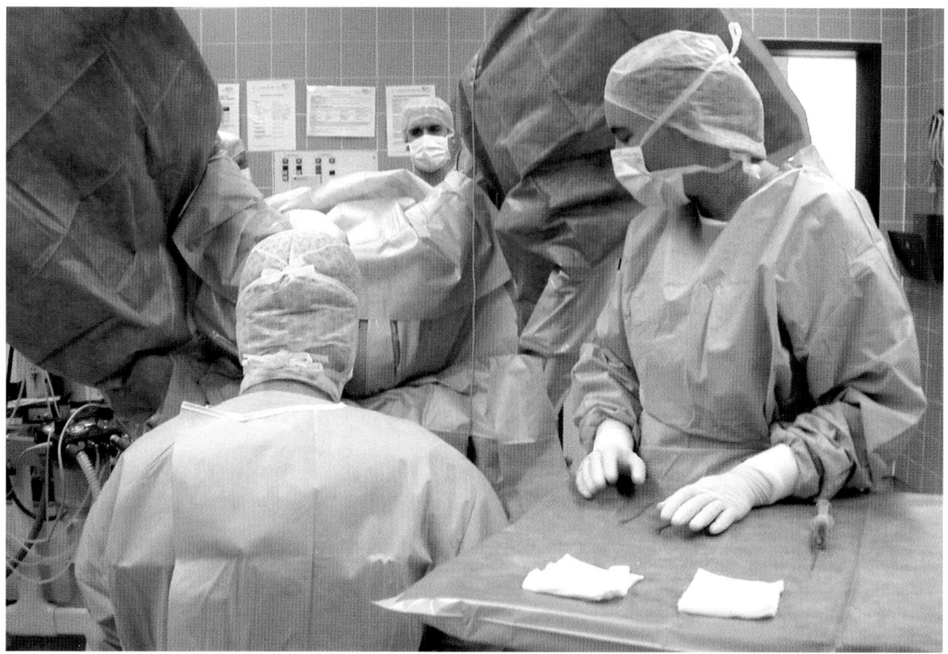

Abb. 8.7.4: OP-Saal mit unnötiger „Zettelwirtschaft" an der Wand

Infektionsrisiko des Personals bei der Lasertherapie

Zunehmend werden Läsionen im genitalen Bereich auch in der Gynäkologie mit dem Laser therapiert. Hierbei kommt es nicht nur wie bei der Elektrokoagulation zu einer starken Entwicklung von unangenehm stechend riechendem Rauch, sondern es konnten bei der Lasertherapie von Infektionen mit humanen Papillomaviren (HPV) DNA-Partikel dieser Viren im Rauch nachgewiesen werden. Eine Anzüchtung von HPV aus diesen Partikeln ist in Zellkulturen bislang nicht möglich. Der freigesetzte Rauch wird vom OP-Team inhaliert. HP-Viren können die Entwicklung eines Kehlkopfpapilloms triggern, deshalb sollte man das Risiko durch eine wirksame Rauchabsaugung im OP-Feld soweit möglich minimieren (siehe auch *Kap. 8.3 Proktologie*).
Um die Übertragung von erregerhaltigem Material durch Rauch- und Aerosolbildung zu verhindern, sollte Folgendes beachtet werden (Tabori et al. 2010):

- Die Absaugung des OP-Felds muss mit einem Absaugsystem hoher Saug- resp. Abluftleistung direkt und möglichst nah (< 5 cm) am OP-Feld erfolgen.
- Die Absaugung des Rauchs erfolgt mit schwebstofffilterbewehrten Saugern.
- Der Behandlungsraum muss gut zu lüften und/oder mechanisch belüftet sein.
- Die Einrichtungsgegenstände müssen leicht zu reinigen und desinfizieren sein.
- Alle notwendigen Utensilien sind in Schubladen oder Schränken aufzubewahren (keine offene Vorratshaltung).
- Abluftkanäle von Absauganlagen sind als kontaminiert anzusehen. Bei Reinigungs- und Wartungsarbeiten ist persönliche Schutzausrüstung (z. B. FFP-2- oder FFP-3-Schutzmasken) einzusetzen (Information des zuständigen Wartungspersonals).
  Zusätzlich wird auch der Einsatz von Feinstaubmasken empfohlen (Sood et al. 1994).

Reinigungs- und Desinfektionsmaßnahmen

Wie auch in anderen operativen und nicht operativen Abteilungen gelten in der Gynäkologie die üblichen Maßnahmen bei Reinigung und Desinfektion ebenso (Kappstein 2001, Kappstein 2009). Die Maßnahmen bei den fachspezifischen Gegenständen und Flächen sind in *Tab. 8.7.1* zusammengestellt. Generell sollten sämtliche Flächen, die desinfiziert werden müssen, mit einer ausreichenden Menge eines geeigneten Flächendesinfektionsmittels unter leichtem Druck wischdesinfiziert werden. Eine Sprühdesinfektion erreicht nur eine unzuverlässige Wirkung und führt zudem zu einer Belastung des Personals, welches die Desinfektionsmitteldämpfe einatmet. Daher sollte die Sprühdesinfektion allenfalls den wenigen Bereichen vorbehalten bleiben, die durch eine Wischdesinfektion nicht erreichbar sind, aber dennoch desinfiziert werden müssen. Eine routinemäßige Wischdesinfektion aller Flächen und Fußböden innerhalb des OP-Bereichs ist allerdings nicht erforderlich. In den Außen- und Nebenräumen genügt in der Regel eine gründliche regelmäßige Reinigung. Gleiches gilt für die nicht kontaminierten Decken und Wände innerhalb des OP-Saals.

Nach einer Kontamination mit Blut oder potenziell infektiösen Körperflüssigkeiten ist eine gezielte Wischdesinfektion durchzuführen. Es ist ausreichend, zwischen den Operationen eine desinfizierende Reinigung des Fußbodens um den OP-Tisch herum vorzunehmen. Sobald der Fußboden trocken ist, kann er wieder begangen werden.

Spekula	**Für (nicht-operative) Untersuchungen (= semikritisch A):** • Vorzugsweise maschinelle Aufbereitung in Reinigungs- und Desinfektionsgeräten (RDG) mit thermischer Desinfektion • (Bei manueller Aufbereitung zunächst Einlegen in Reinigungslösung (nicht: Desinfektionslösung), reinigen, abspülen, trocknen und (wisch-)desinfizieren oder autoklavieren **Als OP-Instrument (kritisch A):** • Reinigung und Desinfektion wie oben beschrieben (vorzugsweise im RDG), verpacken und sterilisieren (Autoklavieren)
Abdominal-Ultraschall mit Hautkontakt	Nach jeder Untersuchung Reste des Kontaktgels mit weichem Einmaltuch abwischen und wischdesinfizieren oder Sonde in Desinfektionsmittel einlegen. Nach Anwendung auf nicht intakter Haut (z. B. OP-Wunde, Ekzem), bei übertragbarer Infektionserkrankung oder MRE-Besiedlung mit desinfektionsmittelgetränkten Tüchern wischdesinfizieren oder in Desinfektionsmittel einlegen (Herstellerangaben befolgen!).
Transvaginale (und endorektale) Ultraschallsonden	Nach jeder Untersuchung mit desinfektionsmittelgetränkten Tüchern wischdesinfizieren, z. B. mit gebrauchsfertigen Wischtüchern aus Spenderbox mit viruzid wirksamen Instrumentendesinfektionsmitteln (z. B. Glutaraldehyd, Sauerstoffabspalter). Stets die Herstellerangaben beachten und befolgen! Ansonsten wird wie folgt vorgegangen: • Stets geeignete Einmal-Handschuhe tragen • Schutzhülle von der Sonde nehmen und sicher entsorgen • Kontaktgel mit flusenfreiem, weichem Einmaltuch von der Sonde Sonde entfernen. Tuch entsorgen • Sonde in Desinfektionsmittel einlegen oder mit desinfektionsmittelgetränktem Wischtuch aus Spender entnehmen und Sondenkopf gründlich wischdesinfizieren. Desinfektionsmittel immer gemäß Herstellerangabe(!) angegebene Zeit einwirken lassen • Das Desinfektionsmittel anschließend (außer bei Verwendung von Alkohol) mit Wasser abspülen oder einem flusenfreien, feuchten (Gaze-)Tuch abwischen • Sonde trocknen Spenderboxdeckel nach jeder Tuchentnahme wieder verschließen. Standzeit des Desinfektionsmittels gemäß Herstellerangaben.
Cystotonometrie-Sonden	Verwendung von Einmalmaterial oder Aufbereitung strikt nach Herstellerangabe mit Reinigung, Desinfektion und anschließender Sterilisation.
Anpassungsringe für Scheiden-diaphragma	Nach jeder Anwendung mit einem geeigneten Instrumentenreiniger sorgfältig säubern und trocknen. Anschließend in geeigneter Desinfektionsmittellösung entsprechend den Herstellerangaben (z. B. 80%-iger Alkohol) einlegen und, sofern erforderlich, abspülen und trocknen. Alkohol kann verdunsten.

Tab. 8.7.1: Aufbereitungs- und Reinigungsmaßnahmen

Infektionserfassung beim Ambulanten Operieren

9

Mit der Änderung des Infektionsschutzgesetzes im Sommer 2011 wurde nicht nur die Verpflichtung zur Erfassung nosokomialer Infektionen, die seit Inkrafttreten des Infektionsschutzes im Jahre 2001 in allen medizinischen Einrichtungen verbindlich ist, erneut bestätigt, sondern auch die zwingende Bewertung der erhobenen Daten durch die jeweilige Einrichtung. Ein geeignetes und effizientes Instrument zur Qualitätssicherung ist mit dem Krankenhaus-Infektions-Surveillance-System (KISS) gegeben. Die Umsetzung der gesetzlichen Vorgaben wird vonseiten der Behörden überprüft. Ziele, Definitionen und praktische Umsetzungsmöglichkeiten werden hier ausführlich erläutert.

Ziele der Infektionserfassung (Surveillance) und Methoden

Surveillance bedeutet die fortlaufende, systematische Erfassung, Analyse und Interpretation von Gesundheitsdaten, die für die Planung, Einführung und Evaluation von medizinischen Maßnahmen notwendig sind. Dies schließt die aktuelle Übermittlung der Daten an den Personenkreis ein, der diese Informationen benötigt, d. h. die behandelnden Ärzte und das Pflegepersonal (Gastmeier et al. 2000; Gastmeier 2004). Die Surveillance nosokomialer Infektionen ist ein wichtiges Element des Qualitätsmanagements im Gesundheitswesen. Probleme sollen zeitnah erkannt werden, um darauf reagieren zu können und letztlich zur Prävention beizutragen.

Auf der Basis des Infektionsschutzgesetzes (IfSG, seit 01.01.2001), welches bestätigt resp. aufgewertet wurde durch das „Gesetz zur Änderung des IfSG und weiterer Gesetze" (2011), besteht sowohl für Krankenhäuser als auch für Einrichtungen für ambulantes Operieren die Verpflichtung zur gezielten Erfassung und Bewertung bestimmter nosokomialer Infektionen. Zudem müssen Erreger mit besonderen Resistenzen und Multiresistenzen erfasst werden (§ 23 IfSG, RKI 2001). Ein Expertenrat am Robert Koch-Institut (Kommission ART) wird analog zur KRINKO Empfehlungen für den sachgerechten Einsatz von Antibiotika erstellen. Durch diese Maßnahmen sollen die Voraussetzungen geschaffen werden, eigene Schwächen im Hygienemanagement und in der Infektionskontrolle zu erkennen und gegebenenfalls die notwendigen Präventionsmaßnahmen zu verstärken oder zu etablieren bzw. der Verbreitung multiresistenter Erreger möglichst schnell Einhalt zu gebieten. Die Surveillance von nosokomialen Infektionen ist somit Teil des Qualitätsmanagements im Sinne des § 137 SGB V.

Die Surveillance basiert besonders auf zwei Mechanismen:

1. Erfassung der Ist-Situation, d. h. Beurteilung, gezielte Analyse und entsprechende Schlussfolgerungen für die Prävention (dafür müssen zuverlässige Daten erhoben werden).
2. Beitrag der Datenerfassung zur Infektionsprävention: schon dadurch, dass die Problematik nosokomialer Infektionen zum Thema gemacht wird, kommt es zu einer intensiveren Auseinandersetzung und schließlich zu einer Verbesserung der Situation (‚Hawthorne'-Effekt). Voraussetzung ist die Einbindung des medizinischen Personals.

Je nachdem welcher Aspekt im Vordergrund steht, sollten angepasste Surveillance-Methoden angewendet werden; eine Übersicht gibt *Tab. 9.1*.

Methode	Beschreibung	Beispiel
Prävalenz (Querschnitt-Untersuchung)	Prävalenz = Anzahl der infizierten Patienten zu einem bestimmten Untersuchungszeitpunkt bezogen auf alle zu diesem Zeitpunkt anwesenden Patienten Gut geeignet für orientierende Untersuchungen zum Vorkommen einzelner Infektionen oder zur allgemeinen Sensibilisierung für Infektionsprävention; jeder Patient muss nur einmal erfasst werden Der wesentliche Nachteil von Prävalenz-Untersuchungen ist die Beeinflussung durch zufällige Effekte (nur durch wiederholte Untersuchungen auszugleichen); Risikofaktorenanalysen sind nur begrenzt möglich	Prävalenz der nosokomialen Pneumonien in einem Klinikum an einem Stichtag
Inzidenz (Longitudinal-Untersuchung)	Inzidenz = Anzahl der in einem Beobachtungszeitraum aufgetretenen nosokomialen Infektionen bezogen auf die Anzahl der in diesem Zeitraum neu aufgenommenen Patienten (oder entlassenen Patienten) Inzidenzdichte: Sonderform, Bezugnahme auf 1000 Patiententage Erfassung der Infektionen von der Aufnahme bis zur Entlassung (zeitaufwendig); vollständige Verlaufsbeobachtung einschließlich Risikofaktorenanalyse möglich	Harnwegsinfektionen einer Klinik pro 100 Patienten oder pro 1000 Patiententage mit Katheter (=Kathetertage)
Prospektiv	Durch regelmäßige Untersuchungen werden von einem Starttermin an alle auftretenden nosokomialen Infektionen erfasst; verschiedene Informationsquellen können benutzt und ggf. zusätzliche Untersuchungen veranlasst werden; auch Interventionen sind möglich. Nachteil ist der große Zeitaufwand.	Surveillance postoperativer Wundinfektionen nach Hüftgelenks-Endoprothesen-OP
Retrospektiv	Zurückschauend werden für einen bestimmten Beobachtungszeitraum alle aufgetretenen Infektionen einschließlich Risikofaktoren erfasst (Qualität v.a. von der Güte der Patientenakten abhängig); der zeitliche Aufwand ist in der Regel geringer – besonderes geeignet zur Ausbruchsaufklärung	Untersuchung einer Häufung postoperativer Wundinfektionen (Analyse eines Ausbruchs)
Aktiv	Die Surveillance wird durch Hygienefachpersonal durchgeführt; Rücksprache mit behandelnden Ärzten: eher objektives Herangehen	Dokumentation postoperativer Wundinfektionen durch Hygienefachkraft
Passiv	Die Surveillance wird durch klinisch tätiges Personal durchgeführt: Es können auch Befunde und Informationen berücksichtigt werden, die nicht dokumentiert sind; in Studien wurde für diese Form der Surveillance nur eine Sensitivität von max. 40% beobachtet (Tendenz zur geringeren Beachtung)	Dokumentation der postoperativen Wundinfektionen durch operierende Ärzte

Methode	Beschreibung	Beispiel
Kontinuierlich	Fortlaufende Erfassung; daher lückenloser Überblick und hohe Genauigkeit der Infektionsraten; Trends können analysiert werden; hoher Zeitaufwand	MRSA-Fälle in einem Klinikum
Diskontinuierlich	Zeitlich begrenzte Erhebungsperioden, z.B. Evaluation nach Problembehebung oder rotierend zur wiederholten Sensibilisierung für das Thema; auch bei begrenzten Ressourcen wird dadurch Surveillance möglich; nachteilig sind v.a. zufällige Effekte wegen zu kurzer Beobachtungsperioden	Inzidenz der Venenkatheter-infektionen bis zur Reduktion einer erhöhten Infektions

Tab. 9.1: Surveillance-Methoden (Zusammenstellung nach P. Gastmeier, 2006)

Die längerfristige Surveillance nosokomialer Infektionen ermöglicht bereits die Beurteilung der zeitlichen Entwicklung. Es können aber Infektionsprobleme unerkannt bleiben, wenn sich schon eine höhere Frequenz von Infektionen herausgebildet hat und die Beteiligten sich daran „gewöhnt" haben. Um die Situation der eigenen Einrichtung in Bezug auf nosokomiale Infektionen vergleichend beurteilen zu können, müssen einheitliche Definitionen angewendet und die Infektionsraten auf dieselbe Art berechnet werden. Ein Vergleich ist nur mit solchen Einrichtungen sinnvoll, bei denen sich die Zusammensetzung der Patienten von der eigenen möglichst wenig unterscheidet. Etablierte Referenzdatenbanken bieten solche Vergleichsmöglichkeiten (in den USA National Nosocomial Infections Surveillance – NNIS -System Emori et al. 1991; NNIS 2004; in Deutschland Krankenhaus-Infektions-Surveillance-System – KISS Gastmeier et al. 2003); www.nrz-hygiene.de). Die Standardisierung (und im stationären Bereich auch die Stratifizierung) ist dabei ein entscheidender Faktor für möglichst gut mit den Referenzdaten vergleichbare Daten.

KISS-Module

In den letzten Jahren wurden KISS-Module für verschiedene Risikogruppen und verschiedene nosokomiale Infektionen entwickelt. Das KISS-Modul für Intensivstationen (ITS-KISS) fokussiert z. B. auf die wichtigsten nosokomialen Infektionen in der Intensivmedizin: (beatmungsassoziierte) Pneumonie und (primäre) Sepsis. Zusätzlich werden Bronchitiden und Harnwegsinfektionen erfasst. Die nosokomialen Infektionen werden dabei auf 1.000 Anwendungstage der jeweiligen „devices" bezogen (Beatmung, zentrale Venenkatheter – ZVK – und Harnwegkatheter). Zusätzlich zu den Infektionsraten werden „device"-Anwendungsraten berechnet, die einen Orientierungspunkt für das Qualitätsmanagement liefern können (siehe www.nrz-hygiene.de).
Entscheidend für das Feedback der Surveillance-Daten ist der vertrauliche Umgang mit ihnen. Die Art und Weise der Vorstellung der Daten kann entscheidend für die Effektivität der Surveillance sein; die Ergebnisse müssen sorgfältig diskutiert und interpretiert werden, auch vor dem Hintergrund, dass zufällige Effekte anfangs noch einen großen Einfluss auf die Infektionsraten haben können. Auch die Erfassungsqualität spielt hier eine große Rolle.

Die Auswertung der wissenschaftlichen Literatur zeigt, dass mindestens 20-30 % der nosokomialen Infektionen durch adäquate Hygienemaßnahmen vermeidbar sind (Harberth et al. 2003). Beispiel: In Bezug auf die Prävention der ZVK-assoziierten Sepsis konnte für den Durchschnitt von 84 mindestens zwei Jahre an KISS teilnehmenden Intensivstationen eine signifikante Reduktion von 28,6 % gezeigt werden (Zuschneid et al. 2003).

Bei den postoperativen Wundinfektionen betrug diese Reduktion 20 %. Dies ist die wissenschaftliche Absicherung des großen Erfolgs von KISS (Gastmeier et al. 2005 und 2003).

Definitionen für nosokomiale Infektionen

Für den Vergleich der Infektionssituation verschiedener medizinischer Einrichtungen (Kliniken oder ambulanter OP-Zentren) ist es notwendig, dass diese einheitliche Definitionen für nosokomiale Infektionen anwenden. Von den Centers for Disease Control and Prevention (CDC, Atlanta, USA) wurden bereits vor über 30 Jahren solche Definitionen erarbeitet und herausgegeben, die inzwischen mehrfach modifiziert und ins Deutsche übersetzt wurden (Horan und Gaynes 2004, RKI/NRZ 2011, s. a. Anhang). Diese Definitionen eignen sich nicht zur Steuerung des therapeutischen Vorgehens. Zugunsten der Praktikabilität wird in Kauf genommen, dass bei Anwendung der CDC/NRZ-Definitionen einzelne Patienten, die wahrscheinlich nicht infiziert sind, als infiziert gewertet werden und andere, wahrscheinlich infizierte, nicht erfasst werden können. Grundsätzliche Voraussetzung für die Diagnose einer nosokomialen Infektion ist, dass als Reaktion auf das Vorhandensein von Mikroorganismen (oder ihrer Toxine) lokale bzw. systemische Infektionszeichen beim Patienten vorliegen. Es dürfen keine Hinweise existieren, dass die Infektion bereits bei der Aufnahme in das Zentrum/Krankenhaus vorlag oder sich in Inkubation befand. Nosokomiale Infektionen können durch endogene oder exogene Infektionserreger hervorgerufen werden. Auch Infektionen, die während eines Krankenhausaufenthalts oder bei einer ambulanten Operation erworben wurden und die erst nach Entlassung bzw. zu Hause evident werden, gelten als nosokomial. Eine reine Kolonisation, d. h. die Anwesenheit von Erregern auf Haut, Schleimhaut, in offenen Wunden oder Sekreten ohne klinische Symptome, ist keine Infektion. Die Vermeidbarkeit bzw. Unvermeidbarkeit einer nosokomialen Infektion ist in Bezug auf die Diagnose übrigens nicht relevant, d. h. es findet hierbei keine Bewertung statt, ob mit ihr ein schuldhaftes Verhalten des medizinischen Personals verbunden ist.

Module des Krankenhaus-Infektions-Surveillance-Systems (KISS) für die Surveillance bei operierten Patienten

OP-KISS

Für die Surveillance von postoperativen Wundinfektionen im Rahmen von OP-KISS erfolgt eine Konzentration auf ausgewählte Indikator-Operationen, die möglichst häufig durchgeführt werden, um sinnvolle Infektionsraten zu bestimmen (http://www.nrz-hygiene.de/surveillance/op.htm). Die teilnehmenden Abteilungen (bspw. auch einer Belegklinik) wählen eine oder mehrere OP-Gruppen aus einem Katalog von etwa 25 aus fast allen operativen Fachgebieten aus. Die Indikator-OP-Gruppen sind über ihre OPS-301-Prozeduren-Codes und z.T. über die ICD-10-Diagnose-Codes definiert. Die Patienten sollten soweit möglich bis zum 30. postoperativen Tag weiterverfolgt werden, um festzustellen, ob sich eine Wundinfektion entwickelt (bei Implantaten sogar über einen Zeitraum von einem Jahr).

Bei der Berechnung der Wundinfektionsraten werden die wichtigsten Risikofaktoren für die Entwicklung von Wundinfektionen berücksichtigt. Wenn der Patient einen ASA-Score von 3 oder höher hat (Score der 'American Society of Anaesthesiologists' zur präoperativen Beurteilung der Patienten), wenn die Wundkontaminationsklasse als kontaminiert oder septisch eingestuft wird oder wenn die Operation länger gedauert hat als 75 % der jeweiligen Art dauern, wird jeweils ein Risikopunkt vergeben. (NNIS-Risiko-Index, Emori et al. 1991; RKI 2001). Für die möglichen Gruppierungen mit 0, 1, 2 und 3 Risikopunkten (s. o.) werden jeweils separat

Wundinfektionsraten bei den erfassten Operationen bestimmt. Zur Beurteilung der Wundinfektionssituation ist es auch möglich, eine standardisierte Wundinfektionsrate (SIR) zu berechnen, d.h. den Quotienten aus den beobachteten und den nach der Patientenzusammensetzung in der jeweiligen Klinik zu erwartenden Wundinfektionen. Eine Übersicht gibt *Tab. 9.2*.

Indikator-infektionen	Infektionsraten	Jeweils stratifiziert nach Indikator-Operationen
Postoperative Wundinfektionen	• Wundinfektionen pro 100 Indikator-Operationen Stratifiziert nach NNIS-Risiko-Index (0, 1, 2, 3 Risikopunkte) • Standardisiert (Quotient aus beobachteten und nach der Patientenzusammensetzung zu erwartenden Wundinfektionen)	z. B. • Cholecystektomie • Colorektale OP • Coronare Bypass-OP • Hüftendoprothese • Sectio Cesarea

Tab. 9.2: Surveillance-Modul OP-KISS (www.nrz-hygiene.de/surveillance/kiss/op-kiss/)

AMBU-KISS

Das ambulante Operationsspektrum und die Art der Nachverfolgung unterscheidet sich vom stationären Spektrum. Für ambulant operierte Patienten wurde daher ein eigenes KISS-Modul entwickelt und es werden separate Referenzdaten generiert (AMBU-KISS: http://www.nrz-hygiene.de/surveillance/kiss/ambu-kiss/). Auf eine Stratifizierung nach Risikofaktoren kann bei den ambulant operierten Patienten verzichtet werden, da sich bei diesen vergleichsweise selten Risikopunkte ergeben würden (RKI 2001; Gastmeier et al. 2003).

Im Rahmen von AMBU-KISS werden folgende Indikatoroperationen angeboten:

- Arthroskopische Kniegelenkseingriffe
- Leistenhernien (mit/ohne Implantate)
- Hallux-Valgus-Operationen
- Hodenoperationen
- Katarakt-Operationen (seit 2011)
- Endoskopische suprazervikale Hysterektomien
- Lumbale Bandscheibenoperationen
- Lokale Exzisionen an der Mamma
- Brustvergrößerungen
- Nasenseptum-Operationen
- Venöses Stripping

Für jedes ambulante OP-Zentrum ist für die Teilnahme eine Indikatoroperation ausreichend, bei der die Anzahl der Wundinfektionen erfasst wird. Um aussagekräftige Daten zu erhalten, sollte eine Operation gewählt werden, die im jeweiligen OP-Zentrum häufig durchgeführt wird (mindestens 30 Eingriffe/Jahr). Der Teilnehmer erfasst alle Patienten, die sich der ausgewählten Operation unterziehen. Diese werden bis zum 30. postoperativen Tag beobachtet, und es wird jede Wundinfektion, die in diesem Zeitraum auftritt, dokumentiert. Die Anzahl der durchgeführten Indikatoroperationen und die aufgetretenen postoperativen Wundinfektionen werden registriert. Diese Daten werden pro Quartal in anonymisierter Form an das Projekt-Zentrum (Institut für Umweltmedizin und Krankenhaushygiene des Universitätsklinikums Freiburg) gemeldet.

Folgende Vorgehensweisen bei der Erfassung im Rahmen von AMBU-KISS sind möglich (siehe auch *Abb. 9.1*):

Variante 1

Patienten werden zur Nachuntersuchung in die teilnehmende Einrichtung einbestellt.
Kommt ein Patient nicht zur Nachuntersuchung, wird telefonisch oder schriftlich beim Patienten oder beim behandelnden Arzt nachgefragt.

Variante 2

Patienten werden zur Nachuntersuchung einbestellt. Kommt ein Patient nicht zur Nachuntersuchung, wird nicht nachgefragt. Es stehen folgende Vorgehensweisen zur Verfügung:

- Alle Patienten werden bei der OP informiert, dass sie sich melden müssen, falls die OP-Wunde entzündet oder auffallend ist
- Die einweisenden Ärzte werden über AMBU-KISS informiert und gebeten, die Patienten bei allfälligen Komplikationen zurück zu überweisen
- Alle Patienten erhalten routinemäßig einen Rücksendebogen für Komplikationen im Rahmen von Qualitätssicherungsmaßnahmen
- Es bestehen sehr gute Kontakte zu den nachbehandelnden Ärzten

Variante 3

Patienten werden nicht zur Nachuntersuchung einbestellt.
Den nachbehandelnden Ärzten werden Listen mit den an AMBU-KISS beteiligten Patienten zugesandt mit der Bitte um Rückantwort, ob es zu einer Wundinfektion gekommen ist. Damit solche Infektionen nach den gleichen Kriterien erfasst werden, müssen auch die nachbehandelnden Kollegen die CDC-Definitionen der Wundinfektionen kennen (diese sind im Internet abrufbar unter www.nrz-hygiene.de).

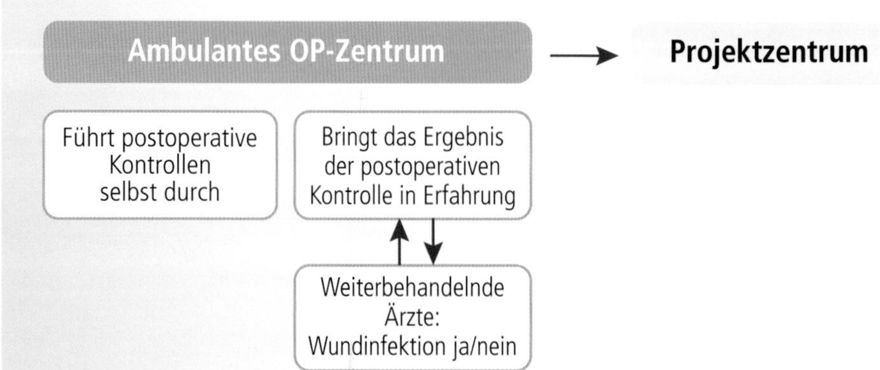

Abb. 9.1: Kommunikationsstruktur bei AMBU-KISS

Ambulante Operateure müssen für die Surveillance eine enge Kooperation mit weiterbehandelnden Ärzten aufbauen, um die postoperativen Wundinfektionen möglichst vollständig zu erfassen. *Tab 9.3* gibt eine Übersicht zum Modul AMBU-KISS.

Indikator-infektionen	Infektionsraten	Jeweils stratifiziert nach Indikator-Operationen
Postoperative Wundinfektionen	• Wundinfektionen pro 100 Indikator-Operationen	z. B. • Herniotomie • Varizen-Stripping • Arthroskopische Eingriffe am Knie

Tab. 9.3: Surveillance-Modul für ambulante Operationen: AMBU-KISS

Zum Stand August 2012 nahmen 160 ambulant operierende Ärzte bzw. Zentren an AMBU-KISS teil. In jährlichen Abständen erfolgt durch das Projektzentrum eine Rückmeldung der durchschnittlichen Wundinfektionsrate der einzelnen Indikatoroperationen an alle Teilnehmer, wobei nur das jeweilige OP-Zentrum selbst seine eigenen Daten erfährt, die dann mit den Referenzdaten der übrigen Teilnehmer verglichen werden können (im Internet unter www.nrz-hygiene.de/surveillance/kiss/ambu-kiss/ abrufbar, siehe *Tab. 9.4*).

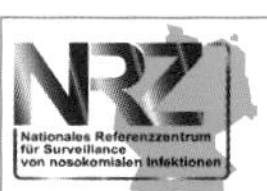

AMBU-KISS – Krankenhaus-Infektions-Surveillance-System zur Erfassung von postoperativen Wundinfektionen in Einrichtungen für Ambulantes Operieren
Berechnungszeitraum: Januar 2007 bis Dezember 2011

Referenzdaten für Einrichtungen Ambulanten Operierens

Art der Infektion	OP-Art	Anzahl Teilnehmer	Anzahl OP	Anzahl Infektionen	Infektionsrate Gepoolt**	Infektionsrate 25%-Quantil	Infektionsrate 50%-Quantil	Infektionsrate 75%-Quantil
arthroskopische Knieoperationen	ART	103	121.646	92	0,08	0,00	0,00	0,09
Korrektur des Hallux valgus	HALLUX	26	5.361	8	0,15	0,00	0,00	0,00
Leistenhernien (Leisten/Hoden-OP)	HERN*	87	32.916	44	0,13	0,00	0,00	0,17
Hodenoperationen	HODEN	12	2.946	13	0,44			
Katarakt-OP	KATARAKT	5	4.576	0	0,00			
Endoskopische Hysterektomie	LASH	3	467	1	0,21			
Lumbale Bandscheiben-OP	LUMB	1	739	1	0,14			
Mamma-OP / Excisionen	MAMMA_EX	5	802	0	0,00			
Mamma-OP / Brustvergrößerung	MAMMA_PLAST	4	571	0	0,00			
Nasenseptum-OP	SEPTUM	10	4.759	3	0,06			
Venöses Stripping	STRIP	65	54.435	74	0,14	0,00	0,00	0,11

* mit und ohne Netz ** gepoolter arithmetischer Mittelwert

Tab. 9.4: AMBU-KISS-Referenzdaten (bis 12/2011)

Bei einer deutlich erhöhten Infektionsrate, die sich nicht durch andere Gründe erklären lässt, sollten in Kooperation mit erfahrenen Fachkräften Maßnahmen zur Verbesserung der Hygiene eingeleitet werden.

Die Teilnahme an AMBU-KISS steht allen ambulanten OP-Zentren in Deutschland bzw. im deutschsprachigen Raum offen und ist nach vorheriger Anmeldung zu jedem Zeitpunkt möglich. Es fallen derzeit keine Kosten an, durch die Teilnahme an AMBU-KISS wird dem Infektionsschutzgesetz entsprochen. Das Erfassungsprotokoll von AMBU-KISS kann beim Projekt-Zentrum in Freiburg angefordert oder im Internet unter www.nrz-hygiene.de/surveillance/kiss/ambu-kiss/ abgerufen werden. Das Spektrum der Indikatoroperationen wird schrittweise erweitert, um repräsentative Daten zu erhalten und weitere medizinische Disziplinen zu berücksichtigen.

Neben der Anwendung der Methode von AMBU-KISS gibt es andere mögliche Surveillance-Optionen. Für die Auswahl ist es entscheidend, inwieweit sich für die spezifischen Patientengruppen und ggf. für besondere Fragestellungen geeignete Methoden finden, die zu einer hohen Akzeptanz und im Hinblick auf die jeweilige Fragestellung präzisen Aussagen führen.

Ausblick

Die engagierte Teilnahme an AMBU-KISS zeigt die hohe Motivation vieler Operateure zum aktiven Einsatz des Qualitätssicherungs-Werkzeugs Surveillance. Für die Zukunft sollten schon bestehende EDV-Systeme und Datenbanken vermehrt genutzt und optimiert werden, um die Effektivität zu steigern und den Aufwand für die Erfassung bei hoher Sensitivität und Spezifität zu begrenzen. Auf wissenschaftlicher Ebene wird es die Verbindung des Qualitätssicherungs-Gedankens mit den vielfältigen Forschungsaspekten sein, die der Surveillance nosokomialer Infektionen auch zukünftig eine zentrale und interessante Rolle sichern kann.

Swissnoso Surgical Site Infection Module

Der Schweizer Swissnoso-Verein hat das nationale Surveillance-Modul für postoperative Wundinfektionen entwickelt und im Jahr 2009 gestartet. Alle Schweizer Akutkrankenhäuser können sich zu dem Programm anmelden und bei Eignung teilnehmen. Die Infektionserfassung wird in Zusammenarbeit mit dem Nationalen Verein für Qualitätsentwicklung in Spitälern und Kliniken (ANQ) (siehe www.anq.ch) durchgeführt.
Folgende chirurgische Eingriffe sind im Erfassungsprogramm aufgenommen und können gemäß den Definitionen den amerikanischen CDC erfasst werden: Appendektomie, Cholezystektomie, Colonchirurgie, Herniotomien, Sectio caesarea, Herzchirurgie, Erstimplantation einer Hüft- oder Knieprothese. Die erfassenden Pflegefachkräfte müssen zuvor an einer Ausbildung bei Swissnoso absolvieren.

Die Erfassungsmethode nach Swissnoso orientiert sich wie das bereits seit Mitte der Neunzigerjahre etablierte KISS-Modul in Deutschland an der amerikanischen National Nosocomial Infections Surveillance (NNIS) Methodik der CDC. Zu den Erfassungsstandards gehört, dass alle Patienten, die sich während der Projektlaufzeit einem der ausgewählten chirurgischen Eingriffe unterziehen, erfasst werden. Folgende Daten werden registriert: Alter, Geschlecht, ASA-Score, Eingriffsart, Eingriffsdauer, Wundklasse, etc. Zusätzlich gehören zur Erfassung nach dem Swissnoso-SSI-Modul noch Antibiotikaprophylaxe und postoperativer Follow-up. Die Nachverfolgung läuft mittels Telefoninterview nach 30 Tagen resp. zwölf Monaten bei orthopädischen Eingriffen mit Implantation von Gelenkprothesen an Hüfte und Knie sowie nach kardiochirurgischen Operationen, wenn eine Sternotomie durchgeführt wurde. Die Patienten werden im Vorfeld über das Erfassungsprogramm informiert und können ihre Teilnahme verweigern.
Die Auswertung der Erfassungsdaten erfolgt durch Swissnoso. Jedes teilnehmende Krankenhaus kann periodisch einen Zwischenbericht online einsehen. Nach Abschluss des Projekts erhält jedes teilnehmende Krankenhaus einen schriftlichen Bericht mit der anonymisierten Darstellung der eigenen Position im Gesamtvergleich (Benchmarking). An diesem Programm können bislang nur Akutkliniken teilnehmen. Für chirurgische Praxen analog dem Ambu-KISS existiert zur Zeit noch kein Pendant.

Zusammenfassung

Die Erfassung von nosokomialen Infektionen im Sinne einer Surveillance ist einerseits gesetzliche Auflage, andererseits aber auch ein wesentlicher Baustein der Qualitätssicherung und nicht zuletzt wirksames Instrument zur Infektionsprävention. Entscheidend ist dabei eine gezielte Datenerhebung mit adäquaten Methoden sowie die Analyse, Präsentation und sinnvolle Interpretation der Daten. Für ambulant operierende Ärzte bietet sich im deutschsprachigen Raum besonders die Teilnahme an einem Infektionserfassungsprogramm orientiert an AMBU-KISS an, einem Surveillance-Modul im Rahmen des Krankenhaus-Infektions-Surveillance-Systems (KISS) des 'Nationalen Referenzzentrums für Surveillance von nosokomialen Infektionen'. In Kooperation mit den Berufsverbänden und krankenhaushygienisch versierten Partnern sollten auch gezielt eine Verbesserung der Hygienestandards und ggf. Interventionsmaßnahmen eingeleitet werden, um ein hohes Präventionsniveau zu erreichen bzw. auch unter einer hohen Arbeitsbelastung beizubehalten. Die Surveillance wird so auch im ambulanten Sektor zu einem effektiven Instrument modernen Hygienemanagements.

Anhang:
CDC/NRZ-Definitionen für Postoperative Wundinfektionen

A 1 Postoperative oberflächliche Wundinfektion

Infektion an der Inzisionsstelle innerhalb von 30 Tagen nach der Operation, die nur Haut oder subkutanes Gewebe mit einbezieht, und eines der folgenden Kriterien trifft zu:

1 Eitrige Sekretion aus der oberflächlichen Inzision
2 Kultureller Nachweis von Erregern aus einem aseptisch entnommenen Wundsekret oder Gewebe von der oberflächlichen Inzision
3 Eines der folgenden Anzeichen: Schmerz oder Berührungsempfindlichkeit, lokalisierte Schwellung, Rötung oder Überwärmung, und Chirurg öffnet die oberflächliche Inzision bewusst. Dieses Kriterium gilt jedoch nicht bei Vorliegen einer negativen mikrobiologischen Kultur von der oberflächlichen Inzision
4 Diagnose des behandelnden Arztes

A 2 Postoperative tiefe Wundinfektion

Infektion innerhalb von 30 Tagen nach der Operation (innerhalb von 1 Jahr, wenn Implantat in situ belassen), und Infektion scheint mit der Operation in Verbindung zu stehen und erfasst Faszienschicht und Muskelgewebe, und eines der folgenden Kriterien trifft zu:

1 Eitrige Sekretion aus der Tiefe der Inzision, aber nicht aus dem operierten Organ bzw. der Körperhöhle, da solche Infektionen dann zur Kategorie A3 gehören würden
2 Spontan oder vom Chirurgen bewusst geöffnet, wenn der Patient mindestens eines der nachfolgenden Symptome hat:
Fieber (> 38 °C), lokalisierter Schmerz oder Berührungsempfindlichkeit
Dieses Kriterium gilt jedoch nicht bei Vorliegen einer negativen mikrobiologischen Kultur aus der Tiefe der Inzision.
3 Abszess oder sonstige Zeichen der Infektion, die tieferen Schichten betreffend, sind bei der klinischen Untersuchung, während der erneuten Operation, bei der histopathologischen Untersuchung oder bei radiologischen Untersuchungen ersichtlich
4 Diagnose des behandelnden Arztes

A 3 Infektion von Organen und Körperhöhlen im Operationsgebiet

Infektion innerhalb von 30 Tagen nach der Operation (innerhalb von 1 Jahr, wenn Implantat* in situ belassen),

* Definition Implantat: Unter einem Implantat versteht man einen Fremdkörper nicht-menschlicher Herkunft, der einem Patienten während einer Operation auf Dauer eingesetzt wird und an dem nicht routinemäßig für diagnostische oder therapeutische Zwecke manipuliert wird (Hüftprothesen, Gefäßprothesen, Schrauben, Draht, künstl. Bauchnetz, Herzklappen [vom Schwein oder synthetisch]). Menschliche Spenderorgane (Transplantate) wie z. B. Herz, Niere und Leber sind ausgeschlossen.

und

Infektion scheint mit der Operation in Verbindung zu stehen

und

erfasst Organe oder Körperhöhlen, die während der Operation geöffnet wurden oder an denen manipuliert wurde, und eines der folgenden Kriterien trifft zu:

1 Eitrige Sekretion aus einer Drainage, die Zugang zu dem Organ bzw. der Körperhöhle im Operationsgebiet hat

2 Kultureller Nachweis von Erregern aus einem aseptisch entnommenen Wundsekret oder Gewebe aus einem Organ bzw. der Körperhöhle im Operationsgebiet

3 Abszess oder sonstiges Zeichen einer Infektion des Organs bzw. der Körperhöhle im Operationsgebiet ist bei klinischer Untersuchung, während der erneuten Operation, bei der histopathologischen Untersuchung oder bei radiologischen Untersuchungen ersichtlich

4 Diagnose des behandelnden Arztes

Raumlufttechnische Anlagen in ambulanten OP-Abteilungen

10

Kaum ein anderes Thema verunsichert Planer wie Betreiber einer chirurgischen OP-Einheit so sehr wie die Frage nach der richtigen Belüftungsart. Dies ist angesichts der Vielfalt an z. T. voneinander abweichenden Empfehlungen einerseits und der bedeutenden Investitions- und Betriebskosten andererseits, die durch den Einbau und Betrieb einer Raumlufttechnischen Anlage (RLT-A) entstehen, nicht weiter verwunderlich. Im Folgenden sollen die aktuelle wissenschaftliche Erkenntnislage zur Bedeutung der Luft am postoperativen Wundinfektionsgeschehen, die hygienischen Anforderungen mit den verschiedenen Möglichkeiten der Belüftung von Eingriffs- und OP-Räumen sowie klare Empfehlungen aufgezeigt werden.

Vorbemerkungen

Vor Beginn der modernen Medizin wurde die Ursache von Krankheiten bestimmten Miasmen (griechisch: übler Dunst, Jauche) zugeschrieben. In der Vorstellung der vor-naturwissenschaftlich-basierten Medizin wurde die Luft als ein maßgeblicher Weg für Infektionsübertragungen angesehen. Die Namensgebung bspw. der Malaria („schlechte Luft") zeugt heute noch davon. Aus dieser Betrachtung heraus wurden Versuche zur Luftaufbereitung unternommen. Im letzten Viertel des 19. Jahrhunderts hat einer der Väter der aseptischen Operationstechnik, Lord Joseph Lister, versucht, die Luft im OP-Saal durch Versprühen von Desinfektionsmitteln zu entkeimen. Jahre später gestand er:

„Was das Versprühen angeht: Ich schäme mich, es jemals empfohlen zu haben, um Mikroben in der Luft abzutöten … (die) dadurch unmöglich ihrer Vitalität beraubt worden wären … in der Chirurgie können schwebende Partikel in der Luft außer Acht gelassen werden … (wenn) wir darauf vertrauen können, dass wir und unsere Assistenten keine septischen Verschmutzungen aus anderen Quellen in die Wunde hineintragen." („As regards the spray, I feel ashamed that I should ever have recommended it for the purpose of destroying the microbes in the air … (which) cannot possibly have been deprived of their vitality … the floating particles of the air may be disregarded in our surgical work … (if) we can trust ourselves and our assistants to avoid the introduction into the wound of septic defilement from other than atmospheric sources.") (Sir Joseph Lister 1890).

Naturwissenschaftliche Erkenntnisse insbesondere aus der Infektiologie und der evidenzbasierten Medizin haben die sog. Miasmentheorie widerlegt, sodass sie in der heutigen wissenschaftlichen Infektionslehre keine Bedeutung hat.

Zweckbestimmung

Raumlufttechnische (RLT-)Anlagen sollen in erster Linie zu einer Verbesserung der Qualität der Innenraumluft führen. Die technische Leistungsfähigkeit und der Nutzen von RLT-Anlagen und der Filter, bspw. um hochgradig immunsupprimierte Patienten vor Keimen und Sporen zu schützen, sind unbestritten und ihr Einsatz wird eindeutig empfohlen (KRINKO 2010-1).

Im OP-Bereich sind jedoch andere Aspekte entscheidend; so muss der jeweilige Bedarf anhand des OP-Spektrums eruiert werden und die RLT-Anlage muss angemessen dimensioniert und fachgerecht installiert sein. Damit die Anlagen dauerhaft zuverlässig die gewünschte Luftqualität bereitstellen können, müssen sie technisch gut gewartet werden. Aus diesem Grunde und auch aus Gründen der Energieeinsparung ist es sinnvoll, RLT-Anlagen ausschließlich dort zu installieren, wo es aufgrund der hygienischen bzw. der klimaphysiologischen Anforderungen tatsächlich notwendig ist. Daher sollten auch für ambulante Operationszentren (AOZ) die aktuellen Erkenntnisse zum infektionspräventiven Nutzen bekannt sein.

Raumlufttechnische Anlagen in OP-Abteilungen haben verschiedene Aufgaben zu erfüllen. Zunächst sollen sie ein angenehmes Raumklima (siehe *Tab. 10.1*) erzeugen, damit ein konzentriertes Arbeiten möglich ist. Dabei entsteht das Problem, dass im OP-Saal mit unterschiedlich starker körperlicher Aktivität der vertretenen Berufsgruppen zu rechnen ist. Mit der Höhe des Aktivitätsgrades geht aber auch eine höhere Anforderung an die Raumklimatisierung einher. So wird eine für das OP-Team mit sterilem OP-Mantel optimal eingestellte Temperatur womöglich vom Patienten und/oder dem Anästhesie-Personal bereits als zu kühl empfunden. Das Auskühlen des Patienten bzw. des OP-Gebiets erhöht das Infektionsrisiko. Daher werden oftmals Gegenmaßnahmen wie bspw. Wärmedecken oder Gelunterlagen angewendet. Mit Warmluft betriebene Wärmedecken können die Funktion von gerichteten Belüftungssystemen beeinflussen (Scherrer 2003). Das Anästhesie- und Assistenzpersonal kann sich mit zusätzlicher Kleidung behelfen, während das OP-Team in der Kleidung festgelegt ist.

Raumtemperatur (frei wählbar)	18°C bis 24°C	Kinderchirurgie bis > 27 °C (nach Bedarf auch ≥ 32 °C)
Außenluftstrom (mindestens)	1200 m^3/h	
Relative Raumluftfeuchte (maximal)	– 50 % r.F.	Zielwert auf 30% r.F. beschränken

Tab. 10.1: Raumklima am OP-Arbeitsplatz (Empfehlungen der DGKH 2002)

Raumlufttechnische Anlagen (RLT-A) – Begriffsklärung

Unter dem Oberbegriff der raumlufttechnischen (RLT-)Anlagen werden verschiedene Anlagentypen mit ganz unterschiedlicher Funktion zusammengefasst. Prinzipiell ist das Funktionsprinzip dem der mechanischen Belüftungen ähnlich. Man unterscheidet Lüftungsanlagen, die lediglich Luft in Räume hineinblasen bzw. aus Räumen absaugen, von Klima- bzw. Teilklimaanlagen. Bei Lüftungsanlagen wird die Luft nicht behandelt. Teilklimaanlagen führen eine Teilbehandlung der Luft durch; sie wird entweder erhitzt, gekühlt oder befeuchtet (*Abb. 10.1*).

Bei Vollklimaanlagen wird die Luft in allen Funktionen behandelt, das heißt, sie wird sowohl erwärmt als auch gekühlt und – falls erforderlich – befeuchtet. In RLT-Anlagen in medizinischen Einrichtungen werden verschiedene Filterstufen eingebaut. Die Installation der ersten Filterstufe befindet sich vor den Anlagenbauteilen, um sie vor grober Verschmutzung zu schützen. Hierzu werden Taschenfilter der Klassen F5 bis F7 eingesetzt. Sie dienen zum Schutz des Kanalsystems vor Verunreinigungen. Direkt nach den Anlagenteilen und vor dem Luftkanalsystem wird die zweite Filterstufe eingebaut. Hier werden Filter der Klassen F7 bis F9 verwendet. Das „F" steht für „Feinfilter", die Zahl dahinter gibt die Filterleistung, d. h. den Abscheidegrad, wieder. In Räumen mit hohen hygienischen Anforderungen an die zugeführte Raumluft werden im Wesentlichen spezielle Luftzuführungssysteme verwendet und die Zuluft dreistufig gefiltert. In den OP-Sälen werden abschließend endständig angebrachte Schwebstofffilter installiert. Die Schwebstofffilter

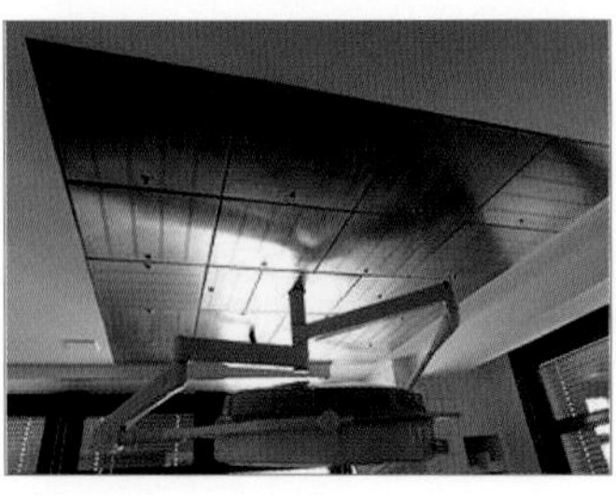

Abb. 10.1: Lochdecke

werden mit „H" bezeichnet, was für HEPA (High Efficiency Particulate Air) steht. In den meisten Fällen werden H-Filter der Klassen H12, H13 oder H14 eingesetzt.
Die Standzeit, d. h. die Zeit zwischen dem Auswechseln der Filter, kann sehr unterschiedlich ausfallen. Während bei den beiden Vorfilterstufen der Differenzdruck, d. h. die Differenz zwischen dem Luftdruck vor und nach der Filterstufe, als Maß für die Schmutzbelastung der Filter und damit für das Wechselintervall gesehen werden kann, ist dies bei Schwebstofffiltern nicht möglich. Bei diesen Filtern kann lediglich der Differenzdruck zwischen Luftkanal und Raum bestimmt werden. Die Standzeit eines Schwebstofffilters in modernen RLT-Anlagen kann vier bis fünf Jahre betragen. Die anderen Filterstufen müssen in kürzeren Abständen gewechselt werden (Scherrer et al. 2006). Als Kriterium für die Notwendigkeit eines Wechsels der Schwebstofffilter kann die Stellung des sogenannten Volumenstromreglers benutzt werden. Der Volumenstrom dient dazu, den Luftvolumenstrom, der in den Raum hineingefördert wird, konstant zu halten. Mit zunehmender Schmutzbeladung des Schwebstofffilters muss die Luftmenge erhöht werden, d. h. der Volumenstromregler lässt eine immer größere Luftmenge passieren. Nähert sich der Volumenstromregler seiner Endstellung, ist dies ein Zeichen, dass der Schwebstofffilter gewechselt werden sollte.

Die ordnungsgemäße Funktionsweise der Schwebstofffilter muss nicht nur bei der Installation, sondern auch in regelmäßigen periodischen Abständen überprüft werden. Bei der Installation (Wechsel) der Filter wird

Filterklasse	Partikelkonzentration Partikel (0,5 μm/m³)	
	Richtwert	**Grenzwert**
H13 (R)	**400 000**	**1 000 000**
H14 (S)	**4000**	**10 000**

Tab. 10.2:
Richt- und Grenzwerte für Partikelkonzentrationen (DGHM 1989)

der dichte Sitz in der Zuluftöffnung mittels der sogenannten Dichtsitzrille getestet. Weiterhin wird durch eine Partikelzahlmessung über die gesamte Filterfläche die Dichtigkeit des Filters kontrolliert. Um die sichere Funktion des Schwebstofffilters zu ermöglichen, sollte diese Messung in regelmäßigen Abständen (bspw. jährlich) wiederholt werden. Grenzwerte für die Partikelzahlen, wie in *Tab. 10.2* dargestellt, wurden durch eine Kommission der Deutschen Gesellschaft für Hygiene und Mikrobiologie herausgegeben (DGHM 1989). Die Interpretation dieser Ergebnisse sollte aber immer durch einen Experten vorgenommen werden, da es konstruktionsbedingt je nach Anlage zu Unterschieden kommen kann.
Zusätzliche Messungen von Luftkeimzahlen werden aus infektionspräventiver Sicht nicht empfohlen (KRINKO 2010-3); sie bringen über die Funktion der Filter keine zusätzlichen Aussagen (Scherrer et al. 2006). Ist der technische Zustand der Anlage und insbesondere der Filter, d. h. die Partikelzahlmessung in Ordnung, so werden Keime nicht über die Anlage eingebracht.
Mittels Rauchröhrchen ist die Luftströmungsrichtung leicht zu überprüfen (*Abb. 10.5*)

Luftansaugung

Es ist für die Luftqualität von entscheidender Bedeutung, wo die Luft angesaugt wird. Durch die Klimaanlage kann die Luftqualität nur begrenzt verbessert werden. Unangenehme Gerüche, beispielsweise durch Straßenverkehr oder Müllcontainer, werden nicht beseitigt. Um das Ansaugen von bakteriellen Erdsporen und Schimmelpilzen zu vermeiden, sollte die Außenluftansaugung mindestens drei Meter über Erdniveau bzw. einem potenziellen Bewuchs erfolgen. Selbst bei Einhaltung dieser Mindesthöhe muss noch die Umge-

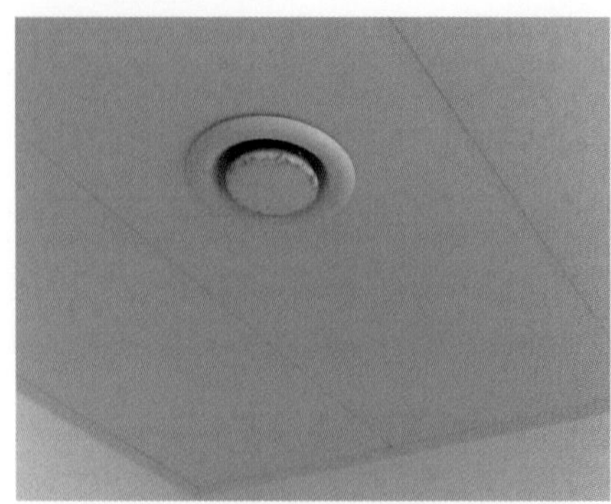

Abb. 10.2: Auch Belüftungsauslässe außerhalb der OP-Abteilung müssen sauber sein

bung der Außenluftansaugung beachtet werden. Eine viel befahrene Verkehrsstraße, ein stark frequentierter Parkplatz, eine Baustelle, eine Abluftöffnung, dichter Baumbestand oder Büsche in den Vegetationszeiten oder ein Betriebshof können die Qualität der Zuluft stark einschränken.

Innenliegende Räume, bei denen eine natürliche Belüftung nicht möglich ist, müssen über eine aktive Belüftung und/oder Entlüftung (sog. Zwangsbelüftung) verfügen. Das Entlüftungsvolumen in Sanitärräumen soll 60 m^3/h (DIN 18017-3, 2009), in Österreich 100 m^3/h (ÖNORM H 6020, 2007).

Zuluftbefeuchtung

Ein aus Sicht der Krankenhaushygiene kritisches Bauteil einer Klimaanlage ist der Befeuchter. Sogenannte Umlaufsprühbefeuchter, bei denen Wasser in eine Wanne gegeben und von dort zu Düsen gepumpt werden, die das Wasser in die Luft versprühen und das überschüssige Wasser wieder in das Reservoir gelangt, erzeugen zwar eine gute Luftqualität, doch dass das Wasserreservoir kann verkeimen kann. Für OP-Einrichtungen empfiehlt sich daher ausschließlich die Verwendung von Dampfbefeuchtern, bei denen Wasserdampf in die Luft versprüht wird. Da Dampf eine Temperatur von ca. 100 °C besitzt, ist hier das Verkeimungsrisiko weitgehend ausgeschlossen (Scherrer et al. 2006).

Eine Luftfeuchtigkeit von 30 % bis 65 % r.F wird im Allgemeinen als behaglich empfunden. Gelegentliche Unter- bzw. Überschreitungen von 20 % r.F. bzw. 75 % r.F. gelten als unbedenklich. In unseren Breiten kann für die meisten Räume auf eine Befeuchtung verzichtet werden. Nur an ganz wenigen Tagen sind die Luftfeuchten so niedrig oder hoch, das eine Be- bzw. Entfeuchtung wirklich sinnvoll wäre. Es ist wenig wirtschaftlich, für diese Ausnahmesituationen die entsprechenden Einrichtungen vorzuhalten. Bei RLT-Anlagen mit hohem Umluftanteil ist normalerweise in der eingebrachten Zuluft so viel Feuchtigkeit vorhanden, dass eine Befeuchtung nicht notwendig ist.

Betriebszeiten einer RLT-Anlage im OP-Saal

Raumlufttechnische Anlagen in OPs müssen aus hygienischer Sicht nicht 24 Stunden am Tag und 365 Tage im Jahr ununterbrochen betrieben werden. Es besteht zum einen die Möglichkeit, in Nicht-Betriebszeiten die Luftbehandlungsfunktionen abzuschalten und den Volumenstrom abzusenken. Dies allein führt bereits zu deutlichen Energieeinsparungen. Weiterhin kann natürlich die gesamte Klimaanlage während Nicht-Betriebszeiten abgeschaltet werden. Wie Untersuchungen gezeigt haben, besteht dabei kein erhöhtes Risiko der Verkeimung des OPs. Einzige Bedingung ist, dass die raumlufttechnische Anlage rechtzeitig wieder angeschaltet wird, d. h. eine halbe bis eine Stunde vor OP-Beginn. In einem OP-Saal üblicher Bauweise konnte nach einer Viertelstunde nach Einschalten bzw. Umschalten kein Unterschied mehr in der Partikel- und Keimzahl festgestellt werden (Dettenkofer et al. 2003). In Österreich finden diese Erkenntnisse in der ÖNORM Anwendung, d. h. die Anlagen können außerhalb der OP-Betriebszeiten abgeschaltet werden. Bei Wiederinbetriebnahme muss der Vorlauf mindestens 30 Minuten betragen (ÖNORM 6020, 2007).

Zuluftdecken für turbulenzarme Verdrängungsströmung (TAV)

Zurzeit werden v.a. infolge der Empfehlung der DIN 1946-4:2008-12 Zuluftdecken der Größe 3,2 x 3,2 m in

OP-Säle eingebaut. Die Bezeichnungen „Laminar Airflow" (LAF) sowie „Turbulenzarme Verdrängungsströmung" (TAV) werden synonym verwendet. Die theoretische Überlegung zur Funktionsweise einer solchen Zuluftdecke beruht darauf, dass partikel- und damit keimarme Luft mit einer laminaren Strömung über das Deckenfeld eingeblasen und somit eine turbulenzarme Verdrängungsströmung von schwebstoffgefilterter Luft von oben nach unten erzeugt wird. Damit soll das eigentliche OP-Feld von potenziell kontaminierter Luft freigehalten werden. Alle Objekte, die sich innerhalb dieser Verdrängungsströmung befinden, bspw. die OP-Leuchten sowie v. a. die Köpfe der Operateure, verursachen mit ihrem Strömungswiderstand und der Wärmeabgabe Turbulenzen, die die gewünschte gleichmäßige laminare Strömung und die Funktion einer Zuluftdecke einschränken (Liu et al. 2003) (siehe *Abb. 10.3*).

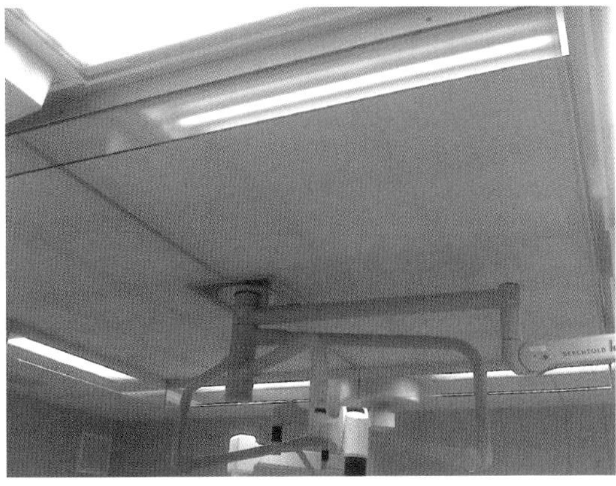

Abb. 10.3:
TAV-Decke mit kleiner Luftleitschürze und Schwenkarmen der OP-Lampen im Strömungsfeld

OP-Raumklasse I – Unterschied zwischen konventioneller dreistufig-gefilterter Mischbelüftung und turbulenzarmer Verdrängungsströmung (TAV)

Im Wesentlichen stehen heute zwei Arten von Belüftungssystemen im Fokus:

1 Turbulenzarme Verdrängungsströmung mit vertikal gerichteter Zufuhr keimarmer Luft aus einem Deckenauslassfeld über dem OP-Tisch zur Erzeugung eines dynamischen Schutzbereichs im Raum. Diese Strömungsform wird in der Literatur auch als Laminar Air Flow (LAF) resp. – fachlich korrekt – als turbulenzarme Verdrängungsströmung (TAV) bezeichnet (Raumklasse IA gemäß DIN 1946-4:2088-12). Das zugeführte Luftvolumen liegt i. A. bei ca. 8.000-10.000 m³/Stunde.
2 Turbulente Mischbelüftung mit Zufuhr keimarmer Luft über sog. Drall-Auslässe ohne Bildung einer dynamischen Abschirmung (auch konventionelle Belüftung genannt). Die zugeführte keimarme Luft vermischt sich gleichmäßig mit der Raumluft. (Raumklasse IB gemäß DIN 1946-4:2088-12). Das zugeführte Luftvolumen liegt i. A. bei ca. 3.000 (- 4.500) m³/Stunde.

Folgende Aspekte sind für die weitere Betrachtung von zentraler Bedeutung und prinzipiell bei beiden Belüftungsvarianten identisch:

- Die Qualität der mechanisch zugeführten Luft ist bei beiden Belüftungsformen identisch. Die in den OP-Saal zugeführte Luft wird bei der Raumklasse I prinzipiell über drei Filterstufen mit F7, F9 und endständig H13 (oder höheren) Filtern aufbereitet.
- Der Frischluftanteil beträgt mindestens jeweils 1.200 m³/Stunde.
- Bei beiden Belüftungsvarianten herrscht in den jeweiligen OP-Sälen ein relativer Überdruck gegenüber den angrenzenden Räumen und dem OP-Flur.

- Die Indikation zur Gabe einer perioperativen Antibiotikaprophylaxe (PAP) ist bei Operationen mit großen Gelenkersatzimplantaten generell gegeben und wird durch die Art der Belüftung des OP-Saals nicht beeinflusst. Bei Hüft- und Knie-TEP-Operationen beträgt die PAP-Abdeckung in Deutsch land über 99 % (BQ, National External Quality Assessment 2009).

Einfluss der Luft auf postoperative Wundinfektionen in der wissenschaftlichen Literatur

Postoperative Wundinfektionen (Surgical Site Infection, SSI) gehören mit einem Anteil von 16 % (nach den Harnwegsinfektionen und Pneumonien) zu den dritthäufigsten der im Krankenhaus erworbenen Erkrankungen (Rüden et al. 1996). Eine aktuelle, durch die European Centre for Disease Prevention and Control (ECDC) organisierte Europäische Prävalenzstudie zum Vorkommen von nosokomialen Infektionen erbrachte mit knapp 25 % eine deutlich höhere Rate an POWI (RKI 2012), so dass diese an erster Stelle der nosokomialen Infektionen stehen (siehe *Abb. 10.4*). Die Mehrzahl dieser Wundinfektionen entsteht ursächlich während der Eingriffe. Der Anteil der Infektionen, welche auf dem Luftweg übertragen werden, ist in der Gegenüberstellung zu Infektionen, welche durch direkten Kontakt erworben werden, gering (Ruef et al. 2001). Die meisten postoperativen Infektionen werden durch die patienteneigene Flora (der Haut oder anderer natürlicherweise mikrobiell besiedelter Organe wie z. B. Darm), d. h. endogene Faktoren, verursacht. Der größte exogene Keimeintrag findet über die Hände des Operationsteams und die verwendeten OP-Instrumente statt. Der Luft als Infektionsquelle des Operationsgebiets kommt dabei eine untergeordnete Rolle zu. Daher ist in Fachkreisen die Tatsache unstrittig, dass das externe (nicht vom Patienten selbst stammende) intraoperative Infektionsrisiko v. a. durch den direkten Eintrag von Erregern und Partikeln in das OP-Feld bestimmt wird und nicht über die Luft. Von entscheidender Bedeutung ist die Asepsis am OP-Tisch.

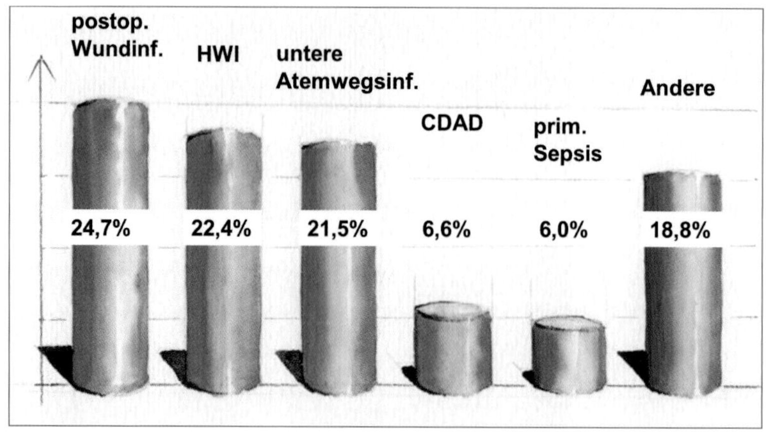

Abb. 10.4: Deutsche Daten, die im Rahmen der ersten europäischen Prävalenzerhebung zum Vorkommen nosokomialer Infektionen gewonnen wurden (Epi Bull 26/2012) (Grafik: Ulrich Flury)

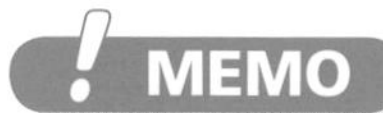

Wichtigster Faktor zur Vermeidung postoperativer Wundinfektionen ist die Sicherstellung der Asepsis während des operativen Eingriffs.

Folgende Sachverhalte haben wesentlichen Einfluss auf das Infektionsrisiko:

- Größe des OP-Felds (Unterschied: minimal invasiv oder großflächige Wunderöffnung)
- OP-Dauer: Beldi et al. (2009) konnten die Zunahme des Wundinfektionsrisikos bei Operationen, deren Dauer oberhalb der 75. Perzentile gleichgearteter Operationen betrug, belegen. Dabei spielt auch die angewandte chirurgische Technik, v. a. die Gewebeschonung, eine bedeutende Rolle (Tabori 2010)

- Durchblutung des OP-Feldgewebes
- Einbau alloplastischer Implantate (Endoprothetik der großen Gelenke)
- Immunstatus resp. Infektionsanfälligkeit des Patienten

Entsprechend variiert das Risiko, eine SSI zu erwerben, sehr stark und ist maßgeblich abhängig von der Art, der Lokalisation und der Dauer des chirurgischen Eingriffs.

Bei Einsatz einer dreistufig filternden RLT-Anlage muss im OP-Bereich nur der eigentliche OP-Saal mit endständigen Schwebstofffiltern ausgerüstet werden. Weitere Räume der OP-Abteilung wie Einleitung, Ausleitung, Wasch- und Aufwachraum, Flure, Schleusen, Aufenthaltsräume und Toiletten können, sofern sie überhaupt eine mechanische Lüftung haben, ohne aufwendige (mehrstufige) Filterung betrieben werden. Die Raumklasse II (nach DIN 1946-4) ist für Nebenräume ausreichend, da es keinen Hinweis darauf gibt, dass die Luft in den an den OP-Saal angrenzenden oder sogar in den entfernter liegenden Räumen der OP-Abteilung einen Einfluss auf das postoperative Wundinfektionsrisiko hat (DGKH 2002).

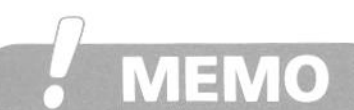

Raumlufttechnische (RLT-)Anlagen mit entsprechenden Filtern können nachweislich Partikel und Bakterien aus der Zuluft abscheiden und ihre Konzentration in der Raumluft senken (Verdünnungseffekt). Welche Bedeutung TAV-Decken bei der Prävention postoperativer Infektionen im OP-Gebiet tatsächlich zukommt, ist nach wie vor ein ungeklärtes Thema der Krankenhaushygiene.

Wesentlich schwieriger als bei der Frischluft ist die Kontrolle des Keimeintrags in das Operationsgebiet über eine sekundäre Kontamination der Luft, vor allem bei Eingriffen in sterilem Gewebe (sog. clean surgery). Für diesen Keimübertragungsweg muss als wichtigste Ursache das OP-Personal genannt werden. Verschiedene Studien haben eine erhöhte Partikelfreigabe nachgewiesen, falls OP-Kleidung aus reiner Baumwolle anstelle neuer synthetischer Kleidung getragen wird (ECRI 1986, Werner und Feltgen 1998). Gleichzeitig ist nicht speziell ausgerüstetes Baumwollgewebe für keimtragende Hautpartikel in der Regel passierbar (Whyte 1988). Folglich kann bei Verwendung dieses Materials mit einer erhöhten Keimbelastung der Luft gerechnet werden. Dies ist v.a. bei Keimträgerschaft, z. B. Staph. aureus auf Haut und Schleimhaut, von Bedeutung.

Die in den Siebzigerjahren und Anfang der Achtzigerjahre in Großbritannien von Lidwell et al. (1982) auf dem Gebiet der orthopädischen Chirurgie durchgeführte Studie wird diesbezüglich immer wieder zitiert, lässt jedoch keine Verallgemeinerung der Schlussfolgerungen auf andere Eingriffe zu.

In der internationalen Fachliteratur sind – außer bei strikt aseptischen Eingriffen mit Implantationen großer Fremdkörper – keine Hinweise dafür vorhanden, dass die Luft als Kontaminationsweg für endemische postoperative Infektionen im Operationsgebiet (im Gegensatz zu epidemischen) eine relevante Infektionsgefährdung darstellt (DGKH 2002). So existiert bislang keine randomisierte klinische Studie, die methodisch so gut wäre, dass sie mit belastbaren Daten den präventiven Nutzen vertikaler Luftführungssysteme mittels TAV-Decken über dem OP-Feld bei postoperativen Wundinfektionen (POWI) zweifelsfrei belegen kann (s. Übersicht bei Kappstein I. Krankenhaushygiene up2date 2007; 2: 53-67 u. 161-180). Zwar haben die Untersuchungen von Lidwell et al. (1982) aus den Siebzigerjahren einen günstigen Effekt zeigen können, jedoch war der Einfluss der perioperativen Antibiotikaprophylaxe (PAP) wesentlich deutlicher und brachte bei konventioneller Belüftung eine Senkung der POWI-Rate von 3,4% auf 0,8%; der Einfluss der zusätzlichen LAF-Belüftung brachte keinen weiteren Nutzen (POWI-Rate mit PAP und LAF: 0,7%) (siehe *Tab. 10.3*).

Lidwell-Studie mit deutlichen Mängeln

Die Bedeutung resp. der Einfluss der zusätzlich eingesetzten Body-Exhaust-Suits blieb weitestgehend unge-

klärt und soll hier nicht weiter behandelt werden. Allerdings weist die Lidwell-Studie deutliche Mängel auf; so waren die beteiligten Abteilungen der 19 Kliniken auf drei Länder (England, Schottland, Schweden) verteilt und unterschiedlich ausgestattet. Während der Studie wurden außerdem das OP-Team und die OP-Technik gewechselt. Daher kommen selbst die Autoren der Studie bereits in ihrer ersten Publikation zu dem Ergebnis, dass keine Schlussfolgerungen für operative Eingriffe anderer Kontaminationsklassen und ohne Implantation von Gelenkendoprothesen abgeleitet werden können (Lidwell et al. 1982, 1983, 1987).
Eine Metaanalyse von 26 Studien mit über 14.000 Hüftendoprothesen ergab ebenfalls, dass bei gleichzeitiger Gabe einer perioperativen Antibiotikaprophylaxe (PAP) der Einfluss der Belüftung mit LAF statistisch nicht sicherbar war (Nelson JP 1999).

	ohne Antibiotika			**mit** Antibiotika		
	n	WI (n)	WI (%)	n	WI (n)	WI (%)
Konventionelle Belüftung	1161	39	3,4	2968	2,4	**0,8**
Laminar flow	516	8	1,6	1279	9	**0,7**
Laminar flow + Körperluftabsaugung	544	5	0,9	1584	1	**0,1**

Tab. 10.3: Darstellung der Ergebnisse der Lidwell-Studie

Die Kommission für Krankenhaushygiene und Infektionsprävention beim Robert Koch-Institut (KRINKO) hat primär auf Grundlage der Lidwell-Studie in ihrer Empfehlung (Anforderungen an die Hygiene bei Operationen und anderen operativen Eingriffen, 2000) bemerkt, dass sich eine Minderung des Infektionsrisikos durch Luftführungssysteme mit turbulenzarmer Verdrängungsströmung mit extrem keimarmer Luft lediglich bei Eingriffen mit besonders hohem Infektionsrisiko, d. h. der Implantation großer Fremdkörper (bspw. Hüft-, Knie-, Schulter-TEPs), ergibt (KRINKO 2000). Für andere Implantationsoperationen kann diese Forderung nicht verallgemeinernd übertragen werden, da sich bspw. bei Brustimplantaten die Bedingungen wie OP-Feldgröße, Eingriffsdauer und Durchblutung des Gewebes von den orthopädischen Gelenkersatzoperationen unterscheiden (*Abb. 5.1*).
Die Empfehlungen der KRINKO zum Einsatz von TAV wurden ursprünglich gemäß den Empfehlungen der amerikanischen CDC in Kategorie IB eingeteilt (Mangram et al. 1999; Geffers et al. 2001). Die CDC haben sie später in Kategorie IIII (= ungelöste Frage) zurückgestuft (Sehulster et al. 2003). Ebenso erfolgte 2010 durch die KRINKO eine Neueinordnung der Kategorien nach internationalen Kriterien (KRINKO 2010-2).

Neuere Studien zum Einfluss der Belüftungsart auf postoperative Wundinfektionen

Auch neuere Studien der letzten Jahre beschäftigten sich mit dem Einfluss der Belüftungsart resp. von TAV-Deckenfeldern zur Prävention postoperativer Wundinfektionen. Die Publikationen von Engesaeter (2003), Miner et al. (2007) und Brand et al. (2008) fanden bei Einsatz von TAV keinen oder sogar einen negativen Effekt auf die POWI-Rate. Infolge dieser Veröffentlichungen, deren Ergebnisse der These der DIN 1946-4:2008-4 (die TAV-Belüftung würde die POWI-Rate senken) widersprachen, hat die KRINKO im Februar 2010 einen Kommentar zur DIN 1946-4:2008-12 abgegeben, in dem sie zu dem Schluss kommt: „Die Studienlage zum infektionsprophylaktischen Effekt von raumlufttechnischen Anlagen (RLT-Anlagen) mit turbulenzarmer Verdrängungsströmung zeigt gegenwärtig (Stand 12/2009) keinen Vorteil in Bezug auf die Prävention von postoperativen Wundinfektionen/Infektionen im Operationsgebiet (Kategorie III, keine Empfehlung, ungelöste Frage)." (KRINKO 2010-3).

Hierzu muss noch angefügt werden, dass es nicht im Kompetenzbereich einer technischen Norm liegt, Indikationsgruppen zu benennen oder einzelne Operationen einer OP-Klasse oder einem OP-Saal zuzuordnen. Der Kommentar der KRINKO wurde z. T. kritisch aufgenommen. Es wurde angemerkt, dass die Qualität der erhobenen Daten der Publikation von Brandt et al. (2008) eine Aussage zu Ungunsten des protektiven Einflusses der gerichteten Belüftung nicht zuließe, da die Erhebung auf postalischem Weg erfolgt sei. Zudem wurde die Notwendigkeit für eine kontrollierte prospektive Studie nach Leistungsprüfung gemäß DIN 1946-4:2008-12 und Bestimmung des Schutzgrades gefordert (Kramer et al. 2010).

Hooper et al. (2011) haben in ihrer Untersuchung die Ergebnisse aus der zehnjährigen Aufzeichnung des New Zealand Joint Registry veröffentlicht. Es wurden die POWI-Raten von über 50.000 Hüft- und 36.000 Knie-TEPs, von denen 35,5 % unter LAF-Belüftung durchgeführt wurden, mit denen unter konventioneller Belüftung verglichen. Im Ergebnis lag die Rate der frühen Infektionen unter LAF-Belüftung implantierter TEPS signifikant über der bei konventioneller Belüftung (Hooper et al. 2011).
In der Publikation von Breier et al. (2011) wurden die Daten der POWI-Raten der KISS-Datenbank zwischen 2004 und 2009 von insgesamt über 60.000 TEP-Operationen ausgewertet, d. h. über 41.000 Hüft-TEPs (elektiv <33.000, nach Fraktur >7.500) sowie 20.554 Knie-TEPs. Im Ergebnis aller Operationsarten zeigte die gerichtete LAF-Belüftung keinen signifikanten Einfluss auf die POWI-Rate. Jedoch lag das Risiko für den Erwerb einer POWI bei einer elektiven Hüft-TEP unter LAF-Belüftung signifikant höher als bei konventioneller Belüftung (*Tab. 10.4*).

Eingriff	ohne TAV Belüftung	TAV Deckengröße < 3,2 m x 3,2 m	TAV Deckengröße ≥ 3,2 m x 3,2 m
Hüftendprothese (elektiv)	0,5	0,84	0,86
Hüftendprothese (Fraktur)	2,02	2,71	2,32
Knieendoprothese	0,59	0,5	0,71

Tab. 10.4: Vergleich der Infektionsraten mit und ohne TAV (Breier et al. ICHE 2011)

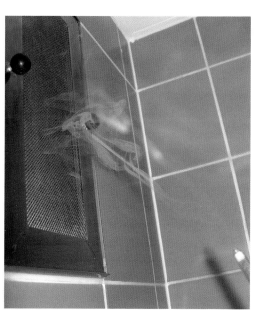

Abb. 10.5: Überprüfen der Strömungsrichtung im OP-Saal mit Hilfe von Rauchröhrchen

Auch die Daten dieser beiden Studien stammen nicht aus randomisierten klinischen Studien, die für den Nachweis des Effekts einer Maßnahme die größte Aussagekraft hätten.

In der Fachsprache wird zwischen der Wirksamkeit einer Maßnahme unter besonderen kontrollierten Bedingungen, bspw. einem optimierten medizinischen Umfeld für definierte Zielgruppen (efficacy), unterschieden, und dem sog. „outcome" der Untersuchungen zur Wirksamkeit einer Maßnahme unter „Alltags"-Gegebenheiten im realen Umfeld (effectiveness). Leider sind gute klinisch-experimentelle Studien mit der höchsten Aussagekraft für gewisse Fragestellungen rar oder gar nicht vorhanden, sodass vielfach epidemiologische Untersuchungen die Grundlage der sog. Evidence-based Medicine darstellen. Ein systematischer Review zeigte ebenfalls keinen nutzbringenden Effekt (Gastmeier et al. 2012).

LAF-Belüftung reduziert POWI-Rate nicht

Breier et al. (2011) sowie Gastmeier et al. (2012) kommen zu dem Schluss, dass die insgesamt gewonnenen Daten konsequent zeigen konnten, dass die LAF-Belüftung keine Reduktion der POWI-Rate herbeiführen kann. Sie kommen auch zu dem Schluss, dass bei Kenntnis der Daten von mittlerweile über 100.000 orthopädischen Operationen unter TAV-Belüftung die Evidenzlage ausreicht, um zu hinterfragen, ob die Einstufung der LAF-Belüftung als „ungelöste Frage" (Kategorie III) nicht dahingehend zu ändern ist, dass sie als Kategorie IA oder Kategorie IB (Empfehlung mit der Aussage „keine LAF-Belüftung einsetzen") einzustufen wäre.

Häufig werden in diesem Zusammenhang auch die Kosten angeführt und kontrovers diskutiert. Der Investitionskostenunterschied wird von einigen Autoren mit ca. 40.000 Euro/OP-Saal beziffert (Kramer et al. 2010). Nach einer Untersuchung von Cacciari et al. (2004) erhöhen sich die Investitionskosten bei Einbau einer gerichteten Belüftung gegenüber einer konventionellen Belüftung jedoch um 24 %; die wesentlich bedeutenderen jährlichen Betriebskosten sogar um 34 %.

Empfehlung für RLT-A in ambulanten Operationszentren

Bereits vor Jahren wurde für operative Eingriffe mit geringem Infektionsrisiko der oft große raumlufttechnische Aufwand kritisiert, da die Rolle der Luft als Erregerreservoir damals bereits umstritten war und die Evidenz für einen infektionspräventiven Nutzen von TAV angezweifelt wurde (Weist et al. 2000). Schon in der Erstauflage dieses Buches wurden weder der infektionspräventive Nutzen noch die Notwendigkeit für den Einbau von TAV-Decken für ambulante Operationszentren gesehen, sofern keine Hüft-, Knie- oder Schultergelenksersatzoperationen (TEP) vorgenommen wurden. Trotz einiger neuer Publikationen ist eine abschließende Bewertung des Einflusses der TAV-Belüftung bei TEPs auch zum gegenwärtigen Zeitpunkt (noch) nicht möglich. Gerade aus diesem Grunde kann jedoch bei Kenntnis der Ergebnisse aktueller Publikationen und der mittlerweile besseren Datenlage seriös keinesfalls behauptet werden, dass die TAV-Belüftung für die Prävention von POWI die „bessere" oder gar (zukunfts-)„sicherere" Belüftungsart darstellt (Lipsett 2008).
Trotz Ermangelung einer guten klinischen experimentellen Studie und methodischer Schwächen einiger Untersuchungen können die Daten von mittlerweile über 100.000 orthopädischen Operationen unter TAV-Belüftung, bei denen keine Reduktion der POWI-Rate festgestellt wurde, nicht ignoriert werden. Vielmehr ist nicht auszuschließen, dass weitere Untersuchungen den aufgezeigten Trend bestätigen und in absehbarer Zeit eine allgemeine Abkehr von der TAV-Belüftung aus Gründen der Infektionsprävention stattfinden könnte. Als Fazit ergibt sich für die Entscheidungsfindung, dass die Zuordnung für die jeweiligen Raumklassen aus heutiger Sicht zum einen aus der Nutzen-Risiko-Bewertung unter Beachtung der aktuellen wissenschaftlichen Erkenntnisse heraus und zum anderen aus der bestmöglichen Abschätzung der Zukunftssicherheit erfolgen muss.

Aufgrund des Wissensstandes wird zum gegenwärtigen Zeitpunkt folgende prinzipielle Vorgehensweise empfohlen:

1 Alle OP-Säle einer OP-Abteilung, in denen Operationen (gemäß Anhang zur Anlage zu Ziffern 5.1 und 4.3.3, RKI 1997) durchgeführt werden, sind mit Raumklasse I auszustatten, d. h. dreistufige Filterung der Zuluft über F7, F9 und endständige Schwebstofffilter der Klasse H13 (oder höher).

2 Solange keine allgemeingültige Empfehlung zum Einsatz von gerichteter Belüftung existiert, wird diese nicht empfohlen. Sofern vom Nutzer gewünscht, werden die OP-Säle, in denen Endoprothesenimplantationen der großen Gelenke (Hüft-, Knie-, Schulter-TEPs) durchgeführt werden, mit sog. TAV-Decken (3,20 m x 3,20 m) ausgestattet (entsprechend Raumklasse IA). In größeren Einrichtungen und Krankenhäusern ist die Anzahl der OP-Säle mit TAV von der Implantationsfrequenz und der Anzahl parallel unabhängig voneinander operierender orthopädischer OP-Teams abhängig und muss von jeder Einrichtung individuell ermittelt werden. Nach jetzigem Datenstand zeigen TAV-Decken keinen prophylaktischen Effekt auf POWI.

3 Alle anderen OP-Säle, in denen routinemäßig keine Implantation großer Fremdkörper (s. o.) stattfinden soll, wird eine turbulente Mischbelüftung mit dreistufiger Filterung der zugeführten Luft (Filterklassen F7, F9, H13) empfohlen. Dies bedeutet, dass alle Eingriffe (mit Ausnahme der Implantation o. g. Gelenkersatzoperationen) in allen OP-Sälen mit Raumklasse 1B durchgeführt werden können.

In den meisten ambulanten Operationszentren werden ambulant keine TEPs implantiert, sodass folglich eine Forderung nach TAV-Decken sachlich ungerechtfertigt ist. Ohne den nachweislichen Beleg für den Nutzen von TAV auf das postoperative Infektionsrisiko bei Eingriffen ohne Implantation großer Fremdkörper ist es nicht zu rechtfertigen, den hohen investiven und betriebswirtschaftlichen Aufwand zu fordern.

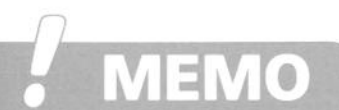

Die Entscheidung, welche Belüftungsart für einen OP-Saal gewählt wird, sollte unter Beachtung der Erkenntnisse neuerer Publikationen erfolgen. Einrichtungen, in denen keine Implantation großer Gelenke vorgenommen wird, benötigen keine TAV-Belüftung.

Ausführungsmöglichkeiten einer RLT-Anlage in ambulanten OP-Abteilungen

Die meisten Räume eines AOZs können zur Versorgung mit Frischluft und zum Abtransportieren von Luftfeuchte, Wärme, Gerüchen und Schadstoffen über Fenster natürlich belüftet werden. Durch ein halb geöffnetes Fenster kann in einem Raum mittlerer Größe ein 5- bis 10-facher Luftwechsel pro Stunde erreicht werden (Meierhans et al. 2001). Bei einer natürlichen Belüftung von Behandlungs- und Eingriffsräumen über Fenster sind zwingend fugendichte, feinmaschige Fliegengitter anzubringen. Das gilt auch für alle Neben-

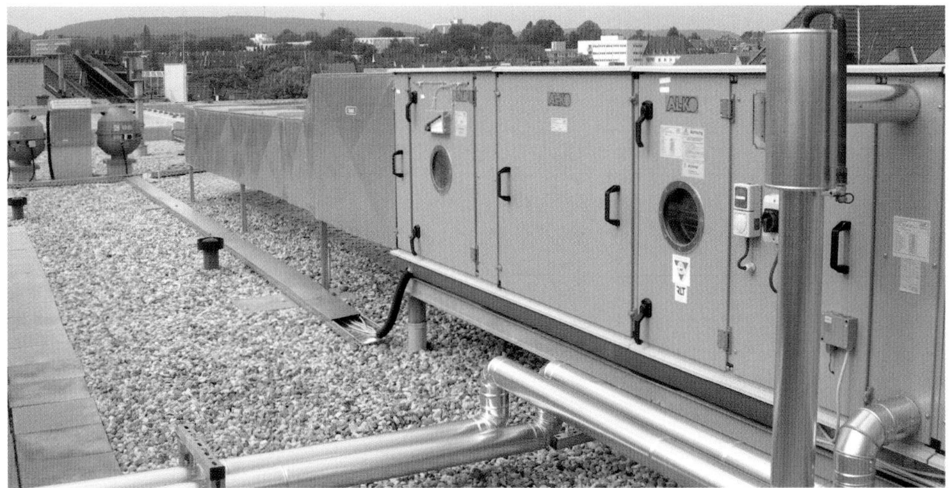

Abb. 10.6: RLT-Anlage eines Klinikums – komplexe, raumnehmende und aufwendige Technik

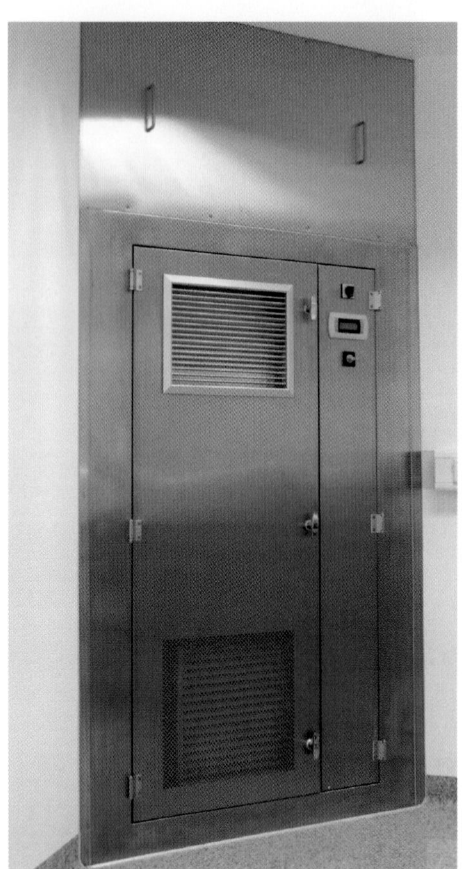

Abb. 10.7: Klimaecke

räume einer OP-Abteilung, sofern diese mit Fenster ausgestattet und belüftet werden.
Eine regelmäßige Lüftung über Fenster ist nicht oder nur sehr eingeschränkt möglich, wenn sich direkt vor den Fenstern der Behandlungs- und Eingriffsräume eine viel befahrene Verkehrsstraße, eine Baustelle, dichter Baumbestand oder Büsche in den Vegetationszeiten, ein stark frequentierter Parkplatz, Abfallcontainer, eine Tankstelle oder ein Betriebshof befinden oder wenn die Räume im Keller oder in Souterrainlage liegen.
Man kann bei der Nutzung der OP-Räume unterscheiden zwischen Operationen, die in einem OP-Saal innerhalb der OP-Abteilung durchzuführen sind, und kleinen invasiven Eingriffen und Untersuchungen, die in einem Eingriffsraum ausgeführt werden können. Eine Einteilung wurde in der gemeinsamen Empfehlung der Kommission für Krankenhaushygiene und Infektionsprävention beim Robert Koch-Institut und des Berufsverbandes der deutschen Chirurgen vorgenommen (Anhang zur Anlage zu Ziffern 5.1 und 4.3.3 RKI, 1997). Eine weitere, sehr praxisnahe Einteilung hat die Arbeitsgruppe Krankenhaushygiene des LGA Mecklenburg-Vorpommern vorgenommen (LGA M-V 2004).
Nur bei den hier in die Kategorie „Operationen" eingeteilten operativen Eingriffen ist aus infektionspräventiver Sicht der Einsatz einer RLT-Anlage mit Schwebstofffiltern überhaupt zu erwägen. Bei den Nebenräumen einer OP-Abteilung bedarf es auch aus Gründen des Infektionsschutzes nicht generell einer mechanischen Belüftung. Bei Eingriffen, die im „Eingriffsraum" (nach Definition des Anhangs zur Anlage zu Ziffern 5.1 und 4.3.3 RKI, 1997) erfolgen können, kann i.d.R. auf eine RLT-Anlage verzichtet werden.

Neben der Ausführung einer Klimaanlage in konventioneller Bauweise, die normalerweise einen eigenen Raum erforderlich macht (*Abb. 10.6*), gibt es für kleinere OP-Einrichtungen noch die Möglichkeiten eines Klimaschrankgeräts. Diese sind kompakte Klimageräte, die alle notwendigen Funktionen wie Temperierung und Filterung in einem Gerät vereinen und in unterschiedlichen Leistungsstufen angeboten werden. Sie haben die Größe eines Wandschranks, der bspw. auch in einem direkt angrenzenden Nebenraum oder als platzsparendes Eckgerät direkt in einer Ecke im OP-Saal untergebracht werden kann (*Abb. 10.7*). Diese Geräte sind nicht für die Zufuhr und Aufbereitung von großen Luftmengen entwickelt worden, können jedoch für OP-Räume kleinerer OP-Einheiten und AOZs eine geeignete und günstige Alternative darstellen.

Umluftkühlgeräte

Kleine mobile Systeme, wie man sie aus dem Privathaushalt als Kleinklimageräte kennt und in Baumärkten erwerben kann, stellen keine (vollständige) RLT-Anlage dar. Bei ihnen wird i.d.R. die Luft aus dem Raum angesaugt und lediglich gekühlt bzw. u. U. erwärmt. Es findet, wenn überhaupt, nur eine sehr ungenügende

Filterung der Luft statt. Z.T. wird das regelmäßig anfallende Kondenswasser nicht geschlossen abgeführt, sondern tropft in eine Auffangschale oder in den Raum. Es werden zwar nicht selten Schwebstofffilter eingebaut, jedoch können diese durch das Kondenswasser feucht werden und verkeimen. In diesen Fällen führen die Geräte zu einem erhöhten Keimeintrag der Raumluft und stellen dann zuweilen ein echtes Hygieneproblem dar. Weiterhin sind die Luftmengen im Allgemeinen nicht dazu geeignet, einen Raum von der Größe eines OPs nachhaltig zu klimatisieren (Weidenfeller et al. 2011). Der Einsatz solcher Geräte wird daher sehr kritisch gesehen.

Daneben werden allerdings auch Kühlgeräte angeboten, die für den Einsatz in Arztpraxen entwickelt wurden. Aus hygienischer Sicht müssen sie folgende Bedingungen erfüllen:

- Es muss sichergestellt sein, dass das durch den Kühlungsprozess entstehende Kondenswasser nicht in den Raum freigesetzt, sondern kontinuierlich und sicher über eine geschlossene Rohrleitung nach außen befördert und dort mittels einen freien Gefälles über einen Trichtersiphon abgeleitet wird, damit keine direkte Verbindung zum Abwassernetz hergestellt wird.
- Es soll (und braucht) keine Raumluftbefeuchtung erfolgen. Insbesondere darf keine sogenannte Umluftsprühbefeuchtung vorgenommen werden.
- Insgesamt muss das Gerät regelmäßig in kurzen Zeitabständen und sorgfältig gewartet werden. Durch verschmutzte oder verstaubte Luftleitungen und -auslässe (*Abb. 10.8*) kann es zu einer erhöhten Staub- und Partikelfreisetzung durch das Gerät kommen, d. h. die Qualität der abgegebenen Luft ist in diesem Falle krankenhaushygienisch schlechter als die der angesaugten Luft. Um dies sicher auszuschließen, müssen die Geräte regelmäßig gereinigt und technisch gewartet werden. Sie dürfen nur im gereinigten, technisch einwandfreien Zustand mit tadellosen Filtern (Zustand und Sitz) eingeschaltet werden. Dazu gehören sowohl die äußerliche Reinigung einschließlich der Lüftungslamellen wie auch die Wartung, Kontrolle und der Austausch der eingesetzten Filtereinheiten. Es müssen hierbei stets die Herstellerangaben befolgt werden.
- Die Einstellung des Kühleffekts sollte so gewählt werden, dass unangenehme Zugerscheinungen für das Personal und v.a. die Patienten vermieden werden.
- Generell sollen die Geräte nur dann in Betrieb genommen werden, wenn ein tatsächlicher Bedarf besteht, d. h. wenn die Temperatur über das erträgliche Maß ansteigt.

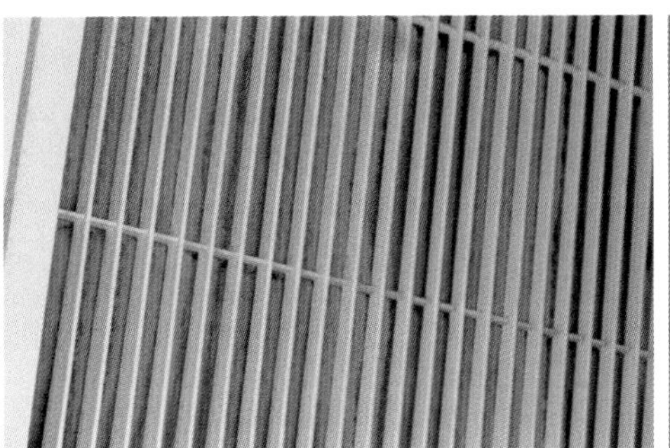

Abb. 10.8: Die Reinigung der Luftauslässe ist von zentraler Bedeutung

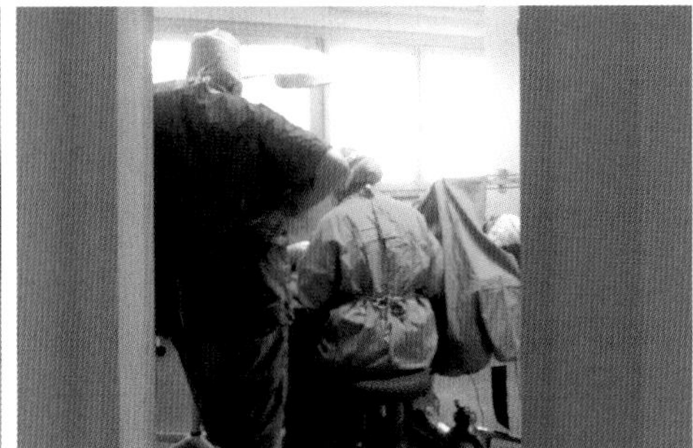

Abb. 10.9: Mangelnde Disziplin – offene OP-Tür

Zusammenfassung

Insgesamt betrachtet spielt die Raumluft bei den meisten operativen Eingriffen als eigenständiges Erregerreservoir keine wesentliche Rolle, und selbst bei orthopädischen Implantations-Operationen kann sie nicht als

Haupterregerreservoir betrachtet werden (Kramer et al. 2010), denn – wie zuvor ausgeführt – ist die körpereigene Flora des Patienten und des Operationsteams die Haupteintragsquelle für Partikel und Krankheitserreger in den OP-Saal (Kappstein 2001). Zu den entscheidenden Maßnahmen im OP gehört deswegen die Disziplin (Tabori 2005, Beldi 2009, Tabori 2010). Wie *Tab. 10.5* zeigt, steigt mit der zunehmenden Aktivität im OP auch die Anzahl der Keime. Deswegen gilt der Grundsatz, dass nur so viele Personen im OP anwesend sein sollen, wie für die Durchführung des Eingriffs notwendig sind. Außerdem sollten die Aktivitäten im OP ebenfalls auf das notwendige Maß beschränkt werden (Ayliffe 1991, KRINKO 2007). Dazu gehört auch das Verlassen und Betreten der Operationsräume während des laufenden OP-Betriebs. In einer Untersuchung konnte eine Bewegungsrate der Türen von 0,34 bis 0,7 pro Minute (durchschnittlich 0,45/Minute) ermittelt werden (Bischoff et al. 1994). Das heißt konkret, dass ca. alle zwei Minuten eine Person den OP-Raum betreten oder verlassen hat. Durch jede Türöffnung entsteht nicht nur Unruhe im OP; es werden dabei auch jedes Mal Luftpartikel und Keime aus den Vorräumen in den OP eingetragen.

Ort/Umstände		Keimzahl (KBE/m³)		
		Gesamtkeimzahl	S. aureus	C. perfrigens
Operationssaal	Sauber und leer	2,2		
	Operation mit normaler Aktivität	253	0,15	0,26
	Operation mit mittlerer und hoher Aktivität	342	0,37	0,54
	Flur außerhalb des OPs	565	1,04	1,17

Tab. 10.5: Keimzahlen in der Luft eines Operationssaals (Ayliffe 1991)

Trotz aller technischen Möglichkeiten muss abschließend auf einige im Alltag relevante Aspekte hingewiesen werden, welche angegangen werden müssen, um eine optimale Infektionsprävention im OP zu erzielen. Dazu gehören: Wahl des Materials für Abdeckung und Kleidung, Disziplin der Mitarbeitenden bezüglich Händedesinfektion, Sprechen während des Eingriffs, offene Türen (siehe *Abb. 10.9*), häufiges Betreten und Verlassen des Saals durch das Personal, gewebeschonende Operationstechnik, konzentriertes und zügiges Arbeiten (Mangram et al. 1999, KRINKO 2007, Beldi 2009).

Das Auftreten postoperativer Wundinfektionen wird durch mannigfaltige Faktoren beeinflusst, die im Vergleich zur Bedeutung der Raumluft meist einen größeren Einfluss besitzen. Daher weist auch die KRINKO darauf hin, dass für viele andere Maßnahmen zur Prävention postoperativer Wundinfektionen/Infektionen im Operationsgebiet, die in den Empfehlungen der KRINKO (KRINKO 2000, KRINKO 2007) veröffentlicht wurden, eine umfangreiche Evidenz zu ihrer Wirksamkeit existiert und fordert deren konsequente Umsetzung (Kommentar der KRINKO 4/2010).

Die Entscheidung, ob und welche Art von Klimatisierung in einem Operativen Zentrum im niedergelassenen Bereich oder in der ambulanten OP-Einheit eines Krankenhauses erforderlich ist, sollte jeweils individuell mit Beratungshilfe eines bauhygienisch erfahrenen Facharztes für Hygiene erfolgen.

Abfallentsorgung

11

Sachgerechte Abfallentsorgung spielt aus hygienischer sowie aus ökonomischer und ökologischer Sicht eine nicht unbedeutende Rolle in ambulanten OP-Zentren. Im folgenden Kapitel sollen die wichtigsten Grundsätze der Abfallentsorgung erklärt und dargestellt werden.

Das Abfallaufkommen in ambulant operierenden Praxen und OP-Zentren ist mit zunehmendem Einsatz von Einmalprodukten wie bspw. OP-Wäsche und Abdeckmaterial gewachsen. In jede Einrichtung gehören sog. Entsorgungspläne (siehe *Praktisches Vorgehen Abfallkonzept S. 254-256*). Sie schaffen einen Überblick und erleichtern so die Sortierung nach den einzelnen Wertstofffraktionen und Restmüll, v. a. auch unter dem Aspekt besonderer hygienischer Fragestellungen.
Wertstoffe sind bei sachgemäßer Entsorgung oft mit geringeren Kosten bzw. zum Teil sogar kostenfrei zu entsorgen. Die Kosten für Restmüll, Abwasser und Energieverbrauch sind zwar unvermeidlich, können jedoch bei überlegtem Handeln verringert werden. Kostensenkung und Effizienzsteigerung sind auch die aktuellen Schlagworte für jeden Betreiber eines OP-Zentrums.

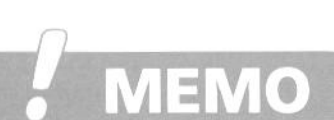

Fachkundige und überlegte Abfallentsorgung kann die Entsorgungskosten deutlich reduzieren und die Umwelt schonen.

Folgende Vorgaben sollten berücksichtigt werden:

- Erstellung von praxisspezifischen Abfallmanagement-Konzepten mit Berücksichtigung der internen Arbeitsabläufe und lokaler Gegebenheiten. Das Ziel ist die Kostensenkung durch Abfallreduktion schon beim Einkauf.
- Beachtung der abfallrechtlichen Regelungen
- Konsequente Wertstofftrennung in OP und Praxis
- Indirekte ökologische Vorteile sind:
  - Rückführung von Wertstoffen in den Wertstoffkreislauf
  - Energieeinsparung (Strom, Wasser, Abwasser)
  - Schonung der natürlichen Ressourcen, geringere Umweltbelastung

Rechtliche Grundlagen

Zum 01.02.2007 sind das Gesetz und die Verordnung zur Vereinfachung der abfallrechtlichen Überwachung in Kraft getreten. Beide Regelwerke haben zum Ziel, die Abfallbehörden sowie die betroffene Wirtschaft von Bürokratie zu entlasten und gleichzeitig die Effizienz der abfallrechtlichen Überwachung zu stärken.
Um diese Ziele zu erreichen, wurde das Vereinfachungskonzept auf drei Säulen gestützt:

- Strukturelle Anpassung an die Vorgaben des EU-Rechts
- Punktuelle Vereinfachung in Einzelbereichen
- Elektronische Abwicklung des abfallrechtlichen Nachweisverfahrens

Das Gesetz zur Förderung der Kreislaufwirtschaft und Sicherung der umweltverträglichen Beseitigung von Abfällen (Kreislaufwirtschafts- und Abfallgesetz KrW-AbfG) enthält Vorschriften über die Vermeidung, Verwertung und die Beseitigung von Abfällen. Keine Anwendung findet das Gesetz für die Einleitung von Stoffen in Abwasseranlagen.
Abfälle sind in erster Linie durch eine abfallarme Produktion und ein auf abfall- und schadstoffarme Produkte ausgerichtetes Konsumverhalten zu vermeiden. An zweiter Stelle steht die stoffliche (sekundäre Rohstoffe) oder energetische (Ersatzbrennstoffe) Verwertung. Ist eine Verwertung nicht möglich, muss der Erzeuger (Verursacher) oder Besitzer von Abfällen diese auf eine Weise beseitigen, durch die die Gesundheit von Menschen nicht beeinträchtigt, Tiere oder Pflanzen nicht gefährdet, Gewässer und Boden nicht schädlich beeinflusst und keine schädlichen Umwelteinwirkungen durch Luftverunreinigungen oder Lärm herbeigeführt werden (Behrends 2001).

Zu beachten sind für medizinische Versorgungseinrichtungen auch folgende Verordnungen, die aufgrund des KrW-AbfG erlassen worden sind:

- Verordnung über das Europäische Abfallverzeichnis – Abfallverzeichnis-Verordnung – AVV vom 10.12.2001, die die Bezeichnung der Abfälle regelt.
- Verordnung zur Vereinfachung der abfallrechtlichen Überwachung, die in Artikel 1 die Nachweisführung über die Entsorgung von Abfällen neu definiert.
- Verpackungsverordnung (VerpackV), die Hersteller und Vertreiber von Verpackungen zur kostenlosen Rücknahme verpflichtet. Für ambulant operierende Praxen kommt besonders die Entsorgung von Verpackungen über das DSD (Gelber Sack bzw. Wertstoff/-Recyclinghof) in Betracht.

Neue abfallrechtliche Begrifflichkeiten

Bisher	Neu (seit 01.02.2007)	Kurzbeschreibung
Besonders überwachungsbedürftiger Abfall	Gefährlicher Abfall	Abfälle, die in der AVV mit * gekennzeichnet sind
Überwachungsbedürftiger Abfall	Nicht gefährlicher Abfall	Abfälle, die nicht als gefährliche Abfälle eingestuft sind
Nicht überwachungsbedürftiger Abfall	Nicht gefährlicher Abfall	Abfälle, die nicht als gefährliche Abfälle eingestuft sind

Durch das Gesetz zur Vereinfachung der abfallrechtlichen Überwachung wurden insbesondere

- die Abfallwirtschaftskonzept- und -bilanzverordnung und
- die Bestimmungsverordnung überwachungsbedürftiger Abfälle zur Verwertung

aufgehoben.
Weitere staatliche Regelwerke, wie z. B. die Abfallverzeichnisverordnung, wurden inhaltlich angepasst.

Die für den Vollzug erforderlichen Konkretisierungen zu den Neuregelungen enthält die Verordnung zur Vereinfachung der abfallrechtlichen Überwachung. In Artikel 1 dieser Verordnung wird die Nachweisverordnung vollständig neu gefasst. Diese Neufassung trifft insbesondere die erforderlichen Konkretisierungen zu Form und Inhalt der Abfallregister sowie zur elektronischen Nachweis- und Registerführung.

LAGA

Die Bund-Länder-Arbeitsgemeinschaft Abfallbeseitigung (LAGA) ist ein Arbeitsgremium der Umweltministerkonferenz (UMK), das am 02.07.1963 gegründet wurde. Seine Zielsetzung ist die Sicherstellung eines möglichst ländereinheitlichen Vollzugs des Abfallrechts in der Bundesrepublik Deutschland. Zu diesem Zweck fördert die LAGA den Austausch von Informationen und Erfahrungen zwischen Bund und Ländern. Sie pflegt Kontakte mit Verbänden und Interessengruppen. Zur Fortentwicklung gesetzlicher Bestimmungen sowie zur Wahrnehmung der Länderinteressen bei der Festlegung des deutschen Standpunkts in internationalen Gremien entwickelt sie Vorschläge oder gibt Anregungen (LAGA 2002).
Zur Lösung abfallwirtschaftlicher Aufgabenstellungen erarbeitet die LAGA Merkblätter, Richtlinien und Informationsschriften. Für den Vollzug des Abfallrechts werden Musterverwaltungsvorschriften erstellt.

Das Merkblatt über die Vermeidung und Entsorgung von Abfällen aus öffentlichen und privaten Einrichtungen des Gesundheitsdienstes der Ländergemeinschaft Abfall wurde dem europäischen Abfallkatalog angepasst. Wie der Titel schon andeutet, empfiehlt die Richtlinie lediglich Maßnahmen zur ordnungsgemäßen Entsorgung. Obwohl aus dem ursprünglichen Merkblatt eine Richtlinie geworden ist, hat sich der Stellenwert dieser Hinweise zur Entsorgung nicht verändert. Nach wie vor handelt es sich dabei um Expertenempfehlungen, die auf Grundlage einschlägiger Gesetze und Verordnungen formuliert wurden. Weiterhin ist diese Richtlinie für alle Einrichtungen des Gesundheitsdienstes, also auch für Arztpraxen oder Krankenhäuser, bindend. Insofern finden sich darin auch Abschnitte, die für den praktischen Praxisbetrieb nicht relevant sind.

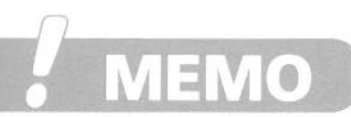

In den LAGA-Merkblättern werden die Vorgaben zur Abfallverordnung definiert.

Einteilung

Die im Sinne der Hygiene und Infektionsprävention wichtigste Abfallgruppe ist die der infektiösen Abfälle. Bei der internen Betrachtung der infektiösen Abfälle sollen die örtlichen Gegebenheiten und das Patientenklientel Berücksichtigung finden. Wichtig im Zusammenhang mit der Entsorgung dieser Abfälle ist, dass der Arbeitsschutz beachtet und gewährleistet wird, worauf in der LAGA-Richtlinie ausdrücklich hingewiesen wird. Zur Beurteilung des tatsächlichen Infektionsrisikos ist die Berücksichtigung dieser Gesichtspunkte unbedingt erforderlich. In der LAGA-Richtlinie wird darauf hingewiesen, dass Abfallerzeuger, bei denen regelhaft sog. infektiöser Abfall anfällt wie bspw. Krankenhäuser und andere Gesundheitseinrichtungen, einen Betriebsbeauftragten für Abfall zu benennen haben, und diesem die entsprechenden zeitlichen und materiellen Ressourcen für seine Arbeit zur Verfügung stellen müssen. Um die jeweils optimale Entsorgungsmethode zu wählen, sollte eine enge Zusammenarbeit mit dem für die Hygiene Zuständigen, dem Betriebsarzt und der Fachkraft für Arbeitssicherheit erfolgen. In Ambulant Operierenden Zentren und in Praxen ist jedoch kein Betriebsbeauftragter zu benennen.

Durch die Einarbeitung der Anlage „Anforderungen der Hygiene an die Abfallentsorgung" zu Ziffer 6.8 der Richtlinie der Krankenhaushygiene und Infektionsprävention finden sich jetzt auch in der LAGA-Richtlinie Hinweise auf Transport- und Lagerbedingungen.
Da über die genannten Abfälle in der Praxis hinaus noch Abfälle aus Verpackungen entstehen können, sind diese unter dem entsprechenden Abfallschlüssel sowie natürlich als gemischte Siedlungsabfälle (Abfallschlüsselnummer 20 03 01) entsprechend zu entsorgen.

Was steht in der LAGA-Richtlinie? (Scherer 2006)

In der LAGA-Richtlinie werden die Abfälle in verschiedene Gruppen eingeteilt. Die vormals übliche Abfalleinteilung in die Gruppen A bis E wurde abgelöst. Die Richtlinie orientiert sich nun an der Abfallverzeichnisverordnung, die jeder Abfallgruppe eine sechsstellige Schlüsselnummer zuweist, deren Aufbau folgendermaßen strukturiert ist: Durch die ersten beiden Ziffern wird der Herkunftsbereich benannt. Für Abfälle aus dem Gesundheitsdienst ist dies die Nummer 18, für normale Siedlungsabfälle die Nummer 20. Durch die nächsten beiden Ziffern werden nochmals sinnvolle Untergruppen gebildet. Für das Gesundheitswesen unterscheidet man dabei zwischen der Humanmedizin (Ziffer 01) und der Veterinärmedizin (Ziffer 02). Durch die letzten beiden Ziffern werden dann letztendlich die verschiedenen Abfallgruppen nummeriert. Eine Übersicht über die Abfallgruppen in Einrichtungen des Gesundheitsdienstes zeigt *Abb. 11.1*.

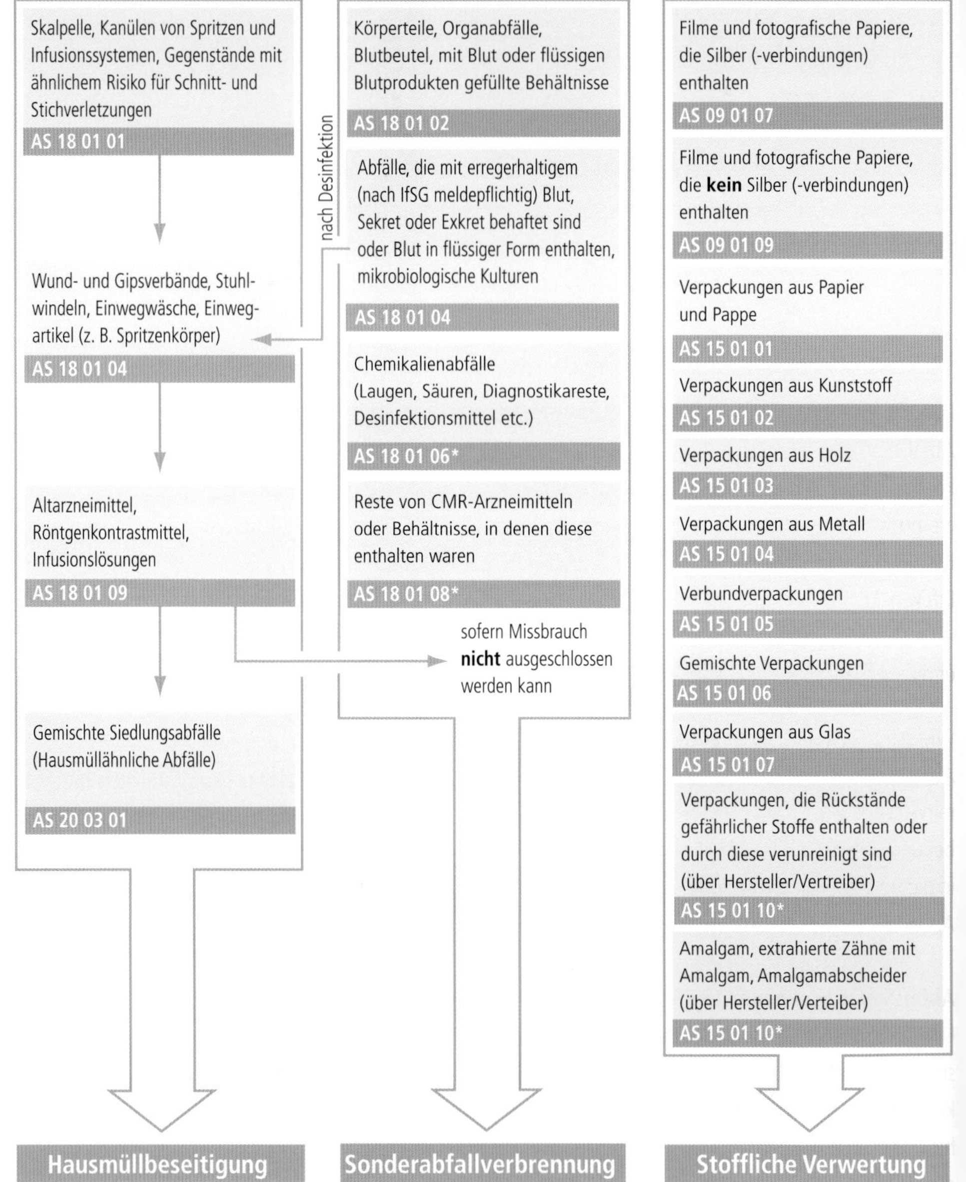

Abb.11.1: Schematische Darstellung der Abfallgruppen und Entsorgungswege gemäß LAGA-Richtlinie

Folgende Abfallarten haben in ambulant operierenden Praxen/Zentren eine Relevanz:

Abfallschlüssel Nr. 18 01 03*: Infektiöse Abfälle

Infektiöse Abfälle sind Abfälle, an deren Sammlung und Entsorgung aus infektionspräventiven Gründen besondere Anforderungen gestellt werden müssen. Dabei spielen sowohl der Arbeitsschutz als auch die Hygiene eine Rolle. Die Infektiösität von Abfällen ergibt sich aus der bekannten oder der aufgrund medizinischer Erfahrung zu erwartenden Kontamination der Abfälle mit Krankheitserregern, sofern dadurch eine Verbreitung der Krankheit zu erwarten ist. Es ist leicht nachvollziehbar, dass in ambulant operierenden Einrichtungen kaum ein echter Entsorgungsbedarf für infektiösen Abfall entsteht.

Zur Einschätzung der Infektiösität soll dabei berücksichtigt werden:

- Ansteckungspotenzial
- Überlebensfähigkeit des Erregers
- Übertragungsweg
- Ausmaß und Art der Kontamination
- Menge des kontaminierten Abfalls
- Schwere der gegebenenfalls ausgelösten Erkrankung und deren Behandelbarkeit

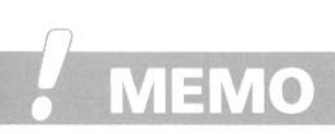

In Ambulant Operierenden Zentren entstehen in der Regel keine infektiösen Abfälle.

Potentiell infektiöse Abfälle sind besonders überwachungsbedürftige Abfälle und unterliegen neben dem Abfallrecht auch noch dem § 17 des Infektionsschutzgesetzes. Um das Infektionsrisiko konkret beurteilen zu können, sind detaillierte Kenntnisse der örtlichen Gegebenheiten und Voraussetzungen nötig. Daher sollten die notwendigen Maßnahmen bzw. die Abfälle, die als infektiös zu entsorgen sind, im Einzelfall mit einem Hygieneexperten sowie einer Fachkraft für Arbeitssicherheit festgelegt werden.
Infektiöser Abfall in einer ambulant operierenden Einrichtung kann bspw. entstehen durch Patienten mit AIDS (HIV-haltiges Blut) oder Virushepatitis (HBV-, HCV- und HDV-haltiges Blut). MRSA kontaminierte oder eitrige Verbände gehören jedoch nicht dazu.

Wie schon erwähnt, spielt auch die Menge des kontaminierten Abfalls eine Rolle; dies ist insbesondere bei Abfällen von Hepatitis- oder HIV-Patienten der Fall. In der LAGA-Richtlinie wird explizit erwähnt, dass kontaminierte trockene (nicht tropfende) Abfälle von erkrankten Patienten (AIDS, Virushepatitis) aus der Einzelfallbehandlung nicht zu den infektiösen Abfällen gerechnet werden müssen. Die tatsächlich anfallende Menge in diesen Einrichtungen wird sehr gering sein. Es ist aber sinnvoll, für den Fall des Auftretens von infektiösem Abfall Regelungen zu treffen.

Abfallschlüsselnummer 18 01 04: Medizinspezifischer Abfall, nicht infektiös

Unter der Abfallschlüsselnummer 18 01 04 sind alle Abfälle zusammengefasst, die erkennbar aus dem Gesundheitswesen stammen und nicht als infektiöse Abfälle gelten, selbst wenn sie mit bspw. Blut oder Stuhl kontaminiert sind. Bei ihrer Entsorgung werden keine besonderen Anforderungen benötigt. Es handelt sich hier um Abfälle wie Wundverbände, Einwegwäsche, Stuhlwindeln, Einwegartikel aus der Krankenversorgung, die ggf. mit Blut, Sekreten oder Exkreten behaftetet sind. Diese Abfälle werden direkt am Ort des Abfallaufkommens in reißfesten, feuchtigkeitsbeständigen und dichten Behältnissen gesammelt, ohne Um-

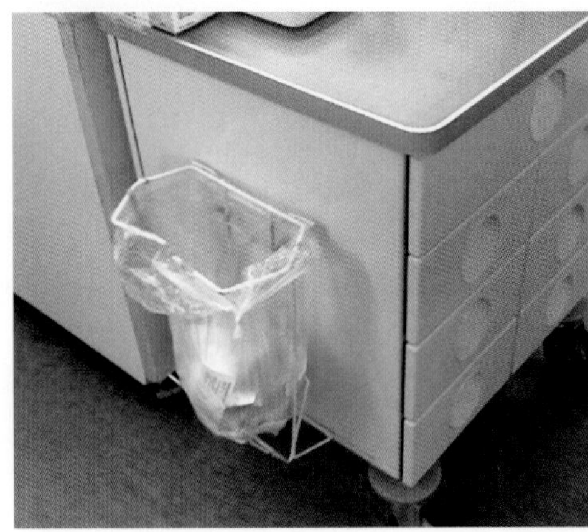

Abb. 11.2: Ungeeigneter Abfallbehälter ohne Deckel

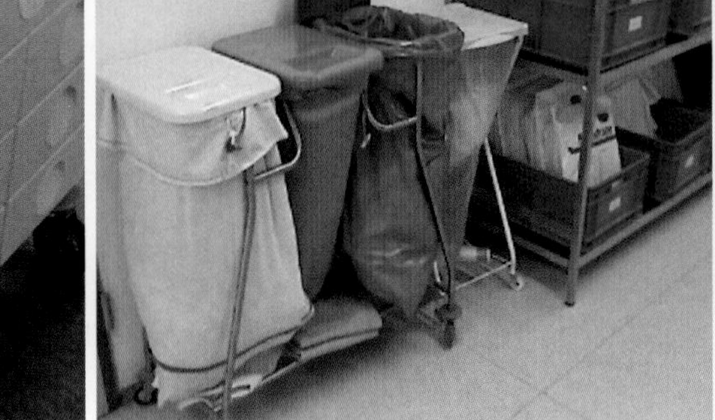

Abb. 11.3: Abfalllagerung neben sterilen Materialien

füllen oder Sortieren der Entsorgung zugeführt. Selbstverständlich gilt auch hier, dass ein Zugriff von Unbefugten ausgeschlossen sein muss. Bei Feuchtabfällen (z. B. Körperflüssigkeiten) muss sichergestellt werden, dass diese nicht aus dem Abfallbehältnis austreten können.

Diese Abfälle sollten getrennt von den gemischten Siedlungsabfällen entsorgt werden. Auf jeden Fall soll jegliche außerbetriebliche Vorbehandlung wie z. B. Sortieren, Sieben, Zerkleinern etc. unterbleiben.

Verpackungsmaterialien und Behältnisse müssen so weit entleert sein, dass sie nicht mehr gesondert entsorgt werden müssen. Zu diesen Abfällen gehören z. B. chemische Reagenzien aus diagnostischen Apparaten, Atemkalk, Reinigungsmittel oder Desinfektionsmittel.

Abfallschlüsselnummer 18 01 09: Altarzneimittel

In medizinischen Versorgungseinrichtungen können Abfälle aus weniger gefährlichen oder ungefährlichen Arzneimitteln, z. B. unverbrauchten Infusionslösungen, Tabletten oder Kapseln mit überschrittenem Verbrauchsdatum, entstehen. Sofern ein missbräuchlicher Zugriff durch Dritte ausgeschlossen werden kann, ist eine gemeinsame Entsorgung dieser Abfälle mit der Abfallschlüsselnummer 18 01 04 oder 20 03 01 möglich (Scherrer 2000).

Abfallschlüsselnummer 20 03 01: Gemischter Siedlungsabfall

Neben den oben geschilderten, für den Betrieb einer Einrichtung des Gesundheitsdienstes typischen Abfällen entstehen in medizinischen Versorgungseinrichtungen auch noch ganz normale Siedlungsabfälle, wie sie jeder Privathaushalt verursacht. Diese Siedlungsabfälle werden unter der Abfallschlüsselnummer 20 03 01 zusammengefasst und können auch zusammen mit der kommunalen Abfallentsorgung entsorgt werden.

Verpackungsabfälle

Zusätzlich zu den gemischten Siedlungsabfällen fallen in medizinischen Versorgungseinrichtungen wie im Privathaushalt Verpackungsabfälle an, die als Wertstoffe getrennt gesammelt und einer Verwertung zugeführt werden können. Auch hier gelten die Regelungen, wie sie für den Privathaushalt üblich sind. Allgemein wird dabei unterschieden zwischen Papier, Pappe, Weißglas, Grünglas, Braunglas und der Leichtverpackungsfraktion.

In der Regel können medizinische Versorgungseinrichtungen ihre Verpackungsabfälle mit dem üblichen kommunalen System entsorgen, wenn haushaltsübliche Mengen nicht überschritten werden.

Scharfe Abfälle (sog. Sharps)

Ein arbeitsmedizinisches und hygienisches Risiko besteht bei der Entsorgung von scharfen Gegenständen (Kanüle, Skalpell, Stilett, u. Ä.). Hier sind besondere Anforderungen zu beachten. Nur wenn eine Verletzungsgefahr sicher ausgeschlossen werden kann, sind keine besonderen Anforderungen an die Entsorgung dieser Abfälle zu stellen. In den Richtlinien ist zudem eindeutig festgelegt, dass eine Verdichtung nur zulässig ist, wenn die Anforderungen des Arbeitsschutzes bis zur endgültigen Beseitigung beachtet und eingehalten werden. Daher ist sicherzustellen, dass scharfe Abfälle in durchstichsicheren, ordnungsgemäß gefüllten und verschlossenen Kanülenentsorgungsbehältern gelagert werden, um mit einem üblichen Presscontainer entsorgt zu werden. Die Abwurfbehälter dürfen nur bis zur Markierung (ca. zwei Drittel der Behälterkapazität) befüllt werden. Seit Frühjahr 2008 sieht zudem die TRBA 250 die Verwendung von sog. Sicherheitskanülen vor, um Schnitt- und Stichverletzungen bereits auf der technischen Ebene zu verhindern (Scherrer 2002).

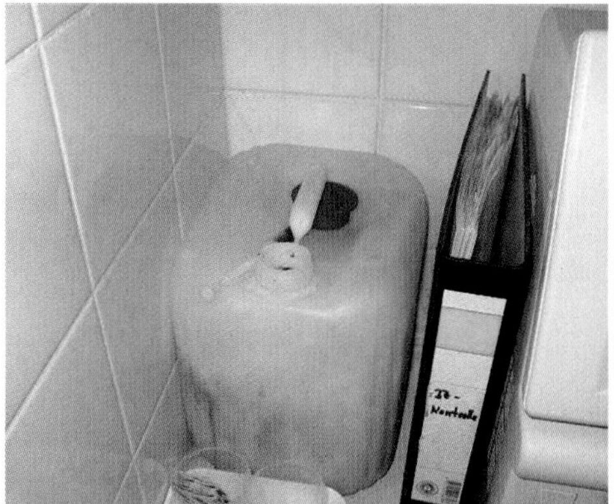

Abb. 11.4: Unsachgemäße Entsorgung auf Sharpbehälter

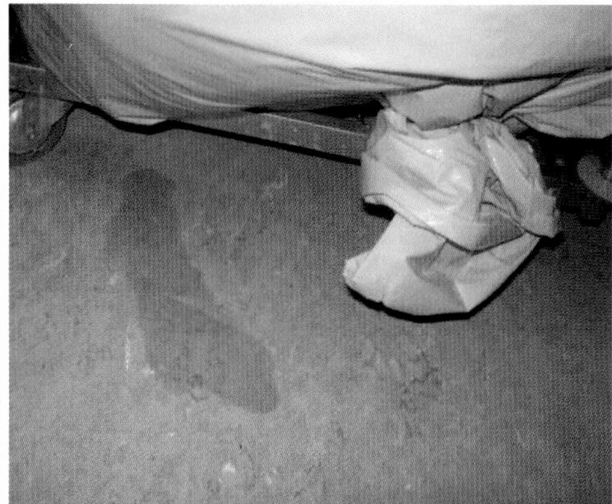

Abb. 11.5: Undichter Müllsack im OP

Praktisches Vorgehen Abfallkonzept:

- Erfassung der Abfallstrukturen (Abfallströme, Logistik-Systeme)
- Prüfung der Wirtschaftlichkeit des bestehenden Abfallmanagements anhand von Kennzahlen
- Erarbeitung von Lösungsansätzen in Zusammenarbeit und Abstimmung mit den Verantwortlichen
- Vorbesprechung der Lösungsansätze mit Entsorgern
- Erfassung der Kosten eines Jahres
- Angebotseinholung, Auswertung, Nachverhandlung
- Begleitung bei der Umsetzung

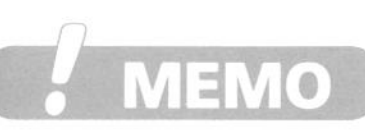

Wer bisher mit der (einfachen) Abfallgruppierung A bis E gut zurecht gekommen ist und dies in seiner Nomenklatur beibehalten möchte, muss zumindest für externe Angelegenheiten, insbesondere gegenüber Behörden und Entsorgern, allerdings die Abfallschlüssel gemäß AVV verwenden.

Praktisches Vorgehen Abfallkonzept

Die mit einem Sternchen (*) versehenen Abfallarten sind besonders überwachungsbedürftig im Sinne des § 41 Abs. 1 Satz 1 und Abs. 3 Nr. 1 des Kreislaufwirtschafts- und Abfallgesetzes).

AVV Abfallschlüssel AS 10 01 01	AVV-Bezeichnung spitze oder scharfe Gegenstände		Abfalleinstufung überwachungsbedürftig bei Beseitigung
Abfalldefinition: Spitze und scharfe Gegenstände, auch als „Sharps" bezeichnet			**EAKV 1996:** 18 01 01 **LAGA-Gruppe:** B
Punktionsart	**Bestandteile**	**Sammlung - Lagerung**	**Entsorgung**
Gesamter Bereich der Patientenversorgung	Skalpelle, Kanülen von Spritzen und Infusionssystemen, Gegenstände mit ähnlichem Risiko für Schnitt- und Stichverletzungen	Erfassung am Abfallort in stich- und bruchfesten Einwegbehältnissen, kein Umfüllen, Sortieren oder Vorbehandeln	Keine Sortierung!! Ggf. Entsorgung gemeinsam mit Abfällen des AS 18 01 04

Hinweise: Eine sichere Desinfektion der Kanülen-Hohlräume ist schwierig.
Analoge Anwendung auch auf AS 18 02 01.

AVV Abfallschlüssel AS 10 01 02	AVV-Bezeichnung Körperteile und Organe einschließlich Blutbeutel und Blutkonserven		Abfalleinstufung überwachungsbedürftig bei Beseitigung
Abfalldefinition: Körperteile, Organabfälle, gefüllte Behältnisse mit Blut und Blutprodukten			**EAKV 1996:** 18 01 02 **LAGA-Gruppe:** E
Anfallstellen	**Bestandteile**	**Sammlung - Lagerung**	**Entsorgung**
z.B. Operationsräume, ambulante Einrichtungen mit entsprechenden Tätigkeiten	Körperteile, Organabfälle, Blutbeutel, mit Blut oder flüssigen Blutprodukten gefüllte Behältnisse	gesonderte Erfassung am Anfallort, keine Vermischung mit Siedlungsabfällen, kein Umfüllen, Sortieren oder Vorbehandeln, Sammlung in sorgfältig verschlossenen Einwegbehältnissen (zur Verbrennung geeignet) Zur Vermeidung von Gasbildung begrenzte Lagerung	Gesonderte Beseitigung in zugelassener Verbrennungsanlage, z.B. Sonderabfallverbrennung (SAV) Einzelne Blutbeutel: Entleerung in die Kanalisation möglich (unter Beachtung hygienischer und infektionspräventiver Gesichtspunkte). Kommunale Abwassersatzung beachten

Hinweise: Diese Einstufung gilt **nur für Abfälle**, die nicht unter AS 18 01 03* einzustufen sind.
Extrahierte Zähne sind keine Körperteile i. S. dieses Abfallschlüssels.

AVV Abfallschlüssel AS 10 01 03*	AVV-Bezeichnung andere Abfälle, an deren Sammlung und Entsorgung aus infektionspräventiver Sicht besondere Anforderungen gestellt werden	Abfalleinstufung besonders überwachungsbedürftiger Abfall (büA) **s.o.**

Abfalldefinition: Abfälle, die mit meldepflichtigen Erregern behaftet sind, wenn dadurch eine Verbreitung der Krankheit zu befürchten ist.

EAKV 1996: 18 01 03*
LAGA-Gruppe: C

Anfallstellen	Bestandteile	Sammlung - Lagerung	Entsorgung
z. B. Operationsräume, Isoliereinheiten von Krankenhäusern, mikrobiologische Laboratorien, klinisch-chemische und infektionsserologische Laboratorien, Dialysestationen und -zentren bei Behandlung bekannter Hepatitis-virusträger, Abteilungen für Pathologie.	Abfälle, die mit erregerhaltigem Blut, Sekret oder Exkret behaftet sind oder Blut in flüssiger Form enthalten. z. B. mit Blut oder Sekret gefüllte Gefäße, blut- oder sekretgetränkter Abfall aus Operationen, gebrauchte Dialysesysteme aus Behandlung bekannter Virusträger. Mikrobiologische Kulturen aus z. B. Instituten für Hygiene, Mikrobiologie und Virologie, Labormedizin, Arztpraxen mit entsprechender Tätigkeit.	Am Ort des Abfallaufkommens verpacken in reißfeste, feuchtigkeitsbeständige und dichte Behältnisse. Sammlung in sorgfältig verschlossenen Einwegbehältnissen (zur Verbrennung geeignet, Bauartzulassung). Kein Umfüllen oder Sortieren. Zur Vermeidung von Gasbildung begrenzte Lagerung.	Keine Verwertung !! Keine Verdichtung oder Zerkleinerung. Entsorgung als besonders überwachungsbedürftiger Abfall mit Entsorgungsnachweis: Beseitigung in zugelassener Abfallverbrennungsanlage, z.B. Sonderabfallverbrennung (SAV). Oder: Desinfektion mit vom RKI zugelassenen Verfahren, dann Entsorgung wie AS 18 01 04. Achtung: Einschränkung bei bestimmten Erregern (CJK, TSE).

Hinweise: auch spitze und scharfe Gegenstände, Körperteile und Organabfälle von Patienten mit entsprechenden Krankheiten. Analoge Anwendung auch auf AS 18 02 02*.

AVV Abfallschlüssel AS 10 01 04	AVV-Bezeichnung andere Abfälle, an deren Sammlung und Entsorgung aus infektionspräventiver Sicht keine besondere Anforderungen gestellt werden (z. B. Wäsche, Gipsverbände, Einwegkleidung)	Abfalleinstufung überwachungsbedürftig bei Beseitigung

Abfalldefinition: mit Blut, Sekreten bzw. Exkreten behaftete Abfälle wie Wundverbände, Gipsverbände, Einwegwäsche, Stuhlwindeln, Einwegartikel etc.

EAKV 1996: 18 01 04
LAGA-Gruppe: B

Anfallstellen	Bestandteile	Sammlung - Lagerung	Entsorgung
Gesamter Bereich der Patientenversorgung	Wund- und Gipsverbände, Stuhlwindeln, Einwegwäsche, Einwegartikel (z. B. Spritzenkörper), etc. Gering mit Zytostatika kontaminierte Abfälle, wie Tupfer, Ärmelstulpen, Handschuhe, Atemschutzmasken, Einmalkittel, Plastik-/ Papiermaterial, Aufwischtücher, leere Zytostatikabehältnisse nach bestimmungsgemäßer Anwendung (Ampullen, Spritzenkörper ohne Kanülen etc.), Luftfilter und sonstiges gering kontaminiertes Material von Sicherheitswerkbänken. **Nicht:** getrennt erfasste, nicht kontaminierte Fraktionen von Papier, Glas, Kunststoffen (diese werden unter eigenen Abfallschlüsseln gesammelt).	Sammlung in reißfesten, feuchtigkeitsbeständigen und dichten Behältnissen. Transport nur in sorgfältig verschlossenen Behältnissen (ggf. in Kombination mit Rücklaufbehältern). Kein Umfüllen (auch nicht im zentralen Lager), Sortieren oder Vorbehandeln (ausgenommen Aufgabe in Presscontainer).	Verbrennung in zugelassener Abfallverbrennungsanlage (HMV) oder Deponierung, solange noch zulässig. Behältnisse mit größeren Mengen Körperflüssigkeiten können unter Beachtung von hygienischen und infektionspräventiven Gesichtspunkten in die Kanalisation entleert werden (kommunale Abwassersatzung beachten). Alternativ ist durch geeignete Maßnahmen sicherzustellen, dass keine flüssigen Inhaltsstoffe austreten.

Hinweise: Diese Einstufung gilt nur für Abfälle, die nicht AS 18 01 03* zuzuordnen sind.
Analoge Anwendung auch auf AS 18 02 03.
Dieser Abfall stellt ein Gemisch aus einer Vielzahl von Abfällen dar, dem auch andere, nicht besonders überwachungsbedürftige Abfälle zugegeben werden können, für die aufgrund der geringen Menge eine eigenständige Entsorgung wirtschaftlich nicht zumutbar ist.
Werden Abfälle dieses AS im Rahmen der Siedlungsabfallentsorgung durch den öffentlich-rechtlichen Entsorgungsträger eingesammelt und beseitigt, ist eine gesonderte Deklaration nicht notwendig.

AS 18 02 01

Spitze oder scharfe Gegenstände mit Ausnahme derjenigen, die unter 18 02 02' fallen
Entsorgung wie AS 18 01 01

AS 18 02 02*

Abfälle, an deren Sammlung und Entsorgung aus infektionspräventiver Sicht besondere Anforderungen gestellt werden. Hierunter fallen Versuchstiere und sonstige Abfälle aus der humanmedizinischen Forschung und Diagnostik sowie aus veterinärmedizinischen Praxen und Kliniken.

Qualitätsmanagement in der ambulant operierenden Praxis

12

Das folgende Kapitel gibt einen Überblick über die rechtlichen Hintergründe der verbindlichen QM-Einführung. Zusätzlich werden die wesentlichen Inhalte des Qualitätsmanagements sowie die wichtigsten praxisrelevanten Systeme vorgestellt.

Seit 01.01.2006 schreibt das Sozialgesetzbuch V vor, dass Vertragsärzte Qualitätsmanagement (QM) betreiben müssen. Das heißt, seit diesem Zeitpunkt ist die Einführung eines Qualitätsmanagementsystems praktisch Pflicht. Am 18.10.2005 hatte der gemeinsame Bundesausschuss (G-BA) vorbehaltlich der Prüfung durch das Bundesministerium für Gesundheit und Soziale Sicherung (BMGS) die „Qualitätsmanagement-Richtlinie vertragsärztliche Versorgung" beschlossen. Die Richtlinie sah vor, dass ein einrichtungsinternes Qualitätsmanagement in vier Phasen einzuführen ist.

Seit Inkrafttreten der Richtlinie wird die Umsetzung des einrichtungsinternen Qualitätsmanagements jährlich bei Stichproben von mindestens 2,5 % der niedergelassenen Ärzte durch die Kassenärztliche Vereinigung überprüft. Der Rücklauf der Befragung lag bereits 2010 bei 94 %, sodass eine Vollzähligkeit zeitnah zu erwarten ist.

Qualitätsmanagementsysteme

Es stehen verschiedene akkreditierte Qualitätsmanagementsysteme zur Verfügung, eine Festlegung auf ein System ist noch nicht erfolgt. Eine Zertifizierung ist nicht zwingend vorgeschrieben, wird aber von über 80 % der Arztpraxen angestrebt.

Das QM-System leitet und lenkt die Arztpraxis hinsichtlich der Qualität. Im Vordergrund stehen hierbei die Sicherstellung der Produkt-/Dienstleistungsqualität und die Verbesserung der Kundenzufriedenheit. Dabei werden alle Prozesse berücksichtigt, die sich auf die Qualität des Produkts und der Dienstleistung auswirken. Unter Leiten und Lenken versteht man die Planung, Durchführung, Überwachung und Verbesserung von Prozessen in der Arztpraxis – von der Patientenannahme bis zur Rechnungsstellung.

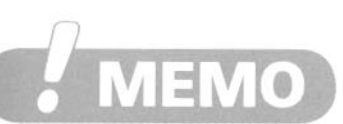

Seit Januar 2006 sind alle Vertragsarztpraxen verpflichtet, ein einrichtungsinternes Qualitätsmanagementsystem vorzuweisen. Der Rücklauf der jährlichen Stichprobenbefragung lag bereits 2010 bei 94 %, sodass eine Vollzähligkeit zeitnah zu erwarten ist. Konkrete Sanktionen bei Nichteinführung der QM-Systeme sind noch nicht vorgesehen.

Grundlagen des Qualitätsmanagements

Ein QM-System besteht aus folgenden Komponenten:

- Qualitätspolitik
- Qualitätsziele
- Qualitätsplanung
- Qualitätslenkung
- Qualitätssicherung
- Qualitätsverbesserung (KVP)

In der **Qualitätspolitik** sind Werte und Leitlinien festgelegt, die die Organisation gegenüber dem Kunden und sich selbst vertritt. Sie gibt die Ausrichtung des QM-Systems vor und sollte allen Mitarbeitern bekannt sein und von allen verstanden werden. Auf Aktualität und Angemessenheit der Qualitätspolitik sollte größter Wert gelegt werden.

Beispiel für Qualitätspolitik einer Arztpraxis:

Allgemein
Ihre Gesundheit steht bei uns an oberster Stelle. Qualität und Qualitätssicherung haben Tradition in unserer Arztpraxis. Ziel ist es, eine ordnungsgemäße medizinische Versorgung unserer Patienten sicherzustellen. Darüber hinaus ist eine zeitnahe und optimale Versorgung der Patienten unser Hauptanliegen.

Mitarbeiter
Die Qualifikation unserer Mitarbeiter ist eine wesentliche Voraussetzung zur Erreichung und Nachhaltigkeit unseres hohen Qualitätsstandards. Regelmäßige Weiterbildung ist ein Garant unseres Erfolgs.

Aus der Qualitätspolitik und der strategischen Planung werden die Qualitätsziele abgeleitet. Sinn und Zweck eines Managementsystems ist es, die Unternehmensziele, zu denen auch die Qualitätsziele gezählt werden, zu erreichen. Sie dienen dazu, die Leistungen in der Organisation zu verbessern, und sollten eindeutig und realistisch sein. Um die Qualitätsziele zu erreichen, müssen Aufbau und Abläufe in der Arztpraxis entsprechend ausgerichtet und organisiert werden.

Neben qualitativen gibt es auch quantitative Ziele:

- Erhöhung der Mitarbeitermotivation (qualitativ)
- Erhöhung der Patientenzufriedenheit (qualitativ)
- Ausfall der medizinisch-technischen Geräte vermeiden (quantitativ)
- Reklamationsquote nicht höher als 5% im Jahr, bezogen auf den Patientendurchsatz (quantitativ)
- Einführung neuer diagnostischer Methoden (quantitativ)

Die **Qualitätsplanung** ist jener Teil des Qualitätsmanagements, der auf die Festlegung der Qualitätsziele und der notwendigen Ausführungsprozesse sowie der zugehörigen Ressourcen zur Erfüllung der Qualitätsziele gerichtet ist (ISO 9001).
Bei der Planung geht es vorwiegend um neue Verfahren, die in den Ablauf der Arztpraxis integriert werden sollen. Hierfür werden die erforderlichen Prozesse und Ressourcen ermittelt, geplant und festgelegt.

Die Planung berücksichtigt u. a.

- die benötigten Fertigkeiten und Kenntnisse,
- die benötigten Ressourcen, z. B. Finanzen und Infrastruktur,
- den Bedarf an Verbesserung einschließlich Methoden und Hilfsmitteln sowie
- den Bedarf an Dokumentation einschließlich Aufzeichnungen.

Plant die Arztpraxis beispielsweise die Einführung eines neuen medizintechnischen Verfahrens, so werden die zukünftigen Prozesse dementsprechend ausgerichtet, die Schnittstellen zu den bestehenden Prozessen organisiert, das Personal qualifiziert und die Räumlichkeiten entsprechend um- oder ausgestaltet.
Neben der Ressourcenplanung (Mitarbeiter, Gerätschaften etc.) ist die Prüfplanung ein wichtiger Bestandteil

der Qualitätsplanung. Prüfungen sind in allen Phasen der Produkt-/Dienstleistungsrealisierung notwendig. Entscheidend hierbei ist die Auswahl der zu prüfenden Merkmale und der anzuwendenden Prüfmittel.

Beim Qualitätsmanagement unterscheidet man zusätzlich zwischen drei verschiedenen Qualitätsbegriffen:

- Strukturqualität betrifft z. B. Infrastrukturen, Ressourcen, Personal etc.
- Prozessqualität bezieht sich auf die Arbeitsabläufe, die sich in die sogenannten Kernprozesse wie Diagnose und Therapie sowie in Nebenprozesse (Bestellwesen, Apotheke etc.) und Unterstützungsprozesse, z. B. Verwaltung und EDV, unterteilen
- Ergebnisqualität (Patientenzufriedenheit, Rate nosokomialer Infektionen)

Die **Qualitätslenkung** ist jener Teil des Qualitätsmanagements, der auf die Erfüllung von Qualitätsanforderungen gerichtet ist (ISO 9000).
An die in einer Arztpraxis ablaufenden Prozesse werden unterschiedliche Anforderungen gestellt. Die Qualitätslenkung plant und überwacht die Verwirklichung dieser Anforderungen. Abläufe, Arbeits- und Prüfschritte werden festgelegt: Wer macht was, wie, mit wem und womit. Ziel ist es, die Vorgaben und die Anforderungen zu erfüllen.

Hierzu werden

- die Anforderungen an das Produkt bzw. die Dienstleistung ermittelt,
- die notwendigen Tätigkeiten und Prüfschritte festgelegt,
- die Schnittstellen zu vor- und nachgelagerten Prozessen organisiert,
- die Verantwortlichkeiten für Tätigkeiten, Prüfungen und Messungen festgelegt und
- die entsprechende Dokumentation (Anweisungen, Formulare, Checklisten) erstellt.

Da die Dokumentation einen wesentlichen Baustein der Qualitätsmanagementsysteme darstellt, ist darauf natürlich besonderer Wert zu legen. Eine Reihe von Anweisungen bzw. schriftlichen Unterlagen sind vorzuhalten. Dazu gehören vor allem:

- Hygienepläne mit Arbeitsanweisungen
- Reinigungs- und Desinfektionspläne
- Gefahrstoffmerkblätter
- Transfusionshandbuch
- Gerätebücher/Wartungslisten
- Produkt- und/oder patientenbezogene Chargendokumentationen

Dabei ist zu beachten, dass die meisten Unterlagen in der Praxis bereits vorhanden sind.
Die Dokumentation im Qualitätsmanagement bedeutet die Festlegung von Strukturen, Abläufen und Beschreibung der bestehenden Organisation. Der Nachweis der Einhaltung dieser Abläufe erfolgt durch Aufzeichnungen. Beispiele hierfür sind ausgefüllte Checklisten, die Durchführung von mikrobiologischen Überprüfungen des Sterilisationsergebnisses oder die Protokollierung der Ergebnisse von Hygienebegehungen oder internen Audits.

Qualitätssicherung bedeutet:

- Alle Maßnahmen, die Vertrauen schaffen, dass das Produkt oder die Dienstleistung die Qualitätsanforderungen erfüllt (z. B. Durchführung von Prüfungen, Qualifizierung von Mitarbeitern, Instandhaltung der Räumlichkeiten und Gerätschaften).
- Beherrschte Prozesse: Die Qualität muss jederzeit reproduzierbar und darf kein Zufallsergebnis sein (z. B. Prozess- und Maschinenfähigkeiten, Einhaltung der Abläufe).
- Steuerung über Qualitätskennzahlen (z. B. Rate nosokomialer Infektionen).
- Beherrschung des Umgangs mit und der Auswirkungen von Fehlern, die in der Arztpraxis oder außerhalb auftauchen (Fehlerbehebung und -beseitigung).
- Anwendung von Qualitätstechniken (z. B. Statistik).

Der kontinuierliche Verbesserungsprozess (KVP) ist die Grundlage aller Qualitätsmanagementsysteme. Der sogenannte Demming-Zyklus (Abb. 12.1) fasst diesen Prozess unter den Begriffen „Plan-Do-Check-Act" zusammen. Dies heißt nichts anderes als Planen, Ausführen, Überprüfen und Verbessern der Abläufe innerhalb der Praxis, einhergehend mit einer stetigen Aktualisierung der entsprechenden Dokumentation. Der Begriff der „Dokumentation" im Qualitätsmanagement unterscheidet sich dabei wesentlich von der im ärztlichen und pflegerischen Alltag gebräuchlichen Definition.

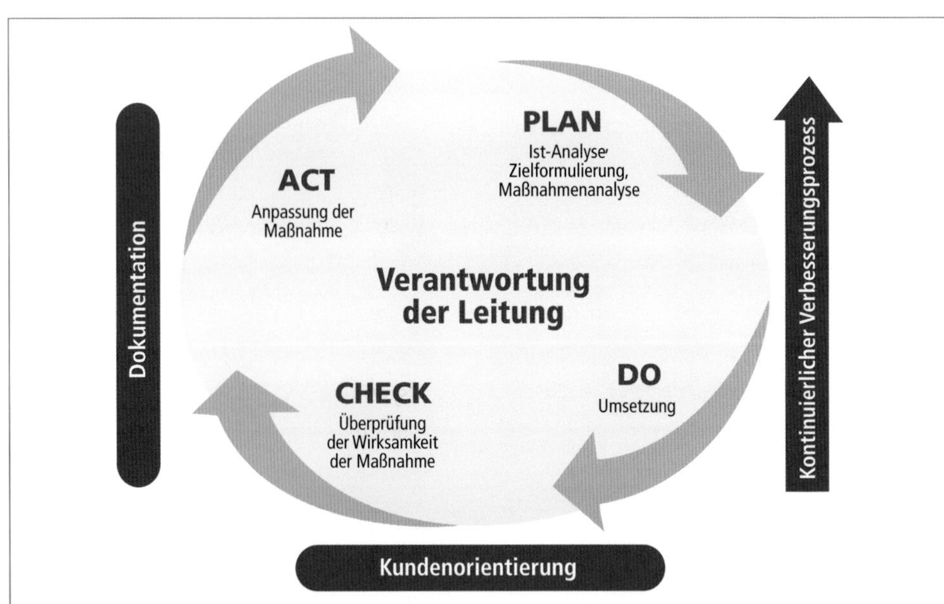
Dokumentation
PLAN
Ist-Analyse
Zielformulierung,
Maßnahmenanalyse
ACT
Anpassung der
Maßnahme
Verantwortung
der Leitung
DO
Umsetzung
CHECK
Überprüfung
der Wirksamkeit
der Maßnahme
Kontinuierlicher Verbesserungsprozess
Kundenorientierung

Abb. 12.1: PDCA-Zyklus

Unabhängig von dem ausgewählten QM-System einer Praxis gleichen sich die Inhalte, welche im System bearbeitet (bzw. verbessert) werden sollten. Wesentliche Inhalte eines Praxis-QM-Systems sind:

- Patientenversorgung
- Mitarbeiterorientierung
- Praxismanagement
- Informationswesen

- Kooperation und Management von weiteren Schnittstellen (z. B. Zusammenarbeit mit der Anästhesie)
- Integration bestehender Qualitätssicherungsmaßnahmen (z. B. Infektionserfassung)

Innerhalb der verschiedenen Qualitätsmanagementsysteme gibt es eine Reihe von QM-Werkzeugen, welche sich in allen Modellen gleichen (Badura B, Strodtholz S 1999). Diese Werkzeuge dienen dazu, das Qualitätsmanagementsystem schlank und praxisnah umzusetzen.
Folgende Werkzeuge kommen zur Anwendung:

- Festlegung konkreter Ziele
- Überprüfung, ob und in welchem Maß die Ziele schon erreicht sind
- Prozessanalyse und -beschreibung
- Qualitätszirkel
- Befragungen (z. B. Patienten)
- Beschwerdemanagement
- Organigramme, Checklisten
- Fehlermanagement
- Notfallmanagement
- Erstellung und Lenkung von Dokumenten und Aufzeichnungen
- Evaluierung des Managementsystems und der getroffenen Maßnahmen (Kennzahlen)
- Dokumentation

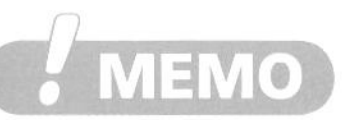

Grundlage aller Qualitätsmanagementsysteme sind der kontinuierliche Verbesserungsprozess und die systematische Analyse, Bewertung und Bearbeitung von Fehlern und Fehlermöglichkeiten. Alle im medizinischen Bereich verwendeten Modelle beziehen sich auf die DIN EN ISO 9001:2008 und/oder auf das EFQM-Modell.

Mittlerweile existiert eine Vielzahl von Qualitätsmanagementsystemen für den ärztlichen Tätigkeitsbereich. Da zurzeit keines der Systeme für den Praxisbereich vorgeschrieben ist, sollen im Folgenden die gängigsten Modelle vorgestellt werden.

DIN EN ISO 9001:2008

DIN EN ISO 9001:2008 ist eine prozessorientierte und weltweit gültige Norm. Sie stammt ursprünglich aus der Industrie. Die Anforderungen sind jedoch im Laufe der Zeit für den medizinischen Bereich angepasst worden, sodass die ISO 9001:2008 praktisch als eine Art „Stammvater" für die meisten Qualitätsmanagementsysteme angesehen werden kann. Die Umsetzung im Praxisbereich stellt die Anwender vor etwas höhere Anforderungen, führt allerdings bei konsequenter Umsetzung zu einem international vergleichbaren System. Einen Vorteil der Norm stellt die Zertifizierbarkeit dar. Auch kann man sagen, dass alle anderen auch von den einzelnen KVen entwickelten Systeme auf den Inhalten der Norm aufbauen.
Bei dem Zertifizierungsverfahren nach DIN EN ISO 9001:2008 handelt es sich um eine Bewertung, bei der ein sogenannter Auditor die Übereinstimmung mit den Vorgaben der Norm feststellt. Ist alles normenkonform, so wird von einer akkreditierten Zertifizierungsstelle ein Zertifikat erteilt. Das Zertifikat ist drei Jahre gültig, wobei jährliche Überwachungsaudits stattfinden (Deutsches Institut für Normung 2008).

EFQM-Excellence-Modell

Das sogenannte EFQM-Modell ist ebenfalls neben der DIN EN ISO eines der Fundamente des Qualitätsmanagements. EFQM bedeutet „European Foundation of Quality Management". Das Modell beruht auf dem Prinzip der Selbstbewertung und gliedert sich in zwei Arten von Kriterien:

a. Befähigerkriterien, die hinterfragen, wie Qualität erreicht wird
b. Ergebniskriterien, die prüfen, welche Qualität tatsächlich erreicht wurde

Vorteile des EFQM-Modells bestehen in einer hohen Akzeptanz, guten Erfahrungen mit dem System im Gesundheitswesen und der internationalen Vergleichbarkeit des Systems. Ebenso ist es i.d.R. relativ kostengünstig.

Auch ist positiv hervorzuheben, dass der Fokus auf der sogenannten Ergebnisqualität liegt. Negativ hervorzuheben ist, dass es im Gegensatz zur DIN EN ISO 9001:2008 unzureichend standardisiert ist und kein Zertifizierungsverfahren existiert.

QEP-Modell

Das QEP-Modell (Qualität und Entwicklung in Praxen) der Kassenärztlichen Bundesvereinigung ist extra für den Praxisbereich entwickelt worden. Das QEP-Modell besitzt Bestandteile aller bekannten QM-Systeme (wie ISO, EFQM). Es verfügt über fünf Kapitel, in denen alle wesentlichen Bestandteile des Praxismanagements zusammengeführt sind (u.a. Patientenversorgung, Patientenrechte und Patientensicherheit, Mitarbeiter und Fortbildung, Führung und Organisation).

Das QEP-Modell läuft in mehreren Phasen ab. In der ersten Stufe wird das Praxispersonal geschult; es erfolgt eine checklistengestützte Ist-Erhebung der QM-Ziele durch die Praxismitarbeiter. Die zweite Stufe befasst sich mit dem Aufbau und der Umsetzung des QM-Systems. Als Hilfen dienen dabei z.B. Musterdokumentationen.

Wie auch bei Praxis-KTQ kann dann nach einer Selbstbewertung das System von einem externen Auditor evaluiert werden. Sofern die Evaluation erfolgreich ist, kann ein Zertifikat mit dreijähriger Gültigkeitsdauer erworben werden. Einige KVen haben verwandte Modelle entwickelt.

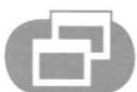 Weitere Informationen unter www.kbv.de/qep

KTQ-Modell für Praxen

Seit Kurzem hat die KTQ (Kooperation für Transparenz in Qualität im Krankenhaus) das bestehende Modell zur Zertifizierung von Krankenhäusern an Arztpraxen angepasst. Bei Praxis-KTQ wird von einem sogenannten Visitor die Übereinstimmung mit den Anforderungen überprüft. Die Anforderungen sind in einem Fragenkatalog mit mehr als 250 Fragen festgeschrieben. Die Fragen betreffen die relevanten Arbeitsabläufe und Gegebenheiten des Praxisalltags.

Der KTQ-Katalog verfügt über folgende bewertete Kategorien:

- Patientenorientierung der Praxis
- Führung der Praxis
- Sicherstellung der Mitarbeiterorientierung
- Sicherheit in der Praxis
- Informationswesen
- Aufbau eines Qualitätsmanagementsystems

Nach der Eigenbewertung in den einzelnen Kategorien durch die Praxismitarbeiter schließt sich die Bewertung durch einen Visitor an. Werden die Kriterien zu mindestens 55% erreicht, erhält die Praxis das KTQ-Zertifikat.

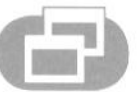 Weitere Informationen unter www.ktq.de

KPQM Praxis-Qualitätsmanagement

Das KPQ-Modell der KV Westfalen-Lippe (KVWL Praxis Qualitätsmanagement) wird seit 2002 angeboten. Es orientiert sich an den Arbeitsabläufen der Praxen und befasst sich mit den drei Elementarqualitäten:

- Strukturqualität
- Prozessqualität
- Ergebnisqualität

Danach sollen die Praxen nach mehrstündigen Schulungsphasen das QM-System selbstständig einführen. Auch hier erfolgt eine Art Eigenbewertung in Form eines Praxisqualitätsberichts (10 Kernprozesse). Nach einer Fremdbewertung durch einen geschulten Arzt kann ein Zertifikat mit einer Laufzeit von drei Jahren erworben werden.

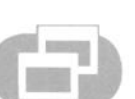 Weitere Informationen unter www.kvwl.de/arzt/qsqm

EPA-Modell

Das EPA-Modell (Europäisches Praxisassessment in Hausarztpraxen) wird seit 2004 für Praxen angeboten. Die Kerninhalte des EPA sind:

- Infrastruktur
- Menschen
- Information
- Finanzen
- Qualität und Sicherheit

Die Stärken liegen in der Einbeziehung auch der Patienten und des gesamten Praxisteams. Bei der Bewertung werden evaluierte und validierte Instrumente eingesetzt, welche auch ein sogenanntes Benchmarking zulassen; es ist ebenfalls gut und recht einfach umzusetzen. Das System ist mit dem KTQ-Modell vergleichbar. Es werden zunächst über 400 Fragen aus den oben genannten Bereichen beantwortet. Auch hier kann ein Zertifikat mit einer Laufzeit von drei Jahren erworben werden.

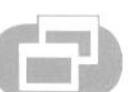 Weitere Informationen unter www.epa-qm.de

Zusammenfassung

Zusammenfassend kann gesagt werden, dass alle für den Praxisbereich relevanten Qualitätsmanagementmodelle im Wesentlichen auf den Basismodellen DIN EN ISO 9001:2008 und dem EFQM-Modell beruhen.

Für welches System sich die jeweilige Einrichtung letztendlich entscheidet, hängt von verschiedenen Faktoren ab. Erst einmal sollte geklärt werden, wie der Anspruch ist bzw. welche Ziele mit der Einführung eines QM-Systems bezweckt werden. Weiterhin ist zu prüfen, welcher finanzielle Rahmen zur Verfügung steht. Auf jeden Fall ist im Vorfeld für jede Praxis zu klären, ob in Abhängigkeit der Region spezielle Systeme gewünscht oder vorgeschrieben sind (z. B. von den KV oder den Kostenträgern).

Ein Qualitätsmanagementsystem sollte sinnvollerweise nicht nur aufgrund des äußeren Drucks eingeführt werden. Das QM-System dient zum Nutzen von Patienten und Mitarbeitern und damit der gesamten Praxis. Es sollte darauf geachtet werden, nur seriöse und aus dem medizinischen Bereich kommende Berater zu konsultieren. Fertige Handbücher oder Computerprogramme, in die nur noch einige wenige praxisrelevante Daten eingegeben werden, können nicht empfohlen werden. Die angebotenen Systeme bzw. Verfahren weisen in struktureller Hinsicht und konzeptionellem Spektrum erhebliche Unterschiede auf, sodass ein direkter Vergleich der Kriterien nur bedingt möglich ist.

Sinnvoll ist es, sich im Vorfeld mit Kollegen zu besprechen, die bereits ein QM-System eingeführt haben. Zusätzlich sollten auch die Beratungsangebote der KVen genutzt werden.

Hygienisch-mikrobiologische Kontrollen

13

Hygienisch-mikrobiologische Kontrollen sind ein wichtiger Bestandteil der hygienischen Qualitätssicherung. Die regelmäßige, fachgerechte Durchführung dieser Kontrollen ist mittlerweile nicht nur ein wichtiger Baustein des Hygienemanagements, sie wird auch von den Kontrollbehörden eingefordert und überwacht. In diesem Kapitel werden die in der Praxis sinnvollen und auch vorgeschriebenen Untersuchungen besprochen und erklärt.

Als Grundlage für die Durchführung der hygienisch-mikrobiologischen Kontrollen dienen die Empfehlungen der Hygiene-Kommission des ehemaligen Bundesgesundheitsamtes (Bundesgesundheitsamt 1996) aus dem Jahr 1996 (Dietlein 2001). So sollen diese Untersuchungen den Erfolg von Reinigung, Desinfektion und Sterilisation stichprobenhaft kontrollieren, somit der „Sicherstellung der Hygiene" dienen und z. B. auch Infektionsrisiken erkennen lassen.
Das Problem dabei ist, dass ungezielte hygienische Umgebungsuntersuchungen zwar häufig nicht aufwendig und teuer sind; oft kann jedoch kein (direkter) Zusammenhang zwischen Keimbelastung und Infektionsrisiko oder gar Infektionsrate abgeleitet werden.

Auf allen unbelebten Flächen in der Praxis und in medizinischen Zentren lassen sich auch potenziell pathogene Mikroorganismen in unterschiedlichen Keimzahlen nachweisen. Obwohl es Häufungen nosokomialer Infektionen gibt, die ihr Erregerreservoir in der unbelebten Umgebung des Patienten haben, beschränkt sich der Anteil der unbelebten Umwelt an der Übertragung endemisch vorkommender nosokomialer Infektionen auf bestimmte Erreger wie zum Beispiel MRSA, ESBL, VRE, Clostridium difficile, Salmonellen, Rota- und Noroviren, bei deren Nachweis auch besondere Reinigungs- und Desinfektionsmaßnahmen empfohlen werden (siehe *Kap. 16 Multiresistente Keime und Noroviren*).
Bei der Übertragung dieser Erreger spielt eine unzureichende Händehygiene gegenüber einer routinemäßigen Reinigung bzw. Desinfektion von Flächen in der Patientenumgebung die kausal weit überwiegende Rolle (Ayliffe 1991, Dharan 1999, Lewis 1990, Maki 1982, McGowan JE Jr 1981, Rhame 1992, Weber 1997). Das bedeutet, dass durch die konsequente Einhaltung der Standardhygienemaßnahmen auch bei vorhandener Kontamination patientennaher Flächen Infektketten unterbrochen werden können. Vor allem können auch durch ausgedehnte und engmaschige Flächendesinfektionsmaßnahmen Keimzahlen in der Umgebung nur jeweils für kurze Zeit reduziert werden (Ayliffe GA 1991). Damit ist auch der Stellenwert einer ungezielten, routinemäßigen Kontrolle eben dieser Flächendesinfektionsmaßnahmen durch Kontakt-Abklatschverfahren gering; das Infektionsrisiko oder die hygienische Qualität von Arbeitsabläufen korrelieren jedenfalls nicht mit Keimzahlen auf unbelebten Flächen (Daschner 1996).

Abgesehen von diesen grundsätzlichen Überlegungen zum Nutzen ungezielter Umgebungsuntersuchungen ergeben sich auch praktische Probleme bei der Interpretation der Befunde: Die gefundenen Keimzahlen hängen stark vom Zeitpunkt der Untersuchung, der Entnahmemethodik etc. ab. National und international existieren daher keine standardisierten Grenz- oder Richtwerte (Centers for Disease Control and Prevention 2001).

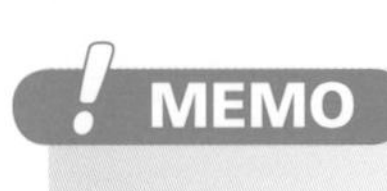

Auf ungezielte, routinemäßige Umgebungsuntersuchungen kann, außer für spezielle Fragestellungen (Schulungen, Verdachtsmomente), grundsätzlich verzichtet werden!

Die v. a. früher häufig durchgeführten, aber durchaus auch heute noch beliebten Händeabklatschuntersuchungen stellen nur Momentaufnahmen dar. Man findet meist die typische Hautflora, nicht selten aber auch potenziell pathogene Keime wie z. B. S. aureus. Der Keimnachweis hängt von vielen Faktoren, ganz besonders vom Abnahmezeitpunkt ab. So wird der Befund bei einer Arzthelferin, die gerade ihren Dienst antritt, ganz anders ausfallen als bei einem Arzt, der gerade eine körperliche Untersuchung durchgeführt hat. Entscheidend für die Infektionsprophylaxe ist aber nicht, was der Arzt in diesem Moment auf den Händen trägt, sondern ob er sich nach Abschluss der Untersuchung vor dem nächsten Patientenkontakt die Hände desinfiziert.
Abklatschuntersuchungen der Hände können jedoch aus didaktischen Gründen und in besonderen epidemiologischen Situationen durchaus sinnvoll sein.

Gezielte Umgebungsuntersuchungen

Im Gegensatz zu ungezielten Umgebungsuntersuchungen, die nicht mit Infektionsraten korrelieren, empfahl das Nationale Referenzzentrum (NRZ) für Krankenhaushygiene eine Reihe gezielter Umgebungsuntersuchungen zur frühzeitigen Aufdeckung von Erregerreservoiren und Verhütung von Kreuzinfektionen (Nationales Referenzzentrum für Krankenhaushygiene 1999). Diese können als Bestandteil einer regelmäßigen medizinischen Qualitätssicherung in ein Qualitätsmanagementkonzept nach DIN ISO 9001:2008 integriert werden (*Tab. 13.1*).

Regelmäßiges Untersuchungsobjekt	Wie oft und womit
1 Unangemeldete Kontrollen der hyg. oder chir. Händedesinfektion	Nur bei spezieller Fragestellung (z. B. in Ausbruchssituationen, zu Ausbildungszwecken)
2 Kontrolle der Instrumente und Flächendesinfektion in Risikobereichen	Fallweise, nach Hygieneplan
3 Sterilisatoren (siehe auch Kapitel Instrumentenaufbereitung)	Prüfung mit Bioindikatoren halbjährlich bzw. alle 400 Chargen und vor Inbetriebnahme oder nach relevanten Reparaturen
4 Desinfektions- und Reinigungsautomaten (siehe auch Kapitel Instrumentenaufbereitung)	Prüfung mit Bioindikatoren halbjährlich und vor Erstinbetriebnahme oder nach relevanten Reparaturen, zusätzlich Validierung
5 Wasser aus der Hausinstallation, aus Trinkwasserbehandlungsanlagen sowie H_2O für Sprühlanzen, Mundduschen etc.	Je nach bereitgestellter Wassermenge routinemäßig mindestens halbjährlich nach Trinkwasserverordnung und periodisch auch Warmwasser auf Legionellen nach DVGW W 551
6 Fäkalienspülen	Einmal jährlich
7 Einrichtungseigene Waschmaschine	Einmal jährlich

8	Raumlufttechnische Anlagen (RLT-Anlagen)	Nach DIN 1946-4 vor Inbetriebnahme und nach hygienerelevanten Reparaturen sowie Luftpartikelmessungen jährlich, vierteljährlich Strömungsrichtungsbestimmung (nur OP-Räume). Ggf. bei speziellen Fragestellungen Keimzahlbestimmung
9	Technische Untersuchung von Desinfektionsmitteldosiereinrichtungen	Halbjährlich

Tabelle 13.1: Zusammenfassende Empfehlungen für gezielte Umgebungsuntersuchungen

Abklatschuntersuchungen

Anlassbezogen kann man sog. mikrobiologische Abklatsch- und Abstrichproben durchführen. Dies dient zur Ermittlung von Infektionsquellen und Infektionswegen oder zur Beurteilung des Hygienestatus, z. B. an Flächen, Händen und Instrumenten.

Abklatschplatten sind Agarplatten mit konvex erhabener Agarfüllung, die man sehr vorsichtig auf eine zu prüfende Oberfläche aufsetzt und danach mit dem zugehörigen (vorab von Kondenswasser getrockneten) Deckel passgenau verschließt. Ein Gitternetz im Boden der Agarplatte erleichtert das Auszählen von koloniebildenden Einheiten, die nach definierter Inkubationszeit im Brutschrank abgelesen werden. Abstrichproben werden auf Agar und in Nährbouillon verarbeitet und sind natürlich nur qualitativ auswertbar.

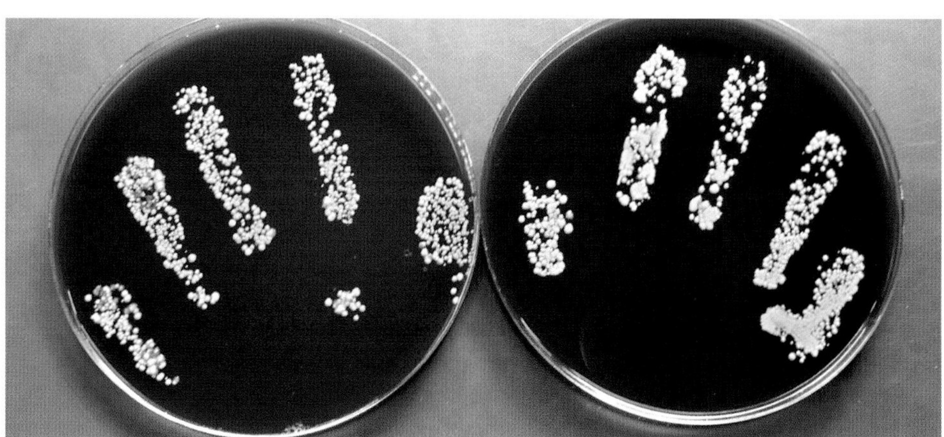

Abb. 13.1: Abklatsch der Finger nach Kontakt mit den Haaren – morgens vor der Arbeit gewaschen

! MEMO

Da die Bewertung von Untersuchungen mittels Abklatschplatten von örtlichen, methodischen und situativen Momenten abhängt, finden sich in Lehrbüchern und Richtlinien hierzu oft keine fixen Vorgaben, die eine einfache Bewertung im Sinne von „Grenzwert über- oder unterschritten" zulassen.

So ist das Ergebnis einer Untersuchung nach Desinfektion oft nur im Vergleich zu Keimzahl und -spektrum vor Desinfektion auswertbar, außer wenn man gezielt nach bestimmten Spezies, z. B. Fäkalkeimen, sucht, deren Vorhandensein dann rein qualitativ als nachteilig gewertet wird. Für In-vitro-Ansätze ohne zusätzliche organische Belastung wird nach der Desinfektion eine Keimreduktion von mindestens fünf Zehnerpotenzen erwartet.

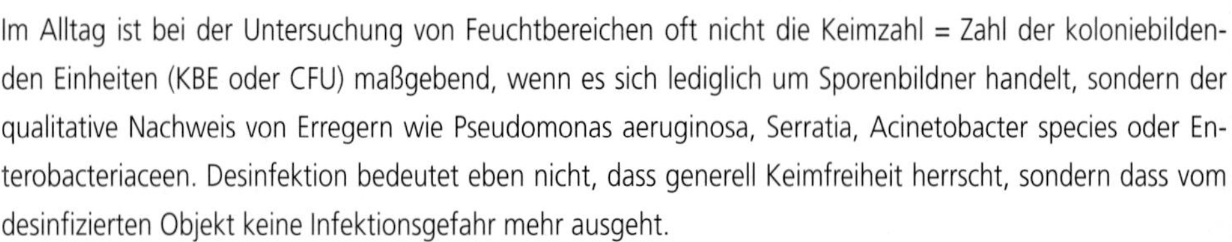

Im Alltag ist bei der Untersuchung von Feuchtbereichen oft nicht die Keimzahl = Zahl der koloniebildenden Einheiten (KBE oder CFU) maßgebend, wenn es sich lediglich um Sporenbildner handelt, sondern der qualitative Nachweis von Erregern wie Pseudomonas aeruginosa, Serratia, Acinetobacter species oder Enterobacteriaceen. Desinfektion bedeutet eben nicht, dass generell Keimfreiheit herrscht, sondern dass vom desinfizierten Objekt keine Infektionsgefahr mehr ausgeht.

Bei Hautabklatschen oder undesinfizierter Kleidung ist wiederum die Anzucht koagulasenegativer Staphylokokken auch bei höheren Keimzahlen unauffällig (100 bis 1000 KBE pro cm^2 der Haut), hingegen der Nachweis von Staphylococcus aureus oder Enterobacteriaceen grundsätzlich unerwünscht. Ein Abklatsch an Haaren ist wenig sinnvoll.

Nach Desinfektion einer Funktionsoberfläche in Eingriffsbereichen werden Keimzahlen um 30 bis 40 pro dm^2 toleriert, wenn keine Erreger wie Staphylococcus aureus, E. coli, Pseudomonas aeruginosa oder Schimmel anzüchtbar sind.

Hände sollten nur in speziellen Situationen untersucht werden, z. B. bei einer Häufung, bei der eine passagere Kolonisierung der Haut mit bestimmten Erregern vermutet wird (siehe oben) oder zu Schulungszwecken.

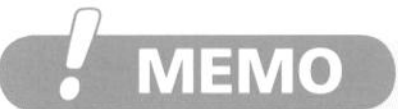

Routinemäßige Abklatschuntersuchungen sind nur bei besonderen Fragestellungen indiziert.

Kontrolle der Desinfektion

Mikrobiologische Kontrollen der Instrumenten- und Flächendesinfektion sind nur gezielt, d. h. bei spezieller Fragestellung sinnvoll.

Personaluntersuchungen

Personaluntersuchungen bei gehäuftem Auftreten von Infektionskrankheiten in der Praxis (z. B. auf MRSA) haben nur begrenzten Nutzen. Nur wenn es trotz Umsetzung aller Standardhygienemaßnahmen zu weiteren Krankheitsfällen bzw. Übertragung auf Mitarbeiter bzw. Patienten kommt, sollten nach Rücksprache mit dem beratenden Hygieniker (Facharzt für Hygiene) Untersuchungen des Personals durchgeführt werden. Je nach Erkrankung bzw. Keimträgerschaft muss entschieden werden, ob die Mitarbeiter trotz positiven Befunds in der Praxis weiterarbeiten dürfen (z. B. MRSA) oder für die Dauer der Erkrankung nach Hause geschickt werden müssen (z. B. Norovireninfektion).

Prüfung von Reinigungs- und Desinfektionsautomaten

Unzureichend desinfiziertes und gereinigtes Material kann potenziell Infektionen hervorrufen.

Die Überprüfung der Reinigungsleistung geschieht in erster Linie durch die Kontrolle von Spülgut, welches in der Kammer der Maschine gespült, gereinigt und desinfiziert wird. Sollte es hier zu Rückständen auf dem Material kommen, ist in erster Linie die Reinigungsleistung zu überprüfen.

Die bakteriologische Leistung der Desinfektionsautomaten ist abhängig von der thermischen Desinfektion bzw. von der chemischen Desinfektion. Zur Kontrolle dieser Leistungen werden Bioindikatoren zum normalen Spülprogramm eingelegt. Diese Überprüfung wird bei alten Gerätetypen zwingend, bei neueren RDG mit periodischer Revalidierung nach Plan zusätzlich durchgeführt.

Die Bioindikatoren bestehen aus Prüfkörpern wie Schrauben und Gummischlauchabschnitten, welche mit einer zähklebrigen, organischen Prüfanschmutzung aus Blut, Grießbrei oder Eigelb sowie einem Test-Keim

beschickt wurden, der gegen chemische und thermische Einflüsse relativ widerstandsfähig ist. Dabei handelt es sich um das Bakterium Enterococcus faecium, alternativ um Enterococcus hirae (weniger resistent). Organische Verschmutzungen schützen nämlich die Keime und können zudem das Desinfektionsmittel vorzeitig verbrauchen. Zusätzliche Test-Kits zeigen die Proteinfreiheit und damit die Effizienz der Reinigung nach der Instrumentenaufbereitung an.
Solche mikrobiologischen Prüfungen simulieren nach dem Worst-Case-Prinzip die ungünstigsten Bedingungen, unter denen das geprüfte Verfahren dennoch zuverlässig arbeiten soll.

Die von einem Labor zugesandten, kontaminierten Prüfkörper werden mittels Pinzette aus der Verpackung entnommen und im Gerät symmetrisch an verschiedenen Stellen in den Sieben verteilt bzw. die Schläuche teils ausgelegt, teils auf die Aufsteckdüsen gesetzt.
Sie werden unter Praxisbedingungen desinfizierend mitbehandelt, nach dem Desinfektionsprozess mit sterilen Pinzetten in jeweils ein Röhrchen eingelegt und nach Rücksendung vom Labor auf ein Überleben der Testkeime untersucht. Die verwendeten Prüfkörper wurden mit einem standardisierten, genormten Verfahren beschickt, sodass auf jedem Teil eine reproduzierbare Menge an Testkeimen vorhanden ist. Zur Bestimmung der Ausgangskeimzahl und Bewertung des Desinfektionserfolgs dient die Untersuchung der sog. „Transportkontrolle", die als Positivkontrolle für den Ansatz im Labor stets ungeöffnet und unbehandelt rückübersandt wird. Sie belegt, dass der Prüfkörper zwischenzeitlich keinem anderen keimschädigenden als dem zu beurteilenden Verfahren ausgesetzt war.
Eine solche Untersuchung der behandelten Prüfkörper im Labor ist keine Sterilitätsprüfung. Stattdessen wird ausschließlich nach dem Vorhandensein des aufgeimpften Testkeims gesucht. Ist dieser trotz Behandlung durch das Gerät in der Anzucht noch nachweisbar, so hat sich das Verfahren als unzureichend erwiesen. Ein entsprechendes Versagen muss dann auch im Routineablauf angenommen werden, selbst wenn die Verunreinigung eines Instruments nicht immer so augenfällig ist wie im Fall der präparierten Prüfteile (siehe auch *Kap. 4.3 Wäschemanagement*)

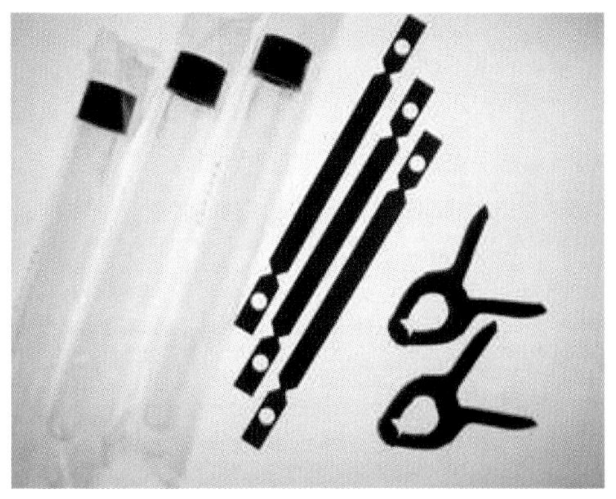

Abb. 13.2: Testkörper

Entsprechend der RKI-Empfehlung sind, wie bereits oben erwähnt, die Geräte zu überprüfen, aus denen das Material nach der Aufbereitung direkt zum Patienten gelangt (siehe auch *Kap. 7 Medizinprodukteaufbereitung*).

Prüfung laut Trinkwasserverordnung

Betreiber, die Wasser aus der Hausinstallation an Patienten abgeben oder aus Trinkwasserbehandlungsanlagen sowie Wasser für Sprühlanzen oder Mundduschen für die Öffentlichkeit zur Verfügung stellen, müssen nach der aktuellen Trinkwasserverordnung (TrinkwV 2001), deren Novelle am 01.11. 2011 in Kraft getreten ist, regelmäßig, d. h. mindestens halbjährlich, die Qualität des Wassers untersuchen lassen (Exner 2004). Eine periodische Keimzahlbestimmung von Legionellen im Trinkwasser wird von der Trinkwasserverordnung ebenfalls gefordert (Anlage 4 zu § 14 Abs.1 der TrinkwV).
Die DVGW hat eine Liste mit Maßnahmen erstellt, die bei unterschiedlichen Keimzahlen zu veranlassen sind (siehe T*ab. 13.2*). Diese werden – in Ermangelung anderer Zahlen – oft als Grenzwerte herangezogen. In der Novelle der Trinkwasserverordnung vom 01. 11. 2011 wird zu den bereits länger geltenden mikrobio-

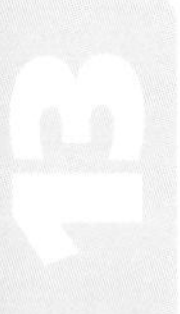

logischen Grenzwerten zusätzlich erstmalig für Legionellen ein sogenannter technischer Maßnahmenwert von 100 KBE/100 ml definiert. Ab diesem Wert müssen Maßnahmen zur Legionellenprävention eingeleitet werden. Zusätzlich ist vorgeschrieben, dass bei Mieteinheiten mit mehr als drei Mietparteien der Vermieter regelmäßige Legionellenuntersuchungen durchführen muss.

Art der Einrichtung, in der sich die Wasserversorgungsanlage befindet	Werte für Legionellen (KBE/100 ml)	Maßnahmen	Weitergehende Untersuchung	Untersuchungs-Intervall
Krankenhäuser sowie andere medizinische und Pflegeeinrichtungen (entspr. 2.1-2.2) – Hochrisikobereiche	• Zielwert 0 • Grenzwert ≥ 1	Nutzungseinschränkungen oder endständige Filtration	unverzüglich[b]	nach einem halben Jahr[a]
Krankenhäuser sowie andere medizinische und Pflegeeinrichtungen (entspr. 2.1-2.2) – Normalbereiche	• Zielwert < 100	keine	keine	1 Jahr
	• Prüfwert ≥ 100	keine	innerhalb von 4 Wochen	
	• Maßnahmewert > 1000	Sanierungsmaßnahmen umgehend, Umfang in Abhängigkeit von weitergehenden Untersuchungen	umgehend	
	• Gefahrenwert > 10.000	Gefahrenabwehr unverzüglich Meldung an das Gesundheitsamt[b,c]	umgehend	
Übrige Bereiche (entspr. 2.3-2.7)	• Zielwert < 100	keine	keine	1 Jahr[d]
	• Prüfwert ≥ 100	keine	innerhalb von 4 Wochen	
	• Maßnahmewert > 1000	Sanierungserfordernis in Abhängigkeit von weitergehenden Untersuchungen	umgehend	
	• Gefahrenwert > 10.000	Gefahrenabwehr unverzüglich	umgehend	

[a] Richtlinie für Krankenhaushygiene und Infektionsprävention des Robert Koch-Instituts (10)
[b] Maßnahmen unter Information des zuständigen Gesundheitsamtes und in Abstimmung mit einm vom Gesundheitsamt empfohlenen Hygiene-Institut (siehe 5)
[c] siehe auch 4.4 und 5
[d] Werden bei Nachuntersuchungen im jährlichen Abstand weniger als 100 Legionellen in 100 ml in allen Wasserproben nachgewiesen, kann das Untersuchungsintervall auf maximal 3 Jahre ausgedehnt werden.

Tab. 13.2: Empfehlung des Umweltbundesamtes nach Anhörung der Trinkwasserkommission des Bundesministeriums für Gesundheit 2008

Jedoch kann nach bisheriger Erkenntnis eine direkte Korrelation zwischen z. B. Legionellenkeimzahl im Leitungswasser und Gefährdung der Patienten durch Legionelleninfektionen nicht abgeleitet werden (Centers for Disease Control and Prevention, 1997). Anders ausgedrückt bieten routinemäßige Wasserproben, auch wenn sie negativ ausfallen, keine Sicherheit, dass nicht doch Legionellen im Leitungswasser vorhanden sind. Umgekehrt lässt ein positiver Nachweis keinen Rückschluss auf das tatsächlich vorhandene Infektionsrisiko

DVGW-Arbeitsblatt W 551
Tabelle 1 b: Bewertung der Befunde bei einer weitergehenden Untersuchung *)

Legionellen (KBE/100ml)[1)]	Bewertung	Maßnahme	Weitergehende Untersuchung	Nachuntersuchung
> 10000	extrem hohe Kontamination	Direkte Gefahrenabwehr erforderlich, (Desinfektion und Nutzungseinschränkung, z.B. Duschverbot); Sanierung erforderlich	unverzüglich	1 Woche nach Desinfektion bzw. Sanierung[2)]
> 1000	Hohe Kontamination	Kurzfristige Sanierung erforderlich	Innerhalb von max. 3 Monaten	1 Woche nach Desinfektion bzw. Sanierung[2)]
≥ 100	Mittlere Kontamination	Mittelfristige Sanierung erforderlich	Innerhalb max. 1 Jahr	1 Woche nach Desinfektion bzw. Sanierung[2)]
< 100	keine nachweisbare /geringe Kontamination	keine	-	nach 1 Jahr (nach 3 Jahren) [3)]

[1)] KBE: Koloniebildende Einheit
[2)] Werden bei 2 Nachuntersuchungen in vierteljährlichem Abstand weniger als 100 Legionellen in 100 ml nachgewiesen, braucht die nächste Nachuntersuchung erst nach einem Jahr nach der 2. Nachuntersuchung vorgenommen zu werden. Diese Nachuntersuchungen können entsprechend dem Schema der orientierenden Untersuchung (Tabelle 1a) durchgeführt werden.
[3)] Werden bei Nachuntersuchungen im jährlichen Abstand weniger als 100 Legionellen in 100 ml nachgewiesen, kann das Untersuchungsintervall auf maximal 3 Jahre ausgedehnt werden.

* Die Untersuchungen und Bewertungen sind nach der jeweils gültigen Empfehlung des Umweltbundesamtes vorzunehmen

Tab. 13.3: DVGW Arbeitsblatt W 551 Bewertung der Befunde bei einer weitergehenden Untersuchung

zu. Als „weiches" Kriterium für eine ausgeprägte Kolonisierung wird von manchen Experten gewertet, wenn bei über 30% aller untersuchten Zapfstellen Legionellen (gleich welcher Keimzahl) nachweisbar sind. Grundsätzlich muss allerdings immer mit Legionellen im Leitungswasser gerechnet werden.

Eine Untersuchung von Wasser für Umluftsprühbefeuchter von Raumlufttechnischen Anlagen sollte ebenfalls erfolgen, da diese Art der Befeuchtung mit hohen hygienischen Risiken verbunden ist. Zur Befeuchtung der Raumluft wird die Methode der Dampfbefeuchtung (Wassertemperatur 100 °C) aus hygienischen Gründen bevorzugt.

Klimaanlagen

Messungen der Luftpartikel sind nur in den Operationsräumen, die mit einer RLT-Anlage ausgestattet sind, sinnvoll. Bei Einhaltung der Partikel-Grenzwerte nach DIN 1946 Teil 4 und zufriedenstellenden technischen Parametern (Differenzdruck, regelmäßige Wartung, Volumenströme) kann die Partikelkonzentration als Indikator gewertet werden.

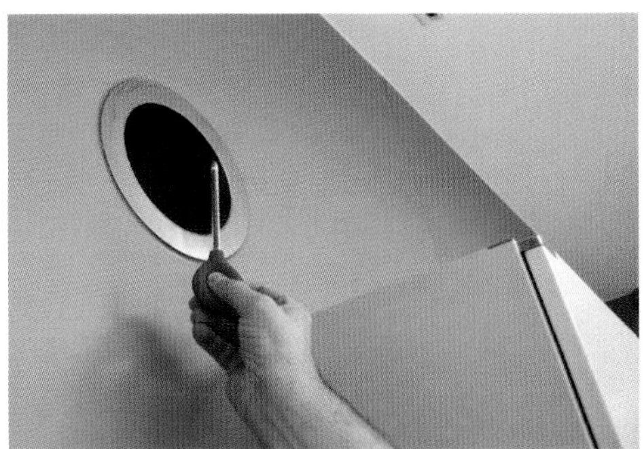

Abb. 13.3: Messung der Strömungsrichtung einer RLT-Anlage

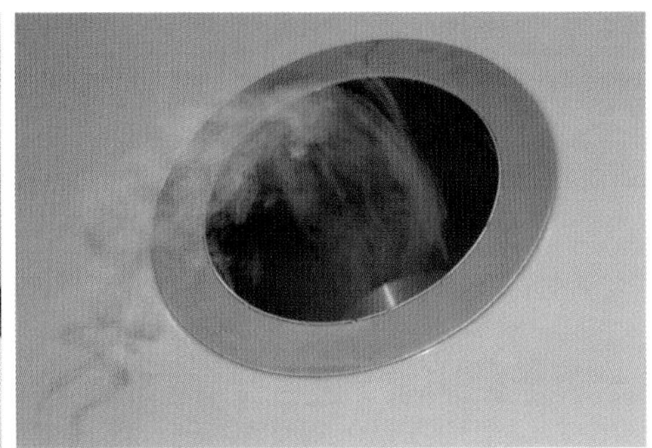

Abb. 13.4: Der Rauch ist ein sehr guter Indikator für die Strömungsrichtung

Bei speziellen Fällen wie z. B. alten RLT-Anlagen mit verschmutzten Luftfiltern, v.a. auf gehäufte Infektionen etc., kann eine Luftkeimzahlbestimmung sinnvoll sein. In seiner Stellungnahme von 2010 relativiert das RKI die in der DIN 1946 Teil 4 (2008) geforderten aufwendigen Testungen der RLT-Anlagen als wissenschaftlich unbegründet.

„Das im Anhang F (der DIN 1946-4) (normativ) aufgeführte mikrobiologische Monitoring ist für die Bewertung der einwandfreien Funktion der RLT-Anlage weder notwendig noch zielführend."
(Epid Bull 2010)

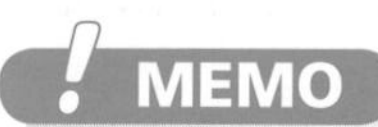

Nicht nur die schnelle Abarbeitung der Proben durch das beauftragte Labor steht im Vordergrund. Das Labor sollte zusätzlich über einen erfahrenen Hygieniker verfügen, welcher bei Beanstandung der Befunde schnell und kompetent beraten kann.

Desinfektionsmitteldosiergeräte

Sollten in der Praxis Desinfektionsdosiergeräte verwendet werden, so müssen diese aufgrund der Gefahr einer Verkeimung in halbjährlichen Abständen daraufhin untersucht werden. Die Dosiergeräte arbeiten mit doppelwirkenden Kolbendosierpumpen, die von einem Wassermotor betrieben werden. Dadurch wird das Desinfektionsmittel automatisch volumetrisch und mengenproportional in das durchfließende Wasser eingebracht. Die erforderliche Gebrauchskonzentration des Desinfektionsmittels wird vorab manuell eingestellt. Bei mangelnder Wartung kann es zu Fehlleistungen wie Rückschlag in die Wasserleitung oder Veränderung der eingestellten Gebrauchskonzentration kommen.

Werden Umgebungsuntersuchungen durchgeführt, so ist die Auswahl eines geeigneten Labors von größter Bedeutung. Neben dem Preis der Untersuchungen stehen die schnelle und unkomplizierte Befundübermittlung sowie die fachkompetente Beratung durch einen erfahrenen Facharzt für Hygiene im Vordergrund. Insbesondere bei auffälligen Befunden muss schnell und dezidiert festgelegt werden, welche Maßnahmen einzuleiten sind, um die Ursache der Beanstandung möglichst bald zu beheben.

Arbeitsschutz beim Ambulanten Operieren

14

Anderen Menschen – Patienten – helfen, sie mit chirurgischer Therapie von ihren Leiden befreien, muss nicht heißen, den eigenen Schutz vor Unfällen und arbeitsbedingten Krankheiten zu vernachlässigen. Das Wohl des Patienten ist ein hohes Gut. Es kann Umstände geben, bei der Abwägung zwischen beiden die Regeln des Arbeitsschutzes hintanzustellen. Dies kann aber nur für Ausnahmefälle gelten. Arbeitsschutz beschränkt sich in der ärztlichen Praxis nicht nur auf den Infektionsschutz. Dieser spielt darin zwar eine bedeutende Rolle, ist aber untrennbar auch mit anderen Themenfeldern des Arbeitsschutzes verbunden, z. B. bei der Hautgefährdung und der Gefahr der Sensibilisierung.

Die allgemeinen Regeln des Arbeitsschutzes gelten für praktisch alle Arbeitsplätze, auch im Gesundheitswesen. Die Regeln werden heute europaweit aufgestellt, d.h. EU-Richtlinien werden in jedem Land der Europäischen Union (EU) entsprechend den jeweiligen Rechtstraditionen, aber inhaltlich in allen Ländern gleich, in nationales Recht umgesetzt. In Deutschland werden im Allgemeinen nur die von der EU vorgegebenen Mindeststandards übernommen. Als deutsche Besonderheit kommt hinzu, dass die Aufsicht über den Arbeitsschutz aus historischen Gründen **dual** organisiert ist, d.h. es gibt den Arbeitsschutz als staatliche Aufgabe (wahrgenommen von den Bundesländern; zuständig sind die Gewerbeaufsichtsämter oder Ämter für Arbeitsschutz) und als Aufgabe der gesetzlichen Unfallversicherungen („Berufsgenossenschaften"). Diese sind im Dachverband „Deutsche Gesetzliche Unfallversicherung" – DGUV – zusammengeschlossen. Die Pflichtversicherung für das ambulante Gesundheitswesen ist die **Berufsgenossenschaft für Gesundheitsdienst und Wohlfahrtspflege** (BGW). Staatliche und kommunale Einrichtungen sind in den Unfallkassen der Länder versichert. Die Arbeitsschutzaktivitäten beider Aufsichtsbereiche werden aber inzwischen aufeinander abgestimmt, um Doppelarbeit zu vermeiden.

14.1 Prinzipien des Arbeitsschutzes

Grundrecht, Verantwortung, gesetzliche Regeln

Der Arbeitsschutz leitet sich aus den grundgesetzlichen Rechten des Menschen auf körperliche Unversehrtheit ab (Art.2 (2) GG). Dies zeigt, dass er nicht zur Disposition stehen kann, d. h. die gesetzlichen und in Verordnungen aufgestellten Vorgaben zum Schutz der Beschäftigten **müssen** erfüllt werden. Die uneingeschränkte Verantwortung für den Arbeitsschutz (straf-, zivil-, haftungsrechtlich) trägt der Arbeitgeber, also der Praxisinhaber. Er kann sie zwar an Personal mit Führungsaufgaben delegieren, die Hauptverantwortung bleibt aber bei ihm.[1)]

[1)] Ein zusammenfassender Aufsatz dazu findet sich im Deutschen Ärzteblatt: STEINERT W, WITTMANN A: Arbeitsschutz in Arztpraxen: Unterschätztes Risiko. Dtsch Ärztebl 107 (38), 19 (2010)

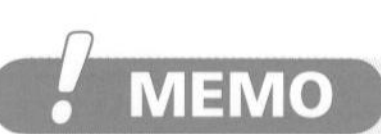

Verantwortlich für den Arbeitsschutz ist immer der Arbeitgeber, also der Praxisinhaber. Er muss dafür sorgen, dass alle erforderlichen Maßnahmen realisiert werden.

Grundlage des Arbeitsschutzes ist das 1996 erlassene Arbeitsschutzgesetz (ArbSchG). In ihm sind die Grundregeln des Arbeitsschutzes festgelegt, die auch für die ärztliche Praxis gelten:

- Gesundheitsgefahren vermeiden bzw. möglichst gering halten
- Gefahren müssen an der Quelle bekämpft werden
- Technische Schutzmaßnahmen haben Vorrang vor individuellen Schutzmaßnahmen (wie zum Beispiel Schutzausrüstung, Schutzkleidung)
- Der Stand der Technik und der Hygiene ist anzuwenden
- Schutzmaßnahmen müssen miteinander verknüpft werden, d.h. eine bestimmte Schutzmaßnahme soll nicht als Einzelmaßnahme betrachtet, sondern im Zusammenhang mit anderen gesehen werden
- Die Wirksamkeit der Schutzmaßnahmen muss nachgewiesen werden
- Für „schutzbedürftige Personengruppen" (z. B. Menschen mit Behinderung, Jugendliche, werdende oder stillende Mütter) sind spezielle Gefährdungen bei Arbeitsschutzmaßnahmen zu berücksichtigen
- Information der Beschäftigten durch Arbeitsanweisungen

Im Arbeitsschutzgesetz selbst, besonders aber in den dazugehörigen Arbeitsschutzverordnungen, werden konkretere Regeln aufgestellt. Diese werden durch „Technische Regeln" ergänzt. Zur Biostoffverordnung (BioStoffV) gehören die „Technischen Regeln für Biologische Arbeitsstoffe" (TRBA). Bei der Gefahrstoffverordnung (GefStoffV) sind es die „Technischen Regeln für Gefahrstoffe" (TRGS). Einige davon sind für die ärztliche Praxis von besonderer Bedeutung.
Das Unfallversicherungsrecht kennt ebenfalls verbindliche Vorschriften mit Verordnungscharakter (sogenannte „Unfallverhütungsvorschriften"). Für die ärztliche Praxis sind die DGUV-Vorschriften 1 „Grundsätze der Prävention" und 2 „Betriebsärzte und Fachkräfte für Arbeitssicherheit" von Bedeutung. Die DGUV bzw. die BGW bieten darüber hinaus eine Fülle von Schriften mit Empfehlungen und Informationen an.

Betreuungsmodelle

Der Arbeitgeber ist für den Arbeitsschutz verantwortlich, aber er ist meistens kein Experte im Arbeitsschutz. Der Gesetzgeber hat deshalb schon 1974 mit dem „Arbeitssicherheitsgesetz" (ASiG) vom Arbeitgeber verlangt, Betriebsarzt und Sicherheitsfachkraft zu bestellen, die ihn bei der Verwirklichung des Arbeitsschutzes unterstützen sollen. Die Details zu Form und Inhalt der Betreuung finden sich in der DGUV-Vorschrift 2.
Für kleinere Betriebe – dazu zählen in den meisten Fällen auch ärztliche Praxen – sind besondere Modelle entwickelt worden. Der Praxisinhaber hat die Wahl zwischen drei Modellen:

Grundbetreuung:

Modell für Kleinbetriebe bis zu zehn Beschäftigten. Sicherheitsfachkraft bzw. Betriebsarzt unterstützen den Arbeitgeber bei der ersten Gefährdungsbeurteilung. Dafür sind acht Stunden vorgesehen. Diese Gefährdungsbeurteilung mit externer Hilfe wird spätestens alle fünf Jahre wiederholt.
Sicherheitsfachkraft und Betriebsarzt stehen darüber hinaus bei Bedarf für weitere Beratungen zur Verfügung. Die DGUV-Vorschrift 2 nennt Anlässe, bei welchen diese Beratungsleistungen in Anspruch genommen werden sollen („Anlassbetreuung").

Regelbetreuung:
Diese Form der Betreuung ist für Betriebe jeder Größe vorgesehen. Sie besteht aus einer Grundbetreuung, die sich aber von der oben genannten Grundbetreuung etwas unterscheidet. Dafür ist eine gemeinsame Einsatzzeit für Sicherheitsfachkraft und Betriebsarzt vorgesehen. Alle Betriebsarten sind drei Gruppen zugeordnet; Facharztpraxen zählen zur Gruppe III mit 0,5 Einsatzstunden pro Beschäftigtem[2] und Jahr.[3]

Unternehmermodell:
Auch „alternative bedarfsorientierte betriebsärztliche und sicherheitstechnische Betreuung" oder „Kammermodell" genannt. In diesem Modell (bis zu 50 Beschäftigten) übernimmt der Arbeitgeber selbst Funktionen im Arbeitsschutz. Dazu benötigt er eine Schulung („Motivations-, Informations- und Fortbildungsmaßnahme") und nachfolgende regelmäßige Fortbildungen.[4]

Die BGW vermittelt den Praxen betriebsärztliche oder sicherheitstechnische Dienste. Auch Ärztekammern bieten solche Dienste an. Der Praxisinhaber kann sich auch selbst einen Betriebsarzt bzw. eine Sicherheitsfachkraft suchen. Voraussetzung ist deren fachliche Qualifikation (beim Betriebsarzt die Gebietsbezeichnung „Arbeitsmedizin" oder die Zusatzbezeichnung „Betriebsmedizin").

Grundsätzlich ausgenommen von den genannten Modellen der betriebsärztlichen und sicherheitstechnischen Betreuung ist die arbeitsmedizinische Vorsorge. Sie muss von einem externen qualifizierten Arzt vorgenommen werden. Die dafür aufgewendete Zeit ist nicht Bestandteil der Einsatzzeit.

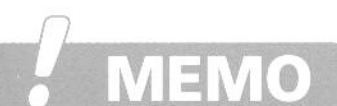

Die betriebsärztliche und sicherheitstechnische Betreuung der Praxis ist zwingend vorgeschrieben. Der Praxisinhaber kann sich für eines der Betreuungsmodelle entscheiden. Die Vorsorgeuntersuchungen sind zusätzlicher Bestandteil des Arbeitsschutzes.

Arbeitsschutzregeln für die ärztliche Praxis
Aus der Fülle der speziellen Arbeitsschutzregeln, ob staatlich oder berufsgenossenschaftlich, sind einige von besonderer Bedeutung für die ärztliche Praxis:

§ *Verordnung über Sicherheit und Gesundheitsschutz bei der Bereitstellung von Arbeitsmitteln und deren Benutzung bei der Arbeit, über Sicherheit beim Betrieb überwachungsbedürftiger Anlagen und die Organisation des betrieblichen Arbeitsschutzes (Betriebssicherheitsverordnung – BetrSichV)*

Hier sind die konzeptuellen Grundlagen des technischen Arbeitsschutzes festgelegt: Die Gefährdungsbeurteilung ist Ausgangspunkt für alle weiteren Maßnahmen im Arbeitsschutz. Bei der Beurteilung des Arbeitsplatzes sind die Gefährdungen durch Benutzung von „Arbeitsmitteln" (also Werkzeug, Instrumente, Maschinen) wie auch die Wechselwirkung bei der Benutzung verschiedener Geräte, Werkstoffe mit Faktoren aus der Arbeitsumgebung zu beachten. Verschiedene Arbeitsmittel müssen z. B. durch befähigte Personen regelmäßig überprüft werden. Für die Benutzung von Arbeitsmitteln durch Mitarbeitende findet man im

---

[2] Für Teilzeitbeschäftigte gibt es besondere Regeln. Die BGW bietet auf ihrer Homepage www.bgw-online.de einen Betreuungsform-Suchassistenten an.

[3] Die gemeinsame Einsatzzeit kann nicht beliebig aufgeteilt werden. Für einen der beiden Teile müssen mindestens 20 %, minimal aber 0,2 Einsatzstunden pro Jahr vorgesehen werden.

[4] Die Berufsgenossenschaft Gesundheitsdienst und Wohlfahrtspflege (BGW) bietet auf ihrer Homepage www.bgw-online.de Schulungen an.

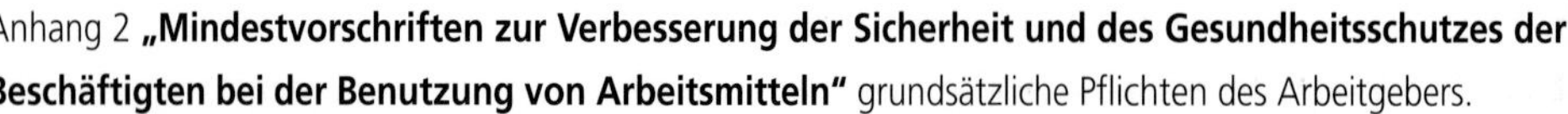

Anhang 2 **„Mindestvorschriften zur Verbesserung der Sicherheit und des Gesundheitsschutzes der Beschäftigten bei der Benutzung von Arbeitsmitteln"** grundsätzliche Pflichten des Arbeitgebers.

In engem Zusammenhang damit ist die *Verordnung über das Errichten, Betreiben und Anwenden von Medizinprodukten (Medizinprodukte-Betreiberverordnung – MPBetreibV)* zu sehen. Diese ist zwar nicht primär Arbeitsschutzregel, sondern dient überwiegend dem Schutz derer, bei denen diese Geräte angewendet werden. Hier werden aber die gleichen Grundsätze wirksam; dies betrifft insbesondere die Einführung und Unterrichtung der Mitarbeiter, die diese Geräte benutzen.

Verordnung über Sicherheit und Gesundheitsschutz bei Tätigkeiten mit biologischen Arbeitsstoffen (Biostoffverordnung – BioStoffV)

Die BioStoffV gilt für Tätigkeiten mit biologischen Arbeitsstoffen und auch in ihrem Gefahrenbereich. Biostoffe von Bedeutung für die ärztliche Praxis sind im Wesentlichen Mikroorganismen und Endoparasiten, die beim Menschen Infektionen hervorrufen können oder toxische bzw. sensibilisierende Wirkung haben können. Zu den Tätigkeiten zählt auch der berufliche Umgang mit Menschen, biologischen Produkten, Gegenständen und Materialien, wenn bei diesen Tätigkeiten biologische Arbeitsstoffe freigesetzt werden können und dabei Beschäftigte damit direkt in Kontakt kommen können. Es wird zwischen gezielter und ungezielter Tätigkeit unterschieden; in der ärztlichen Praxis spielt nur die ungezielte Tätigkeit eine Rolle.

Krankheitserreger werden vier Risikogruppen (RG; siehe Anhang) zugeteilt, siehe dazu die TRBA der Reihe 46. Man kann davon ausgehen, dass für die ärztliche Praxis die potentiellen Erreger der RG 2 zugeordnet werden können. Nur wenige potentielle Erreger, der in der Praxis auftreten könnten, sind in RG 3 eingestuft, z. B. **Mycobacterium tuberculosis**. Die RG 4 wird in der Praxis kaum eine Rolle spielen.

Risikogruppe	Definition gemäß § 3 BioStoffV
1	Biologische Arbeitsstoffe, bei denen es unwahrscheinlich ist, dass sie beim Menschen eine Krankheit verursachen
2	Biologische Arbeitsstoffe, die eine Krankheit beim Menschen hervorrufen können und eine Gefahr für Beschäftigte darstellen können; eine Verbreitung des Stoffes in der Bevölkerung ist unwahrscheinlich; eine wirksame Vorbeugung oder Behandlung ist normalerweise möglich
3	Biologische Arbeitsstoffe, die eine schwere Krankheit beim Menschen hervorrufen können und eine ernste Gefahr für Beschäftigte darstellen können; die Gefahr einer Verbreitung in der Bevölkerung kann bestehen, doch ist normalerweise eine wirksame Vorbeugung oder Behandlung möglich
4	Biologische Arbeitsstoffe, die eine schwere Krankheit beim Menschen hervorrufen und eine ernste Gefahr für Beschäftigte darstellen; die Gefahr einer Verbreitung in der Bevölkerung ist unter Umständen groß; normalerweise ist eine wirksame Vorbeugung oder Behandlung nicht möglich

Tab. 14.1: Risikogruppen gemäß der Biostoffverordnung (BioStoffV)

Eine besondere und für die Praxis sehr relevante Gruppe bilden die Erreger der Gruppe 3**: Hepatitis B-, Hepatitis C- und HI-Viren gehören dazu. Sie können zwar schwere und chronische Krankheiten hervorrufen, ihre Ausbreitung erfolgt aber im Wesentlichen durch direkten oder indirekten Kontakt. Deswegen sind die Schutzmaßnahmen nicht so umfangreich wie bei anderen Erregern der RG 3, die aerogen übertragen

werden können. In der TRBA 100 **Schutzmaßnahmen für gezielte und nicht gezielte Tätigkeiten mit biologischen Arbeitsstoffen in Laboratorien** findet man Angaben über Übertragungswege und Inaktivierungsverfahren zu den 3**-Erregern (Anhang 2).
Die Zuordnung zu einer Schutzstufe ist der nächste Schritt. Nur bei gezielten Tätigkeiten kann man von der Risikogruppe der Erreger auf die Schutzstufe schließen und die entsprechenden Sicherheitsmaßnahmen ergreifen (siehe Anhänge II und III der BioStoffV). Gezielte Tätigkeiten kommen aber in der ambulanten ärztlichen Praxis eigentlich nicht vor. Auch was ungezielte Tätigkeiten betrifft, orientiert sich die BioStoffV und ihre Anhänge eher an Labortätigkeiten.

Zur TRBA 250 **Biologische Arbeitsstoffe im Gesundheitswesen und in der Wohlfahrtspflege:** Diese TRBA ist von zentraler Bedeutung für die ärztliche Praxis. Hier findet man praktische Hinweise für die Gefährdungsbeurteilung und konkrete Vorschläge für die Zuordnung von Tätigkeiten zu Schutzstufen und die daraus resultierenden Schutzmaßnahmen und Dokumentation (s. u.). Die nachfolgenden Empfehlungen stützen sich deshalb wesentlich auf diese TRBA.

Beispiele für Tätigkeiten in Schutzstufe 1 (nach TRBA 250)

- Röntgenuntersuchung (ohne Kontrastmittel), Kernspin-Tomographie
- Ultraschalluntersuchungen
- EKG- und EEG-Untersuchungen
- Bestimmte körperliche Untersuchungen, z. B. Abhören, Abtasten (mit Ausnahme der Untersuchung von Körperöffnungen), Augenprüfung

Beispiele für Tätigkeiten in Schutzstufe 2 (nach TRBA 250)

- Punktionen, Injektionen, Blutentnahme, Legen von Gefäßzugängen
- Nähen von Wunden, Wundversorgung
- Operieren, Instrumentieren
- Intubation, Extubation, Absaugen respiratorischer Sekrete
- Umgang mit benutzten Instrumenten, z. B. auch Kanülen, Skalpelle
- Pflege von inkontinenten Patienten
- Entsorgung und Transport von potenziell infektiösen Abfällen
- Reinigung und Desinfektion von kontaminierten Flächen und Gegenständen
- Reparatur/Wartung/Instandsetzung von kontaminierten medizinischen Geräten

Verordnung zum Schutz vor Gefahrstoffen (Gefahrstoffverordnung – GefStoffV)
Tätigkeiten mit Gefahrstoffen kommen auch in der ärztlichen Praxis vor. Dazu zählen Arzneimittel, Narkosemittel und Desinfektionsmittel, insbesondere aber die Feuchtarbeit, wozu auch die Arbeit mit flüssigkeitsdichten Handschuhen gehört.
In der GefStoffV gibt es ebenfalls verschiedene Stufen von Schutzmaßnahmen, abhängig von der Art des Gefahrstoffes und der Tätigkeit mit ihm. Man kann aber davon ausgehen, dass in der ärztlichen Praxis die Grundmaßnahmen nach § 9 GefStoffV realisiert werden müssen, die in der TRGS 500 „Schutzmaßnahmen" dargestellt sind, allerdings nicht mit Bezug auf eine ärztliche Praxis.

Besondere Bedeutung haben die TRGS 401 **Gefährdung durch Hautkontakt – Ermittlung – Beurteilung – Maßnahmen"** und die TRGS 525 **Umgang mit Gefahrstoffen in Einrichtungen zur humanmedizinischen Versorgung.**

Zur TRGS 401: Der Zwang zum häufigen und langdauernden Tragen von flüssigkeitsdichten Handschuhen gilt **per se** als Feuchtarbeit und führt zu einem erhöhten Risiko von Hautkrankheiten in Form subtoxisch-degenerativer Kontaktekzeme oder Hautallergien. Speziell die letztgenannten können zu einer Berufsaufgabe von Erkrankten führen.

Zur TRGS 525: Zu den Gefahrstoffen in der ärztlichen Praxis zählen insbesondere Arzneimittel, Inhalationsnarkotika und Desinfektionsmittel. Bei Arzneimitteln sind es weniger die festen Mittel, die meistens als Dragees, Kapseln vorliegen, sondern die Arzneimittel, die als Infusionen verabreicht und zuvor noch zubereitet werden müssen.

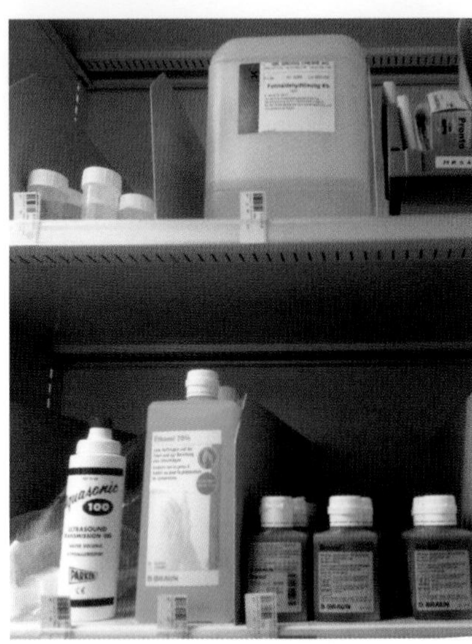

Abb. 14.1: Gefahrstoffe nicht über Kopfniveau lagern

Wenn in der Praxis eine Begasungsanlage zur Sterilisation mit Formaldehyd oder Ethylenoxid genutzt wird, so sind die speziellen Vorschriften der Gef-StoffV und der TRGS 513 **Begasungen mit Ethylenoxid und Formaldehyd in Sterilisations- und Desinfektionsanlagen** zu beachten.

Verordnung zum Schutz der Beschäftigten vor Gefährdungen durch künstliche optische Strahlung (Arbeitsschutzverordnung zur künstlichen optischen Strahlung – OStrV)
Mit dieser Verordnung soll der Schutz vor inkohärenter und kohärenter Strahlung insbesondere der Augen und der Haut sichergestellt werden. Der Gefährdungsbeurteilung und der regelmäßigen Information der Beschäftigten kommt bei der Anwendung von optischer Strahlung, ins-

Klasse	Leistung	Wellenlänge	Beschreibung
1	< 25 µW	400...700 nm	Die zugängliche Laserstrahlung ist ungefährlich oder der Laser ist in einem geschlossenen Gehäuse
1M	< 25 µW	302,5...4000 nm	Die zugängliche Laserstrahlung ist ungefährlich, solange keine optischen Instrumente wie Lupen oder Ferngläser verwendet werden
2	≤ 1 mW	400...700 nm	Die zugängliche Laserstrahlung liegt nur im sichtbaren Spektralbereich (400 nm bis 700 nm). Sie ist bei kurzzeitiger Bestrahlungsdauer (bis 0,25 s) auch für das Auge ungefährlich
2M	≤ 1 mW	400...700 nm	Wie Klasse 2, solange keine optischen Instrumente wie Lupen oder Ferngläser verwendet werden
3R	5 bis 500 mW	301,5...10^6 nm	Die zugängliche Laserstrahlung ist gefährlich für das Auge
3B	5 bis 500 mW	302,5...10^6 nm	Die zugängliche Laserstrahlung ist gefährlich für das Auge und in besonderen Fällen auch für die Haut. Diffuses Streulicht ist in der Regel ungefährlich. (Laser von CD-/DVD-Brennern; Laserstrahlung allerdings nicht direkt zugänglich)
4	> 500 mW	302,5...10^6 nm	Die zugängliche Laserstrahlung ist sehr gefährlich für das Auge und gefährlich für die Haut. Auch diffus gestreute Strahlung kann gefährlich sein. Beim Einsatz dieser Laserstrahlung besteht Brand- oder Explosionsgefahr. (Materialbearbeitung, Forschungslaser)

Tab. 14.2: Einteilung von Laserklassen nach der DIN EN 60825-1

besondere von LASER, wegen der unmittelbaren unfallartigen Gefährdung eine besondere Bedeutung zu. Bezüglich der Grenzwerte wird in der OStrV auf die jeweils gültige Version der EG-Richtlinie 2006/25/EG verwiesen.

Eine weitere Regel ist die Unfallverhütungsvorschrift BGV B2 „Laserstrahlung", zu der noch eine ausführliche Durchführungsanweisung besteht. § 16 befasst sich mit der medizinischen Anwendung von Laserstrahlen. Die Einteilung von Laserklassen erfolgt jetzt nach der DIN EN 60825-1 „Sicherheit von Lasereinrichtungen - Teil 1: Klassifizierung von Anlagen und Anforderungen" von 2007. Die Klassen 3 und 4 sind für den Arbeitsschutz von Bedeutung:

Verordnung zur arbeitsmedizinischen Vorsorge (Arbeitsmedizinische Vorsorgeverordnung – ArbMedVV)
Diese Verordnung regelt, wann und in welchen Abständen der Arbeitgeber Beschäftigte arbeitsmedizinisch untersuchen lassen muss, wenn er sie mit bestimmten, die Gesundheit gefährdenden Aufgaben betrauen will (Pflichtuntersuchungen) oder wann er ihnen ein Angebot zur Untersuchung machen muss, welches die Beschäftigten dann annehmen können, wenn sie wollen (Angebotsuntersuchungen). Es wird bestimmt, wann und wie die Unterrichtung des Arbeitgebers über die Untersuchungsergebnisse erfolgt.
Die ArbMedVV besitzt große Bedeutung für den Praxisinhaber, da fast alle Tätigkeiten in der Praxis mit Gesundheitsgefahren verbunden sind, die Pflichtuntersuchungen zur Folge haben. Das betrifft die Infektions- und die Hautgefährdung.
Die Untersuchung erfolgt nach Standards, die von den Unfallversicherungsträgern in den sogenannten **Berufsgenossenschaftlichen Grundsätzen für arbeitsmedizinische Vorsorgeuntersuchungen** festgelegt worden sind. Hier sind es die Grundsätze 42 **Infektionsgefahren** und 24 **Hautgefährdung**, die zum Tragen kommen. Der Arbeitgeber hat Anspruch auf eine ärztliche Bescheinigung mit dem Ergebnis der Untersuchung. Wenn die Untersuchungen Pflichtuntersuchungen sind, so darf der Arbeitgeber seine Mitarbeiter für die gefährdenden Tätigkeiten nur einsetzen, wenn sie zuvor (und in regelmäßigen Abständen) untersucht worden sind. Bei Angebotsuntersuchungen muss er seinen Beschäftigten die Möglichkeit geben, sich untersuchen zu lassen. Die Indikation zu Angebotsuntersuchungen ergibt sich aus der Gefährdungsbeurteilung. Nach der **Arbeitsmedizinischen Regel 1** zu § 5 ArbMedVV (AMR 1-5) müssen die Beschäftigten individuell und schriftlich auf die Möglichkeit hingewiesen werden.[5)] Auch Impfungen zum Schutz vor bestimmten Infektionskrankheiten müssen angeboten werden.

Das Gesetz **zum Schutze der erwerbstätigen Mutter (Mutterschutzgesetz – MuSchG)** und die **Verordnung zum Schutze der Mütter am Arbeitsplatz (Mutterschutzarbeitsplatzverordnung – MuSchArbV)** bilden einen eigenen Rechtsbereich, folgen aber den Regeln des Arbeitsschutzes. Sie gelten für alle Arbeitsverhältnisse, sind aber in der ärztlichen Praxis mit einem großen Anteil junger weiblicher Beschäftigter von besonderem Gewicht.
Das MuSchG ermöglicht jederzeit ein Beschäftigungsverbot, wenn die Tätigkeit nach ärztlichem Zeugnis die Gesundheit von werdender Mutter oder Kind gefährdet. Daneben gibt es für bestimmte Tätigkeiten Beschäftigungsverbote, z. B. für Tätigkeiten, die mit langem Stehen, Zwangshaltungen verbunden sind, Tätigkeiten mit Notfallcharakter und damit verbundenem erhöhten Stress und Tätigkeiten mit erhöhter Infektionsgefahr.

---

5) Die AMR 1-5 beschreibt die Inhalte des Hinweises auf die Angebotsuntersuchungen und enthält einen Musterbrief. Die AMR findet sich auf der Homepage der Bundesanstalt für Arbeitsschutz und Arbeitsmedizin (BAuA) bei den „Informationen aus dem AfAMed [Ausschuss für Arbeitsmedizin]: http://www.baua.bund.de. Dort über „Themen von A-Z" ▸ Ausschüsse ▸ Ausschuss für Arbeitsmedizin. ▸ Informationen.

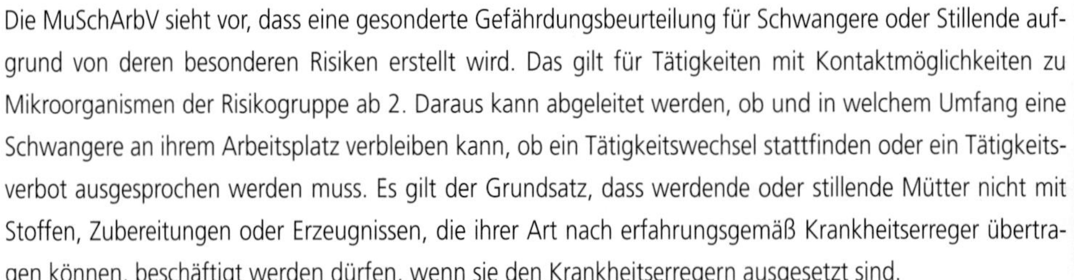
Die MuSchArbV sieht vor, dass eine gesonderte Gefährdungsbeurteilung für Schwangere oder Stillende aufgrund von deren besonderen Risiken erstellt wird. Das gilt für Tätigkeiten mit Kontaktmöglichkeiten zu Mikroorganismen der Risikogruppe ab 2. Daraus kann abgeleitet werden, ob und in welchem Umfang eine Schwangere an ihrem Arbeitsplatz verbleiben kann, ob ein Tätigkeitswechsel stattfinden oder ein Tätigkeitsverbot ausgesprochen werden muss. Es gilt der Grundsatz, dass werdende oder stillende Mütter nicht mit Stoffen, Zubereitungen oder Erzeugnissen, die ihrer Art nach erfahrungsgemäß Krankheitserreger übertragen können, beschäftigt werden dürfen, wenn sie den Krankheitserregern ausgesetzt sind.

Die **Verordnung zum Schutz vor Schäden durch ionisierende Strahlen (Strahlenschutzverordnung – StrlSchV)** und die **Verordnung zum Schutz vor Röntgenstrahlen (Röntgenverordnung – RöV)** stammen ebenfalls aus einem anderen Rechtsbereich (dem Atomgesetz), aber auch hier sind die Arbeitsschutzregeln ähnlich wie im Bereich des ArbSchG. Die RöV ist anzuwenden, wenn in der Praxis Röntgenstrahler verwendet werden, die eine Strahlung mit einer Grenzenergie zwischen 5 KeV und 1 MeV aufweisen. Weniger häufig wird die StrlSchV in der Praxis Bedeutung haben. Sie gilt für den Umgang mit radioaktiven Stoffen oder den Betrieb von Anlagen zur Erzeugung ionisierender Strahlung (> 5 KeV Grenzenergie).
Die Nutzung ionisierender Strahlen ist immer an besondere Genehmigungen gebunden bzw. setzt eine Fachkunde im Strahlenschutz voraus, sodass auf eine eingehendere Darstellung an dieser Stelle verzichtet werden kann. Der Praxisbetreiber als Strahlenschutzverantwortlicher muss einen fachkundigen Strahlenschutzbeauftragten bestellen, der für die Einhaltung des Strahlenschutzes im Betrieb zu sorgen hat.

Gefährdungsbeurteilung (GB)

Die Gefährdungsbeurteilung nimmt im Arbeitsschutz eine zentrale Stellung ein. Sie ist die Voraussetzung für jedwedes Handeln im Arbeitsschutz. Ohne eine systematische Beschreibung und Bewertung der Gefahren und Risiken am Arbeitsplatz – also der Gefährdungsbeurteilung – ist ein zielgerichteter und effektiver Arbeitsschutz nicht möglich. Deshalb wird der GB eine große Bedeutung im Arbeitsschutzgesetz (ArbSchG) und in den zugehörigen Verordnungen zugemessen und es werden klare Vorgaben über den Inhalt gemacht. Eine Gefährdung kann sich nach ArbSchG insbesondere ergeben durch:[6)]

- die Gestaltung und die Einrichtung der Arbeitsstätte und des Arbeitsplatzes,
- physikalische, chemische und biologische Einwirkungen,
- die Gestaltung, die Auswahl und den Einsatz von Arbeitsmitteln, insbesondere von Arbeitsstoffen, Maschinen, Geräten und Anlagen sowie den Umgang damit,
- die Gestaltung von Arbeits- und Fertigungsverfahren, Arbeitsabläufen und Arbeitszeit und deren Zusammenwirken,
- unzureichende Qualifikation und Unterweisung der Beschäftigten.

Die GB beschränkt sich also nicht auf die unmittelbaren Gefahren wie biologische und chemische Einwirkungen. Die Ergonomie von Geräten und Arbeitsplatz, die Arbeitsorganisation und die Qualifikation der Beschäftigten gehören auch dazu.
Die GB steht an, wenn eine Praxis neu errichtet wird oder der Arbeitgeber den Arbeitsschutz in der Praxis etabliert. Für gleichartige Arbeitsplätze ist eine GB ausreichend. Gibt es Veränderungen in der Praxis oder neue Erkenntnisse zu Gefahren, dann muss die GB angepasst werden. Kommt es zu einem Arbeitsunfall oder zu einer arbeitsbedingten Erkrankung (auch Berufskrankheit), kann dies als Zeichen für einen unzureichenden Arbeitsschutz gewertet werden. Auch dann muss die GB überarbeitet werden. Außerdem muss die GB dokumentiert werden. Der Gesetzgeber schreibt nicht vor, wie eine Dokumentation genau auszusehen hat,

es gibt aber genügend Vorlagen – als Dateiprogramme –, welche eine gut fortschreibbare Dokumentation ermöglichen. Für den Fall einer Schwangerschaft muss eine gesonderte GB erstellt werden.

Zur Erstellung einer GB geht man am besten systematisch nach Grundsätzen vor, wie sie die TRBA 400 **„Handlungsanleitung zur Gefährdungsbeurteilung und für die Unterrichtung von Beschäftigten bei Tätigkeiten mit biologischen Arbeitsstoffen"** und die TRBA 250 beschreiben. Als Beispiel für eine Gefährdungsbeurteilung wird auf die Muster-GB für Arztpraxen der Thüringer Arbeitsschutzaufsicht verwiesen.[7] Die BGW bietet auf ihrer Homepage ebenfalls eine Empfehlung für das Vorgehen an.[8] Zu Beginn werden Tätigkeitsbereiche und Aufgaben beschrieben, es folgen die Ermittlung (Informationen über relevante Gefährdungen werden gesammelt) und Beurteilung der Gefährdungen. Die sich daraus ergebenden Schutzmaßnahmen werden festgelegt und angewendet. Danach muss geprüft werden, ob sie wirksam sind. In der Folge muss die GB bei Bedarf aktualisiert werden.

In der GB sollen gesundheitliche Risiken beschrieben und eingestuft werden. Zur Einstufung ist eine Matrix zur Sicherheitsanalyse nach NOHL[9] möglich. In ihr werden Risiken nach Häufigkeit und Schadensschwere eingestuft:

Wahrscheinlichkeit für Eintritt der Gefährdung	Schadensschwere (Verletzung oder Erkrankung)			
	leicht	mittel	schwer	tödlich
sehr gering	1	2	3	4
gering	2	3	4	5
mittel	3	4	5	6
hoch	4	5	6	7
Risikobeschreibung	gering	erhöht		hoch

Tab 14.3: Matrix zur Sicherheitsanalyse nach NOHL

Ein Beispiel für eine GB mit den wichtigsten Gefährdungsfaktoren ist im Anhang (*Seite 298-300*) dargestellt.

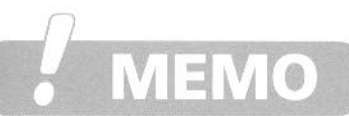

Die GB ist ein wichtiger Eckpfeiler des Arbeitsschutzes und steht am Anfang aller Arbeitsschutzmaßnahmen. Der Praxisinhaber sollte dafür unbedingt die Hilfe seines Betriebsarztes und seiner Sicherheitsfachkraft in Anspruch nehmen.

Maßnahmen des Arbeitsschutzes

In der Praxis ergibt sich eine Fülle von Schutzmaßnahmen, die hier systematisch zusammengestellt sind, die aber in der Praxis ineinandergreifen und sich gegenseitig ergänzen:

---

6) Wortlaut des § 5 Abs. 3 ArbSchG

7) Thüringer Landesbetrieb für Arbeitsschutz und Technischen Verbraucherschutz: Umsetzung der Biostoffverordnung in Arztpraxen mit besonderer Infektionsgefährdung; Anlage 1: Checkliste Gefährdungsbeurteilung (2008). Adresse: http://osha.europa.eu/fop/thueringen/de/publications/schwerpunkt/SPA_Arzpraxen2007.pdf

8) Auf der Homepage der Berufsgenossenschaft für viele Einrichtungen des Gesundheitswesens: http://www.bgw-online.de/internet/generator/Inhalt/OnlineInhalt/Medientypen/bgw_check/Liste-bgw-check.html

9) NOHL J, Entwurf eines Verfahrens für die Durchführung von Sicherheitsanalysen, in: Moderne Unfallverhütung, Heft 32 (1988)

- Technische Schutzmaßnahmen (z. B. Absaugungen, Belüftungen, Beleuchtung, Sicherheitssysteme zum Schutz vor Nadelstichverletzungen)
- Persönliche Schutzmaßnahmen (z. B. Schutzkleidung, persönliche Schutzausrüstung, Hautschutz)
- Organisatorischer Arbeitsschutz (z. B. Arbeitszeit- und Pausenregelung, Sozialraum, Verpflegung). Dazu gehören auch die Einweisung und Unterrichtung der Beschäftigten (Sicherheitsdatenblätter, Betriebs- und Arbeitsanweisungen, kollektive Unterrichtungen und Informationen) sowie die Organisation des Arbeitsprozesses
- Arbeitsmedizinische Vorsorge (individuelle Beratung, Impfungen)

Diese Arbeitsschutzmaßnahmen werden im Einzelnen unten näher betrachtet. Von Bedeutung und vom Gesetzgeber so vorgegeben ist die Einbeziehung von Arbeitsschutzmaßnahmen in die Arbeitsplanung von Anfang an.

Personalfürsorge

Mit dem Schließen eines Arbeitsvertrags bestehen bestimmte allgemeine Pflichten für jeden der Partner, die sich auch auf den Arbeitsschutz auswirken können. Der Beschäftigte hat die Pflicht, seine Arbeitskraft und beruflichen Fähigkeiten einzubringen und schuldet seinem Arbeitgeber Loyalität. Der Arbeitgeber hat eine Fürsorgepflicht gegenüber seinem Beschäftigten, insbesondere wenn gesundheitliche Einschränkungen bestehen und die Einsatzfähigkeit beschränkt ist. Dann ist zuerst zu prüfen, ob der Beschäftigte mit seinen Einschränkungen trotzdem noch in der Praxis eingesetzt werden kann. Ein besonderes und gesetzlich weitgehend reguliertes Gebiet ist der Mutterschutz.

14.2 Besondere Gefahren beim ambulanten Operieren

Infektionsgefahren

Das Risiko, sich bei der beruflichen Tätigkeit mit einem Krankheitserreger anzustecken und zu erkranken, wird im Gesundheitswesen als vergleichsweise hoch eingeschätzt; es gilt gemeinhin als die typische Gefahr in Gesundheitsberufen. Vor allem sind es behüllte Viren, welche die Hepatitis B (HBV), Hepatitis C (HCV) und das Erworbene Immundefizienz-Syndrom AIDS (HIV) hervorrufen. In einigen Bereichen spielt auch noch die Tuberkulose (Tbc) eine Rolle. Diese Krankheiten werden als Berufskrankheiten (BK; Ziffer 3101) angezeigt.

Es gibt aber darüber hinaus weitere Infektionskrankheiten, die man beruflich akquirieren kann, die aber weniger Beachtung finden und nur selten als Berufskrankheit gemeldet werden. Dazu zählen die sogenannten Kinderkrankheiten wie Masern, Mumps, Röteln, Windpocken, durch andere Herpesviren hervorgerufene Krankheiten usw.

Das Gleiche gilt für Krankheiten mit ubiquitär auftretenden Erregern wie Influenza-, Rhino-, Entero- oder Adenoviren, bei denen es schwierig ist, die berufliche Verursachung nachzuweisen. Leichter lässt sich die berufliche Ursache bei endemisch auftretenden Erkrankungen wie z. B. bei durch Noroviren hervorgerufenen Erkrankungen feststellen.

Bei vielen möglicherweise beruflich bedingten Erkrankungen unterbleiben deshalb BK-Anzeigen, weil nicht an eine berufliche Verursachung gedacht wird oder weil diese Krankheiten nur kurze Zeit andauern und wieder vollständig ausheilen. So gibt es außer HBV, HCV und HIV nur wenige gesicherte Informationen über das Risiko von berufsbedingten Infektionskrankheiten.

Krankheitserreger können durch Tröpfcheninfektion oder aerogen über ein Aerosol in die Atemwege, über Kontakt zu Körperausscheidungen (fäkal-oral, nasal-oral, über Blut oder Blutprodukte, indirekt über kontaminierte Gegenstände) oder über direkten Blutkontakt, z. B. bei Stich- oder Schnittverletzungen, in den Körper gelangen. Von Bedeutung sind hierbei Ausscheidungsbeginn und Ausscheidungsdauer bzw. ob eine Person dauerhaft Ausscheider oder Träger von Erregern ist, ohne Krankheitszeichen zu zeigen. Das gilt besonders für Hepatitis B und C, für HIV-Infektionen und auch für die Tuberkulose.
In der Praxis, in der ambulant operiert wird, spielen im Wesentlichen die durch Blut übertragbaren Krankheiten eine Rolle. Die Übertragung kann bei Stich- oder Schnittverletzungen erfolgen. Handschuh-Leckagen durch Stich, Schnitt oder Zerreißung bei starker mechanischer Beanspruchung können zur Kontamination der Haut führen. Die intakte Haut bildet zwar eine gute Barriere auch gegenüber Viren. Durch kleine Hautverletzungen z. B. am Nagelfalz können aber Erreger in die Blutbahn gelangen oder – nach Abschluss der Operation – durch Kontaktübertragung von der kontaminierten Hand oder Finger an Schleimhäute gelangen, die auch ohne Verletzung von Viren durchdrungen werden können.

HBV und HCV haben die fatale Eigenschaft, häufig chronische oder nicht-aktive Erkrankungsverläufe hervorzurufen. So sind die Spätkomplikationen der Hepatitis-B- und -C-Infektionen beträchtlich: 57 % der Fälle von Leberzirrhose und 78 % der Fälle von hepatozellulärem Karzinom sind auf Hepatitis-Infektionen zurückzuführen.

Hepatitis B

Ungefähr 5 bis 7 % der Weltbevölkerung sind chronisch infiziert. In Deutschland liegt die Prävalenz zwischen 0,4 und 0,8 %, d.h. es gibt ungefähr 400 000 bis 700 000 Virusträger, wobei ein großer Teil auf Personen mit Migrationshintergrund, homosexuelle Männer und Drogenabhängige entfällt. Das Infektionsrisiko bei Nadelstichverletzungen mit viruspositivem Blut beträgt 6 bis 30 %. BK-Anzeigen bei der BGW werden in der Größenordung von ca. 100 pro Jahr verzeichnet. Im Jahr 2008 wurden 20 Erkrankungsfälle als BK anerkannt. Das HBV ist, obwohl behüllt, relativ umweltstabil; es kann z. B. in eingetrocknetem Blut wochenlang infektiös bleiben. Allerdings ist ein wirksamer Impfstoff verfügbar und die Impfung wird allen Beschäftigten im Gesundheitswesen empfohlen.

Hepatitis C

2 bis 3 % der Weltbevölkerung sind chronisch infiziert, in Deutschland haben 0,2 bis 0,5 % der Bevölkerung HCV-Antikörper; ca. 400 000 bis 500 000 sind Virusträger. Auch hier entfällt, wie schon bei Hepatitis B, ein großer Teil auf Personen mit Migrationshintergrund, homosexuelle Männer und Drogenabhängige. Allerdings ist die Dunkelziffer sehr hoch, d.h. Schätzungen zufolge ist die Trägerschaft lediglich bei 20 bis 25 % bekannt.
Mittels PCR kann die HCV-RNA nachgewiesen werden. Das Infektionsrisiko bei Verletzung mit viruspositivem Blut liegt bei 2 %. Die Zahl der jährlichen BK-Anzeigen liegt bei 120 bis 125 Fällen, wovon knapp die Hälfte anerkannt wird (2008).

AIDS

In Deutschland geht man davon aus, dass ca. 70 000 Menschen infiziert sind, überwiegend Männer, die homosexuelle Kontakte haben und/oder Drogen nehmen. Die Anzahl der über heterosexuelle Kontakte infizierten Personen steigt aber an. Das Infektionsrisiko bei Nadelstichverletzungen mit viruspositivem Blut beträgt 0,3 %. Die Zahl der beruflich bedingten Infektionen dürfte noch keine 100 erreicht haben; bis 2006 waren es 57 Fälle, von denen nur wenige gesichert waren.

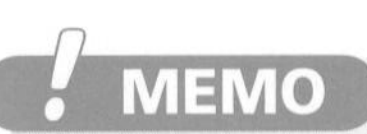

Infektionsgefahren sind trotz Hygienevorschriften, Impfangeboten sowie technischen, organisatorischen und personellen Schutzmaßnahmen weiterhin eine besondere Gefahr in der chirurgischen Praxis, die sehr ernst zu nehmen ist.

Hautgefährdungen und -krankheiten

Die Tätigkeiten im Gesundheitsdienst, insbesondere pflegerische Tätigkeiten, zählen zu den hautgefährdenden Tätigkeiten. Fast die Hälfte aller Berufskrankheiten der Haut treten bei Beschäftigten im Gesundheitswesen auf. Dabei geht es nicht nur um Hautkrankheiten wie Kontaktekzem oder allergisches Ekzem. Über die Haut können Krankheitserreger an oder in das Operationsfeld des Patienten gebracht werden. Die Haut muss daher durch chirurgische Händedesinfektion möglichst von Krankheitserregern befreit werden. Diese Prozedur – vielfach wiederholt – schädigt die Haut, die dabei ihres natürlichen Schutzes durch Lipide und wässrige Exkrete mit bestimmten pH-Wert beraubt wird.

Das Tragen von flüssigkeitsdichten Handschuhen führt zu einem Okklusionseffekt, wobei die Haut in einem dauerhaft feuchten Milieu aufquillt und die schützende Hornschicht durchlässiger für eindringende Substanzen wie toxische oder sensibilisierende Verbindungen, aber auch für Erreger werden kann. Die aufgequollene Hornschicht ist auch mechanisch leichter verletzbar und kann zu Mikroläsionen als Eintrittspforte für Mikroorganismen führen.

Von Bedeutung ist das subtoxisch-degenerative Kontaktekzem, bei welchem die Haut (Hände und Unterarme) durch lang andauernde Feuchtigkeit, in Kombination mit Substanzen in der Flüssigkeit wie Desinfektionsmittel, geschädigt wird. Es beginnt mit rauer und trockener Haut mit Nässen, Rötung, Knötchen-, Bläschen- und Schuppenbildung, Rhagaden und Juckreiz. Die Symptome sind auf die Orte der Reizung beschränkt.

Ein allergisches Kontaktekzem vom Typ IV entwickelt sich meistens auf der Basis eines subtoxisch-degenerativen Kontaktekzems, weil damit die Eintrittspforte für sensibilisierende Substanzen geschaffen wird. Bevorzugte Berufsallergene sind Bestandteile von Desinfektions- und Hautpflegemitteln wie Aldehyde, Duftstoffe oder Bestandteile des Handschuhmaterials (z. B. Vulkanisationsbeschleuniger und Alterungsschutzmittel in Handschuhen (Thiurame, Carbamate, Mercaptobenzothiazole), insbesondere aber bestimmte Kautschuk-Allergene beim Latexhandschuh). Da diese sich besonders gut vom Material gelöst haben, wenn der Handschuh gepudert war, dürfen heute keine gepuderten Latexhandschuhe mehr verwendet werden.

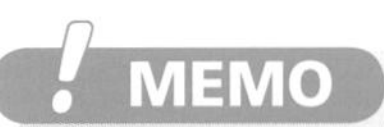

Beruflich bedingte Hautkrankheiten sind im Gesundheitswesen vor allem für das Assistenzpersonal das größte Krankheitsrisiko. Einmal eingetretene Sensibilisierungen bestehen lebenslang und führen zu Einschränkungen in der beruflichen Tätigkeit oder zu Berufsaufgabe.

Inhalationsanästhesie

Die Allgemeinnarkose in der Praxis wird meistens mit intravenös verabreichten Mitteln durchgeführt, weniger häufig werden Narkosegase bei einer Maskennarkose oder Intubationsnarkose eingesetzt. Das Spektrum der heute eingesetzten Anästhesiegase hat sich gewandelt. Halothan gehört der Vergangenheit an. Lachgas und insbesondere Flurane (z. B. Desfluran, Isofluran, Enfluran, Sevofluran) werden eingesetzt.

Aus Sicht des Arbeitsschutzes ist der in der Atemluft der Beschäftigten ankommende Anteil von Bedeutung. Mit den heute häufig verwendeten halbgeschlossenen Systemen kann mit der Expirationsluft vom Patienten Anästhesiegas in die Umgebungsluft gelangen. Da die bestehenden Arbeitsplatzgrenzwerte in der Luft (früher „MAK-Werte") dabei recht schnell erreicht oder überschritten werden können, sind Messungen nach der TRGS 402 „Ermitteln und Beurteilen der Gefährdungen bei Tätigkeiten mit Gefahrstoffen: Inhalative Exposition" erforderlich. Grenzwerte (TRGS 900 „Arbeitsplatzgrenzwerte") bestehen nur für Lachgas (N_2O; 180 mg/m³ = 100 ml/m³) und Enfluran (150 mg/m³ = 20 ml/m³), nicht für die anderen Flurane.
Durch das Vorhandensein einer raumlufttechnischen Anlage (RLT) mit hohem Luftwechsel kann die Raumluftkonzentration gesenkt werden. Eine zentrale Narkosegas-Absaugung schafft Luftverhältnisse mit der geringstmöglichen Belastung, es sollten aber die Anschlüsse regelmäßig auf ihre Dichtigkeit und Saugleistung geprüft werden. Für Messungen in der Atemluft reichen die Kurzzeitmessungen mit Röhrchen (z. B. DRAEGER-Röhrchen) nur zur Orientierung aus, nicht aber, um die Vorgaben der GefStoffV über die Feststellung der Gefahrstoffexposition am Arbeitsplatz zu erfüllen (TRGS 402).

Optische Gefährdungen

Die Anwendung von stark gebündeltem kohärenten Licht (LASER) kann zu unmittelbaren Gesundheitsschäden führen.[10] Die Hauptgefahr besteht in der Schädigung des Auges (Netzhaut) durch direkte Strahlung oder gerichtete Reflexion des Strahls ins Auge. Daneben kann sich durch Erhitzung und Pyrolyse des Gewebes ein Aerosol bzw. Rauch bilden. Brand- und Explosionsgefahr bestehen auch durch unbeabsichtigte plötzliche Erhitzung von brennbaren Materialien.
Gefährlich für das Auge sind LASER der Klassen 3 und 4. Insbesondere bei Klasse 4 können auch diffuse Reflexe, die auf/ins Auge kommen, die Netzhaut schädigen, ohne dass der reflexhafte Lidschluss wirksam werden kann. Netzhautverletzungen durch Laserstrahlung im sichtbaren Bereich sind nicht schmerzhaft (die Netzhaut hat dafür keine Rezeptoren). Im nahen IR- und im UV-Bereich werden jedoch auch die vorderen Augenmedien durch die dort gute Strahlenabsorption geschädigt, dies kann zu schmerzhaften Schäden an der Cornea und/oder der Linse führen.

Ionisierende Strahlen

In der Praxis, besonders in der Orthopädie, werden beim Operieren Röntgenstrahlen eingesetzt, wobei häufig der C-Bogen zum Einsatz kommt. Neben dem Patientenschutz ist natürlich auch der Schutz des Personals bedeutsam. Das Personal kann Strahlendosen empfangen durch direkte Bestrahlung, insbesondere der Hände, die in den Strahlengang gelangen, oder durch Streustrahlung, welche den ganzen Körper treffen kann. Ohne Schutzmaßnahmen können die zulässigen Grenzwerte für die Strahlenbelastung überschritten werden!
Der Kontrollbereich kann mit einem Radius von vier bis fünf Metern um das Strahlenbündel angenommen werden. Für alle Personen, die sich beruflich im Kontrollbereich aufhalten, ist eine Fachkunde im Strahlenschutz erforderlich.
Die Strahlenbelastung der agierenden Personen im Kontrollbereich kann erheblich variieren und hängt ab von der jeweiligen Tätigkeit (und damit dem Abstand vom Zentralstrahl), der Dauer, den Schutzvorrichtungen und der persönlichen Schutzausrüstung (PSA). Je nach Schutzmaßnahmen kann die Dosis für eine am C-Bogen agierende Person bis um den Faktor 100 reduziert werden.

---

[10] Gefahren durch Laserstrahlung werden in der Veröffentlichung „Achtung Laserstrahl" (10. Aufl. 2010) der Schweizerischen Unfallversicherungsanstalt (SUVA) umfassend dargestellt: www.bag.admin.ch

Aerosole, Rauchgase

Beim Lasern, Elektrokautern, Anwendung der Hochfrequenzchirurgie und auch bei Anwendung von Ultraschall können kleinste Gewebeteilchen in die Luft geschleudert oder Gewebe so stark erhitzt werden, dass es verschwelt und Rauchgase entstehen. Diese bestehen aus Wasserdampf und Partikeln in alveolargängiger Größe. Es können Partikel mitgerissen werden, die nicht durch die Temperatur degradiert wurden, und die Zellen oder Bakterien enthalten können.[11] Die Übertragung von Humanen Papillomaviren (HPV) soll möglich sein, über beruflich bedingte Larynxpapillome wird berichtet. Andere gesundheitliche Beschwerden, wie Kopfschmerzen, Atembeschwerden und Reizungen der Schleimhäute, sollen auftreten. Bisher gibt es aber nur wenige Untersuchungen zu dieser Belastung und wenig Hinweise auf ernste gesundheitliche Folgen, zumal sich durch technische Schutzmaßnahmen die Belastung vermindern lässt.

Notfallsituation und „Stress"

Notfallsituationen gibt es bei fast jeder Tätigkeit. In der Medizin haben sie besondere Bedeutung, wenn das Leben oder die Gesundheit von Patienten dadurch in Gefahr geraten. Die Situationen können durch unerwartete Vorkommnisse beim Patienten auftreten oder als Folge einer Fehlhandlung durch das Personal. Sie sind besonders heikel, da ja der Operationsprozess nicht abgebrochen werden kann, und können deshalb zu einer erheblichen akuten psychischen Belastung der Agierenden führen. Zwar sind Erfahrung und eine entsprechende psychische Konstitution hilfreich, führen aber auch bei „starken" Persönlichkeiten zu Stressreaktionen.

Die Gesundheitsberufe zählen zu den Berufen, welche in besonderer Weise „stressanfällig" sind. Hier kann man häufig das sogenannte **„burnout"**-Syndrom feststellen; Depressionen und die Neigung zum Suizid sind in Gesundheitsberufen nicht selten.

Dies hat Bedeutung für den Arbeitsschutz. Dieser dient nicht nur dem Schutz von Leben und Gesundheit. Der Arbeitsplatz soll auch menschengerecht gestaltet sein, d. h. Arbeitsumfeld und Arbeitsabläufe müssen so beschaffen sein, dass die Phasen der psychischen Belastungen von Mitarbeitenden wegen Zeitnot, Überlastung und hoher Verantwortlichkeit, aber geringen Entscheidungsspielräumen, von mehr „entspannenden" Tätigkeiten abgelöst werden. Die Grenzen der Belastbarkeit ihrer Mitarbeitenden zu erkennen und Überbelastungen zu vermeiden, zählt zu den Führungsaufgaben der leitenden Personen.

Stehen, Körperhaltung

Manche Operationen können im Sitzen gemacht werden, ein großer Teil nur im Stehen. Das Stehen am OP-Tisch kann belastend für den Operateur und seine Assistenten sein, insbesondere wenn über Stunden eine Zwangshaltung mit wenig Bewegungsspielraum eingehalten werden muss. Möglicherweise werden mit einem Fuß Geräte bedient, sodass nur ein Standbein belastet ist.

Es gibt inzwischen Lösungen auf dem Markt, die dem Operationsteam erlauben, in besserer Körperposition zu arbeiten. Das betrifft nicht nur den OP-Tisch, sondern auch die Position und Verstellmöglichkeiten für Assistenzgeräte, wie Monitore, Mikroskope oder radiologische Geräte. Gegenwärtig wird viel geforscht und getestet, um die Belastung des OP-Teams zu verringern.[12]

---

[11] Die Schweizerische Unfallversicherungsanstalt (SUVA) hat dazu einen factsheet herausgegeben: Chirurgische Rauchgase – Gefährdungen und Schutzmaßnahmen (www.suva.ch/factsheet-chirurgische-rauchgase.pdf), März 2011). Ein Arbeitspapier der Sektion für den Arbeitsschutz im Gesundheitswesen der Internationalen Vereinigung für Soziale Sicherheit (IVSS) hat 2011 eine ausführliche Darstellung unter dem gleichen Titel: Chirurgische Rauchgase - Gefährdungen und Schutzmaßnahmen herausgegeben (www.issa.int)

[12] Eine Dissertation, die sich umfassend mit den Arbeitsbedingungen und dem Arbeitsschutz im Operationsbereich befasst hat, wird hier zitiert: Swantje ZSCHERNAK (2007); Umgang mit Komplexität bei der Arbeitsgestaltung am Beispiel Arbeitsschutz im Operationssaal TU Berlin

Zwischen den Operationen sollten Pausen eingestreut werden, die es erlauben, mit gymnastischen Übungen die beanspruchte Muskulatur zu dehnen und zu lockern.

Unfallgefahr und Berufskrankheiten

Die Gefährdung durch Unfälle ist im Gesundheitswesen – verglichen mit anderen Branchen – gering. Sind es sonst überwiegend Unfälle durch Stolpern und Ausrutschen, so ist das Spektrum im OP-Bereich verschoben. Hier sind es Schnitt- und Stichverletzungen, die im Vordergrund stehen,[12)] gefolgt von Quetschungen und Einklemmungen. Es ist aber davon auszugehen, dass viele Unfälle nicht gemeldet werden.
Bei den Berufskrankheiten sind es die Hautkrankheiten, die bei den Beschäftigten im OP-Bereich den ersten Rang einnehmen, gefolgt von Infektionskrankheiten, den Erkrankungen der Lendenwirbelsäule und allergischen Atemwegserkrankungen. Dieses Bild ist allerdings nur beschränkt aussagekräftig, da viele arbeitsbedingte Krankheiten und Beschwerden, gerade muskuloskeletale Beschwerden oder psychische Belastungen, in den Statistiken nicht auftauchen.

Schwangerschaft

Teilt eine Mitarbeiterin dem Praxisinhaber mit, dass sie schwanger ist, so stellt sich sofort die Frage, ob die Schwangere überhaupt noch in der Praxis eingesetzt werden kann und an welchem Platz bzw. mit welchen Tätigkeiten das noch möglich ist. Im Gesundheitswesen wird zuerst an die Infektionsgefährdung gedacht. Die Infektionsgefahr ist nach wie vor von Bedeutung, wenn auch die beruflich bedingten Infektionen gegenüber früheren Zeiten zurückgegangen sind.

- Generell gilt, dass in der Schwangerschaft die zellvermittelte Immunität verringert ist, die humorale Immunität jedoch unverändert bleibt. Das führt zu einer größeren Empfänglichkeit und damit erhöhten Infektionsgefährdung gegenüber intrazellulären Pathogenen wie Viren, intrazellulären Bakterien oder Parasiten. Auch bei nichtinfektiösen Krankheiten des Immunsystems kann man feststellen, dass Schwangere mit zellvermittelten Autoimmunkrankheiten (z. B. Rheumatoide Arthritis oder Multiple Sklerose) eine Verbesserung ihrer Symptomatik erleben, bei antikörpervermittelten Autoimmunkrankheiten jedoch eher eine Verschlechterung (z. B. Lupus Erythematodes). Die Infektionsgefährdung – besonders gegenüber viralen Erkrankungen – ist bei einer Schwangeren daher erhöht (z. B. Masern, Toxoplasmose); auch was den Krankheitsverlauf betrifft, kann eine Erkrankung einen schwereren Verlauf nehmen (z. B. Masern, Influenza). So konnte man bei der sonst insgesamt leicht verlaufenden pandemischen „Neuen Influenza H1N1" (Schweinegrippe) feststellen, dass der Anteil der Schwangeren bei den Todesfällen überproportional hoch war.
- Körperliche Belastungen wie schweres Heben und Tragen, langes Stehen und „Stress" insbesondere bei Notfällen, die auch in der Praxis auftreten können, sind weitere Faktoren, welche abträglich für den Verlauf einer Schwangerschaft sein können.
- Röntgenstrahlung ist eine Gefährdung für die Schwangerschaft, weil die Embryonalentwicklung mit Zellproliferation und -differenzierung eine besonders empfindliche Phase für die Einwirkung ionisierender Strahlen ist.
- Die Einwirkung von Narkosegasen kann heute durch Verwendung von geschlossenen Systemen gut beherrscht werden. Dämpfe und Rauchgase bei Verfahren, die zur Erhitzung und Verdampfung von Gewebe führen, könnten eine Gefahr darstellen, auch wenn man noch wenig darüber weiß.

- In einigen Arbeitsschutzbehörden der Länder hat man sich mit der Thematik befasst und Merkblätter sowie Leitfäden erstellt, in denen die Gefährdungen und empfohlenen Schutzmaßnahmen z. T. sehr ausführlich dargestellt werden.

14.3 Praktisches Vorgehen beim Arbeitsschutz

Gefährdungsbeurteilung (GB) und Dokumentation

Es wird nochmals in Erinnerung gerufen, dass die GB dem Arbeitsschutz dient, also dem Schutz der Beschäftigten vor beruflichen Gesundheitsgefahren, nicht dem Schutz der Patienten. Wenn bisher noch keine GB erstellt ist, ist es zweckmäßig und effizient, nach einem schon eingeführten Muster vorzugehen. Hierzu wird auf die Empfehlungen der Berufsgenossenschaft Gesundheitsdienst und Wohlfahrtspflege (BGW) für GB in Kliniken verwiesen, da der Klinikbetrieb die meisten Ähnlichkeiten mit der Praxis für ambulante Operationen hat.[16)] Es ist nicht notwendig, die Empfehlungen 1:1 zu übernehmen; bei der Erfassung der Tätigkeiten beschränkt man sich auf die tatsächlich in der Praxis vorhandenen Tätigkeiten bzw. Gesundheitsgefahren.

- In einer einfachen Tabelle werden die Tätigkeitsbereiche (Spalten) aufgezählt (z. B. Patientenaufnahme und Verwaltung, Patienten-Vorbereitung, OP-Bereich, Aufwachraum, Instrumenten-Reinigung und -Sterilisation, Laborbereich, Reinigung und Abfallbeseitigung). Sie sind durch eine spezifische Aufgabe gekennzeichnet. In den Zeilen werden alle in der Praxis vorkommenden Tätigkeiten genannt. In der Matrix lassen sich dann die Tätigkeiten den Bereichen zuordnen. Ein Tätigkeitsbereich muss nicht dauernd von einem Beschäftigten besetzt sein, umgekehrt kann eine Person in verschiedenen Tätigkeitsbereichen tätig sein.
- In einem zweiten Schritt werden für jeden der Tätigkeitsbereiche die dort vorkommenden Aufgaben beschrieben. Die spezifischen Aufgaben sind mit Gefährdungen verbunden, die benannt werden und deren Risikograd man nach dem NOHL'schen Verfahren klassifizieren kann. Tätigkeiten und Einstufung sollten mit Unterstützung durch den Betriebsarzt, die Sicherheitsfachkraft und unter Einbindung der jeweiligen Mitarbeitenden beschrieben werden. Der Aufwand ist das erste Mal hoch, es lässt sich aber auf die Erfahrung der Fachleute wie auf Anleitungen z. B. der BGW zurückgreifen.
- Die für erforderlich gehaltenen Schutzmaßnahmen können gleichzeitig festgelegt werden. Dazu lassen sich Schutzziele definieren, die man erreichen möchte. Hier hat sich das Vorgehen nach dem T-O-P-Verfahren als praktisch erwiesen: Technische, Organisatorische und Persönliche Schutzmaßnahmen sollten getrennt erfasst werden.
- Die tabellarische Dokumentation ist die einfachste Form. Sie erleichtert auch die regelmäßige Revision. Im Anhang findet sich eine Liste mit einer Systematik der Gefahren am Arbeitsplatz, von denen einige auch in der Arztpraxis auftreten.

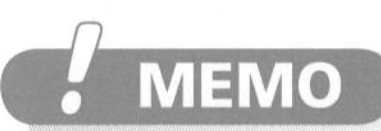

Für die Gefährdungsbeurteilung und Konzeption der Arbeitsschutzmaßnahmen ist es sehr zu empfehlen, sich von einer Sicherheitsfachkraft und einem Betriebsarzt beraten zu lassen. Das gilt besonders dann, wenn eine neue Praxis geplant wird.

---

16) Auf der Homepage der Berufsgenossenschaft Gesundheitsdienst und Wohlfahrtspflege (BGW) www.bgw-online.de kann man eine Broschüre: „Gefährdungsbeurteilung in Kliniken" herunterladen.

Technische Schutzmaßnahmen

Mit der Festlegung von hygienischen Maßnahmen sind häufig auch schon Maßnahmen des Arbeitsschutzes erfüllt. Das gilt für bautechnische Vorgaben, z. B. der Raumlufttechnischen (RLT) Anlagen für den OP, Gestaltung von Oberflächen in Arbeitsräumen, Vorgaben für Waschplätze, Personaltoiletten oder Instrumentenaufbereitung und deren Ausstattung.

In der Betriebssicherheitsverordnung (BetrSichV) sind besondere Regeln für überwachungsbedürftige Anlagen zu finden. In der Arztpraxis betrifft das möglicherweise Druckbehälter und -leitungen, die ab einer bestimmten Größe Standards erfüllen und regelmäßig von einer befähigten Person (aus der Praxis) oder einer zugelassenen Überwachungsstelle (Technische Überwachungsvereine) geprüft werden müssen. Auch Autoklaven fallen darunter. Feuerlöscher müssen ebenfalls regelmäßig überprüft werden (in der Regel von der Lieferfirma).

Zu den technischen Schutzmaßnahmen gehören die Maßnahmen zum Schutz vor Stichverletzungen. Hier gilt die Regel, dass für Punktionen zur Entnahme von Körperflüssigkeiten neben der Verwendung von Schutzhandschuhen heute praktisch ausschließlich Gerätschaften mit aktivem oder passivem Schutz eingesetzt werden müssen (TRGS 525). Für fast jede Einsatzmöglichkeit gibt es heute Alternativen mit Schutzeinrichtungen. Bei der Auswahl sollten die Beschäftigten einbezogen werden und ihnen, wegen der höheren Akzeptanz bei der Einführung, zuvor eine Testphase gewährt werden, wenn dies möglich ist. Anfängliche Schulungen an den Instrumenten erleichtern den Einsatz am Patienten. Durchstichfeste und klar als solche erkennbare Abfallbehältnisse müssen für scharfe und spitze Einmalinstrumente bereit stehen.

Für die Anwendung von Narkosegasen macht die TRGS 525 Vorgaben, beginnend bei der Ermittlung der Räume und der Konzentrationen der eingesetzten Mittel an den Arbeitsplätzen über die Vorgaben für Druckgasbehälter nach der Betriebssicherheitsverordnung bzw. der Technischen Regel für Druckgase TRG 280 **Betreiben von Druckgasbehältern**, den Betrieb von Narkosegeräten und die Maßnahmen zur Einhaltung der Luftgrenzwerte und die Funktion der RLT bis hin zu den Inhalten der regelmäßigen Unterweisung des Personals.

Zur Absaugung von Rauchgasen ist eine ausreichend dimensionierte RLT-Anlage mit hohem Luftwechsel erforderlich. Bei einer Luftwechselzahl von 10-20 wird der Rauch schnell verdünnt bzw. beseitigt. Zweckmäßiger ist es, mit einer Rauchgasabsaugung direkt am Entstehungsort Abhilfe zu schaffen. Das Sichtfeld kann auf diese Weise schneller wiederhergestellt werden. Allerdings muss das Gerät einen Aktivkohlefilter besitzen, wenn die Abluft wieder in den OP zurückgeführt wird. Wenn Rauch und Dampf abgesaugt werden, sind weitere persönliche Schutzmaßnahmen nicht erforderlich.

Zum Schutz vor Laserstrahlung kann auf die umfangreichen Vorschriften verwiesen werden, besonders auf die OStrV und die BG-Vorschrift BGV B2. Mit der Verwendung von Arbeitsmaterialien, welche die Strahlen nur diffus reflektieren, lässt sich das Strahlenrisiko vermindern. Kunststoffteile und brennbare Materialien können sich entzünden; sie müssen aus dem Strahlenbereich her-ausgehalten oder abgedeckt werden.

Die technischen (und baulichen) Maßnahmen im Strahlenschutz können hier nur prosaisch genannt werden. So müssen die Röntgengeräte dem Stand der Technik entsprechen. Abschirmvorrichtungen und durchsichtige Schutzscheiben reduzieren die Strahlenbelastung des Personals.

Zum technischen Arbeitsschutz werden auch die ergonomischen Probleme gerechnet, die sich aus den Arbeitshaltungen am OP-Tisch und der Nachbarschaft (Anästhesie, Instrumententisch, Assistenz) ergeben. Hier werden beim Sitzen und beim Stehen zum Teil ungünstige Körperhaltungen eingenommen, mit einseitiger und manchmal schmerzhafter Beanspruchung von Muskelpartien. Bisher lassen sich daraus langfristig Gesundheitsschäden nicht nachweisen, wie überhaupt der Nachweis von berufsbedingten muskuloskeletalen Schäden immer schwer zu erbringen ist .[12), 17)]

Organisatorische Schutzmaßnahmen

Die organisatorischen Aufgaben sollte am besten eine zuverlässige, sorgfältig und selbstständig arbeitende und verwaltungstechnisch begabte Arbeitskraft als „Kümmerer/in" übernehmen. Es müssen nämlich Unterlagen gesammelt, aktualisiert, jederzeit auffindbar gehalten, Fristen beachtet und Mitarbeiter informiert bzw. an ihre Termine erinnert werden.

Eine gute Arbeitsschutzorganisation in der Praxis setzt sich aus den folgenden Punkten zusammen:

- *Sicherheitsdatenblätter/Informationen über Krankheitserreger:*
  Diese Datenblätter müssen vom Hersteller oder Lieferanten von Gefahrstoffen bereitgestellt werden. Sie sind nach einer EG-Richtlinie bzw. nach der GefStoffV normiert. Sie enthalten Informationen über die Gefahrstoffe, die in der Praxis eingesetzt werden. Dies sind z. B. Desinfektionsmittel, Narkosegase, Arzneimittelzubereitungen, ggf. spezielle Stoffe zur Aufbewahrung von Biopsie-Material oder auch bestimmte Chemikalien zur Reinigung und Wartung von Geräten.
  Informationen über Krankheitserreger kann man am besten über die Homepage des Robert Koch-Instituts[18)] erhalten.
- *Liste der Gefahrstoffe:*
  Eine Liste der Stoffe mit Vorratsmenge, Anwendungsart und -ort muss erstellt werden.
- *Betriebsanweisungen:*
  Dafür müssen Informationen über Gefährdungen gesammelt werden. Die Betriebsanweisungen werden am besten für die einzelnen Tätigkeitsbereiche erstellt.[19)] Sie enthalten die Schutzmaßnahmen, die ein Beschäftigter in diesem Bereich im Rahmen seiner Arbeit beachten und einhalten muss. Sie sollen nicht mehr als eine Seite Umfang haben. Gefahren- und Maßnahmensymbole sollten eingefügt werden. Sie enthalten in der üblichen Darstellung in stichwortartiger Darstellung:
  1 Beschreibung des Anwendungsbereichs
  2 Spezielle Gefahren im Anwendungsbereich
  3 Schutzmaßnahmen und Verhaltensregeln
  4 Verhalten bei Betriebsstörungen und bei Unfällen, Hinweise für Erste Hilfe
  5 Hinweise zu Entsorgung (z. B. Kanülen, kontaminiertes OP-Verbrauchsmaterial), Prüfung und Instandhaltung von Geräten, soweit dies bei der Arbeit routinemäßig geschehen sollte.

---

17) Siehe auch SiGOS, Sicherheit und Gesundheitsschutz im Operationssaal, ein Bericht der Unfallkasse Berlin 2004 (www.infektionsschutz.gesundheitsdienstportal.de)

18) http://www.rki.de

19) Auf der homepage http://www.infektionsfrei.de findet man Musterbetriebsanweisungen, ebenso auf der homepage der BGW.

- *Unterweisungen der Beschäftigten:*
  Dies geschieht bei Tätigkeitsaufnahme, regelmäßig jährlich oder wenn neue Gefahr stoffe oder Arbeitsmethoden eingesetzt werden. Unterwiesen wird am besten anhand der Betriebsanweisung. Die Unterweisungen müssen dokumentiert werden. Sie umfassen natürlich die Infektionsgefahren, aber auch Unfallgefahren (Sturzunfälle sind die häufigsten Unfälle im Gesundheitswesen) sowie die Bildschirmarbeitsplätze. Die Dokumentation der Unterweisung erfolgt schriftlich. Sie enthält die Inhalte der Unterweisung in Stichworten, Datum der Unterweisung und die Unterschrift des/der Unterwiesenen. Dies sollte sorgfältig geschehen, insbesondere wegen der Infektionsgefahren und Gefahren durch Stoffe, da bei Un- oder Zwischenfällen mit Körperschaden wegen der Schuldfrage (straf-, zivil- und versicherungsrechtlich) die Arbeitgeberpflichten genau abgeprüft werden! Außerdem lässt sich die Unterweisung praktischerweise mit regelmäßigen Hygieneunterweisungen verbinden und dokumentieren.

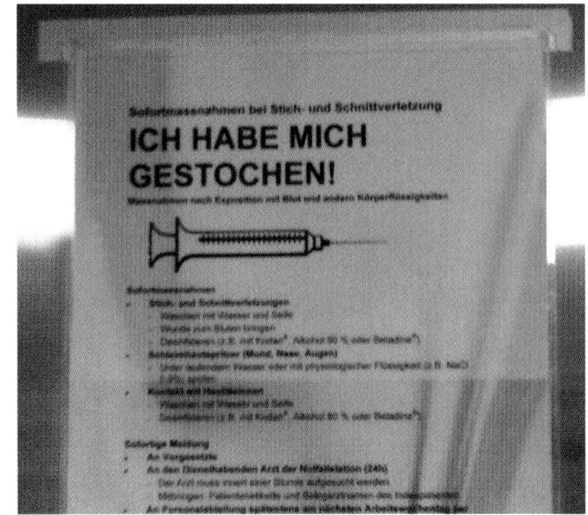

Abb. 14.2: Standardanweisungen bei Nadelstichverletzungen

- *Arbeitszeit und Pausen:*
  Die Einteilung der Arbeit hängt von den vorgesehenen Operationen ab. Im Interesse der Arbeitsqualität ist es jedoch wichtig, dass Arbeitpausen gewährt und eingehalten werden. Gerade bei Tätigkeiten, die relativ bewegungsarm und einseitig belastend sind, haben Pausen besondere Bedeutung. Sie sollten nicht nur zum Ausruhen (sitzen) genutzt werden, sondern auch, wenn möglich, ein Bewegungsprogramm enthalten. Für das OP-Personal kann umgekehrt nach längerem Stehen gerade das Sitzen in den Pausen sehr erholsam sein.

- *Strahlenschutz:*
  Der Schutz vor Röntgenstrahlung erfordert nicht nur sicher funktionierende Geräte nach dem Stand der-Technik, sondern auch organisatorische Maßnahmen beim Einsatz. Das betrifft die jährliche Unterweisung jeder Person, die Röntgenstrahlung anwendet oder die sich beruflich im Kontrollbereich aufhält, durch den Strahlenschutzbeauftragten. Die Personen im Kontrollbereich benötigen spezielle Kenntnisse im Strahlenschutz. Diese müssen alle fünf Jahre aktualisiert werden, wie auch die Fachkunde im Strahlenschutz für Ärzte.
  Durch besondere organisatorische Maßnahmen kann die Strahlendosis aller Beteiligten einschließlich des Patienten klein gehalten werden: z. B. möglichst kurze Durchleuchtung, gepulste Durchleuchtung mit geringen Pulsfrequenzen nutzen, Bildspeicher einsetzen. Die Konstanzprüfung sollte regelmäßig durchgeführt und Abweichungen sollten ggf. korrigiert werden.
  Für Personen, die sich beruflich im Kontrollbereich aufhalten, gilt Dosimeterpflicht, wobei ein entsprechend der Belastung von Körperteilen geeignetes Dosimeter gewählt werden muss. Regelmäßige arbeitsmedizinische Untersuchungen sind erforderlich (über die Einstufung in die Strahlen-Kategorie entscheidet der StrlSch-Beauftragte).

- *Arbeitsmedizinische Vorsorge:*
  Zu den organisatorischen Aufgaben der Praxis gehört es, den Personenkreis festzulegen, der regelmäßig untersucht wird, die Kartei (oder Datei) über die Untersuchten zu führen und die Untersuchungstermine

zu überwachen, Termine für Untersuchungen festlegen, erinnern und Untersuchungsergebnisse in die Kartei eintragen. Die Untersuchungen macht entweder der Betriebsarzt oder ein anderer damit beauftragter Arbeitsmediziner/Betriebsmediziner.

- Weiterhin müssen Termine für Begehungen, Arbeitsschutzausschuss-Sitzungen oder Beratungen mit Sicherheitsfachkraft bzw. Betriebsarzt fest gemacht und vorbereitet werden.

Persönlicher Arbeitsschutz

Zum persönlichen Arbeitsschutz gehören die Schutzkleidung und Schutzausrüstung und der Hautschutz. Hier gilt ganz besonders, was schon vorher ausgedrückt wurde: Die Einhaltung der Hygienevorschriften beinhaltet schon einen wesentlichen Teil des Arbeitsschutzes. Die gesetzliche Grundlage bildet die Verordnung über Sicherheit und Gesundheitsschutz bei der Benutzung persönlicher Schutzausrüstungen bei der Arbeit (PSA-Benutzungsverordnung – PSA-BV).

In der Praxis muss zwischen Arbeitskleidung (auch Berufskleidung genannt) und Schutzkleidung unterschieden werden. Für Schutzkleidung gelten besondere Anforderungen; darin unterscheidet sie sich von Arbeitskleidung. Schutzkleidung dient primär dem Schutz des einzelnen Beschäftigten vor Kontaminationen.

- *Schutzkleidung* ist laut TRBA 250, 2.4 „...jede Kleidung, die dazu bestimmt ist, Beschäftigte vor schädigenden Einwirkungen bei der Arbeit oder deren Arbeits- oder Privatkleidung vor der Kontamination durch biologische Arbeitsstoffe zu schützen".
- *Arbeitskleidung* (TRBA 250, 2.5) ist „...eine Kleidung, die anstelle oder in Ergänzung der Privatkleidung bei der Arbeit getragen wird. Sie hat keine spezifische Schutzfunktion gegen schädigende Einflüsse. Zur Arbeitskleidung zählt auch Berufskleidung. Sie ist eine berufsspezifische Arbeitskleidung, die als Standes- oder Dienstkleidung, zum Beispiel Uniform, getragen wird. Sie ist keine Kleidung mit spezieller Schutzfunktion".

In der Praxis wird, wenn man vom Empfang und dem Büro absieht, immer Schutzkleidung getragen werden müssen. Diese hat dann nicht nur die Aufgabe, Beschäftigte zu schützen, sondern soll auch hygienischen Anforderungen genügen, was die Übertragung von Krankheitserregern vom Personal auf den Patienten bzw. zwischen den Patienten betrifft. Die Kleidung im OP-Bereich ist wegen der besonderen hygienischen Anforderungen eine andere als außerhalb. Die Kleidung ist manchmal auch ein Bestandteil des corporate designs der Praxis, hat also zusätzlich die Funktion einer Arbeits- oder Berufskleidung.
Für die Schutzkleidung gilt (TRBA 250, 4.1.3): Der Arbeitgeber hat ausreichend (!) Schutzkleidung zur Verfügung zu stellen. Er muss sie regelmäßig reinigen, desinfizieren und bei Bedarf instandsetzen lassen. Die Beschäftigten müssen die Schutzkleidung bestimmungsgemäß (!) benutzen. Sie darf nicht mit nach Hause genommen werden, z. B. um dort gereinigt zu werden. Pausen und Bereitschaftsräume dürfen nicht mit Schutzkleidung betreten werden, wenn diese verschmutzt ist und damit eine Infektionsgefährdung darstellt. Für die Wäsche der Kleidung ist es empfehlenswert, sie einer speziell zertifizierten Wäscherei anzuvertrauen, welche ein Prozessmanagement für Reinigung und Desinfektion anwendet. Der Industrieverband Textil e.V. (INTEX) bietet z. B. ein solches Zertifikat an. Mit diesem „RABC-System" (Risikoanalyse und Kontrollsystem Biokontamination) genannten System soll eine gute hygienische Qualität der Textilien erreicht werden.[20)]

[20)] Siehe dazu auch HEINTZ M: Textilhygiene in der Arztpraxis: Sauber ist nicht gleich sauber; Dtsch Ärztebl 107(45); 15 (2010)

Zur Schutzausrüstung in der Arztpraxis gehören Handschuhe, Atemschutzmasken und Gesichtsschutzschilde. Handschuhe sind nicht nur zum sterilen Arbeiten da, sondern sollen auch den Träger vor Infektionen (und ggf. auch vor Kontakt zu hautschädigenden Stoffen) schützen.[21] Leider haben sie auch unerwünschte Eigenschaften (Okklusionseffekt, Sensibilisierung). Diese lassen sich vermindern, wenn einige Regeln eingehalten werden:

- Latexhandschuhe erlauben wegen ihrer Elastizität und Flüssigkeitsdichtigkeit bei geringer Materialstärke feines Arbeiten bei relativ gut erhaltenem Tastempfinden. Zur Reduzierung von Sensibilisierungsrisiken dürfen nur ungepuderte Handschuhe verwendet werden (TRGS 540). Der Puder fördert zwar die Gleitfähigkeit, führt aber zu Hautirritationen, welche dann die Eintrittspforte für die Allergene in tiefere Hautschichten bilden. Außerdem kann der aufgewirbelte Puderstaub bei Allergikern einen Asthmaanfall auslösen.
- Nitril(latex)handschuhe sind als Alternative bei Latex-Allergikern oder bei Operationen von Latexallergikern eine Alternative. Allerdings sind ihre Trageeigenschaften nicht so gut wie die von Latexhandschuhen (geringere Elastizität, größere Wanddicke).
- Einmalhandschuhe sollten nur einmal benutzt werden. Die Tragezeit sollte vier Stunden nicht übersteigen (TRGS 401). Mit der mechanischen Belastung wächst allerdings die Wahrscheinlichkeit, dass (unsichtbare) Löcher entstehen. Der Anteil von perforierten Handschuhen nach Operationen kann beträchtlich sein! Durch das Tragen von zwei Handschuhen übereinander kann der direkte Kontakt des Operierenden mit Körperflüssigkeiten des Patienten (und natürlich auch umgekehrt) verringert werden.
- Schutzhandschuhe gibt es in verschiedenen Qualitäten. Es gibt Prüfstandards, die mindestens erfüllt werden müssen (AQL = Acceptable Quality Level). Ein AQL von 1,5 sollte mindestens erreicht werden. Höhere Werte (z. B. 2,5) bedeuten schlechtere Qualität, niedrigere Werte bedeuten, dass das Kontrollniveau höher ist und weniger fehlerhafte Handschuhe angeboten werden (z. B. AQL von 0,9 oder 0,065). Der Test besteht in einer genormten Wasserhalteprüfung.
- Vor der Benutzung von Latexhandschuhen sollten keine Haupflegemittel (diese sind fetthaltig) verwendet werden, da durch das Fett die Festigkeit des Handschuhmaterials verringert wird. Außerdem sind die Handschuhe nicht ausreichend chemikalienfest. Nach der Anwendung von Knochenzement sollten deshalb die Handschuhe gewechselt werden (siehe auch *Kap. 4.2 Standardhygienemaßnahmen*).
- Für Aufgaben, die keine so hohe Sensibilität an den Fingern verlangen wie die Tätigkeit beim Operieren, können unter den Handschuhen Baumwollhandschuhe getragen werden, die wegen der Aufnahme des Schweißes für eine gewisse Zeit den Okklusionseffekt verringern können.

Zum persönlichen Arbeitsschutz wird der Hautschutz gezählt. Die Belastung der Haut der Hände durch das chirurgische Händewaschen ist beträchtlich. Deswegen ist die Hautpflege besonders wichtig. Diese sollte immer dann stattfinden, wenn für längere Zeit keine Handschuhe getragen werden müssen, also z. B. vor Arbeitspausen, beim Wechsel zu handschuhfreien Arbeiten und am Arbeitsende. Beim Anziehen von flüssigkeitsdichten Handschuhen sollte die Haut völlig abgetrocknet und das Hautpflegemittel völlig eingezogen sein. Bei starker Schweißbildung können aber vorher tanninhaltige Schutzmittel aufgetragen werden, die adstringierend wirken.

Für die Praxis sollte ein Hautschutzplan erstellt sein. Dies geschieht sinnvollerweise zusammen mit dem Hygieneplan. Dort kann festgelegt werden, wann Hautschutz- oder -pflegemittel anzuwenden sind. Die Hautpflegemittel sollten über einen Dosierspender an der Wand leicht erreichbar sein.

---

[21] Der „Arbeitskreis Krankenhaus- und Praxishygiene" der Arbeitsgemeinschaft der Wissenschaftlichen Medizinischen Fachgesellschaften hat dazu eine Leitlinie „Anforderungen an Handschuhe zur Infektionsprophylaxe im Gesundheitswesen" herausgegeben (AWMF-Leitlinien-Register Nr. 029/021; Stand Jan. 2011; www.awmf.org)

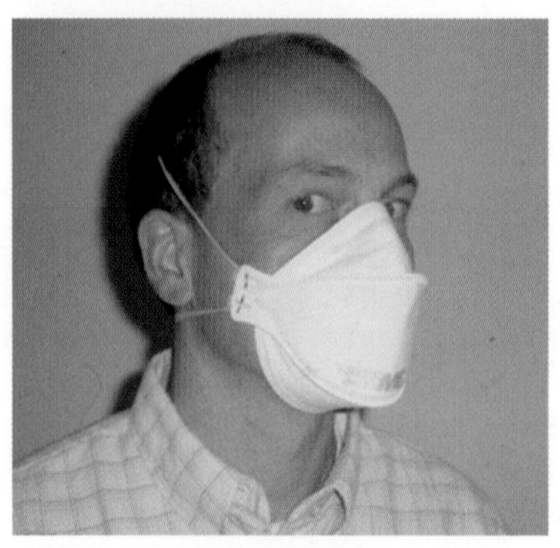

Abb. 14.3: Atemschutzmaske muss eng am Gesicht anliegen

Gesichts-Schutzschilde oder Schutzbrillen sind immer dann sinnvoll, wenn Tröpfchen oder Flüssigkeitsspritzer entstehen können. Allerdings können feine Aerosole hinter den Schild gelangen und eingeatmet werden. Sogenannte OP-Masken schützen nur vor Tröpfchen und dienen in erster Linie dem Schutz des Patienten. Die Operierenden sollten deshalb zum Schutz vor aerogenen Partikeln partikelabsorbierende Atemschutzmasken der Qualität FFP2 tragen, wenn beim Operieren mit Aerosol zu rechnen ist. Wenn ein Laser zu Operationen eingesetzt wird, so ist über den Laserschutzbeauftragten zu prüfen, ob spezielle Laserschutzbrillen zu tragen sind.

Ein wenig beachtetes Thema sind die Arbeitsschuhe. Es gibt im Gesundheitswesen vergleichsweise wenige Unfälle, die Sturzunfälle sind im OP-Bereich auch eher selten. Das häufige und lange Stehen erfordert aber Schuhe, die nicht zu einer zusätzlichen Belastung für Füße und Beine werden. Allerdings ist die Ergonomie der angebotenen OP-Schuhe verbesserungsbedürftig. OP-Schuhe sollten vor Flüssigkeiten schützen und gut zu reinigen und desinfizieren sein (am besten thermisch in der RD-Maschine).

Für den **Strahlenschutz** ist die persönliche Schutzausrüstung von großer Bedeutung. Mit einer Strahlenschutzschürze (mit Bleischicht) lässt sich die Belastung des Rumpfes deutlich reduzieren, auch wenn der Tragekomfort gering ist. Gleiches gilt für Hände – soweit dies für die an der Operation Beteiligten möglich ist – und Augen (Schutzbrille).

Arbeitsmedizinische Vorsorge, Impfung

Die arbeitsmedizinische Vorsorge steht etwas außerhalb der betriebsärztlichen Betreuung, wie sie die DGUV-Vorschrift 2 für kleine Betriebe vorsieht. Sie findet keine Erwähnung in der Grundbetreuung bzw. im Unternehmermodell und sie wird nicht zur Einsatzzeit gerechnet; sie muss zusätzlich zu den dort genannten Aufgaben stattfinden (und gesondert berechnet werden).

Ziel der arbeitsmedizinischen Vorsorge ist, mögliche individuelle besondere Gesundheitsrisiken des/der Beschäftigten durch arbeitsbedingte Gefährdungen zu erkennen. Das können z. B. chronische Krankheiten oder Einschränkungen der Immunkompetenz sein. Es geht nicht um die Gefahr, die von einem Beschäftigten für Patienten ausgeht, wie es z. B. ein Hepatitis-B-Virus-**Carrier** wäre, der bei Operationen seine Patienten ansteckte. Für die arbeitsmedizinische Vorsorge ist dieser Aspekt nicht von Belang, hier interessiert höchstens das damit verbundene erhöhte Risiko für ein Leberzellkarzinom des Carriers.

Die Untersuchung kann man als eine Art des Humanmonitorings betrachten, die vorrangig dem/der Beschäftigten Aufklärung und Rat geben soll. Sie muss deshalb durch eine fachkundige ärztliche Person ausgeführt werden (Gebietsbezeichnung „Arbeitsmedizin" oder Zusatzbezeichnung „Betriebsmedizin"). Sie kann nicht an andere ärztliche Personen, wohlmöglich an den Praxisinhaber selbst, delegiert werden.

Nach dem Anhang der ArbMedVV gehören Tätigkeiten bei der Behandlung und Pflege von Menschen wegen der Infektionsgefahr durch Hepatitis-B- und Hepatitis-C-Viren zu den Pflichtuntersuchungen. D.h. dass praktisch alle Beschäftigten in der Praxis, vom Arzt bis zur Reinigungskraft, regelmäßig entsprechend dem berufsgenossenschaftlichen Grundsatz 42 (Infektionskrankheiten), also entsprechend dem Ergebnis der Gefährdungsbeurteilung (GB), mindestens aber alle drei Jahre, zu untersuchen sind. Ohne die Untersuchung

dürften sie nicht eingesetzt werden bzw. müssten ihre Tätigkeit beenden. Der Arbeitgeber hat Anspruch auf eine Bescheinigung über die Untersuchung mit dem Ergebnis. Heißt das Ergebnis „gesundheitliche Bedenken", so dürfte der/die Beschäftigte nicht mehr für die gefährdende Tätigkeit eingesetzt werden. Reine Bürotätigkeit in der Praxis wäre aber denkbar, da hier keine Gefährdung durch Infektionserreger besteht. Allerdings ist ein Tätigkeitsverbot durch die ärztliche Beurteilung nicht zwingend; evtl. lassen sich Möglichkeiten finden, unter denen der Beschäftigte weiter eingesetzt werden kann. Bestehen weitere Gefährdungen durch andere Erreger, so können hierzu Untersuchungen angeboten werden.
Die zweite Untersuchung betrifft die Haut. Werden regelmäßig bei der Arbeit mehr als vier Stunden Feuchtarbeit geleistet (dazu zählt auch das Tragen von flüssigkeitsdichten Handschuhen), so ist die Untersuchung nach dem Grundsatz 24 (Hautgefährdung) Pflicht. Bei Feuchtarbeit über regelmäßig zwei Stunden pro Tag muss ein Angebot für eine Untersuchung erfolgen. Da die Haut durch die ständige Feuchtigkeit, die Benutzung durch Desinfektionsmittel und ganz besonders durch das häufige und gründliche Händewaschen stark beansprucht wird, sind Berufskrankheiten der Haut auch für Pflege- und Assistenzberufe im Gesundheitsdienst häufig. Sie bedeuten im schlimmsten Fall das berufliche „Aus" für die Betroffenen. Schon im Vorfeld der Krankheit kommt es zu Veränderungen der Haut und so können durch Untersuchung und Beratung der Betroffenen und auch des Arbeitgebers Gegenmaßnahmen ergriffen und Hautkrankheiten vermieden werden. Die Maßnahmen können die Auswahl der Hautmittel, der Handschuhe oder auch Verhaltensregeln sein. Die Untersuchungsfrequenz sollte drei Jahre nicht überschreiten.

Impfungen sind als wirksame Präventivmaßnahme ebenso empfohlen. Der Arbeitgeber muss eine Impfung gegen Hepatitis B auf seine Kosten anbieten. Die Beschäftigten können von dem Angebot Gebrauch machen; wenn sie es nicht tun, so darf ihnen kein Nachteil daraus erwachsen. Allerdings kann bei geimpften Personen dann auch die regelmäßige Pflichtuntersuchung zu diesem Infektionserreger, gegen den Immunität besteht, entfallen.
Aktive Schutzimpfungen sind aber auch gegen andere Infektionskrankheiten sinnvoll und können angeboten werden, z. B. gegen die saisonale Influenza, Varizellen und Masern.

Schwangerschaft

Folgende für die ärztliche Praxis relevanten Verbote sind im Mutterschutzgesetz (MuSchG) und in der Verordnung zum Schutze der Mütter am Arbeitsplatz (MuSchArbV) ausdrücklich genannt:

- Gefährdung durch Krankheitserreger
- Auftreten von gesundheitsgefährdenden Gasen und Dämpfen
- Auftreten von gesundheitsgefährdenden Strahlen (insbesondere Röntgenstrahlen). Schwangere dürfen deshalb grundsätzlich nicht im Kontrollbereich tätig sein, es sei denn, der Strahlenschutzbeauftragte gestattet es ausdrücklich und stellt die Einhaltung des Grenzwerts sicher. Bei gebärfähigen Frauen beträgt der Grenzwert für die über einen Monat kumulierte Dosis 2 Millisievert (mSv). Für das ungeborene Kind beträgt der Grenzwert (aus äußerer und innerer Strahlenexposition) während der Schwangerschaft insgesamt 1 mSv (§ 55 StrlSchV bzw. § 31a Abs. 4 RöV)
- Heben und Tragen über 5 kg (regelmäßig) bzw. 10 kg (gelegentlich)
- Arbeiten im Stehen mehr als vier Stunden täglich
- Akkordarbeit (also Arbeit unter Zeitdruck)

Praktisch bleiben damit nur wenige Möglichkeiten für eine Beschäftigung von Schwangeren in der Praxis übrig. Möglich ist neben administrativen Tätigkeiten vor allem die Aufnahme der Anamnese, Untersuchung und Beratung der Patienten. Die Mitwirkung an der Vorbereitung zu Operationen, an den Operationen selbst und auch an der Nachsorge wird in der Regel nicht möglich sein. Es kann aber durchaus im Einzelfall anders entschieden werden; maßgeblich ist die Einschätzung der Gefährdung anhand der Gefährdungsbeurteilung gemäß § 1 MuSchArbV.

Wirksamkeitskontrolle

Arbeitsschutz ist Mittel zum Zweck; er soll nicht um seiner selbst betrieben werden, sondern muss ein Ziel haben: ein hohes und wirksames Niveau der Schutzmaßnahmen sowie Einsicht und Akzeptanz bei den Mitarbeitenden.

Im Vergleich zu einem großen Betrieb mit Tausenden von Mitarbeitern ist es in einem Kleinbetrieb wie einer Arztpraxis schwierig, die geforderte Wirksamkeit der Arbeitsschutzmaßnahmen sichtbar zu machen. Es können keine Kennzahlen über abnehmende Häufigkeit von Arbeitsunfällen oder arbeitsbedingten Krankheiten präsentiert werden. Messbare Veränderungen der Leistungsfähigkeit lassen sich nicht darstellen.

So bleiben neben wenigen „harten Faktoren" überwiegend sogenannte „weiche Faktoren" bei der Bewertung.

Harte Faktoren:

- Eintragungen in das Verbandbuch: Wenn das erbandbuch bei Verletzungen regelmäßig geführt wird, lassen sich unter Umständen daraus Schlüsse ziehen, z. B. ob bestimmte Verletzungen mehrfach auftreten.
- Ergebnisse der Begehungen mit dem „Blick von außen" der Sicherheitsfachkraft und des Betriebsarztes. Den beiden von extern kommenden Fachleuten fehlt die „Betriebsblindheit", das heißt, dass sie bestimmte Zustände und Abläufe in der Arztpraxis unbefangen sehen und hinterfragen können. Sie bringen Erfahrung aus anderen Betrieben in ihre Bewertung ein.

Weiche Faktoren:

- Werden Unterweisungen und Betriebsanweisungen akzeptiert? Dies lässt sich durch eine Befragung der Mitarbeitenden feststellen
- Wie verhält es sich mit Ordnung und Sauberkeit im Betrieb (das ist auch eine zentrale Anforderung der Hygiene)?
- Beachtung von internen Anordnungen, Akzeptanz der Maßnahmen. Bereitschaft der Mitarbeitenden, durch Mitwirkung den Arbeitsschutz zu verbessern
- Zufriedenheit der Mitarbeiter
- Ausbleiben von Anzeichen einer arbeitsplatzbezogenen Gesundheitsschädigung

Trotz all dieser komplizierten Regeln und Rechtsvorschriften mit ihren vielfältigen Vorgaben ist Arbeitsschutz in der Praxis machbar, wenn Wille und Einsicht vorhanden sind. Wenn der Arbeitsschutz als Bestandteil der Arbeitsabläufe betrachtet und von allen Beteiligten akzeptiert und „gelebt" wird, dann wird er auch nicht mehr als zusätzliche Belastung wahrgenommen, sondern als Beitrag zum eigenen Wohlergehen und dem der Mitarbeitenden.

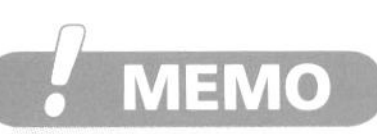

Im Arbeitsschutz gibt es eine Fülle von Einzelregelungen, die eingehalten werden müssen. Voraussetzung für den Erfolg sind aber die Einstellung des Praxisinhabers und sein eigenes Verhalten in Sachen Arbeitsschutz und Hygiene in der Praxis.

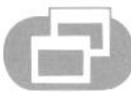

Relevante **Rechtstexte** werden übersichtlich dargestellt auf der Website der Gewerbeaufsicht Baden-Württemberg: **www.gaa.baden-wuerttemberg.de/servlet/is/16032/**.

Sie befinden sich auch auf der Seite der Bundesanstalt für Arbeitsschutz und Arbeitsmedizin (BAuA): www.baua.bund.de. Von besonderer Bedeutung sind neben dem Arbeitsschutzgesetz (ArbSchG) und Arbeitssicherheitsgesetz (ASiG) die Biostoffverordnung (BioStoffV), die Gefahrstoffverordnung (GefStoffV) und die PSA-Benutzerverordnung (PSA-BV).

Weiterhin gibt es eine Reihe von **Technischen Regeln**:

- TRBA 250 „Biologische Arbeitsstoffe im Gesundheitswesen und in der Wohlfahrtspflege"
- TRBA 400 „Handlungsanleitung zur Gefährdungsbeurteilung und für die Unterrichtung der Beschäftigten bei Tätigkeiten mit biologischen Arbeitsstoffen"
- TRBA 500 „Allgemeine Hygienemaßnahmen: Mindestanforderungen"
- TRGS 400 „Gefährdungsbeurteilung für Tätigkeiten mit Gefahrstoffen"
- TRGS 401 „Gefährdung durch Hautkontakt; Ermittlung - Beurteilung - Maßnahmen"
- TRGS 500 „Schutzmaßnahmen"
- TRGS 525 „Umgang mit Gefahrstoffen in Einrichtungen zur humanmedizinischen Versorgung"

Berufsgenossenschaftliche Texte können über die Website der Deutschen Gesetzlichen Unfallversicherung (DGUV) (www.dguv.de/publikationen) oder von der Website der Berufsgenossenschaft Gesundheitsdienst und Wohlfahrtspflege (BGW) (www.bgw-online.de) abgerufen werden. Dort wird auf die Datenbank verwiesen, die alle berufsgenossenschaftlichen Publikationen (Vorschriften, Regeln, Informationen) enthält. Von Bedeutung sind:

- BGV A1 „Grundsätze der Prävention"
- DGUV-Vorschrift 2: „Betriebsärzte und Fachkräfte für Arbeitssicherheit"
- BGR 195 „Benutzung von Schutzhandschuhen"
- BGR 206 „Desinfektionsarbeiten im Gesundheitsdienst"

Anhang: Faktoren einer Gefährdungsbeurteilung (GB)

Diese Faktorenliste für eine GB enthält viele verschiedene Gefährdungsfaktoren und kann deshalb für sehr unterschiedliche Arbeitsplätze eingesetzt werden. In der Spalte „Gefährdung" sind – ohne Anspruch auf Vollständigkeit – Gefährdungsmöglichkeiten in der ambulanten Praxis aufgeführt. Die GB muss durch weitere Spalten für die Risikoeinschätzung und die erforderlichen Schutzmaßnahmen ergänzt werden.

Die hier dargestellte Aufstellung der Gefährdungsfaktoren stammt in ihrer Grundkonzeption aus der Gefährdungsbeurteilung des Regierungspräsidiums Stuttgart und des Landesgesundheitsamtes Baden-Württemberg.

		Gefährdungsfaktor	Relevanz	Gefährdung
1 Mechanische Grundlagen	**1.1**	Ungeschützt bewegte Maschinenteile	nein	
	1.2	Teile mit gefährlichen Oberflächen	ja	Scharfe Klingen, heiße Oberflächen
		Schnitt-, Stichverletzungen	ja	Z.B. Skalpelle, Nadelstichverletzungen
	1.3	Bewegte Transportmittel, bewegte Arbeitsmittel	nein	Bewegliche Einrichtungsgegenstände (Ablagetische, Geräte)
	1.4	Unkontrolliert bewegte Teile		
	1.5	Sturz, Ausrutschen, Stolpern, Umknicken	ja	Unfallgefahr durch Sturz, Stolpern und Fallen über Stolperfallen (z. B. Kabel oder Schläuche). Ausrutschen durch ausgelaufene Stoffe und Wasser
	1.6	Absturz	nein	
		Enge Räume (Schächte)	nein	
2 Elektrische Gefährdungen	**2.1**	Elektrischer Schlag	ja	Stromschlag: Verbrennung, Herzstillstand
	2.2	Lichtbögen		
	2.3	Elektrostatische Aufladungen		
3 Chemische Gefahrstoffe	**3.1**	Hautkontakt mit Gefahrstoffen (Feststoffe, Flüssigkeiten, Feuchtarbeit)	ja	Erkrankungen durch Hautkontakt, Umgang mit Gefahrstoffen, z. B. Desinfektionsmitteln, Augenverletzungen
	3.2	Einatmen von Gefahrstoffen (Gase, Dämpfe, Nebel, Stäube einschließlich Rauche)	ja	
	3.3	Verschlucken von Gefahrstoffen	nein	
	3.4	Physikal.-chemische Gefährdungen (z. B. Brand und Explosionsgefährdungen, unkontrollierte chem. Reaktionen)	ja	
4 Biologische Arbeitsstoffe	**4.1**	Infektionsgefährdung durch pathogene Mikroorganismen (z. B. Bakterien, Viren, Pilze)	ja	Bakterien, Viren. Infektionsgefährdung durch Patienten (Infektion, Erkrankung)
	4.2	Sensibilisierende und toxische Wirkungen von Mikroorganismen	ja	

5 Brand- und Explosions-gefährdungen	**5.1**	Brennbare Feststoffe, Flüssigkeiten, Gase	nein	
	5.2	Explosionsfähige Atmosphäre	nein	
	5.3	Explosivstoffe	nein	
6 Thermische Gefährdungen	**6.1**	Heiße Medien/Oberflächen	nein	
	6.2	Kalte Medien/Oberflächen	nein	
7 Gefährdung durch spezielle physikalische Einwirkungen	**7.1**	Lärm	nein	
	7.2	Ultraschall, Infraschall	ja	Geräte zur Instrumentenreinigung
	7.3	Ganzkörpervibrationen	nein	
	7.4	Hand-Arm-Vibrationen	nein	
	7.5	Nicht ionisierende Strahlung (z. B. Infrarote Strahlung (IR), ultraviolette Strahlung (UV), Laserstrahlung)	ja	
	7.6	Ionisierende Strahlung (z. B. Röntgenstrahlen, Gammastrahlung, Teilchen strahlung (Alpha-, Beta- und Neutronenstrahlung)	ja	Z.B. Einsatz eines C-Bogens
	7.7	Elektromagnetische Felder	nein	Hochfrequenz-Geräte
	7.8	Unter- oder Überdruck		
8 Gefährdungen durch Bedingungen der Arbeitsumgebung	**8.1**	Klima (z. B. Hitze, Kälte, unzureichende Lüftung)	nein	
	8.2	Beleuchtung, Licht	nein	Ggf. Blendungsgefährdung durch Beleuchtung im OP-Bereich
	8.3	Ersticken (z. B. durch sauerstoffreduzierte Atmosphäre), Ertrinken	nein	
	8.4	Unzureichende Flucht- und Verkehrswege, unzureichende Sicherheits- und Gesundheitsschutzkennzeichnung	ja	
	8.5	Unzureichende Bewegungsfläche am Arbeitsplatz, ungünstige Anordnung des Arbeitsplatzes (z. B. Bildschirme), unzureichende Pausen-, Sanitärräume	nein	

	Nr.	Gefährdung	ja/nein	Bemerkung
9 Physische Belastung / Arbeitsschwere	**9.1**	Schwere dynamische Arbeit (z. B. manuelle Handhabung von Lasten)	nein	
	9.2	Einseitige dynamische Arbeit, Körperbewegung (z. B. häufig wiederholte Bewegungen)	nein	
	9.3	Haltungsarbeit (Zwangshaltung, Rückenbelastung durch gebückte Haltung), Haltearbeit	ja	Zwangshaltungen und Bewegungseinschränkungen bei Operationen
	9.4	Kombination aus statischer und dynamischer Arbeit	ja	Bewegungsabläufe bei Operationen
10 Psychische Faktoren	**10.1**	Arbeitsaufgabe (z. B. überwiegende Routineaufgaben)	nein	
	10.2	Arbeitsorganisation	ja	Arbeitsdruck, unvorhergesehene Veränderungen, Zwischenfälle
	10.3	Arbeitsplatzbedingungen	nein	
11 Sonstige Gefährdungen	**11.1**	Durch Menschen (z. B. Überfall, Aggressionen)	nein	
	11.2	Durch Tiere (z. B. gebissen werden)	nein	
	11.3	Durch Pflanzen und pflanzliche Produkte (z. B. sensibilisierende und toxische Wirkungen)	nein	
	11.4	Durch ungeeignete persönliche Schutzausrüstung (PSA)	ja	Arbeitsdruck, unvorhergesehene Veränderungen, Zwischenfälle

Multiresistente Keime und Noroviren

15

Dank des verstärkten Medieninteresses hat mittlerweile fast jeder von multiresistenten Erregern gehört. Allen voran ist der methicillinresistente Staphylococcus aureus (MRSA) bekannt. Darüber hinaus werden aber auch Darmkeime immer wieder als „Problemkeime" genannt. Zum einen sind das die gram-positiven vancomycinresistenten Enterokken (VRE), zum anderen multiresistente gram-negative Erreger (MRGN) mit erweitertem Spektrum an Betalaktamase (ESBL).

15.1 MRSA

Im Krankenhaus werden methicillinresistente Stämme von S. aureus je nach Region bei 20 bis 25 %, auf Intensivstationen bis zu 30 % der S. aureus-Isolate diagnostiziert. Während die MRSA-Rate in Deutschland in den vergangenen Jahren stabil geblieben ist, bereiten mehrfachresistente gram-negative Darmkeime mit erweitertem Resistenzspektrum (ESBL) sowie vancomycinresistente Enterokokken (VRE) zunehmend Sorgen.

Im niedergelassenen Bereich wurde bereits vor Jahren eine MRSA-Rate von ca. 6 % der S. aureus-Isolate angegeben. Das detaillierte Wissen um die Besonderheiten von MRSA und über den Umgang mit besiedelten Patienten und der Therapiemöglichkeiten ist folglich unerlässlich.
Zum Umgang mit und zur Behandlung der MRSA existieren zahlreiche, z. T. unterschiedliche Lehrmeinungen, die mitunter deutlich emotional gefärbt diskutiert werden. Das liegt u.a. daran, dass einerseits durch die neuen Typisierungsmethoden zwar viel über die Übertragung und Epidemiologie bekannt ist, andererseits die Effizienz bestimmter Hygienemaßnahmen bisher nicht durch kontrollierte Studien vergleichend untersucht werden konnte.
Im Grundsatz gilt, einen geplanten Eingriff bei einem Patienten mit bekannter MRSA-Besiedlung (oder gar MRSA-Infektion) soweit möglich und medizinisch vertretbar erst nach seiner Dekolonisierung vorzunehmen.

Epidemiologie

Allgemeines
Oxacillin- bzw. methicillinresistente S. aureus-Stämme stellen weltweit ein krankenhaushygienisches Problem dar. Die Verteilung ist sehr unterschiedlich und zeigt gerade in Europa große Differenzen. Seit vielen Jahren weisen die Niederlande, Island und die skandinavischen Länder sehr niedrige Raten von unter 5 % bzw. 1 % auf. In einigen Ländern wie bspw. Portugal, Griechenland, Spanien und Rumänien liegt die Rate der methicillinresistenten Stämme der S. aureus-Isolate über 30 %, z. T. sogar über 50%. Deutschland, Frankreich, Tschechien und Polen u. a. repräsentieren mit Raten zwischen 10 % und 25 % das Mittelfeld (siehe *Abb. 5.2*). Auch wenn die schweizerischen Zahlen nicht bei den ECDC-Daten erfasst sind, so liegen sie ebenfalls in diesem Mittelfeld mit einer regionalen Anpassung an die jeweiligen Zahlen der Anrainerstaaten.
Deutschland weist seit einigen Jahren eine relativ konstante MRSA-Prävalenz im mikrobiologischen Untersuchungsmaterial von durchschnittlich 20 % auf (Kresken M et al. 2003). Daten der interaktiven Antibiotika-

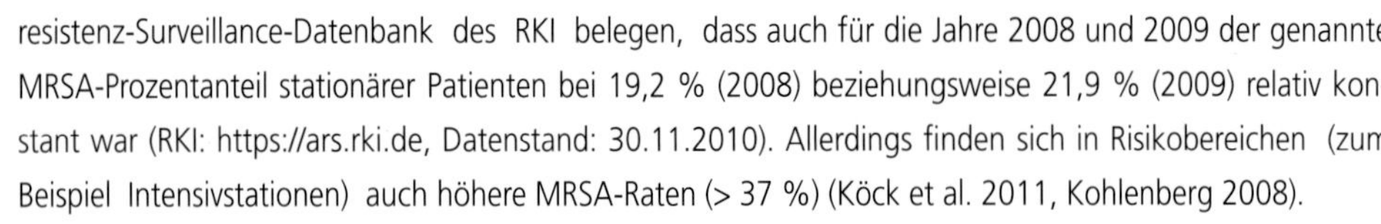
resistenz-Surveillance-Datenbank des RKI belegen, dass auch für die Jahre 2008 und 2009 der genannte MRSA-Prozentanteil stationärer Patienten bei 19,2 % (2008) beziehungsweise 21,9 % (2009) relativ konstant war (RKI: https://ars.rki.de, Datenstand: 30.11.2010). Allerdings finden sich in Risikobereichen (zum Beispiel Intensivstationen) auch höhere MRSA-Raten (> 37 %) (Köck et al. 2011, Kohlenberg 2008).

Die Zunahme und Ausbreitung von epidemischen MRSA-Stämmen wird vor allem auf eine Selektion durch den (hohen) Einsatz von Antibiotika zurückgeführt. Des Weiteren wird eine klonale Ausbreitung mehrfachresistenter Hospital-Stämme durch horizontalen Gentransfer angenommen. Nicht zuletzt ist die Selektion von übertragbaren Resistenzen durch Antibiotika-Einsätze außerhalb der Krankentherapie zu nennen, wie dies z. B. häufig in der Tiermast vorkommt (Tabori 2012). In einer großen epidemiologischen Studie konnten Reybrouck et al. (1995) bei 4,6 % von 6.797 in einer belgischen Universitätsklinik aufgenommenen und untersuchten Patienten MRSA im Abstrichmaterial nachweisen. Es handelte sich dabei um asymptomatisch kolonisierte Patienten. Die Kolonisierungsrate bei über 70-jährigen Patienten stieg auf 6,8 %. Die Patienten, die aus Altersheimen zugewiesen wurden, wiesen sogar eine Kolonisierungsrate von bis zu 17,3 % auf. Demgegenüber fanden sich bei einer Untersuchung von Bewohnern deutscher Altenheime in verschiedenen Regionen Prävalenzraten zwischen 0 % und 2,5 %, in einem Fall bei 21 %. Allgemein ist von einer MRSA-Prävalenz von circa 1 bis 3 % auszugehen (Heuck et al. 2000, Höpken et al. 2001, Von Baum et al. 2002, Köck et al. 2011). *Abb. 15.1* zeigt die besondere Bedeutung der einzelnen Klinik bei der Kontrolle von MRSA in der gesamten Region.

Häufigkeit und Vorkommen von S. aureus/MRSA

Hauptbesiedlungsgebiet von S. aureus sind Übergangsregionen von Haut zu Schleimhaut wie bspw. die Nasenvorhof- oder (deutlich seltener) die Perinealregion, ebenso geschädigte Hautareale. Diese Vorliebe haben methicillinsensible S. aureus (MSSA) und methicillinresistente S. aureus (MRSA) gemeinsam. Etwa 20 % (bis 40 %) der Menschen sind ständig und weitere 20 % intermittierend mit S. aureus besiedelt. Da sehr häufig (großenteils unbewusst) an die Nase/Nasenvorhöfe gefasst wird, verteilt sich der Erreger mithilfe der Hände auf andere Regionen am Körper (KRINKO 1999).

Patienten mit Abwehrschwäche und/oder (chronischen) Erkrankungen weisen eine Prädisposition zu noch höheren Kolonisierungsraten auf. Dazu gehören z. B. Patienten mit großflächigen Hautinfektionen, chronischen Hauterkrankungen, Leukämie, Diabetes mellitus, ferner Hämodialyse-Patienten (Prävalenz um 50 %), i. v. Drogenabhängige und HIV-Patienten (Reagan 1991). Die nasale Trägerschaft von MSSA (methicillinsensiblem S. aureus) und MRSA ist klinisch bedeutsam für Infektionen bei Patienten nach Herzoperationen sowie Dialyse- bzw. CAPD- (Chronisch ambulante Peritoneal-Dialyse) Patienten. Eine Kolonisierung kann bei einem Teil der Befallenen über einen längeren Zeitraum (zum Teil jahrelang) persistieren. Besonders sind dabei Patienten mit chronischen Hauterkrankungen und verzögertem Heilungsprozess (z. B. Ulcus cruris, Psoriasis etc.). Andere Patienten sind dagegen oft nur intermittierend besiedelt.

Risikofaktoren für Besiedelung und Infektion mit MRSA

Es konnten verschiedene Risikofaktoren für eine Besiedelung mit MRSA identifiziert werden. Dazu gehören frühere und langdauernde Krankenhausaufenthalte, chirurgische Eingriffe, invasive Maßnahmen wie Venenkatheter oder Drainagen, Kontakt mit MRSA-Patienten, unzureichendes hygienisches Verhalten von medizinischem Personal und vorangegangene Antibiotikatherapien (Cowcroft 1996, Strausbaugh 1995). Dabei begünstigt besonders die Gruppe der Chinolone die Besiedlung mit resistenten Staphylokokken-Stämmen.

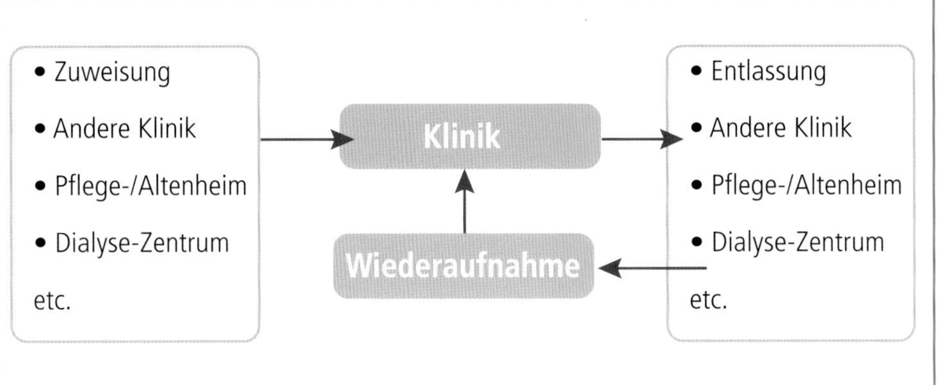

Abb. 15.1: Besondere Bedeutung eines Krankenhauses bei der Kontrolle von MRSA in der gesamten Region

Hier spielt möglicherweise die Störung der normalen Hautflora oder die Adhäsion durch Expression bestimmter Proteine eine ursächliche Rolle (Dziekan 2000).

Übertragungswege

Direkter und indirekter Kontakt

Grundsätzlich unterscheiden sich die Übertragungswege von methicillinsensiblen und -resistenten S. aureus-Stämmen nicht. Natürliche Besiedlungslokalisationen sind meistens die Nasenvorhöfe und die Perinealregion. Andere Hautregionen wie Hände, Achselbereich oder Beine werden meist intermittierend vom primären Habitat aus, zum Beispiel über Nase-Hand-Kontakt besiedelt.

Einer Untersuchung zufolge greift sich der Mensch selbst unter Beobachtung mindestens einmal alle 4 Minuten an die Nase und ins Gesicht (Nicas et al. 2008).

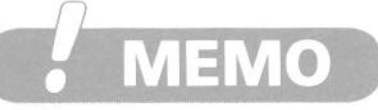

Mangelnde Händedesinfektions-Compliance des Personals vor und nach Patientenkontakt sind wesentliche Faktoren für die Übertragung von MRSA.

Übertragungs- bzw. Infektionsquelle sind meist mit MRSA kolonisierte Hautareale vom Patienten. Dabei spielen besonders großflächig infizierte Hautläsionen eine Rolle (z. B. Neurodermitis oder Dekubitus). Kolonisiertes Personal kann grundsätzlich auch zur Infektionsquelle werden, dann aber in der Regel über sekundäre Besiedlung der Hände.

Staphylokokken werden meist über die Hände übertragen. Das geschieht von Patient zu Patient oder durch das Personal einer medizinischen Einrichtung, das durch Versäumnisse bei der Händedesinfektion zum „Vehikel" wird (Pittet et al. 2000, Pittet et al. 2001, Pittet et al. 2006). Auch die unbelebte Umgebung und Gegenstände können zum Übertragungsort werden. Zur Kontaktübertragung im weiteren Sinne ist ferner der (Hand)-Kontakt mit respiratorischen Tröpfchen zu zählen, wie sie beispielsweise beim endotrachealen Absaugen freigesetzt werden können, oder wenn der Patient stark hustet. Im Falle einer Besiedelung des Trachealsekrets mit MRSA kann es dabei zu einer Kontamination des Personals und auch der Umgebung kommen.

Aerogene Übertragung

Die Übertragung von S. aureus findet über Kontakt statt. Umstritten ist die Bedeutung einer eventuellen aerogenen Übertragung. Es gibt Untersuchungen aus den Sechzigerjahren, nach denen die Übertragungsrate bei Neugeborenen, die in einem Raum von unterschiedlichen Teams betreut wurden, lediglich 10% betrug. Als ein Team hingegen beide Gruppen betreute, wurden 43 % der Kinder kolonisiert (Mortimer 1966).

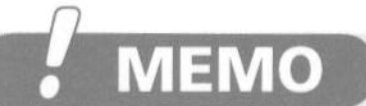

Die Übertragung von S. aureus einschließlich MRSA findet über Kontakt und nicht auf dem Luftweg statt.

Umgebungskontamination

Staphylokokken besitzen generell eine hohe Umweltresistenz; ihre Überlebenszeit auf trockenen Flächen kann Tage bis Wochen, im Extremfall Monate betragen. Die Kontamination der Umgebung des Patienten ist besonders hoch bei Vorkommen im Trachealsekret und gleichzeitig bestehendem Husten, in Wunden oder im Urin, bei gleichzeitiger nasaler und perinealer Besiedlung, bei Verbrennungspatienten, bei großflächigen Hautekzemen, aber auch bei viralen Infektionen der oberen Atemwege, die zu einer besonders starken Streuung führen können.

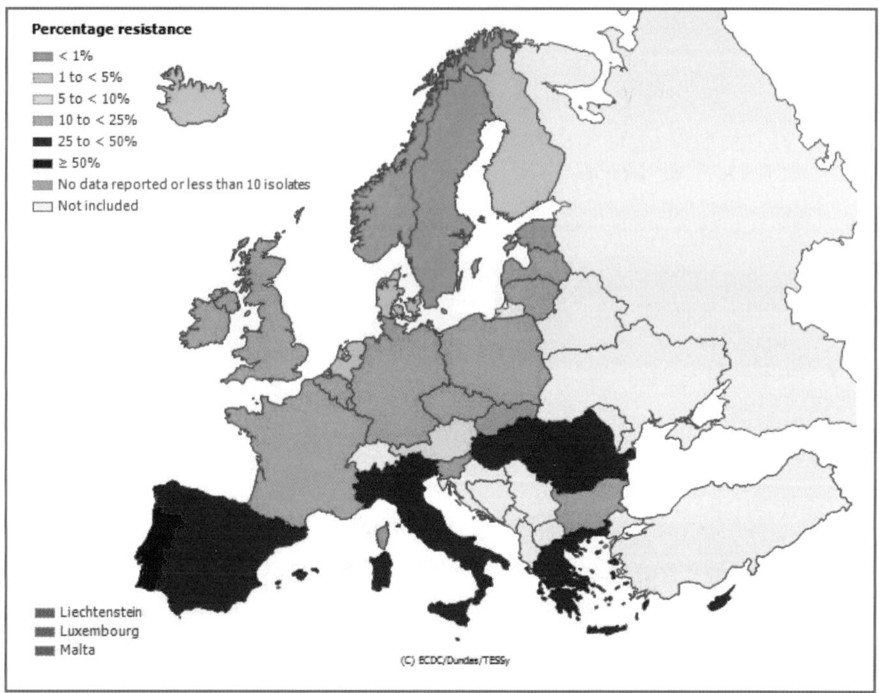

Abb. 15.2: MRSA-Rate in Europa im Jahr 2010 nach Daten des ECDC (http://www.ecdc.europa.eu/en/activities/surveillance/EARS-Net/database/Pages/map_reports.aspx)

Die patientennahe Umgebung wird je nach Lokalisation der MRSA-Besiedelung unterschiedlich stark kontaminiert. So können MRSA auf allen möglichen Gegenständen in der Nähe des Patienten oder auch auf Gegenständen, die von betreuenden Personen berührt werden (wie Kugelschreiber oder Telefon), nachgewiesen werden. Auch eine solitäre perineale Besiedlung kann zu einer Übertragung führen. Bspw. kann das Bett dieses Patienten mit keimbeladenen Hautschuppen stark kontaminiert sein. Darüber hinaus ist bekannt, dass die Keimzahlen bei sorgfältig gereinigten, staubfrei gehaltenen, optisch sauberen Flächen wesentlich geringer sind.

Resistenzentwicklung

Anfänglich waren beim Menschen isolierte Staphylococcus aureus-Stämme fast durchweg penicillinsensibel. Das Auftreten Penicillinase-bildender Stämme in den Fünfzigerjahren konnte mit den Anfang 1960 entwickelten Penicillinase-festen Penicillinen (z. B. Methicillin, Oxacillin) initial gut beherrscht werden. Doch bereits nach kurzer Zeit traten die ersten methicillinresistenten Stämme auf, und verbreiteten sich innerhalb der folgenden Jahre weltweit (Boyce 1993).

Das Wirkprinzip von Penicillin und anderen Beta-Laktam-Antibiotika ist die hemmende Wirkung auf die Zellwandbiosynthese der Bakterien, bedingt durch ihre Fähigkeit, sich an Penicillin-bindende Proteine (PBP) der Mikroorganismen anzukoppeln. Je höher die Affinität eines Antibiotikums zu einem Penicillin-bindenden Protein ist, desto höher ist folglich seine antibakterielle Wirksamkeit.

Methicillinresistenz-Mechanismus

Der Methicillin-/Oxacillinresistenz liegt als wichtigster Mechanismus der Einbau einer zusätzlichen DNA-Sequenz in das Chromosom zugrunde (mecA-Gen). Darin wird ein neues Penicillin-bindendes Protein, PBP 2a oder PBP 2' (sprich: „Penicillin-bindendes Protein zwei Strich") genannt, codiert. Das neue PBP 2a weist aber nur eine geringe Affinität zu Oxacillin und den verwandten Substanzen sowie auch zu einer Vielzahl anderer Beta-Laktam-Antibiotika auf. Das Wachstum von Stämmen, die das Penicillin-bindende Protein 2a produzieren, wird also nicht durch diese Antibiotika gehemmt. Beschrieben wurden inzwischen auch homologe mecA-Gene bei MRSA beim Menschen und bei Milchvieh (García-Álvarez 2011).

Da die Glykopeptid-Antibiotika Vancomycin und Teicoplanin sowie die neueren Wirkstoffe Quinupristin/Dalfopristin und Linezolid über einen anderen Mechanismus verfügen, sind sie weiterhin wirksam und gelten daher als die Reserveantibiotika gegen MRSA. Bei der Interpretation von Antibiogrammen muss folglich immer Oxacillin/Methicillin als Schlüsselantibiotikum herangezogen werden. Zeigt sich hier eine Resistenz, stehen für die Therapie in der Regel nur die o.g. Reserveantibiotika zur Verfügung. Verwirrung entsteht dadurch, dass bei der in-vitro-Resistenztestung häufig auch andere Antibiotika wie z. B. Trimethoprim/Sulfamethoxazol, Clindamycin, Rifampicin oder Fosfomycin als wirksam bei MRSA angegeben werden. In-vivo zeigt sich jedoch häufig eine therapeutisch unzureichende Wirksamkeit (Boyce 1993). Lediglich wenn eine Kontraindikation für die Gabe der First-Line-Antibiotika Vancomycin bzw. Linezolid besteht, ist der therapeutische Versuch mit einer Kombination aus o.g. Antibiotika (-Gruppen) gerechtfertigt (z. B. Fosfomycin in Kombination mit Rifampicin).

GISA (Glykopeptid-intermediär-sensible Staph. Aureus)

Aus infektionsepidemiologischer, aber auch hygienischer Sicht alarmierend ist die Ausbildung eines größeren genetischen Resistenzpools mit weitergehender Resistenzentwicklung. In Japan wurden MRSA-Stämme mit einer intermediären Resistenz gegen Vancomycin isoliert. Seit 1998 ist das Auftreten Glykopeptid-intermediär-sensibler S. aureus-Stämme (GISA) auch in Deutschland festzustellen.
Mit der Zunahme von Resistenzmechanismen wird die antibiotische Behandlung eines virulenten Erregers immer schwieriger. Wenn Glykopeptidantibiotika an Potenz verlieren sollten und, wie im Moment zu befürchten ist, nicht im gleichen Maße geeignete neue Antibiotika zur Verfügung stehen, ist ein Szenario denkbar, das mit dem Begriff „postantibiotische Ära" bezeichnet wird, d. h. die fehlende chemotherapeutische Behandlungsmöglichkeit von Infektionen mit Staphylokokken. Zum Ausschluss eines sog. vancomycinresistenten MRSA (VMRSA) gehört die Resistenztestung auf Glykopeptide (und ggf. auch Quinupristin/Dalfupristin und Linezolid) zum Antibiogramm dazu.

Heteroresistenz von MRSA

Bei MRSA kann ferner das mikrobiologische Phänomen der „Heteroresistenz" gegen Oxacillin beobachtet werden. Das bedeutet, dass nebeneinander verschiedene Subpopulationen aus empfindlichen Stämmen mit einer mittleren Hemmhofkonzentration von < 1mg/l, mäßig resistenten Stämmen (MHK (minimale Hemmkonzentration) 1–2 mg/l) und resistenten Stämmen (MHK ≥ 4mg/l), gefunden werden. Das Phänomen der Heteroresistenz hat erhebliche Auswirkungen auf die Resistenztestung, weshalb nur Testverfahren angewendet werden dürfen, die resistente Subpopulationen auch sicher erkennen können, um falsch negative Ergebnisse zu verhindern (Boyce 1993).

Die Problematik von MRSA

Die epidemiologische Bedeutung methicillin-/oxacillinresistenter S. aureus-Stämme liegt nicht in einer per se erhöhten Virulenz im Vergleich zu empfindlichen Stämmen, sondern in der durch die Resistenz bestimmten, eingeschränkten Therapieoption einer eventuellen Infektion. MRSA weisen häufig eine multiple Resistenz z. B. auch gegen Gyrasehemmer, Lincosamide, Trimethoprim/Sulfonamid u.a. auf.

Als Therapeutika bleiben letztlich nur die Glykopeptide (Vancomycin, Teicoplanin) sowie Quinopristin/Dalfupristin und Linezolid als die Reserveantibiotika. Die therapeutische Erfolgsrate von Vancomycin gegenüber MRSA ist deutlich geringer als die von Flucloxacillin bei sensitiven Staphylokokken (MSSA), was u.a. an der schlechteren Gewebepenetration und der geringeren bzw. langsamer einsetzenden Bakterizidie der Glykopeptide gegenüber den Beta-Laktam-Antibiotika liegt. Das „therapeutische Fenster" der Glykopeptide ist in Kombination mit Nebenwirkungen vergleichsweise schmal.

Infektionen mit MRSA weisen eine erhöhte Letalität auf. In verschiedenen Arbeiten konnte gezeigt werden, dass nach einer Besiedelung mit MRSA die Gefahr einer Infektionsentwicklung mit demselben Erreger um ein Vielfaches erhöht war (Lye 1993, Mest 1994). Hinzu kommt, dass einige MRSA-Stämme, wie es auch von einigen oxacillin-empfindlichen Stämmen bekannt ist, offensichtlich eine besondere epidemiologische Potenz entwickelt haben und deshalb als epidemische MRSA-Stämme (e-MRSA) bezeichnet werden (Witte 1996).

CA-MRSA (Community acquired MRSA)

Ende des 20. Jahrhunderts berichteten die Centers for Disease Control and Prevention (CDC) über den Tod von vier an sich gesunden Kindern im mittleren Westen der USA nach Sepsis und nekrotisierender Pneumonie mit MRSA (CDC 1999). Das Besondere war, dass die Kinder keinen Krankenhauskontakt und es handelte sich bei dem isolierten Stamm auch nicht wie sonst um einen typischen Hospitalstamm. Heute unterscheiden wir zwischen im Krankenhaus nosokomial erworbenen MRSA-Stämmen und solchen, die außerhalb des Krankenhauses erworben werden: den sogenannten community acquired MRSA (CA-MRSA) (KRINKO 2004). Sie treten unabhängig von einer Hospitalisierung auf. Für sie typisch ist die Bildung des Panton-Valentin-Leukozidin (PVL-) Toxins, das neben Furunkeln und Abszessen auch tiefgehende Hautinfektionen und nekrotisierende Pneumonien hervorrufen kann (Löffler et al. 2010). Per definitionem spricht man von CA-MRSA bei einem MRSA-Nachweis bei ambulanten Patienten oder in einem Zeitraum von bis zu 48 bis 72 Stunden nach Krankenhausaufnahme bei stationären Patienten, sofern die Patienten keine klassischen Risikofaktoren für nosokomiale MRSA haben (MRSA-Anamnese, MRSA-Kontaktpatienten, vorangehender Krankenhaus- oder Pflegeheimaufenthalt, Dialyse) (David et al. 2010, Köck et al. 2011). In den letzten Jahren finden sich auch in Deutschland Berichte über Auftreten und Probleme bis hin zu Ausbrüchen mit PVL-positiven MRSA und führen zu einer zunehmenden Sensibilisierung.

Besonders häufig werden CA-MRSA in den USA beschrieben. In einer pädiatrischen Klinik in Tennessee stieg die CA-MRSA-Rate bei Kindern innerhalb von drei Jahren von 1 % auf 9,2 % an (Howser 2005). Heute ist CA-MRSA in den USA der häufigste Erreger (> 50 %) von ambulant erworbenen Haut- und Weichgewebeinfektionen (vor allem Abszessen) geworden. In Deutschland ist die Krankheitslast durch CA-MRSA deutlich geringer. Allerdings war in Ostbayern im Zeitraum von Dezember 2003 bis Juli 2004 eine Häufung mit 60 registrierten Fällen zu beobachten. Vom Referenzzentrum für Staphylokokken wurden 2005 1,8 % PVL-kodierende Gene, 2006 3,1 % nachgewiesen (Jappe et al. 2008). In einer prospektiven Studie von 248 Patienten mit Hautinfektionen in einer dermatologischen Ambulanz lag der Anteil von PVL-bildenden CA-MRSA bei 22 % aller MRSA, 3 % aller Patienten mit S. aureus und 1,6 % aller Patienten mit Hautinfektionen (Witte et al. 2007). Häufig war das Auftreten von CA-MRSA in Deutschland mit Reisen in ein Hochprävalenzgebiet (v.a. Griechenland, aber auch Türkei und Italien) assoziiert (Maier et al. 2005). Eine Übersicht über die Verbreitung der unterschiedlichen Stämme gibt *Abb. 15.3*.

Die Übertragung von CA-MRSA erfolgt wie bei allen Staphylokokken meist über die Hände nasal Besiedelter. Neben engem körperlichen Kontakt und unzureichenden Hygieneverhältnissen spielen bei der Ausbreitung außerhalb des Krankenhauses vor allem das Tragen fremder ungewaschener Kleidung mit direktem Hautkontakt (T-Shirt, Sporttrikot) und/oder gemeinsames Benutzen eines Handtuchs nach dem Duschen (z. B. Kinder beim Sport, Gemeinschaftsunterkünfte etc.) eine Rolle (Köck et al. 2011). In mehreren Studien wurde über Ausbrüche von CA-MRSA-Infektionen bei Gefängnisinsassen und deren Angehörigen, beim Militär oder in Sportvereinen berichtet (Dominguez 2004, Zinderman 2004, CDC 2003). Die Ausbrüche konnten u.a. nach Verbesserung der hygienischen Verhältnisse bzw. der Behandlung mit wirksamen Antibiotika eingedämmt werden. Durch Migration und Reiseverhalten werden regional endemische Klone verschleppt (siehe *Abb. 15.3*) und können z. T. auch in Europa isoliert werden (Ali et al. 2012, DeLeo et al. 2010).

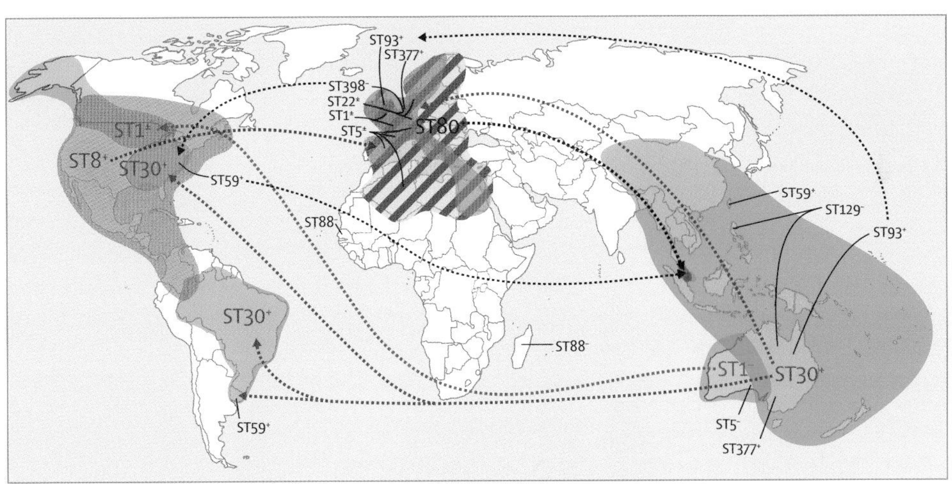

Abb. 15.3: Globale Verteilung unterschiedlicher Stämme von CA-MRSA (DeLeo et al. Lancet 2010; 375: 1558)

Hygienemanagement

Wird bei einem Patienten ein methicillinresistenter S. aureus-Stamm isoliert, so wird in aller Regel ein elektiver Eingriff erst im Anschluss an eine Dekolonisierung erfolgen. Ist ein Aufschieben nicht möglich und verbleibt der besiedelte Patient über Nacht in der ambulanten Praxisklinik, so sollten folgende hygienisch relevante Empfehlungen umgesetzt werden:

Das Personal muss grundsätzlich über den richtigen Umgang und die erforderlichen Hygienemaßnahmen informiert sein. Bei einem akuten Fall muss eine Auffrischung des Wissens durch das Hygienefachpersonal, den hygienebeauftragten Arzt der Einrichtung oder zumindest durch den Praxisinhaber erfolgen. In jedem Fall ist die besondere Bedeutung der Händehygiene nach jedem Patientenkontakt zu betonen. Ebenso sind der Patient sowie seine Angehörigen über die Hintergründe der MRSA und die erforderlichen Maßnahmen zu informieren. Bleibt der Patient über Nacht, so sollte er nach Möglichkeit allein in einem Zimmer, möglichst mit einer eigenen Nasszelle, untergebracht werden. Besucher benötigen in der Regel keinen Schutzkittel, müssen aber eine konsequente Händedesinfektion einhalten und sollten im Anschluss an den Besuch keine weiteren Patienten besuchen noch in der Einrichtung zu weiteren Patienten gehen.

Um das Ausmaß der Kolonisierung bei einem MRSA-positiven Patienten zu bestimmen, müssen Abstriche von Nase und Rachen (in begründeten Fällen auch vom Perineum) gewonnen werden.

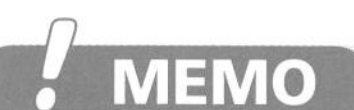

Bei konsequent und korrekt praktizierter Händehygiene geht von nasal mit MRSA besiedelten Mitarbeitern keine größere Gefahr als von mit MSSA Kolonisierten aus. Letztere stellen 20 % bis 40 % des Personals und können vernünftigerweise weder saniert noch von der Arbeit freigestellt werden.

MRSA-Sanierung

Im Allgemeinen werden MRSA-Sanierungsmaßnahmen nicht primär im AOZ erfolgen. In den meisten Fällen erfolgt eine Sanierung vor elektiven Eingriffen. Dennoch kann auch hier im seltenen Ausnahmefall die Einleitung und/oder Weiterführung einer begonnen Sanierungsmaßnahme oder auch die Behandlung einer besiedelten/infizierten Wunde erforderlich werden. Daher sollen im Folgenden der Vollständigkeit wegen die zurzeit üblichen Sanierungsmaßnahmen aufgeführt werden.

Die Eradikation einer durch mikrobiologische Untersuchungen gesicherten Besiedelung mit MRSA im vorderen Nasenvorhof kann topisch mit Mupirocin-Nasensalbe (dreimal täglich für fünf Tage je ein erbsengroßes Salbenstück in beide Nasenvorhöfe einreiben) eingeleitet werden. Auch wenn an anderen Körperstellen als der Nase eine MRSA-Kolonisierung entdeckt wird, kann bei einer erfolgreichen Eradikationstherapie der Nasenvorhöfe mit Mupirocin-Nasensalbe die Kolonisierung auch anderer Körperstellen rückläufig sein.
Bei Mupirocin handelt es sich um ein Stoffwechselprodukt von Pseudomonas fluorescens, das keine strukturelle Verwandtschaft mit anderen klinisch eingesetzten Antibiotika zeigt. Es ist wirksam gegen Staphylokokken und Streptokokken. Der Wirkmechanismus beruht auf einer Hemmung der bakteriellen Isoleuzyl-t-RNA-Synthetase, die zu einer Veränderung der Zielstruktur führt (Hudson 1994).
Unterstützend kann die tägliche Körperwaschung mit einer MRSA-wirksamen antiseptischen Seife wirken (tägliche Ganzkörperwaschung unter Einbeziehung der Haare mit antiseptischer Lösung/Seife auf der Basis von PVP-Jod, Octenidin oder Polyhexanid). Jedoch sollte vor Beginn dieser Maßnahmen der Hautzustand berücksichtigt werden und die Behandlung nicht länger als eine Woche erfolgen.

MEMO

Sanierungsversuche durch systemische Antibiotikagaben ohne systemische Infektionszeichen sind nicht indiziert.

Eine Besiedelung an anderen Körperstellen als der Nase sollte nicht mit Mupirocin-Nasensalbe therapiert werden, da sich die Anwendung als äußerst problematisch erwiesen hat. Zwar konnten gute Erfolge bei der

Bekämpfung von Streptokokken und Staphylokokken erzielt werden, jedoch wurde gleichzeitig eine drastische Zunahme von Mupirocin-Resistenzen beobachtet (Kauffman 1993). Aus diesen Gründen sollte eine Erweiterung der Mupirocin-Anwendung unterbleiben (Layton 1994, Zakrzewska-Bode 1995). Derzeit gilt Mupirocin jedoch weiterhin als das Mittel der Wahl bei der MRSA-Eradikationsbehandlung im Bereich der Nase. Alternativ können PVP-Jod- und Octenidin-Salben verwendet werden.

PRAXISTIPP

Die Dekolonisierung der MRSA-besiedelten bzw. nur lokal infizierten Wunde sollte mit antiseptischen Lösungen durchgeführt werden (chronische Wunden: polyhexanidhaltige Lösungen; akute, infizierte Wunden: PVP-Jod, octenidinhaltige Lösungen). Voraussetzung für eine wirksame Wundheilung trotz MRSA ist natürlich die Behandlung der die Wundheilung beeinflussenden Grunderkrankungen (z. B. Angiopathien, Kachexie etc.) und eine chirurgische Behandlung von Belegen und Nekrosen durch Debridements. Alternativ wird auch die Madentherapie durchgeführt, die bereits einige Male erfolgreich angewandt wurde (Kramer 2004).

MRSA-Prävention mit Mupirocin

Da auf der einen Seite die epidemiologische Bedeutung einer asymptomatischen Trägerschaft von MRSA bei einer bestimmten Patientenpopulation bekannt ist und auf der anderen Seite eine effektive Therapie zur Eradikation zur Verfügung steht, wurden eine Reihe von Studien durchgeführt, die u.a. unter einem Kosten-Nutzen-Vergleich die routinemäßige Therapie mit Mupirocin-Nasensalbe (teilweise ohne vorherige mikrobiologische Diagnostik) bei bestimmten Patientenpopulationen, die als Hoch-Risikopatienten erkannt worden sind, untersucht haben (Boelaert 1996, Kluytmans 1996, VandenBergh 1996, Tacconelli 2003).
Abschließend kann aber noch keine Empfehlung zu einer routinemäßigen Screening-Untersuchung von Risikopatienten, wie z. B. vor kardiochirurgischen oder orthopädischen Eingriffen mit einer anschließenden Mupirocin-Therapie, gegeben werden. Vielmehr sollte Wert auf die strikte Beachtung der Standardhygienemaßnahmen und ggf. darüber hinaus erforderlicher Maßnahmen gelegt werden.
Für stationäre Einrichtungen gilt, dass eine frühzeitige Entlassung von MRSA-Patienten angestrebt werden sollte (KRINKO 2000). Leider gibt es bei Entlassungen und Verlegungen häufig Probleme vonseiten der aufnehmenden Einrichtungen. Wichtig ist die weiterbehandelnden Kollegen frühzeitig zu informieren (Befunde, eingeleitete Maßnahmen, Stand der Therapie), damit die entsprechenden Maßnahmen zeitgerecht organisiert werden können. Der Verlegungsbericht muss die Diagnose MRSA-Infektion oder -Kolonisation enthalten! Die Patienten-Akte sollte (z. B. elektronisch) so markiert werden, dass bei Wiederaufnahme sofort ersichtlich ist, dass der Patient mit MRSA kolonisiert/infiziert war. So können bei Wiederaufnahme sofort mikrobiologische Untersuchungen und die erforderlichen hygienischen Maßnahmen eingeleitet werden.

Spezielle Hygienemaßnahmen für das medizinische Personal

Händedesinfektion

Die üblichen Regeln für die Händedesinfektion müssen äußerst sorgfältig befolgt werden. D.h. vor und nach Tätigkeiten, die mit einem Kontaminationsrisiko verbunden sind, muss eine Händedesinfektion durchgeführt werden. Es muss darauf geachtet werden, dass eine Verbreitung des Stammes von der kolonisierten oder infizierten Körperstelle in andere, insbesondere infektionsgefährdete Regionen (z. B. von der Nase in die Operationswunde) vermieden wird, d. h. nach jeder Manipulation an der kolonisierten oder infizierten Körperstelle ist konsequent eine gründliche Händedesinfektion auszuführen, bevor weitere Tätigkeiten am Patienten vorgenommen werden, ebenfalls nach dem Ausziehen von Einmalhandschuhen. Grundsätzlich sollten nach jedem Kontakt zum Patienten, z. B. auch nach dem Händeschütteln, die Hände desinfiziert werden.

Handschuhe

Einmalhandschuhe sollten generell bei Kontakt mit infizierten bzw. kolonisierten Körperstellen und deren Sekreten getragen werden, so z. B. bei der Wundversorgung und dem Verbandswechsel.

Kittelpflege

Für die üblichen pflegerischen Tätigkeiten in einem AOZ wird es die Ausnahme sein, dass ein mit MRSA besiedelter Patient mit intensivem Körperkontakt gepflegt werden muss. Jedoch kann es z. B. beim Umlagern erforderlich sein, einen Schutzkittel zu benutzten. Grundsätzlich müssen die Kittel nach sichtbaren Kontaminationen sofort entsorgt bzw. gewechselt werden.

Mund-Nasen-Schutz (chirurgische Maske)

Mund-Nasen-Schutz ist notwendig z. B. beim endotrachealen Absaugen (bei Nachweis von Erregern im Tracheal- oder Bronchialsekret ggf. auch Schutzbrille), beim Verbandswechsel bei ausgedehnter Wundinfektion resp. immer, wenn Gefahr des Verspritzens von infektiösem Material besteht (= Standardhygiene, notwendig bei allen Patienten).

Pflegeutensilien

Blutdruckgeräte, Stethoskope, Thermometer und andere Instrumente müssen nach Kontakt mit MRSA-besiedelten Patienten wischdesinfiziert werden (z. B. mit 70%igem Alkohol), ebenso die von ihnen kontaminierte Umgebung (Röntgengerät, Liege usw.).

Instrumenten-/Geräteaufbereitung

Instrumente oder Geräte, die an einem MRSA-Patienten eingesetzt wurden, können der üblichen Aufbereitung zugeführt werden (Umgebungskontamination vermeiden!). Mobile Geräte wie EKG oder Bildwandler, die in der gesamten Praxis und im OP eingesetzt werden, müssen ebenso konsequent wischdesinfiziert werden.

Labor

Laborröhrchen sollten nach der Blutentnahme mit z. B. alkoholgetränkten Einmaltüchern abgewischt werden.

Abfall

Der Abfall von MRSA-besiedelten wie auch mit MRSA infizierten Patienten, so z. B. Verbandsmaterial, kann im normalen Praxismüll entsorgt werden, sollte jedoch an einem Ort, z. B. im Zimmer, gesammelt werden (siehe *Kap. 11 Abfallentsorgung*).

Desinfektion

Alle Flächendesinfektionsmaßnahmen können mit den hausüblichen Verfahren und üblichen Konzentrationen durchgeführt werden (siehe *Kap. 4 Reinigung und Desinfektion*). Es empfiehlt sich beim über Nacht bleibenden MRSA-besiedelten Patienten, eine laufende (z. B. einmal täglich) Wischdesinfektion aller patientennahen Flächen vorzunehmen. Bei der sog. Schlussdesinfektion bei Entlassung des Patienten sollten alle horizontalen Flächen einschließlich des Fußbodens im Patientenzimmer mit den üblichen Konzentrationen wischdesinfiziert werden. Wände und Decken brauchen nicht in die Desinfektionsmaßnahmen einbezogen zu werden, es sei denn, sie sind sichtbar kontaminiert.

OP

Auch im OP-Saal reicht es aus, die üblichen Wischdesinfektionsverfahren anzuwenden. Nach dem Trocknen des Fußbodens kann der OP-Saal sofort wieder benutzt werden.

Die wichtigsten Maßnahmen im Überblick:

Grundkenntnisse zu MRSA:

- Hauptreservoir von S. aureus (MRSA und MSSA) ist der Nasen-Rachen-Raum.
- Staphylokokken (auch MRSA) werden hauptsächlich über die Hände übertragen.
- MRSA besitzen im Vergleich zu methicillinsensiblen S. aureus (MSSA) zwar eine ähnliche Virulenz, die chemotherapeutischen Behandlungsmöglichkeiten sind allerdings eingeschränkt. Bei Intensivpatienten führen sie häufiger zu Infektionen.
- Sogenannte CA-MRSA (=Community Acquired MRSA) verursachen Infektionen (Haut- und Weichteilinfektionen) bei sonst gesunden Menschen.
- Jeder Patient sollte als potenziell besiedelt betrachtet werden, da auch bei MRSA-Screening ein Teil der besiedelten Patienten unerkannt bleibt. Bei jedem Patienten unabhängig von einer bekannten Besiedlung muss die Standardhygiene gleichermaßen beachtet werden.

Standardhygienemaßnahmen beim Personal (siehe Kap. 4 Hygiene im Praxisbereich):

Hygienische Händedesinfektion:

- Vor und nach Patientenkontakt durchführen
- Vor aseptischen Tätigkeiten wie z. B. Verbandswechsel
- Vor invasiven Maßnahmen wie z. B. Gefäßpunktionen
- Nach möglicher Kontamination der Hände z. B. mit Blut, Stuhl, respiratorischem Sekret oder Urin
- Nach jeder Manipulation an der/den kolonisierten bzw. infizierten Körperstelle(n) vor weiteren Tätigkeiten am Patienten, um nach Möglichkeit eine Ausdehnung der Besiedlung auf andere Körperstellen zu verhindern
- Nach Ablegen der Einmalhandschuhe

Schutzhandschuhe (unsterile Einmalhandschuhe):

- Schutzhandschuhe dienen grundsätzlich zum Schutz vor Kontamination der Hände bei zu erwartendem Kontakt mit stark erregerhaltigem Material wie z. B. Blut, Stuhl, respiratorischem Sekret oder Urin.
- Handschuhe immer tätigkeitsbezogen einsetzen, d. h. nicht mit den Handschuhen weitere Tätigkeiten durchführen wie z. B. Eintragungen in die Patientenakte, Aufräumarbeiten, Telefonieren usw.
- Nach dem Ablegen der Handschuhe hygienische Händedesinfektion

Mund-Nasen-Schutz (chirurgische Maske):

- Beim üblichen Sozialumgang mit dem Patienten, d.h. in den meisten Fällen, nicht erforderlich
- Mund-Nasen-Schutz notwendig z. B. beim endotrachealen Absaugen (wenn Erreger im Tracheal- oder Bronchialsekret nachweisbar ist, ggf. auch Schutzbrille), beim Verbandswechsel bei ausgedehnter Wundinfektion bzw. immer bei Gefahr des Verspritzens von infektiösem Material (= Standardhygiene, notwendig bei allen Patienten)

Barrieremaßnahmen bei der intensiven pflegerischen Versorgung des Patienten am Bett:

Langärmeliger Schutzkittel oder Plastikschürze sind bei MRSA-Nachweis empfohlen:

- Bei Tätigkeiten, bei denen mit Kontamination der Arbeitskleidung mit potenziell infektiösem Patientenmaterial (auch Hautschuppen) zu rechnen ist: z. B. beim Bettenmachen, Umlagern, Waschen, während der Physiotherapie, beim Röntgen, bei invasiver Diagnostik im Bett
- Auswahl langärmeliger Schutzkittel versus Plastikschürze abhängig vom erwarteten Ausmaß der Kontamination und einer eventuellen Durchfeuchtung
- Schutzkleidung nach Kontamination wechseln
- Nach Beendigung der Tätigkeit bzw. vor Verlassen des Patientenzimmers ablegen/entsorgen, dabei Kontamination von Haut und Kleidung vermeiden

Maßnahmen bei operativen Eingriffen:

- Bei elektiven Eingriffen vorherige Dekolonisation anstreben
- Wenn keine Dekolonisation möglich ist: Suppression mit Mupirocin-Nasensalbe und Ganzkörperwaschung (z. B. Octenidin, Chlorhexidin oder Polyhexanid) am Vorabend der OP bzw. präoperativ
- Falls organisatorisch möglich, kann es günstig sein, die Operation als letzten Punkt des OP-Tagesprogramms durchzuführen
- Bei Indikation zur perioperativen Antibiotikaprophylaxe Einsatz eines geeigneten, MRSA-wirksamen Präparats, z. B. Vancomycin, Linezolid oder Daptomycin („single shot")
- Narkosebeatmungsschläuche nach Gebrauch stets wischdesinfizieren bzw. wechseln

Instrumenten-/Geräteaufbereitung:

- Übliche Aufbereitung ist ausreichend.

Geschirr:

- Übliche Aufbereitung (i.d.R. Tablettsystem), Händedesinfektion nach dem Abräumen bzw. vor Versorgung eines Mitpatienten

Wäsche- und Abfallentsorgung:

- Wäscheablage im Zimmer (patientennah), übliche Waschverfahren (keine infektiöse Wäsche), zusätzlicher Plastiksack nur, wenn der Stoffsack durchfeuchten könnte
- Sämtlicher Müll (z. B. auch Verbandsmaterial) zum Hausmüll (AS 18-01-04, sog. B-Müll; nicht infektiös)
- Nach Abtransport der geschlossenen Säcke sofortige Händedesinfektion

Flächendesinfektion:

- Grundsätzlich: sofortige gezielte Desinfektion bei Kontamination von Flächen und Geräten
- Information des Reinigungspersonals
- Übliche Flächendesinfektionsverfahren mit den üblichen Mitteln und Konzentrationen
- Schlussdesinfektion aller horizontalen Flächen nach Entlassung/Verlegung des Patienten aus der Tagesklinik mit den üblichen Mitteln und Konzentrationen

MRSA-Screening: Wie wird gescreent?

- Es werden Nasen- und Rachenabstrich genommen. Zur Einsparung von Laborkosten kann ein

kombinierter Nasen-/Rachenabstrich abgenommen werden (sogenanntes „pooling"). Dies gilt auch für auf PCR basierende MRSA-Schnelltests. Die Modalitäten sind mit dem zuständigen mikrobiologischen Labor abzusprechen.
- Neben dem Nasen-/Rachenabstrich werden in der Routine chronische Wunden und/oder Deviceeintrittsstellen abgestrichen.
- Die Sensitivität des Screenings kann durch einen Perinealabstrich (allerdings nur geringfügig) erhöht werden.

Dekolonisierung/Suppression bei MRSA-Besiedlung:
- Mupirocin-Salbe (dreimal täglich für fünf Tage); bei Therapieversagen oder bei Mupirocin-Resistenz kann eine Nasensalbe auf Basis von Octenidin oder Polyhexanid verwendet werden.
- Ggf. Ganzkörperwaschung (z. B. Octenidin, Chlorhexidin oder Polyhexanid) in Abhängigkeit vom Hautzustand und Verträglichkeit über max. fünf Tage.
- Während des Dekolonisationsversuchs Einmalzahnbürsten und -pflegeprodukte, um Rekontaminationen zu vermeiden.
- Nur in Einzelfällen (z. B. rezidivierende Infektionen mit CA-MRSA) muss eine systemische Antibiotikagabe in Erwägung gezogen werden (Rücksprache mit der Krankenhaushygiene).
- Bei liegenden Devices (z. B. Endotrachealtubus, PEG-Sonde etc.) ist der Erfolg eines Dekolonisierungsversuchs zweifelhaft.

Methicillinresistente koagulase-negative Staphylokokken (z. B. MRSE)

Koagulase-negative Staphylokokken (KNS) gehören zu den häufigsten Erregern nosokomialer Infektionen. Staphyloccus epidermidis gehört zur Standortflora der Haut und ist der meistisolierte koagulase-negative Staphylokken-Stamm. Er ist ein potenzieller Erreger endogener Infektionen.

Als wichtigste Ursache der in den letzten Jahren zu beobachtenden Zunahme primärer und sekundärer Bakteriämien durch KNS wird der häufige Einsatz von Fremdmaterial bei Diagnostik und Therapie angesehen.

Als weitere Faktoren werden genannt:

1 Zunahme komplizierter invasiver Maßnahmen unter Verwendung zahlreicher Kunststoffmaterialien, die bevorzugt von KNS besiedelt werden

2 Selektion KNS durch häufigen Einsatz von Breitspektrumantibiotika

3 Artefakt bedingt durch die bessere Wahrnehmung KNS als infrage kommende Erreger sowie durch die Zunahme der Blutkulturdiagnostik

Resistenzeinstufung

Wie auch bei S. aureus ist die Resistenz gegen Penicillin und Ampicillin bei KNS heute typisch. Häufig ist auch die Oxacillin- resp. Methicillinresistenz (MRSE), die, wie auch die Resistenz gegen zahlreiche weitere Antibiotika, plasmidkodiert sein kann, sodass es unter ungünstigen Bedingungen zur Ausbreitung der Resistenz kommen kann. Vancomycinempfindlichkeit ist in fast allen Fällen gegeben.

Hygienemaßnahmen und Therapieempfehlung

Für mit MRSE kolonisierte wie auch infizierte Patienten gilt in erster Linie die Beachtung und sorgfältige Durchführung der Standardhygienemaßnahmen, insbesondere die Händehygiene. Eine Kolonisation mit

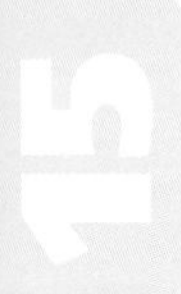

MRSE wird grundsätzlich nicht antibiotisch behandelt. Bei Infektionen, ganz besonders bei Mehrfachbesiedelungen, ist die Identifikation des verantwortlichen Keims wichtig, um dann gezielt den Infektionserreger gezielt angehen zu können.

15.2 Vancomycinresistente Enterokokken (VRE)

Enterokokken sind als eine weitere Gruppe von Bakterien mit Resistenzentwicklungen zu nennen. Enterokokken sind gram-positive, den Darmkanal besiedelnde Bakterien, die beim Menschen sowie bei vielen Tieren vorkommen. Sie finden sowohl in der Lebensmittelproduktion als Starterkulturen als auch zur Konservierung und als probiotische Mixturen Verwendung. Obligat pathogene Vertreter sind die Spezies Enterococcus faecalis und Enterococcus faecium. Sie sind als Erreger von Krankenhausinfektionen von großer Bedeutung bspw. bei Wund- und Harnwegsinfektionen. Ambulante Infektionen werden nahezu ausschließlich von E. faecalis hervorgerufen und sind bspw. bei Harnwegsinfekten sowie in seltenen Fällen bei Endokarditiden zu finden. Das Hauptproblem bei Enterokokken bereitet ihr großes Spektrum an natürlichen und erworbenen Antibiotikaresistenzen. Bis vor zwei Jahrzehnten waren Glykopeptidantibiotika wie Vancomycin und Teicoplanin noch geeignete Reserveantibiotika. Anfang der 90er Jahre kamen erste Berichte aus dem angloamerikanischen Raum über Resistenzen gegenüber Glykopeptidantibiotika (Wendt et al. 1998). Für Europa werden Zahlen von 2 bis 5% (Schonten et al. 2000) bis 10 % genannt (Werner et al. 2003, Goossens et al. 2003). Vancomycinresistente Enterokokken (VRE) oder auch glykopeptidresistente Enterokokken (GRE) sind in ganz Europa anzutreffen. Während die Rate vancomycinresistenter E. faecalis-Isolate relativ gleichmäßig verteilt (*Abb. 15.4*) ist, offenbart die Grafik deutlich unterschiedliche Raten in den einzelnen dateneinsendenden Ländern an vancomycinresistenten E. faecium-Isolaten (*Abb. 15.5*). E. faecium wird häufiger angetroffen als E. faecalis. Die Spezies Enterococcus gallinarum hingegen gehört zur natürlichen Darmbesiedelung des Menschen und kann natürlicherweise eine Vancomycin-Resistenz aufweisen; dieser Keim ist allerdings im Allgemeinen ein harmloser Darmbesiedler, der nur selten bei Risikopatienten mit Immunschwäche, wie z. B. Frühgeborenen, Infektionen verursachen kann.

Obgleich das Hauptreservoir von Enterokokken der Gastrointestinaltrakt von Mensch und Tier ist, können sie aufgrund ihrer Umweltpersistenz auch auf unbelebten Flächen oder Gegenständen in der Umgebung von Patienten, die mit Enterokokken besiedelt sind, über ein längeres Intervall nachweisbar sein. Besonders bei Patienten mit Inkontinenz, Diarrhoe, Ileostoma, Kolostoma oder mit Enterokokken besiedelten oder infizierten drainierenden Wunden ist die Umgebungskontamination hoch.

Enterokokken sind nicht sehr virulent, können aber durchaus schwere Infektionen (Sepsis, Endokarditis) mit hoher Letalität auslösen. Es kommen vorwiegend zwei VRE-Typen vor:

- vanA-Typ: resistent gegen Vancomycin und Teicoplanin
- vanB-Typ: resistent gegen Vancomycin

Enterokokken weisen schon allgemein bestimmte Resistenzen auf. Gegen E. faecium sind i. A. nur Vancomycin und die neueren Antibiotika Quinupristin/Dalfopristin (Synercid®) und Linezolid (Zyvoxid®) wirksam. Bei einer Resistenz gegen Vancomycin sind somit die Therapieoptionen erheblich eingeschränkt. Darum zählen vancomycinresistente Enterokokken zu den Erregern, deren Übertragung auf andere Patienten in jedem Fall vermieden werden muss.

Infektionsquellen sind der infizierte Mensch bzw. Keimträger (Dickdarm, selten auch Mundhöhle, Vagina, Urethra) und Lebensmittel. Die Diagnose wird über den Nachweis des Erregers sowie des Resistenzgens geführt. Eine Übertragung erfolgt beim direkten und indirekten Kontakt über Hände und kontaminierte Gegenstände (Kontamination mit Stuhl, Wundsekret etc.).

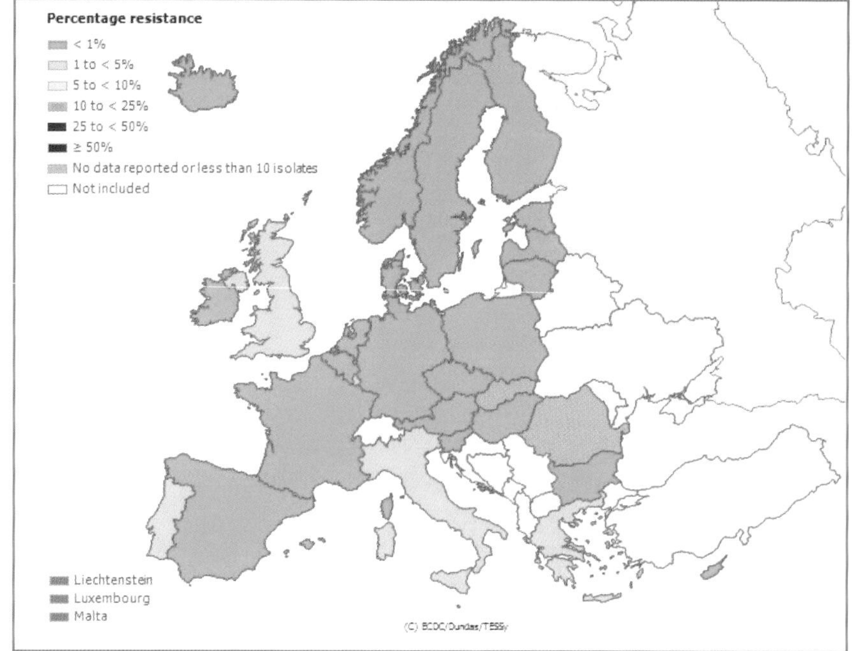

Abb. 15.4: Rate von vancomycinresistentem Enterococcus faecalis in Europa im Jahr 2010 nach den Daten der ECDC (http://www.ecdc.europa.eu/en/activities/surveillance/EARS-Net/database/Pages/map_reports.aspx)

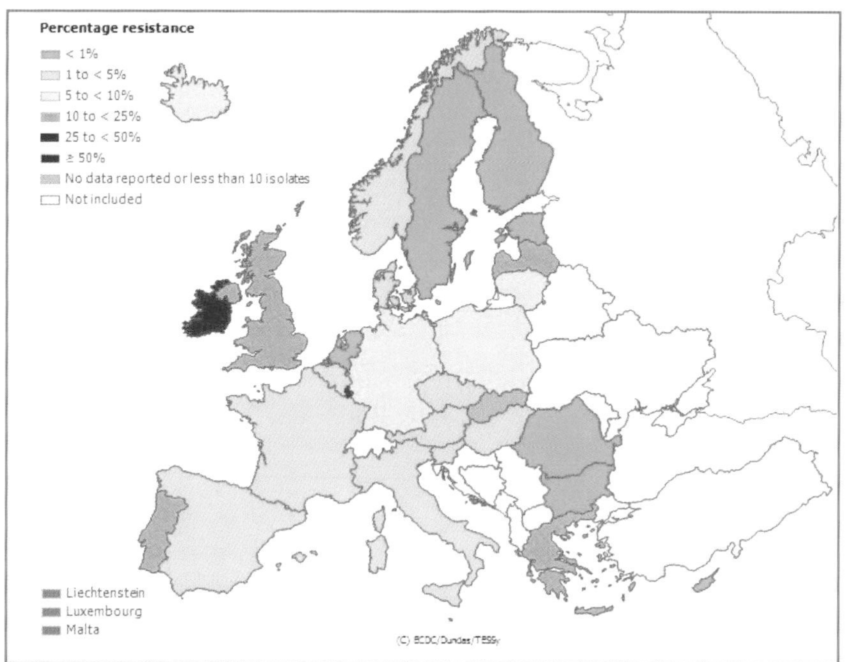

Abb. 15.5: Rate von vancomycinresistentem Enterococcus faecium in Europa im Jahr 2010 nach den Daten der ECDC (http://www.ecdc.europa.eu/en/activities/surveillance/EARS-Net/database/Pages/map_reports.aspx)

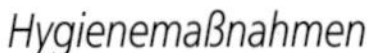

Hygienemaßnahmen

- Einmalhandschuhe bei direktem Patientenkontakt und Kontakt mit infektiösem Material (Analbereich, Ausscheidungen, Verbandwechsel, Körperpflege usw.)
- Händedesinfektion immer nach direktem Patientenkontakt und Kontakt mit infektiösem Material (Ausscheidungen, Körperflüssigkeiten, Sekrete und damit kontaminierte Gegenstände) und nach Ausziehen der Handschuhe
- Schutzkittel oder Einmalschürze sind bei engem Patientenkontakt zu tragen und müssen nach Gebrauch entsorgt werden

Instrumenten-/Geräteaufbereitung

- Übliche Aufbereitung ist ausreichend
- Es ist darauf zu achten, Umgebungskontaminationen zu vermeiden

Steckbecken, Urinflasche

- Desinfizierende Aufbereitung in der Steckbeckenspüle

Essgeschirr

- Übliche Aufbereitung; das Essenstablett sollte gleich in den Entsorgungswagen (Containerwagen) gestellt werden. Ist dies nicht möglich, verbleibt das Tablett im Patientenzimmer, bis der Containerwagen wieder zur Verfügung steht. Anschließend Händedesinfektion

Wäsche- und Abfallentsorgung

- Wäscheabwurf im Zimmer (patientennah), übliche Waschverfahren
- Sämtlicher Müll (z. B. auch Verbandsmaterial) zum Hausmüll (sog. „B-Müll", AS 18 01 04)
- Nach Entsorgung der geschlossenen Säcke sofortige Händedesinfektion

Flächendesinfektion

- Grundsätzlich: sofortige gezielte Desinfektion bei Kontamination der Flächen und Geräte
- Übliche Flächendesinfektionsverfahren mit den üblichen Mitteln und üblichen Konzentrationen
- Information des Reinigungspersonals

Schlussdesinfektion

Sie erfolgt nach Entlassung des Patienten aus der Behandlung:

- Beim Abrüsten des Patientenbettes in Tageskliniken, langärmeligen Schutzkittel anziehen und Wischdesinfektions des Bettgestells
- Nach der Bettendesinfektion erfolgt die Wischdesinfektion aller horizontalen Flächen, auch des Fußbodens (Desinfektion der Wände und Decken nur bei sichtbarer Kontamination)
- Bettdecke und Kopfkissen in die normale Wäsche geben

15.3 ESBL-bildende Bakterien und andere multiresistente gram-negative Erreger (MRGN)

Molekularer Baustein und antibakteriell aktives Zentrum einer Reihe von Antibiotika (z. B. Penicillin, Cephalosporin, Monobactam) ist der β-Lactam-Ring. Mittels des von zahlreichen Bakterien gebildeten Enzyms β-Lactamase kann dieser Baustein hydrolisiert werden. Hierauf beruht die Resistenz gegen sog. Betalaktamantibiotika. Die genetische Information zur Synthese dieses Enzyms kann sowohl chromosomal vererbt wie auch horizontal über Plasmid vermittelt werden. Die den Antibiotika zugeführten β-Lactamase-Inhibitoren wie bspw. Clavulansäure, Sulbactam oder Tazobactam ermöglichen, β-Lactamase-produzierende Bakterien dennoch bekämpfen zu können.

Extended Spectrum β-Lactamasen (ESBL)

Extended Spectrum β-Lactamasen (ESBL) können ein erweitertes Spektrum an β-Lactam-haltigen Antibiotika spalten. ESBL steht als Abkürzung für eine bestimmte Form der erweiterten Resistenz gram-negativer Keime (Enterobakterien), die originär im menschlichen Darm als Normalflora angesiedelt sind. In der Hauptsache tragen das ESBL-Gen gram-negative Stäbchen wie E.coli und Klebsiella spp., aber auch Pseudomonas spp., Serratia spp., Enterobacter spp., Acinetobacter spp., Citrobacter spp., Morganella. Das erweiterte Resistenzvermögen beruht auf einer Punktmutation. Dieses kann Plasmid-vermittelt von einem auf andere Bakterien übertragen werden. ESBL-Bakterien sind gegen Penicilline und Cephalosporine der ersten bis vierten Generation einschließlich gegen Breitspektrum-Cephalosporine sowie Monobactame (Aztreonam) resistent. Wie MRSA und VRE sind auch sie keine obligaten Infektionserreger.

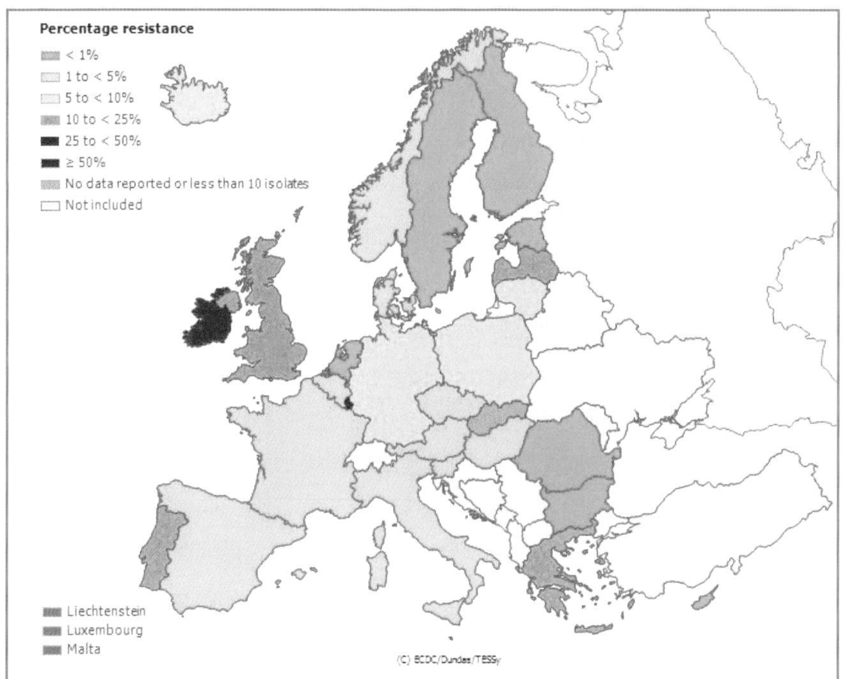

Abb. 15.6: E. coli-Rate mit Resistenz gegen Cephalosporine der dritten Generation in Europa im Jahr 2010 nach den Daten der ECDC (http://ecdc.europa.eu/en/activities/surveillance/EARS-Net/database/Pages/map_reports.aspx)

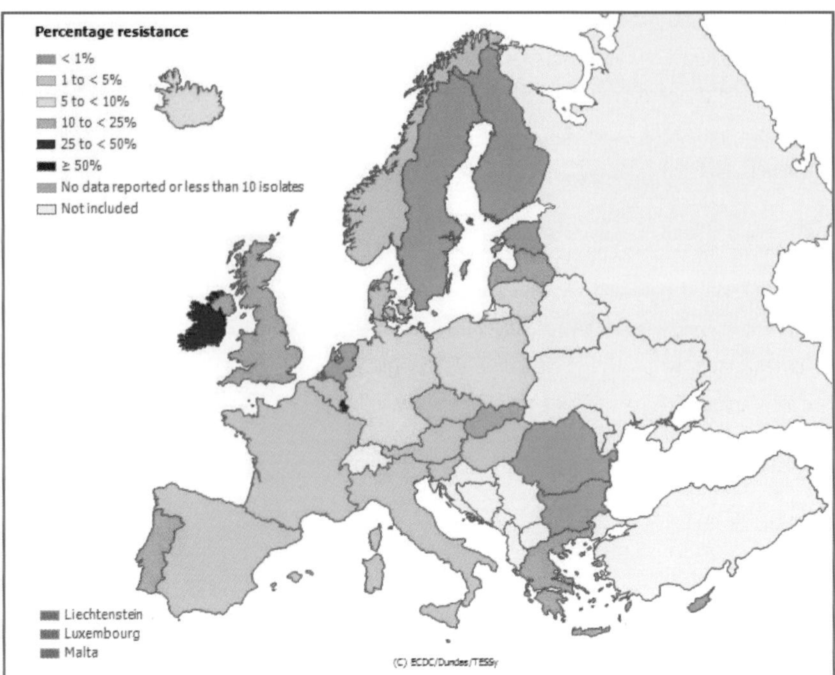

Abb. 15.7: Klebsiella pneumoniae-Rate mit Resistenz gegen Cephalosporine der dritten Generation in Europa im Jahr 2010 nach den Daten der ECDC (http://ecdc.europa.eu/en/activities/surveillance/EARS-Net/database/Pages/map_reports.aspx)

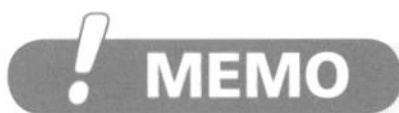

Patienten, die mit multiresistenten Erregern (MRE) wie MRSA, ESBL, VRE besiedelt sind, sollten ebenso wie ihre Angehörigen stets ausführlich aufgeklärt und belehrt werden, v. a. über den Unterschied zwischen „Besiedlung" und „Infektion". Ausserdem ist die zentrale Bedeutung der Händehygiene hervorzuheben.

Anteil an ESBL-bildenden gram-negativen Bakterien

In den letzten Jahren hat die Zahl nosokomialer Enterobacteriaceae, wie Escherichia coli (*Abb. 15.6*) und Klebsiella pneumoniae (*Abb. 15.7*), mit Resistenzen gegenüber Cephalosporinen der dritten und vierten Generation weltweit zugenommen. In Deutschland war ein Anstieg des Anteils an E. coli von 6% (2008) auf 9,4 % (2010) zu verzeichnen, während der Anteil cefotaximresistenter K. pneumoniae im gleichen Zeitraum stabil bei 11 bis 12 % (hoch) blieb (https://ars.rki.de). 2010 stieg auch der Anteil carbapenemresistenter Enterobacteriaceae auf über 1% (Mielke et al. 2010). Auch in Schweizer Kliniken steigt die Zahl der ESBL-Fälle in den letzten Jahren deutlich an. Laut dem Jahresbericht der Swiss Paediatric Surveillance Unit (SPSU) hat allerdings die Zahl der ESBL-Fälle in den Schweizer Kinderspitälern im Vergleich von 2010 zu 2011 nicht im gleichen Maß wie die Jahre zuvor zugenommen (Zingg 2012).

Hygienemaßnahmen

Multiresistente gram-negative Erreger verteilen sich weniger diffus in der Umgebung und sind deutlich seltener im Umfeld des Patienten nachweisbar als beispielsweise MRSA, VRE und C. difficile. Auch ist die Umweltpersistenz geringer ausgeprägt (Ausnahme: Acinetobacter baumannii). Sie werden auch nicht so leicht auf andere Personen übertragen wie bspw. MRSA.

Je nach Art des Erregers, Ort der Infektion, individuellem Streupotential, dem Grad der Antibiotikaresistenz und Risikoklassifizierung (bspw. von Mitpatienten einer Tagesklinik oder MVZ) können die erforderlichen Hygienemaßnahmen unterschiedlich sein. Beim Auftreten multiresistenter gram-negativer Erreger sollte in jedem Fall Rücksprache mit einem Krankenhaushygieniker gehalten werden. Eine Übersicht über Maßnahmen zur Prävention der Verbreitung von MRGN ist in Tabelle *15.1* zu finden. Folgende Maßnahmen müssen jedoch beim Nachweis multiresistenter gram-negativer Erreger grundsätzlich durchgeführt werden:

Maßnahmen beim Personal

Händedesinfektion:

- Immer äußerst sorgfältig durchführen (mindestens 30 Sekunden)
- Vor infektionsgefährdenden Tätigkeiten und nach möglicher Kontamination
- Nach jeder Manipulation an der/den kolonisierten bzw. infizierten Körperstelle(n) vor weiteren Tätigkeiten am Patienten, um nach Möglichkeit eine Ausdehnung der Besiedelung auf andere Körperstellen zu verhindern, z. B. bei Verbandswechsel, beim endotrachealen Absaugen, bei der Mundpflege, bei Manipulationen am Blasenkatheter
- Bei zu erwartendem Kontakt mit erregerhaltigem Material, Schleimhäuten usw. Benutzung von Einmalhandschuhen. Wenn die Tätigkeit beendet ist, Ausziehen der Handschuhe. Danach Händedesinfektion. Um eine Ausbreitung des Erregers zu verhindern, dürfen keinesfalls mit den Handschuhen andere Tätigkeiten (z. B. Eintragungen in die Patientenakte, Aufräumarbeiten) durchgeführt werden
- Bevor der Behandlungsraum/das Patientenzimmer verlassen wird, und zwar unabhängig davon, ob Patientenkontakt stattgefunden hat oder nicht, muss ebenfalls immer eine hygienische Händedesinfektion durchgeführt werden

Schürzen und Schutzkittel:

- Wenn mit Kontamination der Arbeitskleidung mit infektiösem Material gerechnet werden kann, muss ein Schutzkittel angelegt werden
- Bei pflegerischen Tätigkeiten, bei denen die Gefahr der Durchfeuchtung der Arbeitskleidung besteht, immer flüssigkeitsdichte Schürzen verwenden

Mund-Nasen-Schutz (chirurgische Maske):

- Beim endotrachealen Absaugen (wenn Erreger im Tracheal- oder Bronchialsekret nachweisbar sind ggf. auch Schutzbrille)
- Bei Aerosolbildung und wenn Gefahr des Verspritzens von infektiösem Material besteht (evtl. auch Schutzbrille)

Maßnahmen beim Patienten:

- Kontakt zu anderen Patienten ist zu vermeiden.
- Bei über Nacht verbleibenden und stationären Patienten ist nach Einschätzung des Verbreitungspotenzials (Tracheostoma, Husten, Inkontinenz, Durchfall, Lokalisation, Compliance des Patienten usw.) und nach Art des Erregers und seiner Resistenz der Patient im Einzelzimmer unterzubringen.
- In jedem Fall jedoch ist für den Indexpatienten eine eigene, separate Toilette vorzusehen, da der Darm das Hauptreservoir für MRGN ist.
- Der Patient ist über die Bedeutung der Händehygiene zu unterrichten und einzuweisen.

Besucher:

- Besucher mit normalem Immunstatus können den Patienten besuchen. Wichtig ist eine gründliche Händedesinfektion (Einweisung durch das Praxispersonal) bei Verlassen des Patienten.

Wäsche:

- Wäscheablage im Behandlungszimmer (patientennah), übliche Waschverfahren (keine infektiöse Wäsche), zusätzlicher Plastiksack nur, wenn der Stoffsack durchfeuchten könnte
- Nach Entsorgung der geschlossenen Wäschesäcke sofortige Händedesinfektion

Abfall:

- Sämtlicher Abfall (z. B. auch Verbandsmaterial) zum Hausmüll (AS 18-01-04, sog. B-Müll; nicht infektiös)
- Nach Entsorgung der geschlossenen Abfallsäcke sofortige Händedesinfektion

Flächendesinfektion:

- Information des Reinigungspersonals
- Immer sofortige gezielte Desinfektion bei sichtbarer und vermutlicher Kontamination
- Übliche Flächendesinfektionsverfahren mit den üblichen Mitteln und Konzentrationen (siehe *Kap. 4.4 Reinigung und Desinfektion*)
- Wischdesinfektion der patientennahen Flächen nach jedem Patienten
- Übrige Flächen und Fußböden werden wie üblich gereinigt resp. nach Entlassung des Patienten erfolgt die Schlussdesinfektion

PRAXISTIPP

Eine aktuelle Empfehlung zur Klassifizierung multiresistenter gram-negativer Erreger (MRGN) für besonders Interessierte findet sich im Anhang dieses Kapitels. Die Einteilung der MRGN und die Empfehlungen zu den Hygienemaßnahmen entsprechen den KRINKO-Vorgaben „Hygienemaßnahmen bei Infektionen und Besiedlung mit multiresistenten gramnegativen Stäbchen" (KRINKO 2012 DOI 10.1007/s00103-012-1549-5).

	Aktives Screening und präemptive Isolierung[1]	Präventionsmaßnahmen		Sanierung
		Normalbereich	Risikobereich[2]	
3MRGN *E. coli*	nein	Standardhygiene	Isolierung*	Nicht empfohlen
4MRGN *E. coli*	Risikopopulation[3] (Rektal, Urin, ggf. Wunden)	Isolierung*	Isolierung*	Nicht empfohlen
3MRGN *Klebsiella spp.*	nein	Standardhygiene	Isolierung*	Nicht empfohlen
4MRGN *Klebsiella spp.*	Risikopopulation[3] (Rektal, Urin, ggf. Wunden)	Standardhygiene	Isolierung*	Nicht empfohlen
3MRGN *Enterobacter spp.*	nein	Standardhygiene	Standardhygiene	Nicht empfohlen
4MRGN *Enterobacter spp.*	Risikopopulation[3] (Rektal)	Isolierung*	Isolierung*	Nicht empfohlen
Andere 3MRGN *Enterobacteriaceae*	nein	Standardhygiene	Standardhygiene	Nicht empfohlen
Andere 4MRGN *Enterobacteriaceae*	Risikopopulation[3]	Isolierung*	Isolierung*	Nicht empfohlen
3MRGN *P. aeruginosa*	nein	Standardhygiene	Isolierung*	Nicht empfohlen
4MRGN *P. aeruginosa*	Risikopopulation[3] (Rektal, Rachen)	Isolierung*	Isolierung*	Nicht empfohlen
3MRGN *A. baumannii*	nein	Standardhygiene	Isolierung*	Ungeklärt
4MRGN *A. baumannii*	Risikopopulation[3] (Mund-Rachen-Raum, Haut)	Isolierung*	Isolierung*	Ungeklärt

[1] Unter präemptiver Isolierung ist die Isolierung des Patienten im Einzelzimmer mindestens bis zum Vorliegen des Screeningergebnisses zu verstehen.

[2] Zu Risikobereichen gehören Bereiche, in denen Patienten mit Risikofaktoren für Infektionen gepflegt und behandelt werden, z. B. Intensivstationen, Hämatologisch-Onkologische Stationen, Neonatologien u. Ä. In der Neonatologie kann bereits eine alleinige Resistenz gegenüber 3. Generations-Cephalosporinen bei bestimmten Erregern (bspw. K. pneumoniae, E. cloacae, S. mercescens, P. aeruginosa, Acinetobacter spp., C. koseri) interdisziplinäre Überlegungen zur Notwendigkeit einer krankenhaushygienischen Intervention nach sich ziehen.

[3] Als Risikopopulation gelten Patienten, die kürzlich Kontakt zum Gesundheitssystem in Ländern mit endemischem Auftreten hatten sowie Patienten, die zu 4MRGN-positiven Patienten Kontakt hatten, d. h. im gleichen Zimmer gepflegt wurden.

* **Zusatzmaßnahmen für Patienten, bei denen eine Isolierung durchgeführt wird.**
Zusätzlich zu den Maßnahmen der Standardhygiene werden folgende Maßnahmen durchgeführt:

- Unterbringung im Einzelzimmer mit eigener Nasszelle oder Kohortierung mit Patienten mit einem MRGN derselben Spezies und gleichem Resistenzphänotyp
- Tragen eines langärmeligen Schutzkittels bei allen direkten Patientenkontakten
- Zuordnung von unkritischen Geräten/Instrumenten zum Patienten während der Dauer des Aufenthalts
- Zuordnung einer eigenen Nasszelle bzw. Sicherstellen von Flächendesinfektion der Nasszelle nach Benutzung durch den Patienten
- Benachrichtigung der durchführenden oder aufnehmenden Abteilung bei Durchführung von diagnostischen oder therapeutischen Maßnahmen oder Verlegung des Patienten
- Schlussdesinfektion das Bettplatzes und der Nasszelle nach Entlassung oder Verlegung

Tab. 15.1: Übersicht über Maßnahmen zur Prävention der Verbreitung von MRGN

Klassifizierung multiresistenter gram-negativer Erreger (MRGN)

Nicht alle krankenhaushygienisch bedeutsamen multiresistenten gram-negativen Erreger werden durch die Aufzeichnungspflicht nach § 23 IfSG erfasst. Das RKI schlägt daher eine Klassifizierung aufgrund der Resistenzeigenschaften gegenüber mehreren Antibiotikaklassen vor (Epidemiologisches Bulletin Nr. 36, 12.09.2011). Die Inhalte der bei Drucklegung dieses Buches veröffentlichten KRINKO Empfehlung „Hygienemaßnahmen bei Infektionen und Besiedlung mit multiresistenten gramnegativen Stäbchen" und ihre Einteilung der multiresistenten gramnegativen Stäbchen werden im Folgenden zugrunde gelegt (KRINKO 2012 DOI 10.1007/s00103-012-1549-5). Auch wenn der chirurgisch tätige Arzt weiterhin vom beauftragten Labor fertig interpretierte Befunde erhält (als Dienstleistung eines mikrobiologischen Labors), soll im Nachfolgenden diese neue Klassifizierung für den Interessierten dargestellt werden.

Antibiotika-gruppe	Leitsubstanz	Entero-bacteriaceae		Pseudomonas aeruginosa		Acinebavter spp.	
		3 MRGN[1]	4 MRGN[2]	3 MRGN[1]	4 MRGN[2]	3 MRGN[1]	4 MRGN[2]
Acylureido-penicilline	Piperacillin	R	R	Nur eine der 4 Antibiotikagruppen wirksam (sensibel)	R	R	R
3./4. Generations-Cephalosporine	Cefotaxim und/oder Ceftazidim	R	R		R	R	R
Carbapeneme	Imipenem und/oder Meropenem	S	R		R	S	R
Fluorchinolone	Ciprofloxacin	R	R		R	R	R

[1] 3MRGN (**M**ulti**r**esistente **g**ram-**n**egative Stäbchen mit Resistenz gegen 3 der 4 Antibiotikagruppen)
[2] 4MRGN (**M**ulti**r**esistente **g**ram-**n**egative Stäbchen mit Resistenz gegen 4 der 4 Antibiotikagruppen)

Tab. 15.2: Klassifizierung multiresistenter gram-negativer Erreger (MRGN) auf Basis ihrer phänotypischen Resistenzeigenschaften (R = resistent oder intermediär sensibel, S = sensibel)

Spezies	Resistenz-eigenschaft	Bewertung	Bemerkung
A. baumannii	Piperacillin R Cefotaxim R Imipenem S Meropenem S Ciprofloxacin R	3MRGN-A. baumannii	
A. baumannii	Piperacillin R Cefotaxim R Imipenem R Meropenem R Ciprofloxacin R	4MRGN-A. baumannii	
A. baumannii	Piperacillin R Sulbactam S Cefotaxim R Imipenem R Meropenem R Ciprofloxacin R	4MRGN-A. baumannii	Sulbactam geht nicht in die Multiresistenz-Definition ein

A. baumannii	Piperacillin R Cefotaxim R Imipenem R Meropenem S Ciprofloxacin S	4MRGN-A. baumannii	Sehr seltene Konstellation, es empfiehlt sich, entsprechende Isolate trotz Ciprofloxacin-Empfindlichkeit als 4MRGN zu werten
E. coli	Piperacillin R Cefotaxim I Ceftazidim S Ciprofloxacin I	3MRGN-E. coli	Damit die Kriterien für 3MRGN erfüllt sind, muss Cefotaxim ODER Ceftazidim I oder R sein; auch eine intermediäre Empfindlichkeit für Ciprofloxacin erfüllt in Kombination mit den anderen Bedingungen die Kriterien für 3MRGN
E. coli	ESBL Ciprofloxacin S	E. coli (hier liegt kein MRGN vor)	Bei dieser Konstellation läge weder 3MRGN- noch 4MRGN vor, da Ciprofloxacin wirksam ist
K. pneumoniae	ESBL Ciprofloxacin	3MRGN-K. pneumoniae	
K. pneumoniae	Piperacillin R Cefotaxim R Ceftazidim S Ciprofloxacin R	3MRGN-K. pneumoniae	Damit die Kriterien für 3MRGN erfüllt sind, muss Cefotaxim ODER Ceftazidim I oder R sein; auch intermediäre Empfindlichkeit für Ciprofloxacin erfüllt in Kombination mit anderen Bedingungen die Kriterien für 3MRGN*
K. pneumoniae	Piperacillin R Cefotaxim R Ceftazidim S Imipenem R Meropenem R Ciprofloxacin R	4MRGN-K. pneumoniae	
K. pneumoniae	Piperacillin R Cefotaxim R Ceftazidim S Imipenem R Meropenem R Ciprofloxacin S	4MRGN-K. pneumoniae	Seltene Konstellation, es empfiehlt sich, entsprechende Isolate trotz Ciprofloxacin-Empfindlichkeit als 4MRGN zu werten
K. pneumoniae	Piperacillin R Cefotaxim R Ceftazidim S Imipenem S Meropenem S Ciprofloxacin R Nachweis einer OXA-48 Carbapenemase	4MRGN-K. pneumoniae	Bei Vorliegen einer Carbapenemase wird das Isolat selbst dann als 4MRGN gewertet, wenn Imipenem und Meropenem in vitro wirksam sind**
P. mirabilis	Piperacillin R Cefotaxim S Ceftazidim S Imipenem R Meropenem S Ciprofloxacin R	P. mirabilis (hier liegt kein MRGN vor)	Bei Proteus spp., Morganella morganii und Providencia spp. kann eine verminderte Empfindlichkeit gegen Imipenem natürlicherweise vorkommen
P. aeruginosa	Piperacillin S Ceftazidim S Cefepim R Imipenem R Meropenem R Ciprofloxacin R	P. aeruginosa (hier liegt kein MRGN vor)	Trotz Carbapenem-Resistenz gibt es noch aus zwei Antibiotikagruppen wirksame Substanzen

P. aeruginosa	Piperacillin R Cefotaxim R Ceftazidim S Imipenem R Meropenem R Ciprofloxacin S	P. aeruginosa (hier liegt kein MRGN vor)	Trotz Carbapenem-Resistenz gibt es noch aus zwei Antibiotikagruppen wirksame Substanzen. Cefotaxim darf bei P. aeruginosa nicht für die Multiresistenz-Definition herangezogen werden
P. aeruginosa	Piperacillin R Ceftazidim S Cefepim S Imipenem R Meropenem R Ciprofloxacin R	3MRGN-P. aeruginosa	Da Ceftazidim und Cefepim zur gleichen Antibiotikagruppe gehören, ist hier nur eine der vier Antibiotikagruppen wirksam
P. aeruginosa	Piperacillin R Ceftazidim I Cefepim R Imipenem R Meropenem I Ciprofloxacin R	4MRGN-P. aeruginosa	Intermediäre Ergebnisse werden wie resistente Ergebnisse gewertet
P. aeruginosa	Piperacillin R Ceftazidim I Cefepim R Imipenem R Meropenem I Ciprofloxacin R Colistin S	4MRGN-P. aeruginosa	Colistin ist zwar wirksam, jedoch gibt es aus den vier Antibiotikagruppen, die zur Multiresistenzdefinition herangezogen werden, keinen wirksamen Vertreter mehr

Tab. 15.3: Beispiele für die Klassifizierung von MRGN je nach Antibiotikaresistenz für die wichtigsten Erreger in alphabetischer Reihenfolge

*EUCAST (European Committee on Antimicrobial Susceptibility Testing) empfiehlt bei Nachweis einer ESBL, die Antibiogramme nicht mehr zu interpretieren, es sollen also nicht mehr alle Cephalosporine der 3. Generation als resistent interpretiert werden. Es kann also vorkommen, dass nicht beide Leit-Antibiotika der Cephalosporine der 3. Generation (Ceftazidim und Cefotaxim) intermediär oder resistent sind. Bei Enterobacteriaceae wird dennoch empfohlen, eine Enterobacteriaceae als 3MRGN zu klassifizieren, wenn einer der beiden Wirkstoffe Ceftazidim oder Cefotaxim nicht sensibel getestet wird.

** Bei Enterobacteriaceae kann es vorkommen, dass trotz Vorliegen einer Carbapenemase die Empfindlichkeit für Imipenem oder Meropenem noch im formal sensiblen Bereich liegt. Es wird kontrovers diskutiert, ob bei dieser Konstellation dennoch die Carbapeneme auf dem Befund als resistent angegeben werden sollen oder nicht. EUCAST empfiehlt, in diesen Fällen keine Interpretation des Antibiogramms vorzunehmen, die Carbapeneme also ggf. als sensibel zu befunden. Unabhängig von der Resistenzkategorie auf dem Befund empfiehlt es sich, bei Nachweis von Carbapenemasen in Enterobacteriaceae entsprechende Isolate als 4MRGN zu klassifizieren.

15.4 Norovirusinfektionen in der Praxis

In den letzten Jahren haben die Meldungen zu Infektionen mit Noroviren stark zugenommen. Während 2005 dem RKI 33.000 Norovirenfälle gemeldet wurden, waren es 2010 schon 140.000 Fälle. Sie stellen nicht nur für Patienten, sondern auch für das Praxispersonal ein hohes Infektionsrisiko dar. Um Norovirusinfektionen zu verhindern, ist die schnelle Einleitung von Standardhygienemaßnahmen unabdingbar. Im Folgenden werden die wichtigsten Punkte zur Prävention und Diagnostik von Norovirusinfektionen dargestellt.
Gastroenteritiden werden in der Mehrzahl durch Viren verursacht. Noroviren, früher auch als Norwalk- und Norwalk-like-Viren bezeichnet, sind die häufigsten Verursacher von viralen Gastroenteritiden. Noroviren sind weltweit verbreitet und zeichnen sich durch ihre außerordentlich hohe Infektiösität aus (minimale Infektionsdosis: 10-100 Partikel). Infektionen kommen – anders als Rotavirusinfektionen, die v.a. bei Kindern und alten Menschen auftreten – in allen Altersgruppen mit gleich oft vor. Typischerweise verursachen Noroviren Ausbrüche in Gemeinschaftseinrichtungen wie Kindergärten, Schulen, Alten- und Pflegeheimen. Auch in Krankenhäusern kommt es regelmäßig zu Epidemien, die mehrere Wochen andauernd können. Der Erreger zirkuliert ganzjährig in der Bevölkerung. Erkrankungshäufungen sind für die Wintermonate typisch. Einziges epidemiologisch relevantes Virusreservoir ist der Mensch. Da Noroviren nicht anzüchtbar sind, erfolgen Testungen von Desinfektionsmitteln und -verfahren an sog. Surrogatviren.

Übertragung

Die Übertragung der Noroviren erfolgt im Allgemeinen auf fäkal-oralem Weg. Doch wird auch eine Übertragung auf aerogenem Weg für wahrscheinlich gehalten, z. B. durch virushaltige Aerosole beim Erbrechen (Thornley et al. 2011). Ausbrüche gehen oftmals von kontaminierten Speisen oder Getränken aus. Aufgrund der hohen Umweltresistenz spielen auch kontaminierte Gegenstände wie Spielzeug in Kindergärten und Praxen eine wichtige Rolle.

Symptome/Verlauf

Die Inkubationszeit ist mit ein bis zu drei Tagen sehr kurz. Die Ansteckungsfähigkeit besteht während der akuten Erkrankung sowie meist noch zwei (selten bis zu sieben) Tage nach Abklingen der Symptome. In Einzelfällen werden die Viren von symptomfreien Trägern noch über Wochen im Stuhl ausgeschieden.
Klinisch kommt es zu abrupt beginnenden Magen-Darm-Beschwerden mit starken Durchfällen und heftigem, oft schwallartigem Erbrechen. Folge kann eine erhebliche Störung des Elektrolyt- und Wasserhaushalts sein, was insbesondere bei Kleinkindern oder älteren Patienten Komplikationen verursachen kann.
Darüber hinaus besteht ein ausgeprägtes Krankheitsgefühl mit Bauchschmerzen, Myalgien und Kopfschmerzen. Fieber tritt selten auf; jedoch ist eine Temperaturerhöhung durchaus möglich.

Die Dauer der akuten Beschwerden beträgt im Allgemeinen 12 bis 72 Stunden. Leichtere oder asymptomatische Verläufe sind möglich. Die Erkrankung ist selbstlimitierend; chronische Verlaufsformen sind nicht bekannt. Die Therapie erfolgt symptomatisch, wobei hier die Korrektur des Elektrolyt- und Wasserverlusts vorrangig ist. Spezifische Virustatika stehen derzeit nicht zur Verfügung. Nach durchgemachter Norovirusinfektion kommt es nur zu einer kurzen Immunität.

Prävention/Hygiene

Eine spezifische Prophylaxe oder ein Impfstoff stehen nicht zur Verfügung. Die hohen Infektionsraten in Gemeinschaftseinrichtungen stellen eine besondere Gefahr für das Personal und die Aufrechterhaltung ge-

ordneter Betriebsabläufe dar. Beim ersten Hinweis auf eine Norovirus-bedingte Infektion sollten zur Eindämmung einer weiteren Verbreitung sofort hygienische Maßnahmen ergriffen werden.
Für erkranktes Personal besteht in der symptomatischen Phase ein Tätigkeitsverbot. Erst 48 Stunden nach Sistieren der Symptome darf der Mitarbeiter wieder zur Arbeit erscheinen.
Für ambulante Eingriffe stellen eine beginnende Infektion oder der Verdacht auf eine Norovirusinfektion eine absolute Kontraindikation dar.

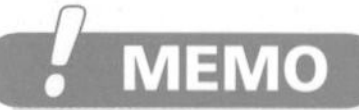

Symptomatisches Personal darf bis zwei Tage nach Abklingen der Symptome nicht in der Praxis eingesetzt werden.

Maßnahmen in der Praxis/AOZ

Händedesinfektion:
Die intensivierte Händehygiene ist erfahrungsgemäß von entscheidender Bedeutung, um die Infektionsketten zu unterbrechen. Ein (viruswirksames) Händedesinfektionsmittel muss in ausreichender Menge (3 ml) auf die trockenen Hände gegeben werden und gründlich über die vom Hersteller angegebene Dauer, mindestens jedoch eine Minute, verrieben werden. Auch diese verlängerte Einwirkzeit kann bei direktem (unbehandschuhtem) Kontakt mit Erbrochenem oder Faeces wegen der dort vorhandenen hohen Viruslast ungenügend sein. Daher sollten auf jeden Fall Handschuhe beim Umgang mit (infektions-)verdächtigen Patienten großzügig eingesetzt werden. Sofort nach Beendigung der jeweiligen Tätigkeit müssen die Handschuhe ausgezogen und sicher entsorgt werden. Anschließend erfolgt die obligatorische Händedesinfektion.

Schutzkleidung:
Bei Kontakt mit symptomatischen Patienten sind geschlossener Schutzkittel und Einmalhandschuhe zu tragen.

Mund-Nasen-Schutz:
Bei Patienten mit Erbrechen oder Kontakt mit Erbrochenem wird zusätzlich eine chirurgische Maske getragen.

Personal:
Mit akuter Symptomatik: sofortige Unterbrechung der Arbeit bis zwei Tage nach Beendigung der Symptomatik.
Ungeschützter Kontakt mit Stuhl bzw. Erbrochenem eines Erkrankten: Für die Dauer der Inkubationszeit und in den folgenden zwei Wochen ist konsequent auf die Umsetzung der geforderten sorgfältigen Händehygiene zu achten (nach Toilettengang, vor der Zubereitung von Speisen: Händedesinfektion).
Kontaktpersonen (Angehörige) sollten auf das Übertragungsrisiko hingewiesen und in die korrekte Händedesinfektion eingeführt werden.

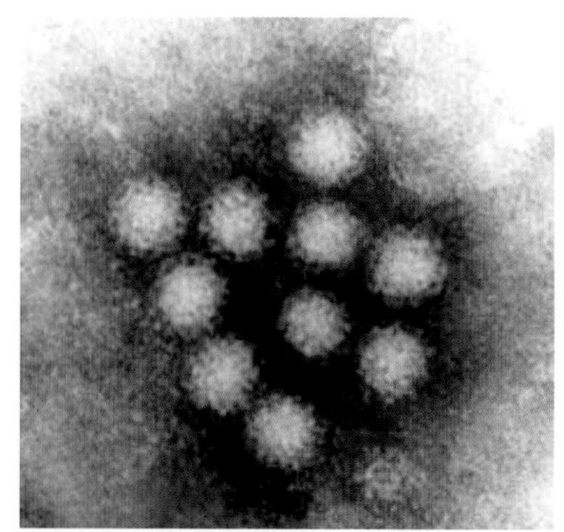

Abb. 15.8: Norovirus

Abfallentsorgung:
Abwurf direkt vor Ort (bspw. im Behandlungszimmer) in geschlossene Müllsäcke (Müll kann im normalen Praxis- resp. zu Hause im Hausmüllcontainer entsorgt werden).

Flächendesinfektion:
Diese umfasst patientennahe Flächen, Toiletten, auch Personaltoiletten und ist auch Bestandteil der Schlussdesinfektion. Die Anwendungskonzentration des Flächendesinfektionsmittels richtet sich nach den Angaben des Herstellers für Polio- bzw. Adenoviren. Wichtig: Auch der Griff der Toilettenbürsten ist zu desinfizieren bzw. die Bürsten zu ersetzen. In Ausbruchsphasen ist die Händedesinfektion auch von Patienten nach dem Toilettengang wichtig. Daher sollten auch auf Patiententoiletten Händedesinfektionsmittelspender bereitgestellt werden.

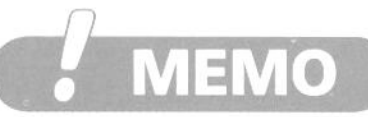

Nach jedem Patientenkontakt ist die gründliche Händedesinfektion über mindestens eine Minute durchzuführen.

Empfehlungen für Patienten und Angehörige:

Hygienemaßnahmen

- Händedesinfektion/-wäsche:
  Nach jedem Stuhlgang/Erbrechen gründliches Händewaschen (nach Möglichkeit noch in der Toilette). In häuslichen Gemeinschaften scheint es sinnvoll, in der Akutphase auch eine Händedesinfektion nach dem Toilettengang durchzuführen.
- Erkrankte sollen möglichst wenig Kontakt mit anderen Familienangehörigen haben und (für die Dauer der Erkrankung) möglichst eine eigene, separate Toilette benutzen. Ungeschützter Kontakt mit Stuhl bzw. Erbrochenem eines Erkrankten: Für die Dauer der Erkrankung und in den folgenden zwei Wochen ist eine besonders gründliche Händehygiene notwendig (nach Toilettengang, vor der Zubereitung von Speisen: Händedesinfektion).
- Geschirr: sollte normal gereinigt werden; erkrankte Haushaltsmitglieder dürfen keine Speisen für andere zubereiten.
- Reinigung: mit Stuhl oder Erbrochenem verschmutzte Oberflächen müssen gründlich gereinigt und desinfiziert werden.
- Wäsche: kann normal (d. h. in der Waschmaschine mit einem Vollwaschmittel bei mind. 60 °C) gewaschen werden (Linke S et al. 2011).

Meldepflicht

Nach dem Infektionsschutzgesetz § 7 ist der Nachweis der akuten Infektion namentlich meldepflichtig. Nach § 42 IfSG besteht neben der Meldepflicht auch ein Tätigkeitsverbot für an Noroviren erkrankte Mitarbeiter aus Lebensmittel verarbeitenden Bereichen.
Laut § 6 ist ein Ausbruch (Häufung) von Norovirenfällen in der Praxis unverzüglich innerhalb von 24 Stunden zu melden.

Diagnostik

Für den Nachweis von Noroviren im Stuhl stehen in der Routinediagnostik zwei Nachweismethoden zur Verfügung:

1. der molekulare Nachweis viraler RNA mittels Nukleinsäureamplifikation (RT-PCR)

2. der Antigennachweis (Enzymimmunoassay/EIA)

Der RNA-Nachweis ist hoch sensitiv und spezifisch. Er gilt als die sicherste und schnellste Norovirus-Nachweismethode und ist besonders zur raschen Aufklärung von Ausbrüchen geeignet. Aus derzeitiger Sicht ist die PCR in allen Fällen indiziert, in denen es auf die Sicherheit des Befunds ankommt.

Die bisher kommerziell verfügbaren Antigen-Enzym-Immun-Assays (EIAs) sind hinsichtlich Sensitivität und Spezifität nicht zufriedenstellend. Der RNA-Nachweis gilt als Goldstandard und ist den Antigennachweisen in jeder Hinsicht überlegen. So erreichen die EIAs gegenüber der PCR nur eine Sensitivität von 35-38% (1,2), sodass weit mehr als die Hälfte der Krankheitsfälle im Antigennachweis falsch negativ ausfällt. Die Spezifität der EIAs liegt nur bei ca. 70-88 %, woraus auch eine relativ hohe Rate falsch positiver Ergebnisse resultieren kann (1,2).

Wir empfehlen daher, in jeden Fall die molekularbiologische Untersuchung durchzuführen.Bei Ausbrüchen genügt es in der Regel, nur bei drei bis fünf Patienten aus der Gruppe der Erkrankten eine Untersuchung auf Norovirus zu veranlassen.

Die Entscheidung über die Notwendigkeit der Durchführung der Diagnostik liegt beim behandelnden Arzt. Bei Ausbrüchen in Gemeinschaftseinrichtungen, Kliniken und Seniorenheimen muss eine Meldung an das Gesundheitsamt erfolgen.

Behördliche Überwachung der ambulanten OP-Praxis

16

Ambulante OP-Praxen unterliegen der hygienischen Überwachung durch die örtlichen Gesundheitsbehörden. In diesem Kapitel werden die von den Praxen erwarteten Standards zusammengefasst und der Ablauf einer amtlichen Begehung geschildert sowie die Möglichkeiten dargestellt, sich auf einen solchen Termin systematisch vorzubereiten und ggf. beanstandete Mängel möglichst kurzfristig zu beheben.

Hygiene in der Arztpraxis dient der Vorbeugung von Infektionen bei der Patientenbehandlung. Sie ist integraler Bestandteil des Routinebetriebs und wird umso selbstverständlicher umgesetzt, je besser die notwendigen hygienischen Anforderungen in die praxisinternen Arbeitsanweisungen und Schulungen eingebunden sind. Ambulantes Operieren darf für den Patienten nicht mit einem höheren Infektionsrisiko verbunden sein als operative Eingriffe im Rahmen einer stationären Behandlung.

Auf der Grundlage des Infektionsschutzgesetzes oder von ÖGD-Gesetzen der Länder beraten die Gesundheitsämter und überwachen die Umsetzung der Präventionsmaßnahmen im Gesundheitswesen. Das Infektionsschutzgesetz betont in Paragraph 1 die Eigenverantwortung der Träger und Leiter von Einrichtungen sowie des Einzelnen bei der Prävention übertragbarer Krankheiten. Der Rolle der Gesundheitsämter als „Partner und Berater für den Bürger und das ambulante und stationäre Gesundheitswesen" wurde besondere Bedeutung beigemessen (Niemer 2001).
Die Überwachung von Einrichtungen des Gesundheitswesens geschieht mit der Intention, dass die Anforderungen der Hygiene und Infektionsprävention eingehalten und somit übertragbare Krankheiten bei Menschen verhütet und bekämpft werden. Dazu zählen im einzelnen:

- periodische oder anlassbezogene Besichtigungen der Einrichtungen in Hinsicht auf die Umsetzung technischer und organisatorischer Hygienevorgaben (gemäß Rechtsvorschriften und anerkannter fachlicher Empfehlungen)
- die infektionshygienische Überwachung nach Infektionsschutzgesetz (§ 36 IfSG) und den ländereigenen Gesundheitsdienstgesetzen
- die Erfassung meldepflichtiger Infektionskrankheiten, Infektionserreger und nosokomialer Ausbruchsereignisse (§§ 6, 7 IfSG)
- die Beratung und Anweisung von Maßnahmen zur Verhütung und Bekämpfung übertragbarer Krankheiten (§§ 6, 16 IfSG)
- die Einsicht in die Statistik der nosokomialen Infektionen von Kliniken und ambulant operierender Arztpraxen (§ 23 IfSG)
- die Mitwirkung bei der Aufsicht über die Umsetzung des Medizinprodukterechtes in Kooperation mit den zuständigen Referaten der Bezirksregierungen (§ 26 MPG, § 4 MPBetreibV, § 3 PharmMedProdZustVO)
- die Beurteilung der Umsetzung von hygienischen Vorschriften und Empfehlungen der RKI-Richtlinie

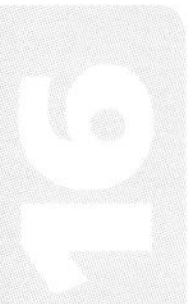

bei Neubau- und Umbauplanungen auf Veranlassung des Baurechtsamtes (je nach Bundesland unterschiedlich)

- die Beratung in allgemeinen Fragen der Hygiene und Beteiligung an Fortbildungen der Ärzteschaft
- eine koordinierende Funktion innerhalb regionaler Netzwerke (bspw. zur Bekämpfung multiresistenter Erreger) unter Einbeziehung von Klinken, Heimen und niedergelassenen Ärzten

Im Gegensatz zu Krankenhäusern wurden Arztpraxen in einigen Bundesländern früher nicht regelmäßig vom zuständigen Gesundheitsamt im Sinne einer Hygienebegehung besichtigt. In den ÖGD-Gesetzen wird meist formuliert, dass Arzt- und Zahnarztpraxen vom Gesundheitsamt kontrolliert werden können. Neben den Ärzte- und Zahnärztekammern sind insbesondere die Kassenärztlichen und -zahnärztlichen Vereinigungen bei der Qualitätssicherung im niedergelassenen Bereich engagiert.
Somit erfolgten Besuche des Gesundheitsamtes in einer ambulanten medizinischen Einrichtung bislang oft nur anlassbezogen. Seit Inkrafttreten des Infektionsschutzgesetzes 2001 haben jedoch amtliche Routine-Begehungen insbesondere von ambulanten OP-Praxen deutlich zugenommen.

Seit einigen Jahren finden auch zusätzlich Begehungen durch Fachpersonal der jeweiligen Bezirksregierungen (Regierungspräsidien) oder kooperierender Gewerbeaufsichtsämter statt, die für die Überwachung der Medizinprodukte-Aufbereitung zuständig sind, somit für die Kontrolle der Umsetzung der Medizinprodukte-Betreiberverordnung. Diese Begehung kann je nach Abstimmung der Behörden untereinander mit der Praxisbesichtigung durch das Gesundheitsamt zusammen erfolgen und ist im Regelfall gebührenpflichtig.

Bei Baumaßnahmen, also Neubau einer Praxis, Umbauten bestehender Praxisräume und Einrichtung einer Privatklinik wird das Gesundheitsamt durch die zuständige Behörde, regulär vom Baurechtsamt informiert, die es bei der Bearbeitung der Anträge durch seine fachliche Beratung unterstützt. Maßgeblich sind dabei die Beurteilung der Räumlichkeiten und Wegeführung (Baupläne) sowie der bauseitigen Ausstattung (Wände, Böden, Lüftung, Sanitäreinrichtungen, Waschbecken), des Tätigkeitsspektrums, insbesondere des Eingriffskataloges beim Ambulanten Operieren und der Darstellung von Betriebsabläufen wie Geräte- und Instrumentenaufbereitung, Vorratshaltung und Entsorgung. Für eine sachgerechte, schnelle Bearbeitung der Anträge ist das Hinzufügen von Beschreibungen geplanter Betriebsabläufe und Hygienemaßnahmen sowie eines Kataloges der vorgesehenen Eingriffe zu den Bauplänen unbedingt erforderlich.

Vorbereitung der Praxisbegehung

Erfolgt eine Begehung der Einrichtung durch das Gesundheitsamt anlassbezogen, etwa im Rahmen der Beschwerde eines Patienten, oder planmäßig auf der Grundlage des IfSG bzw. landeseigener ÖGD-Gesetze, so kann die vorangekündigte Besichtigung von der Praxis durch die Bereitstellung von Dokumenten vorbereitet werden. Sie legt Unterlagen zur fachlichen Ausrichtung, zu Logistik und Betriebsabläufen, zu Tätigkeitsspektrum, Personalschlüssel und -qualifikation vor.
Ferner werden Angaben zur Organisation verlangt mit Wäscheversorgung, Praxisreinigung, Entsorgung, verwendeten Desinfektionsmitteln, Sterilisationsverfahren und zugehörigen Prüfunterlagen, zudem zum Hygienemanagement (Berater, Fortbildungen, Besprechungen) und zur nosokomialen Infektionsstatistik beim ambulanten Operieren.

Das Interesse des Gesundheitsamtes richtet sich vor allem auf folgende Fragen:

- Verfügt die Praxis über einen eigenen, für die Praxis spezifisch ausgearbeiteten Hygieneplan?
- Wie wird das Personal in Hygienefragen geschult?

- Werden Dienstleistungen einer Hygieneberatung in Anspruch genommen?
- Werden vollautomatisierte, manuelle oder halbautomatische Reinigungs- und Desinfektionsverfahren für die Instrumentenbehandlung angewendet?
- Welche Gerätaufbereitung wird bei Endoskopen praktiziert?
- Welche Sterilisationstechniken werden angewandt?
- Werden Desinfektions- und Sterilisationsverfahren (mit welchen Methoden) geprüft?
- Sind die Dampfsterilisationsprozesse validiert?
- Wie sind Praxisreinigung und Wäscheversorgung organisiert?
- Wird eine nosokomiale Infektionsstatistik geführt (OP-Praxen)?

Ablauf der Praxisbegehung

Die Begehung beginnt mit einem orientierenden Gespräch, gefolgt von der Einsichtnahme in die angefragten Unterlagen und einem Rundgang durch den Betrieb. Die Funktionsbereiche der Praxen werden nach folgenden Kriterien besichtigt:

Funktionsbereich Praxis	Besichtigung und Prüfung von Unterlagen
1 Allgemeiner Praxisbereich	Anmeldung, Schreibplatz, Umkleiden, Wartezimmer, Garderobe, Personal- und Patiententoiletten.
2 Wäscheversorgung	Aufbereitung, Bereitstellung, Lagerung, Abwurf.
3 Untersuchungszimmer	Liege, Waschbecken, Spender, Medikamentenlagerung (ggf. mit Stichprobe der Verfallsdaten), Kühlschrank, Regallagerung.
4 Behandlungs- und Verbandszimmer	Liege und Schränke, Waschbecken, Ausguss, Materiallagerung, Flächenaufbereitung, Desinfektionsplan.
5 Eingriffsbereich (OP-Praxis)	Bereichsumkleide. Waschbecken. Patienteneinschleusung. Vorraum. Eingriffsraum: Größe, Wände, Boden, Lüftung, Beleuchtung, Heizung, OP-Tisch, Medienversorgung, Bedarfslagerung. Ggf. Aufwach-/Ruheraum.
6 Geräte- und Instrumentenaufbereitung	Reinigungs- und Desinfektionsverfahren. Platzangebot. Sterilisation (Technik, Validierung, Dokumentation). Sterilgut (Lagerung, Beschriftung, Verfallsdaten).
7 Weitere Funktionsräume	Putzraum. Reinigungskonzept. Vorratslager. Entsorgung. Teeküche. Sozialraum.

Tab. 16.1: Kriterien einer Besichtigung nach Funktionsbereichen

Erwartet wird die Verwendung möglichst VAH-gelisteter Desinfektionsmittel, am besten in Originalgebinden. Unbeschriftete Flaschen mit Desinfektionsmitteln sind wegen möglicher Verwechslungsgefahr nicht zulässig. Vor Umfüllen von Flächendesinfektionsmitteln sollten die aufnehmenden Behälter gereinigt und gespült werden. Standard für die Praxisreinigung ist das Zwei-Wischer- /Zwei-Mopp-System mit Logistik im eigenen Putzraum.

Bei der Wäschelagerung und allgemeinen Vorratshaltung verlangt man übersichtlich sortierte, trockene und saubere, nicht überfüllte Regale bzw. Schränke. Fensterbänke sind als Lagerstätten insbesondere für Medizinprodukte ungeeignet, genauso wie auf der Heizung keine Wischmopps zum Trocknen liegen sollen. Bodenlagerung von Kartons mit Medizinprodukten ist zu vermeiden. Gefahrstoffbehältnisse wie Desinfektionsmittelkanister dürfen aus Sicherheitsgründen nicht über Kopfhöhe gelagert werden.

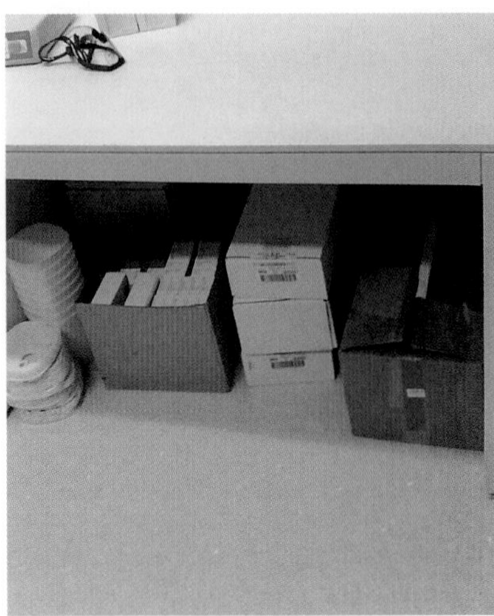

Abb. 16.1: Unzulässige Fußbodenlagerung

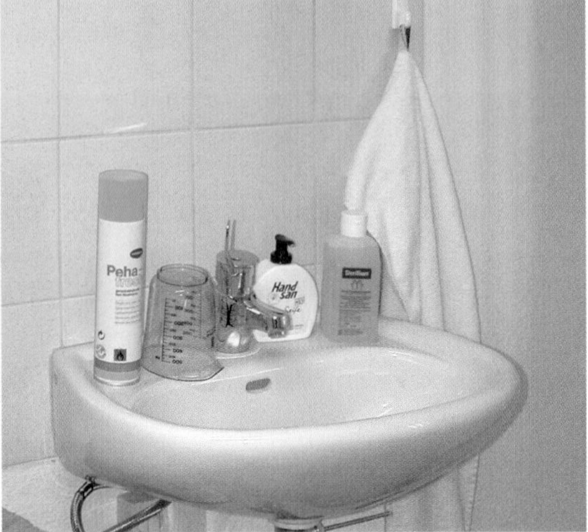

Abb. 16.2: Inadäquat ausgestatteter Waschplatz

Alle Waschbecken in der Praxis sollen mit befüllten Flüssigseifen-, Händedesinfektionsmittel- und Einmalhandtuchspendern ausgestattet sein. Geprüft wird ferner die separate Entsorgung praxisspezifischer Abfälle in eigenen feuchtigkeitsdichten Behältnissen, dabei spitze und scharfe Gegenstände gesondert in verschließbaren Plastikboxen, generell kein Umfüllen und Wertstoffsortieren, keine zusätzliche desinfizierende Behandlung.

In der Umkleide sollten Arbeits- und Straßenkleidung nicht im gleichen Spind hängen oder zumindest durch mobile Trennwände separiert sein. Insgesamt soll die Umkleide einen sauberen und geordneten Eindruck hinterlassen. Herumliegende Wäschehaufen, gemischte Rein-Unrein-Lagerung, kreuz und quer abgestellte Schuhe, Flaschen, Kartonagen und „Gerümpel" geben oft Anlass zur Kritik.

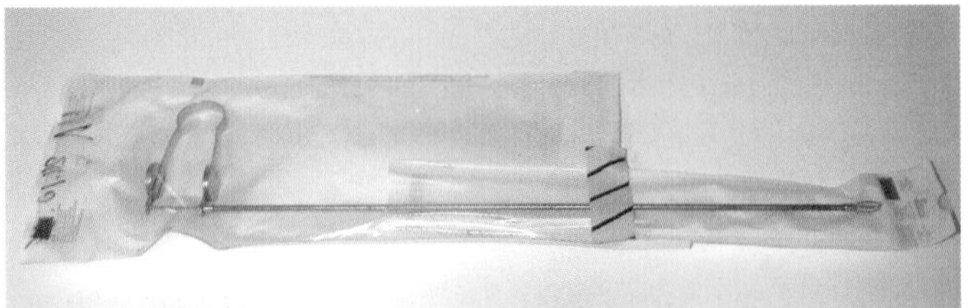

Abb. 16.3: Kreative, aber absolut unzulässige Sterilgutverpackung

In Einrichtungen des ambulanten Operierens werden zudem Unterlagen zur nosokomialen Infektionsstatistik, d. h. zur Systematik der Erfassungsbögen und Auswahl der Indikatoreingriffe eingesehen (aber ohne ausdrückliche Zustimmung des Betriebes nicht kopiert oder mitgenommen). Alleinige Hinweise des Praxisinhabers auf Absichten und Planungen reichen nicht aus.

Gegebenenfalls angetroffene Missstände können nach Ermessen fotografisch dokumentiert werden (siehe Abbildungen). Dem Betrieb wird zeitnah ein Besichtigungsprotokoll zugesandt. Hierin sind die Beschreibungen der besichtigten Funktionsbereiche zusammengefasst und eine Liste aufgefundener Mängel beigefügt. Meist werden zeitliche Vorgaben bis zu deren Behebung vereinbart. Zweckmäßig ist auch die Verwendung einer vorläufigen Mängelliste bereits am Ende des Begehungstermins, die von beiden Seiten unterzeichnet wird. Die Frist zur Behebung der Mängel beginnt nicht erst nach Zusendung des Protokolls, sondern unmittelbar ab dem Begehungsdatum.

Prüfung der Umsetzung des Medizinprodukterechts durch die Bezirksregierungen

Bei den Begehungen durch die Kontrolleure der Bezirksregierungen/Regierungspräsidien oder der kooperierenden Gewerbeaufsicht wird ausschließlich die Instrumentenaufbereitung mit den Reinigungs-, Desinfektions- und Sterilisationsverfahren plus Dokumentation inspiziert; darauf wird bereits in den Ankündigungsschreiben verwiesen.

Überprüft werden dann die Risikobewertung sämtlicher Medizinprodukte nach MPG, alle Verfahren zur Reinigung und Desinfektion der Instrumente, abgestimmt mit den Angaben der Hersteller, und die Rein-Unrein-Trennung der Funktionsplätze und Arbeitsabläufe bei der Instrumentenaufbereitung.

Ferner müssen die Unterlagen zur Validierung der Sterilisationsprozesse und zur jährlichen Folgeprüfung vorgelegt werden (Kalibrierung der Messvorrichtungen, Revalidierung der Standardprozesse). Befundmitteilungen von Sporenprüfungen mit Bioindikatoren reichen grundsätzlich nicht mehr aus. Auch vom Praxispersonal wird Sachkenntnis nach § 4 Abs. 2 MPBetreibV verlangt. Dabei werden meist nur Sachkundelehrgänge nach Vorgaben der Deutschen Gesellschaft für Sterilgutversorgung akzeptiert. Die Anerkennung der entsprechenden Lehrgangsinhalte im neuen Curriculum zur Ausbildung von medizinischen Fachangestellten wird als gleichwertige Voraussetzung noch diskutiert.

Konsequenzen für den Praxisinhaber

Erfahrungen verschiedener Gesundheitsämter sind publiziert (Schönemann und Bauer 2005; Heudorf et al. 2003; Heudorf et al. 2003; Heudorf 2003, 2011; Okpara-Hofmann 2012). Darin und im Erfahrungsaustausch zwischen den Ämtern bezüglich einzelner Begehungen wurde unter anderem berichtet über unzureichende Überprüfung der Sterilisatoren bzw. noch nicht erfolgte Prozessvalidierung, Fehlen des Hygieneplans, mangelhafte Aufbereitung von Instrumenten und Praxisgeräten, fehlenden Sachkundenachweis des aufbereitenden Personals sowie über Defizite bei der Materiallagerung, bei der Abfallentsorgung und beim Umgang mit der Dienst- und Schutzkleidung.

Sollten erhebliche und die Funktionsfähigkeit der Einrichtung akut beeinträchtigende Missstände vorliegen, welche unmittelbaren Schaden für die Patienten befürchten lassen (z. B. grobe Defizite in der Geräte- und Instrumentenaufbereitung), so kann das zuständige Ordnungsamt auf Initiative des Gesundheitsamtes oder der Bezirksregierung unmittelbare Einschränkungen der Praxistätigkeit wie etwa ein vorläufiges Operationsverbot verfügen. Rechtsgrundlage ist § 16 (1) IfSG:

„Werden Tatsachen festgestellt, die zum Auftreten einer übertragbaren Krankheit führen können, oder ist anzunehmen, dass solche Tatsachen vorliegen, so trifft die zuständige Behörde die notwendigen Maßnahmen zur Abwendung der dem Einzelnen oder der Allgemeinheit hierdurch drohenden Gefahren".

Gleichzeitig werden Vorschläge unterbreitet, wie sich die hygienische Strukturqualität der Einrichtung verbessern lässt, so dass die Verfügung baldmöglichst wieder aufgehoben werden kann. Basis einer solchen Neuorganisation können sein: das Einbeziehen externer Dienstleister, Sterilgutaufbereiter, ggf. Wäschereien, die nachgewiesene Hilfe von Hygieneberatern, fachlich qualifizierte Schulungen des Praxispersonals, die

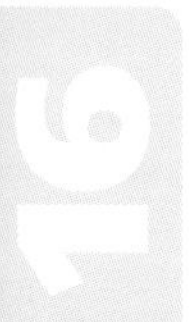

Nutzung von Räumlichkeiten und Logistik benachbarter OP-Einrichtungen und die Umsetzung konkreter Vorschläge zur Verbesserung einzelner Maßnahmen im Betriebsablauf bzw. zum Raumkonzept. Der Betrieb kann beim zuständigen Verwaltungsgericht Beschwerde gegen die Verfügung einlegen. Wird die Maßnahme indes bestätigt, so wird die Behörde vor ihrer Aufhebung zunächst die Umsetzung der geforderten Standards im Rahmen einer erneuten Begehung überprüfen.

PRAXISTIPP

Da den Arztpraxen und ambulanten OP-Betrieben meist keine betriebseigenen technischen Berater und Hygienefachkräfte zur Verfügung stehen, ist die behördliche Begehung durch externes, hygienisch-technisch qualifiziertes Fachpersonal ein wesentlicher Beitrag zu ihrer Qualitätssicherung.

Der Schwerpunkt der Besichtigungen liegt somit nicht nur in einer externen, amtlichen Überwachung der Betriebe und des Verhaltens ihres Personals, der Suche nach Fehlern und deren kritischer Würdigung, sondern in einer Statuserhebung bezüglich hygienischer Standards, im Austausch von Informationen, in der Beratung, Betreuung und Hilfestellung bei der Umsetzung notwendiger Maßnahmen. Schon aufgrund der knappen Personalressourcen und der zeitlichen Begrenzung der Begehungen vor Ort ist das Gesundheitsamt auf die Mitarbeit der Funktionsträger angewiesen, um hygienerelevante Betriebsabläufe verstehen und beurteilen zu können. Interne und externe Kontrollen sind in diesem Kontext kein Gegensatz, sondern sollen sich sinnvoll ergänzen. Der gesetzlich fixierte Grundsatz der Eigenverantwortlichkeit aller betroffenen Einrichtungen wird ausdrücklich betont.

Hygiene- und Desinfektionspläne 17

Das Infektionsschutzgesetz fordert das Vorhalten von Hygieneplänen mit innerbetrieblichen Verfahrensanweisungen zur Infektionshygiene in ärztlichen Praxen. Die Betriebe können vom Gesundheitsamt infektionshygienisch überwacht werden; somit sind diese Unterlagen den Kontrollbehörden auf Verlangen vorzulegen.

§ § 36 des Infektionsschutzgesetzes vom 20.07.2002 und der Überarbeitung des Infektionsschutzgesetzes vom Sommer 2011 und die TRBA 250 „Biologische Arbeitsstoffe im Gesundheitswesen und in der Wohlfahrtspflege" (18.02.2008) fordern für jede Arztpraxis einen Hygieneplan.
Neben den Vorgaben des Infektionsschutzgesetzes werden in der Vereinbarung von Qualitätssicherungsmaßnahmen beim ambulanten Operieren gemäß § 14 des Vertrags nach §115 b Abs. 1 SGB V in § 6 im ambulanten Bereich Hygienepläne vereinbart (Felsing et al. 2004). Ebenfalls hat sich der Hygieneplan als Methode zur Beschreibung hygienerelevanter Betriebsabläufe in vielen medizinischen Einrichtungen bewährt und wird auch von der Berufsgenossenschaft (BG), den Kammern und Kassenärztlichen Vereinigungen (KVen) als Standard für die Arztpraxis angesehen. .

Der Hygieneplan ist ein Dokument, das bei juristischen Fragestellungen eine Aussage zu den hygienischen Abläufen in der Praxis macht. Aus diesem Grund ist die genaue Niederschrift als betriebliche Anweisung von Bedeutung. Neben der rechtlichen Relevanz kann ein ablaufgetreuer Hygieneplan auch im Sinne eines Praxishandbuchs fungieren, in dem die entsprechenden Arbeitsschritte detailliert niedergeschrieben sind. Insbesondere bei der Einarbeitung neuer Mitarbeiter oder beim Zusammenspiel verschiedener Fachdisziplinen ist dies von Vorteil (z. B. im OP-Betrieb). Darüber hinaus sollte der Hygieneplan in ein Qualitätsmanagementhandbuch der Einrichtung integriert sein.

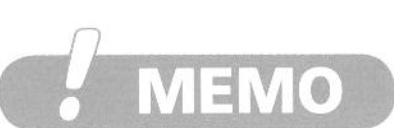

Der Hygieneplan ist nicht nur ein wichtiges Arbeitsmittel, sondern auch ein gesetzlich vorgeschriebenes Dokument.

Inhalte des Hygieneplans

Bei der Zusammenstellung eines Hygieneplans wird Wert darauf gelegt, dass alle innerbetrieblichen Verfahrensanleitungen zur Infektionsprävention aufgeführt werden. Dies bedeutet, dass auch die Vorgaben zur Desinfektion und Reinigung in den Hygieneplan integriert sind.
In der RKI-Empfehlung zu den „Anforderungen an die Hygiene bei der Aufbereitung von Medizinprodukten", auf welche die Medizinproduktebetreiberverordnung verweist, wird ein QM-Handbuch gefordert, in dem Art und Weise der Instrumentenaufbereitung festgehalten sind.

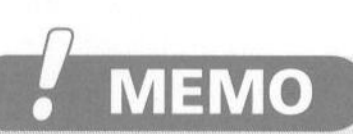

Der Hygieneplan stellt in einer Arztpraxis eine dem individuellen Praxisbedarf und der Fachdisziplin angepasste konkrete Handlungsanweisung dar. Sein Inhalt sollte im Rahmen von regelmäßigen Schulungen aktiv vermittelt werden und muss allen Mitarbeitern bekannt und zugänglich sein. Seine Anweisungen sind für alle Beschäftigten verbindlich.

Inhalte des Hygieneplans sind u. a.:

- Personalhygiene
- Instrumentenaufbereitung und Sterilgutlagerung
- Reinigung und Flächendesinfektion
- Wäschehygiene
- Abfallhygiene
- Infektionsschutz des Patienten
- Infektionserfassung / Meldepflichten
- Ggf. Bauhygiene
- Hygienisch-mikrobiologische Untersuchungen
- Periodische Schulungen
- Händehygiene
- Schutzkleidung
- OP-Hygiene

Der Hygieneplan ist elementarer Bestandteil des Praxis-Qualitätsmanagementsystems und des QM-Handbuchs.

Für die Gestaltung des Hygieneplans gibt es vonseiten der Kontrollbehörden nur wenige konkrete Vorgaben. Wichtig ist jedoch, dass in diesem Dokument alle hygienerelevanten Abläufe beschrieben werden. Qualitätssichernde Maßnahmen, wie z. B. hygienisch-mikrobiologische Umgebungsuntersuchungen, sind mit den jeweiligen Durchführungsintervallen festzulegen. Alle verwendeten Reinigungs- und Desinfektionsmittel und deren Anwendungskonzentrationen müssen aufgeführt und bei Bedarf aktualisiert werden.
Entscheidend sind auch die Abbildung der tatsächlich in der Praxis stattfindenden Prozesse und die Benennung der jeweiligen verantwortlichen Funktionsträger (Heudorf et al. 2006). Die Tätigkeitsbeschreibungen sollten als sog. Gelenkte Dokumente[1)] integriert sein. Somit unterliegen sie einer regelmäßigen und kontinuierlichen innerbetrieblichen Überarbeitung und Aktualisierung. Die Überarbeitungsfristen werden vorab festgelegt und auf dem Dokument vermerkt.
Dokumente, welche lediglich die Erfüllung von Anforderungen belegen bzw. die Durchführung von Aktivitäten beweisen (zum Beispiel ausgefüllte Protokolle oder Listen mit Prüfergebnissen), zählen in einem QM-Handbuch nicht zu den Dokumenten, sie sind Aufzeichnungen.

---

1) Gelenkte Dokumente:
Ein „gelenktes" Dokument ist ein Dokument, das vor der Herausgabe freigegeben und genehmigt werden muss. Gelenkte Dokumente sind notwendig, damit eindeutige und gültige Unterlagen zur richtigen Zeit an den jeweiligen Arbeitsplätzen vorhanden sind. Daher muss es an den jeweiligen Stellen verfügbar, leicht erkennbar und gut lesbar sein. Ein „gelenktes" Dokument ist mit dem Erstellungsdatum versehen und mit dem aktuellen Überarbeitungsstatus (Versionshinweis) gekennzeichnet. Es wird bei Bedarf aktualisiert und muss dann erneut genehmigt werden. Dadurch soll die unbeabsichtigte Verwendung veralteter Dokumente verhindert werden. Dokumente externer Herkunft sind als solche gekennzeichnet.

Der Hygieneplan muss stets allen betroffenen Mitarbeitern zugänglich sein, da er in dieser Ausführung auch als „Praxishygienehandbuch" fungiert. Formale Vorgaben zur Gestaltung werden nicht gestellt. Er kann sowohl in schriftlicher als auch in elektronischer Form verfasst werden.
Darüber hinaus müssen die Mitarbeiter in regelmäßigen Abständen zu den Inhalten des Hygieneplans geschult werden. Die einzelnen Maßnahmen sind erst dann effektiv, wenn sie zur täglichen Routine werden.

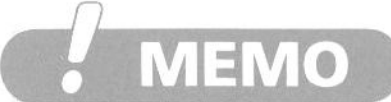

Alle Reinigungs- und Desinfektionsmittel müssen mit dem jeweiligen Produktnamen und den Einwirkzeiten im Hygieneplan aufgeführt werden. Die Verwendung neuer Produkte ist sofort im Hygieneplan zu vermerken.

Durch die Einarbeitung von Aussagen der einschlägigen Richtlinien und Fachpublikationen zu hygienischen Themen wird dem Nutzer eine Zusammenfassung von Empfehlungen zur Verfügung gestellt, die ihm eine ausführliche Recherche zu einzelnen Details erspart.
Natürlich muss die Vorlage an die Gegebenheiten der eigenen Einrichtung angepasst werden. Dies ist allerdings leicht möglich, da die Dateien auch im gängigen Word-Dokumentenformat vorliegen. So kann der Nutzer jederzeit Änderungen, beliebige Ergänzungen und Streichungen vornehmen, wenn betriebsinterne Bedingungen sich verändern oder eine neue Regelung z. B. durch ein neues technisches Verfahren oder Anweisungen des Praxisinhabers oder hygienebeauftragter Mitarbeiter ein anderes Procedere erfordern.

Desinfektionspläne

Von den Rahmenhygieneplänen sind die sog. Desinfektionspläne zu unterscheiden. In ihnen sind die im jeweiligen Bereich notwendigen Reinigungs- und Desinfektionsmaßnahmen regulär tabellarisch aufgeführt (siehe *Tab. 17.1*). Diese Desinfektionspläne sind nicht nur den Mitarbeitern zur Verfügung zu stellen, sondern zusätzlich jeweils gut sichtbar in den betroffenen Funktionsbereichen anzubringen. Die einzelnen Reinigungs- und Desinfektionspläne sind integrative Bestandteile des Hygieneplans. Auch hier ist darauf zu achten, dass die in den Plänen aufgeführten Reinigungs- und Desinfektionsmittel jeweils den aktuell verwendeten Präparaten entsprechen. Sie sollten ebenfalls in das Qualitätsmanagement der Einrichtung eingebunden sein und eine Freigabeunterschrift des Hygienebeauftragten tragen, zusätzlich sollten sie in regelmäßigen Abständen überarbeitet werden.

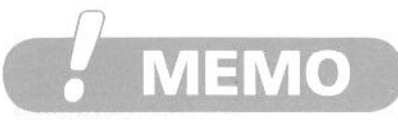

In allen hygienisch relevanten Bereichen müssen aktuelle Desinfektionspläne ausgehängt werden.

	Desinfektionsplan			Praxis
		Version 02/2006		Revision 1
Was	**Wann**	**Wie**	**Womit**	**Wer**
Hände waschen	bei Betreten bzw. Verlassen der Ambulanz, nach Kontamination mit potentiell infektiösem Material	Hände waschen, mit Einmalhandtuch abtrocknen	**Esemtan**	Ärztliches Personal Assistenzpersonal
Hygienische Händedesinfektion	vor Dienstbeginn nach dem Ausziehen von Einmalhandschuhen, vor Injektionen, Patientenkontakt	ausreichende Menge entnehmen, damit die Hände vollständig benetzt sind, verreiben, bis Hände trocken sind. Kein Wasser zugeben!	**Sterillium Desderman Skinman soft EWZ 30sec**	Ärztliches Personal Assistenzpersonal
Chirurgische Händedesinfektion	vor operativen Eingriffen	nach Händewaschung (1min) und gründlichem Abtrocknen chirurgische Händedesinfektion 2x mind. 5 ml 3 min.	**Sterillium Desderman**	Ärztliches Personal Assistenzpersonal
Hautpflege	bei Bedarf, mehrmals täglich	einreiben	**Handcreme/-lotion**	Ärztliches Personal Assistenzpersonal
Hautdesinfektion	Vor Punktionen, Injektionen unmittelbar vor operativen Eingriffen	Mit sterilen Tupfern mehrmals auftragen und verreiben,	**Kodan forte**	Ärztliches Personal Assistenzpersonal
Schleimhautdesinfektion	vor medizinischen Eingriffen Vor dem Legen von Blasenkatheter	mit satt getränktem sterilem Tupfer abwischen, Tupfer verwerfen, Vorgang wiederholen	**Octenisept**	Ärztliches Personal Assistenzpersonal
Instrumente	nach Gebrauch	Trocken abwerfen, in die Aufbereitung geben, thermisch maschinell aufbereiten. Funktionskontrolle, verpacken, autoklavieren	**Reinigungs- und Desinfektionsautomat (RDM)**	Assistenzpersonal
Blutdruckmanschette Stethoskop	Nach Bedarf Nach Kontamination	Mit Desinfektionsmittel getränktem Einmaltuch abwischen	**Terralin liquid**	Assistenzpersonal
Anästhesiematerial	Nach Gebrauch	Thermisch maschinell aufbereiten Narkoseschläuche 1x wöchentlich	**Reinigungs- und Desinfektionsautomat**	Assistenzpersonal
Med.-tech. Geräte	täglich und bei Bedarf	Reinigung Wischdesinfetion nur nach sichtbarer Kontamination	**Terralin 0,5%**	Assistenzpersonal Reinigungspersonal
OP- Umfeld	nach jedem operativen Eingriff Endreinigung	Wischdesinfizieren	**Terralin 0,5% Terralin Liquid**	Assistenzpersonal Reinigungspersonal
Steckbecken, Urinflaschen	Nach Gebrauch	Chem.-thermische Aufbereitung im Steckbeckenspülautomat	**Terralin 0,5%**	Assistenzpersonal
Röntgengerät	Täglich und bei Bedarf	Reinigung Wischdesinfetion nur nach sichtbarer Kontamination	**Terralin 0,5%**	Assistenzpersonal
Toiletten	Täglich Nach infektiösen Patienten	Reinigen	**Desinfektionsreiniger AF**	Reinigungs-Personal
Fußboden	Täglich Nach Kontamination	Reinigung Wischdesinfetion nur nach sichtbarer Kontamination	**Terralin 0,5%**	Reinigungs-Personal
Putzutensilien	Nach Gebrauch	In die Wäsche geben	**Wäscherei**	Reinigungspersonal

- Nach Kontamination mit potenziell infektiösem Material (z.B. Blut, Sekrete, Exkrete) sofortige gezielte Wischdesinfektion mit Einmaltuch und Flächendesinfektionsmittel
- Zur Flächendesinfektion nicht sprühen, sondern wischen
- Nach der Wischdesinfektion können die Flächen wieder benutzt werden, sobald sie trocken sind
- Beim Umgang mit Desinfektionsmittel immer Handschuhe tragen (Personalschutz)
- Ansetzen von Desinfektionsmitteln immer mit kaltem Wasser (Vermeidung schleimhautreizender Dämpfe)

Tab. 17.1: Desinfektionsplan (Die aufgeführten Präparate stellen Beispiele dar.)

Literaturverzeichnis

Kapitel 2

Ärzte Zeitung Online, 29.03.2012: http://www.aerztezeitung.de/praxis_wirtschaft/recht/article/809388/ueble-hygiene-orthopaede-muss-knast.html

Bundesverband der gesetzlichen Unfallkassen (2008): GUV-Regel Biologische Arbeitsstoffe im Gesundheitswesen und in der Wohlfahrtspflege, www.unfallkassen.de

Felsing H.-H, Rüden H, Zinn GC, Schweins M (2005): Hygienepläne für ambulant-operative Praxen, Ambulant Operieren 2: 64-66

Gesetz zur Verhütung und Bekämpfung von Infektionskrankheiten beim Menschen (Infektionsschutzgesetz - IfSG) (2000): BGBl. I S. 1045-1077, zuletzt durch Art. 1 des Gesetzes vom 28. Juli 2011 (BGBl. I S. 1622) geändert

Heudorf U, Hofmann H, Kutzke G, Otto U (2003): Hygiene beim ambulanten Operieren, Bundesgesundheitsblatt 46: 756-764

Heudorf U, Hofmann H, Kutzke G, Otto U (2012): 10 Jahre Infektionsschutzgesetz: Infektionshygienische Überwachung von ambulanten Einrichtungen nach §36 Abs.1 und 2 IfSG. Gesundheitswesen 2012: 74-P18

Hygieneverordnungen der Bundesländer:
http://www.dkgev.de/dkg.php/cat/43/title/Hygiene

KRINKO (2000): Surveillance nosokomialer Infektionen sowie die Erfassung von Erregern mit speziellen Resistenzen und Multiresistenzen. Bundesgesundheitsblatt 43: 887-890

KRINKO (2010): Die Kategorien in der Richtlinie für Krankenhaushygiene und Infektionsprävention – Aktualisierung der Definitionen. Bundesgesundheitsblatt 53: 754-756

KRINKO (2001): Anforderungen an die Hygiene bei der Aufbereitung von Medizinprodukten, Bundesgesundheitsblatt-Gesundheitsforschung-Gesundheitsschutz 44: 1115-1126

KRINKO (2007): Prävention postoperativer Infektionen im Operationsgebiet, Bundesgesundheitsblatt-Gesundheitsforschung-Gesundheitsschutz 3: 377-393

KRINKO (2010): Kommentar der KRINKO zur DIN 1946-4. Epid Bull 4/35

KRINKO (2012): Anforderungen an die Hygiene bei der Aufbereitung von Medizinprodukten. Bundesgesundheitsblatt 55: 1244-1310

Landeshygieneverordnung Hessen 2011

Landeshygieneverordnung Rheinland-Pfalz 2012

Landeshygieneverordnung BW 2011

Medizinproduktegesetz vom 06.08.1998 sowie 2. Gesetz zur Änderung des Medizinproduktegesetzes (2. MPG-ÄndG) vom 13.12.2001. BLGl I: 3586-3606

Reif M (2012): Sag mir, wo die Keime sind ... Die neue Hygienegesetzgebung macht Hygienemanagement zur Chefsache. Krankenhausumschau Gesundheitsmanagement 4: 17-20

Richtlinie für Krankenhaushygiene und Infektionsprävention „Anforderungen der Hygiene beim ambulanten Operieren in Krankenhaus und Praxis" Anhang zur Anlage zu Ziffern 5.1 und 4.3.3 (1994): Bundesgesundheitsblatt 37: 226-229

Tabori E (2007): Medizin in der Praxis – Schutz vor Infektionen in der Praxis. Der Hausarzt 09: 38-41

Vereinbarung von Qualitätssicherungsmaßnahmen beim Ambulanten Operieren gemäß §14 des Vertrags nach § 115b Abs. 1 SGB V (1994). Deutsches Ärzteblatt 91: A2124-2127

Verordnung über das Errichten, Betreiben und Anwenden von Medizinprodukten (Medizinprodukte-Betreiberverordnung-MPBetreibV) vom 29.06.1998. BGBL I: 1762-1768

Verordnung zur Verhütung übertragbarer Krankheiten, Nds. GVBl 2001 24: 598

Vertrag über die Förderung ambulant durchgeführter Katarakt-Operationen in der Vertragsärztlichen Versorgung (2003): Rheinisches Ärzteblatt 12: 73-83

Zinn GC, Axmann S (2003): Gesetzliche Grundlagen der hygienischen Überwachung ambulant operierender Einrichtungen. ambulant operieren 4: 163-168

Kapitel 3

Bartley J (2004): Prevention of Infections related to construction, renovation and demolition. In: Mayhall 1499-1575

Bartley JM, APIC State-of-the-art-report (2000): The role of infection control during construction in health care facilities. Am J Infect Control 28: 156-169

Beldi G, Bisch-Knaden S, Banz V, Mühlemann K, Candinas D (2009): Impact of intraoperative behavior on surgical site infection. Am J Surg; 198 (2): 157-162

Chattopadhyay B (2001): Control of infection wards – are they worthwhile? J Hosp Infect 47: 88-90

Daschner F, Olbricht H (2001): Hygienisch bedingte Baumaßnahmen im Krankenhaus. Deutsche Bauzeitschrift 2: 99-103

Dettenkofer M, Seegers S, Antes G, Motschall E, Schumacher M, Daschner F (2004): Does the architecture of hospital facilities influence nosocomial infection rates? A systematic review. Infect Control Hosp Epidemiol 25: 21-25

Dettenkofer M, Tabori E (2006): Baumaßnahmen und Prävention nosokomialer Infektionen – In: Daschner F, Dettenkofer M, Frank U, Scherrer M (Hrsg.): Praktische Krankenhaushygiene und Umweltschutz. 3. Auflage, Berlin Springer

DIN 18017-3 (2009). Bad- und WC-Entlüftung. Ausgabe 09/2009

Gesetz zur Verhütung und Bekämpfung von Infektionskrankheiten beim Menschen (Infektionsschutzgesetz - IfSG) (2000): BGBl. I S. 1045-1077, zuletzt durch Art. 1 des Gesetzes vom 28. Juli 2011 (BGBl. I S. 1622) geändert

Goldmann DA, Durbin WA, Freeman J (1981): Nosocomial infections in a neonatal intensive care unit. J Infect Dis 144: 449-459

Goodley JM, Clayton YM, Hay RJ (1994): Environmental sampling for aspergilli during building construction on a hospital site. Journal of Hospital Infection 26: 27-35

Grossart B et al. (2000): Modernes Hygienemanagement beim Ambulanten Operieren aus interdisziplinärer Sicht. Ambulant Operieren 2: 52-60

Hansis M, Dorau B, Hirner A, Exner M, Krizek L, Hagen C von et al. (1997): Changes in Hygienic Standard and Infection Rates in a New Surgical Unit (Änderungen des Hygienestandards und der Infektionsrate in einem neuen Operationstrakt). Hyg Med 22: 226-238

Hauer Th et al. (2002): Sinnvolle und nicht sinnvolle Hygienemaßnahmen in der Chirurgie. Der Chirurg 4: 375-379

Heudorf U et al. (2003): Hygiene beim ambulanten Operieren. Springer-Verlag. Bundesgesundheitsblatt 46: 756-764

Kibbler CC, Quick A, O'Neill AM (1998): The effect of increased bed numbers on MRSA transmission I on acute medical wards. J Hosp Infect 39: 213-219

Kramer A, Külpmann R, Wille F et al. (2010): Infektiologische Bedeutung von Raumlufttechnischen Anlagen (RLTA) in Operations- und Eingriffsräumen. Zentralbl Chir; 135: 11-17

Leisner H (1976): Postoperative wound infection in 3200 clean operations. Acta Chir Scand 142: 83-90

Leitlinien zur baulichen Gestaltung von Operationsabteilungen in Krankenhäusern des Freistaates Sachsen (1999)

Lentino JR, Rosenkranz MA, Michaels JA, Kurup VP, Rose HD, Rytel MW (1982): Nosocomial aspergillosis: a retrospective review of airborne diseases secondary to road construction and contaminated air conditioners. Am J Epidemiol 116: 430-437

Maki DG, Alvarado CJ, Hassemer CA, Zilz MA (1982): Relation of the inanimate hospital environment to endemic nosocomial infection. N Engl J Med 507: 1562-1566

Mangram AJ, Horan TC, Pearson ML, Silver LC, Jarvis WR and the Hospital Infection Control Practices Advisory Committee (1999): Guideline for prevention of surgical site infection. Infection Control and Hospital Epidemiology 20: 247-80

Millar KJ (1979): The impact of a new operating theatre suite on surgical wound infections. Aust N Z J Surg 49: 437-440

Mindorff CM, Cook DJ (1999): Critical Review of the Hospital Epidemiology and Infection Control Literature. In C. Glen Mayhall (Hrsg.): Hospital Epidemiology and Infection Control, 2. Auflage. S.1273-1281. Lippincott Williams & Wilkins, Philadelphia

Mullin B, Rouget C, Clement C, Bailly P, Julliot MC, Viel JF et al. (1997): Association of a private isolation room with ventilator-associated Acinetobacter baumannii pneumonia in a surgical intensive-care unit. Infect Control Hosp Epidemiol 187: 499-503

Noskin GA, Peterson LR (2001): Engineering infection control through facility design. Emerg Infect Dis 7: 354-357

Pannuti CS (1993): Hospital environment for high-risk patients. In: Wenzel RP (ed) Prevention and control of nosocomial infections. 2nd edn. Williams & Wilkins, Baltimore: pp 365-384

KRINKO (1997): Berufsverband der Deutschen Chirurgen: Anhang zur Anlage zu Ziffern 5.1 und 4.3.3 Anforderungen der Hygiene beim ambulanten Operieren in Krankenhaus und Praxis der Richtlinie für Krankenhaushygiene und Infektionsprävention. Bundesgesundheitsblatt 40: 361-365

KRINKO (2000): Anforderungen der Hygiene bei Operationen und anderen invasiven Eingriffen. Bundesgesundheitsblatt 43: 644-648

Sarubbi FA Jr, Kopf HB, Wilson MB, McGinnis MR, Rutala WA (1982): Increased recovery of Aspergillus flavus from respiratory specimens during hospital construction. Respir. Dis. 125: 33-38

Smith G, Smylie HG, McLauchlan J, Logie JR (1980): Ward design and wound infection due to Staphylococcus pyogenes. J R Coll Surg Edinb 25: 76-79

Streifel AJ, Lauer JL, Vesley D, Juni B, Rhame FS (1983): Aspergillus fumigatus and other thermotolerant fungi generated by hospital building demolition. Appl Environ Microbiol 46: 375-378

Streifel AJ, Stevens PP, Rhame FS (1987): In-hospital source of airborne Penicillium species spores. J Clin Microbiol 25: 1-4

Sydnor ERM, Bova G, Gimburg A, et al. (2012): Electronic-Eye Faucets: Legionella Species Contamination in Healthcare Settings. ICHE 33-3: 235-240

Tabori E (2005): Der hygienische Maßanzug – welche Hygienemaßnahmen sind beim ambulanten Operieren sinnvoll? Ambulant Operieren 2: 1-6

Tabori E (2010): Nicht Mangel an Vorschriften, sondern Mangel an Disziplin gefährdet Patienten. Chirurgenmagazin 44(8): 44-46

Tabori E, Zinn GC (2003): Bauliche Hygienemaßnahmen beim Ambulanten Operieren. Ambulant Operieren 4: 158-162

Van Griethusen A, Spies-van Rooijen N, Hoogenboom-Verdegaal A (1996): Surveillance of wound infections and a new theatre: Unexpected lack of improvement. J Hosp Infect 34: 99-106

VBG Gesundheitsdienst (103) vom 01.10.1982, i. d. Fassung vom 01.01.1997: § 6, § 7 (3)

VBG Gesundheitsdienst (103) vom 01.10.1982, i. d. Fassung vom 01.01.1997: § 29

VBG Gesundheitsdienst (103) vom 01.10.1982, i. d. Fassung vom 01.01.1997: § 25 (2)

Vincent JL, Bihari DJ, Suter PM, Bruining HA, White J, Nicolas-Chanoin MH, Wolff M, Spencer RC, Hemmer M (1995): The prevalence of nosocomial infection in intensive care units in Europe. Results of the European Prevalence of Infection in Intensive Care (EPIC) Study. EPIC International Advisory Committee. JAMA 274: 639-644

Vonberg RP, Gastmeier P (2006): Nosocomial aspergillosis in outbreak settings. Journal of Hospital Infection 63: 246-254

Weems JJ Jr, Davis BJ, Tablan OC, Kaufman L, Martone WJ (1987): Construction activity: an independent risk factor for invasive aspergillosis and zygomycosis in patients with hematologic malignancy. Infect Control 8: 71-75

Weidenfeller P, Reick D, Bittighofer PM (2011): Hygiene in der Arztpraxis und beim Ambulanten Operieren. Leitfaden des LGA Baden-Württemberg

Kapitel 4.1 und 4.2

Boyce JM, Pittet D (2002): Guideline for Hand Hygiene in Health-Care Settings: recommendations of the Healthcare Infection Control Practices Advisory Committee and the HICPAC/SHEA/APIC/IDSA Hand Hygiene Task Force. Infect Control Hosp Epidemiol 23: S3-40

Brandt C (2010): Standard PC Tastaturen können einfach und effizient wischdesinfiziert werden. Hyg Med 35 [5]: 158-160

Bruggmann T (2010): Desinfektionsmittel zur Anwendung am Menschen – nicht (mehr) zwangsläufig Arzneimittel. Hyg Med 35 [5]: 152-157

Dettenkofer M, Heudorf U, Reichardt C, Conrad A (2010): Verträglichkeit von Händedesinfektionsmitteln. Hyg Med; 35 [12]: 480-481

Dickel H, Kuss O, Schmidt A, Kretz J, Diepgen TL (2002): Importance of irritant contact dermatitis in occupational skin disease. Am J Clin Dermatol 3: 283-289

Geffers C, Gastmeier P, Daschner F, Rueden H (2001): Prävention postoperativer Wundinfektionen – „Evidence-based"-Empfehlungen. Zentralbl. Chir. 02: 84-92

Kampf G, Kramer A (2004): Epidemiologic background of hand hygiene and evaluation of the most important agents for scrubs and rubs. Clin Microbiol Rev 17: 863-893

Kampf G, Richel M, Feil Y, Eggerstedt S et. al. (2009): Einfluss der Einreibetechnik auf die benötigte Einreibezeit und die Benetzung der Hand bei der hygienischen Händedesinfektion; Hyg Med 34: 24-31

Klein M (2008): Voll beherrschbare Risiken. Dt. Ärzteblatt, 105, 17: A915-A916

Klein M (2010): Haftungsfragen im Hygienebereich – Hygienemängel gelten juristisch als „voll beherrschbare Risiken". Hyg Med 35 [10]: 361-366

Korniewicz DM, Laughton BE, Cyr WH, Lytle CD, Larson E (1990): Leakage of virus through used vinyl and latex examination gloves. J Clin Microbiol. 28: 787-788

Korniewicz DM, Laughton BE, Butz A, Larson E (1989): Integrity of vinyl and latex procedure gloves; Nursing Research 38: 144-146

Mangram AJ, Horan TC, Pearson ML, Silver LC, Jarvis WR (2002): The Hospital Infection Control Practices Advisory Committee. Guideline for prevention of surgical site infection. Infection Control and Hospital Epidemiology 1999: 47-78

Mangram AJ (2001): A brief overview of the 1999 CDC Guideline for the Prevention of Surgical Site Infection. Centers for Disease Control and Prevention. J Chemother. 13 Spec No 1: 35-39

Pittet D, Boyce J M (2001): Hand hygiene and patient care: pursuing the Semmelweis legacy; The Lancet Infectious Diseases 1: 9-20

Pittet D, Allegranzi B, Boyce J (2009): WHO guideline: The World Health Organisation Guidelines for Hand Hygiene for Health Care and their Consensus Recommendations. Infect Control Hosp Epidemiol 30: 611-622

Rotter M, Suchomel M, Weinlich M, Kundi M (2009): Auswirkungen einer Verkürzung der Anwendungsdauer und der standardisierten Bewegungsabfolge sowie Verringerung des Desinfektionsmittelvolumens bei der hygienischen Händedesinfektion mit 2-Propanol (60 % V/V). Hyg Med 34 [1/2]: 19-23

Schnuch A, Uter W, Geier J, Frosch PJ, Rustemeier T (1998): Contact allergies in healthcare workers. Results from the IVDK. Acta Derma Venereol 78: 358-363

Weidenfeller P, Reick D, Bittighofer P. M (2011): Leitfaden Praxishygiene. Landesgesundheitsamt Baden-Württemberg, Stuttgart

World Health Organisation Guidelines for Hand Hygiene for Health Care. WHO (2009), Geneva

Kapitel 4.3

Berufsgenossenschaftliche Vorschrift BGR 500 Teil 1 (2003): Betreiben von Wäschereien. Fachausschuss Textil und Bekleidung der BGZ, St. Augustin

Bockmühl D (2011): Hygieneaspekte bei Haushaltswaschverfahren. Hygiene und Medizin 36: 280–286

DIN EN ISO 13795: Operationsabdecktücher, OP-Mäntel und Reinluftkleidung zur Verwendung als Medizinprodukte für Patienten, Klinikpersonal und Geräte. Beuth Verlag Berlin

Forschungsinstitut Hohenstein (2005): Gesetze, Vorschriften, Richtlinien und Bestimmungen für die Wäscherei- und Textilhygiene. Bönningheim

Höfer D (2004): Sachgerechte Aufbereitung von Textilien im Gesundheitswesen. Hygiene und Medizin 29, Suppl. 1: 12-13

Pietsch K (2005): Praxisevaluierung von OP-Textilien. Hygiene und Medizin 10: 337-341

Urech D (2000): OP-Mäntel und Abdeckmaterialien. Hygiene und Medizin 25: 401-404

Verbund für Angewandte Hygiene (VAH) (2012): Desinfektionsmittel-Liste des VAH. mhp-Verlag Wiesbaden

Weidenfeller P, Reick D, Bittighofer PM (2011): Hygiene in der Arzt-praxis und beim Ambulanten Operieren. Leitfaden des Landesgesundheitsamtes Baden-Württemberg, Stuttgart

Kapitel 4.4

Eickmann U (2012): Gefährdungssituation bei Desinfektionsmitteln. Krankenhaushygiene uptodate 1, 55-69. Thieme Verlag Stuttgart

Gebel J, Kirsch-Altena A, Büttgen S, Exner M (2008): Mikrobiologische Anforderungen an Flächen-, Instrumenten- und Wäschedesinfektionsmittel. Hygiene und Medizin 4: 142-152

Griffith C. J, Cooper RA (2000): An evaluation of hospital cleaning regimes and standards. Journal of Hospital Infection 45: 19-28. Elsevier, London

KRINKO (2004): Richtlinie für Krankenhaushygiene und Infektionsprävention. Anlage C.2.1: Anforderungen an die Hygienemaßnahmen bei der Reinigung und Flächendesinfektion. Bundesgesundheitsblatt 47: 51-61. Springer Verlag, Berlin Heidelberg New York

Robert Koch-Institut (2007): Liste der vom RKI geprüften und anerkannten Desinfektionsmittel und -verfahren. Bundesgesundheitsblatt 10: 1335-1356. Springer Verlag, Berlin Heidelberg New York

Verbund für Angewandte Hygiene (2012): Desinfektionsmittel-Liste des VAH. mhp-Verlag, Wiesbaden

Von Rheinbaben F, Wolff MH (2002): Handbuch der viruswirksamen Desinfektionen. Springer Verlag, Berlin Heidelberg New York

Weidenfeller P, Reick D, Bittighofer PM (2011): Hygiene in der Arztpraxis und beim Ambulanten Operieren. Leitfaden des Landesgesundheitsamtes Baden-Württemberg, Stuttgart

Kapitel 4.5

Pitten FA, Werner HP, Kramer A (2003): A standardized test to assess the impact of different organic challenges on the antimicrobial activity of antiseptics. J. Hosp. Infect. 55: 108-115

Rudolph P, Werner HP, Kramer A (2000): Untersuchungen zur Mikrobizidie von Wundauflagen. Hygiene und Medizin 5: 184-186

Schwarzkopf A (2002): Die Mikrobiologie der Wunde. Zschr. f. Wundheilung 6: 124-216

Schwarzkopf A (2003): Betrachtungen zur Hygiene bei der Wundversorgung. Zschr. f. Wundheilung 3: 82-84

Voggenreiter G, Dold C (2009): Wundtherapie. 2. Auflage. Thieme Verlag, Stuttgart

Weidenfeller P, Reick D, Bittighofer PM (2011): Hygiene in der Arztpraxis und beim Ambulanten Operieren. Leitfaden des Landesgesundheitsamtes Baden-Württemberg, Stuttgart

Kapitel 5.1-5.3

Assadian O, Kramer A (2011): Durchführung der präoperativen Hautantiseptik im Rahmen der Prävention postoperativer Wundinfektionen und Auswahl der infrage kommenden Hautantiseptika. Hyg Med 36 [5]: 186-190

Beldi G, Bisch-Knaden S, Banz V, Muhlemann K, Candinas D (2009): Impact of intraoperative behavior on surgical site infections. Am J Surg. 198: 157-162

Dettenkofer M, Grießhammer R, Scherrer M, Daschner F (1999): Einweg- versus Mehrweg-Patientenabdeckung im Operationssaal. Chirurg 70: 485-492

Eikmann T (2009): Doppelte Handschuhe – eine präventive Maßnahme zur Vermeidung nosokomialer Infektionen im Gesundheitswesen. Umweltmed Forsch Prax 14 (3): 169-171

Ersozlu S, Sahin Ozgur AF, Akkaya T, Tuncay C (2007): Glove punctures in major and minor orthopaedic surgery with dooble gloving. Acta Orthp Belg 73 (6): 760-764

Flessenkämper ICH (2011): Adipositas in der Gefäßchirurgie. Zentralbl f Chirurgie doi: 10.1055/s-0030-1262686

Daschner F, Frank U (2004): Antibiotika in der Praxis. Springer Verlag

Europäisches Komitee für Normung Juni 2002: Schlussentwurf prEN 13795-1

Geffers Ch et al. (2001): Prävention postoperativer Wundinfektionen. „Evidence-based"-Empfehlungen. Zentralbl Chir 126: 84-92

Hamilton HW, Hamilton KR, Lone FJ (1977): Preoperative hair removal. Can J Surg 20: 269–271, 274–275

Harnoss JC, Partecke LI, Heidecke CD, Hübner NO, Kramer A, Assadian O (2010): Concentration of bacteria passing through puncture holes in surgical gloves. Am J Infect Control 38 (2): 154-158

Hauer T, Rüden H, Daschner F (1998): Anforderungen der Gesetzlichen Unfallversicherung (GUV) an Krankenhäuser, die sich an der stationären Behandlung Arbeitsunfallverletzter beteiligen: Stellungnahme des Nationalen Referenzzentrums für Krankenhaushygiene. Chirurg 69: 924–927

Hübner NO, Assadian O, Grohmann SA, Kramer A (2011): Efficacy of five alcohol-based skin antiseptics on sebaceous skin used at shorter application times than the current recommendation of 10 minutes. Eur J Clin Microbiol Infect Dis 30(7): 825-829

Hübner NO, Haak J, Ryll S, Kramer A (2011): Können persönliche Stoff-OP-Hauben ohne erhöhtes Kontaminationsrisiko in der Haushaltswaschmaschine gewaschen werden? Ergebnis einer orientierenden Pilotstudie. HygMed 36(5): 198-200

Kampf G, Pitten FA, Heeg P, Christiansen B (2007): Efficacy of two ethanol-based skin antiseptics on the forehead at shorter application times. BMC Infect Dis 7: 85 (doi:10.1186/1471-2180-7-85)

Kappstein I (2001): Hygienische Maßnahmen in der Operationsabteilung – was ist nachgewiesenermaßen übertrieben? Arzneim.-, Therapie-Kritik 33: 213-219

Kappstein I, Schulgen G, Waninger J, Daschner F (1993): Mikrobiologische und ökonomische Untersuchungen über verkürzte Verfahren für die chirurgische Händedesinfektion. Chirurg 64: 400-405

Kappstein I (2002): Nosokomiale Infektionen. 2. ed. München: W. Zuckschwerdt Verlag

KRINKO (2000): Anforderungen der Hygiene bei Operationen und anderen invasiven Eingriffen. Bundesgesundheitsblatt 8: 644-647

Korniewicz DM et al. (1989): Nursing research, 38 (3): 144-146

Korniewicz DM et al. (1990): J Clin Microbiol 28 (4): 787-788

Kramer A, Assadian O, Hübner NO, Kampf G (2009): Prävention von postoperativen Wundinfektionen, Teil 2: Bedeutung der chirurgischen Händedesinfektion und aktuelle Gesichtspunkte zur praktischen Durchführung. Hyg Med 34 [1/2]: 41-49

Krizek TJ, Robson MC (1975): Evaluation of quantitative bactero-logy in wound management. Am J Surg 130: 579-584

Kurz A, Sessler DI, Lenhardt R (1996): Perioperative normothermia to reduce the incidence of surgical wound infection and shorten hospitalization. Study of Wound Infection and Temperature Group. N Engl J Med 334:1209-1215

Lynch W, Davey PG, Malek M, Byrne DJ, Napier A (1992): Cost effectiveness – analysis of the use of chlorhexidine detergent in preoperative whole body disinfection in wound infection prophylaxis. J Hosp Infect 21: 179-191

Loeb MB, Wilcox L, Smaill F, Walter S, Duff Z (1997): A randomized trial of surgical scrubbing with a brush compared to antiseptic soap alone. Am J Infect Control 25: 11-15

Mangram AJ, Horan TC, Pearson ML, Silver LC, Jarvis WR and the Hospital Infection Control Practices Advisory Committee (1999): Guideline for prevention of surgical site infection. Infection Control and Hospital Epidemiology 20: 247-280

Mangram AJ (2001): A brief overview of the 1999 CDC Guideline for the Prevention of Surgical Site Infection. Centers for Disease Control and Prevention. J Chemother. 13 Spec No 1: 35-39 MPG – Neufassung am 7. August 2002. BGBl. I S. 3146

Niel-Weise BS, Wille JC, van den Broek PJ (2005): Hair removal policies in clean surgery: systematic review of randomized, controlled trials. Infect Control Hosp Epidemiol 26: 923-928

Olsen RJ, Lynch P, Coyle MB, Cummings J, Bokete T, Stamm WE (1993): Examination gloves as barriers to hand contamination in clinical practice. JAMA 270: 350-53

Rehork B, Rüden H (1991): Investigations into the efficacy of different procedures for surgical hand disinfection between consecutive operations. J Hosp Infect 19: 115-127

Rotter ML, Larson SO, Cooke EM, Dankert J, Daschner FD, Greco D et al. (1988): A comparison of the effects of preoperative whole body bathing with detergent alone and with detergent containing chlorhexidinegluconate on the frequency of wound infections after clean surgery. The European Working Party on Control of Hospital Infections. J Hosp Inf 11: 310-320

Rotter ML (1988): A placebo-controlled trial of the effect of two preoperative baths or showers with chlorhexidine detergent on postoperative wound infection rates. J Hosp Infect 12: 137-138

Rotter ML, Kramer A (1993): Hygienische Antiseptik. In: Kramer A et al. (Hrsg) Klinische Antiseptik. Springer: Berlin, 67-82

Rotter ML (2008): Desinfektion der Hände. In: Kramer A, Assadian O (Hrsg) Wallhäußers Praxis der Sterilisation, Desinfektion, Antiseptik und Konservierung. Thieme: Stuttgart, 2008: 146-161

Rüden H, Gastmeier P, Daschner FD, Schumacher M (1997): Nosocomial and community-acquired infections in Germany. Summary of the results of the First National Prevalence Study (NIDEP). Infection 25: 199-202

Schuster A (2000): Institut für Umweltmedizin und Krankenhaushygiene am Universitätsklinikum Freiburg: Vortrag vor dem Baden-Württembergischen Arbeitskreis Umweltschutz im Krankenhaus e.V. 17. Februar 2000

Sydnor ERM, Bova G, Gimburg A, Cosgrove SE, Perl TM, Maragakis LL (2012): Electronic-Eye Faucets: Legionella Species Contamination in Healthcare Settings. Infection Control and Hospital Epidemiology 33 (3): 235-240 (DOI: 10.1086/664047)

Tabori E, Zinn GC (2003): Bauliche Hygienemaßnahmen beim Ambulanten Operieren. Ambulant Operieren 4: 158-162

Tabori E (2005): Der hygienische Maßanzug – welche Hygienemaßnahmen sind beim Ambulanten Operieren sinnvoll. Ambulant Operieren 2: 56-61

Tabori E (2010): Nicht Mangel an Vorschriften, sondern Mangel an Disziplin gefährdet Patienten; Chirurgenmagazin 8: 44-46

Truscott WM: First Hand. 3 (1): 1-4

Tunevall TG (1991): Postoperative wound infections and surgical face masks: a controlled study. World J Surg 15: 383-387

Weber WP, Marti WR, Zwahlen M et al. (2008): The timing of surgical antimicrobial prophylaxis. Ann Surg 247: 918-926

Widmer A, Battegay M (2010): Postoperative Wundinfektionen. Internist 51(2): 142-153. DOI: 10.1007/s00108-009-2414-y

Widmer A (2009): The team will consistently use methods known to minimize the risk for surgical site infection. In: Gawande A, Weiser TG (Hrsg.): WHO guidelines for safe surgery. WHO, Geneva 43-72

Woodhead K, Taylor EW, Bannister G et al. (2002): Behaviours and rituals in the operation theatre. A report from the Hospital Infection Society Working Party on Infection Control in Operating Theatres. J Hosp Infect 51(4): 241-255

Kapitel 5.4

American College of Obstetricians and Gynecologists (ACOG) (2011): Use of prophylactic antibiotics in labor and delivery. Obstet & Gynecol 117(6): 1472-1483

Andersen BR, Kallehave FL, Andersen HK (2005): Antibiotics versus placebo for prevention of postoperative infection after appendicectomy. Cochrane Database Syst Rev CD001439

Catarci M, Mancini S, Gentileschi P et al. (2004): Antibiotic prophylaxis in elective laparoscopic cholecystectomy. Lack of need or lack of evidence? Surg Endosc 18: 638

Classen DC, Evans RS, Pestotnik SL et al. (1992): The timing of prophylactic administration of antibiotics and the risk of surgical-wound infection. N Engl J Med 326: 281

Costantine MM, Rahman M, Ghulmiyah L et al. (2008): Timing of perioperative antibiotics for caesarean delivery: a metaanalysis. Am J Obstet Gynecol 199: 301

Da Costa A, Kirkorian G, Cucherat M et al. (1998): Antibiotic prophylaxis for permanent pacemaker implantation: a meta-analysis. Circulation 97: 1796

Dellinger EP, Gross PA, Barrett TL et al. (1994): Quality standard for antimicrobial prophylaxis in surgical procedures. Infect Control Hosp Epidemiol 15: 182

Florek HJ (1994): Prinzipien der Antibiotikaprophylaxe in der Gefäßchirurgie. Chirurg 68: 955

Habib G, Hoen B, Tornos P et al. (2009): Guidelines on the prevention, diagnosis, and treatment of infective endocarditis (new version 2009): the Task Force on the Prevention, Diagnosis, and Treatment of Infective Endocarditis of the European Society of Cardiology (ESC). Endorsed by the European Society of Clinical Microbiology and Infectious Diseases (ESCMID) and the International Society of Chemotherapy (ISC) for Infection and Cancer. Eur Heart J 30: 2369

Lamont RF, Sobel JD, Kusanovic JP, Vaisbuch E, Mazaki-Tovi S, Kim SK, Uldberg N, Romero R (2011): Current Debate on the Use of Antibiotic Prophylaxis for Caesarean Section. BJOG; 118 (2): 193-201

Löfgren M, Poromaa IS, Stjerndahl JH, Renström B (2004): Postoperative infections and antibiotic prophylaxis for hysterectomy in Sweden: a study by the Swedish National Register for Gynecologic Surgery. Acta Obstet Gynecol Scand 83: 1202

May W, Gülmezoglu AM, Ba-Thike K (2007): Antibiotics for incomplete abortion. Cochrane Database Syst Rev CD001779

Mohri Y, Tonouchi H, Kobayashi M et al. (2007): Randomized clinical trial of single- versus multiple-dose antimicrobial prophylaxis in gastric cancer surgery. Br J Surg 94: 683

Nelson RL, Glenny AM, Song F (2009): Antimicrobial prophylaxis for colorectal surgery. Cochrane Database Syst Rev CD001181

Petersen EE (2011): Infektionen in Gynäkologie und Geburtshilfe. 5. Auflage. Georg Thieme, Stuttgart

Ramos G, Resta M, Machare Delgado E et al. (2008): Systemic perioperative antibiotic prophylaxis may improve skin autograft survival in patients with acute burns. J Burn Care Res 29: 917

RKI (2012): Deutsche Daten im Rahmen der ersten europäischen Prävalenzerhebung zum Vorkommen nosokomialer Infektionen und zur Antibiotikaanwendung. Epi Bull 26: 239-240

Sanabria A, Domínguez LC, Valdivieso E et al. (2007): Prophylactic antibiotics for mesh inguinal hernioplasty: a meta-analysis. Ann Surg 245: 392

Sanchez-Manuel FJ, Seco-Gil JL et al. (2006): Antibiotic prophylaxis for hernia repair. The Cochrane Database of Systematic Reviews, Issue 2

Skitarelič N, Morovič M, Manestar D (2007): Antibiotic prophylaxis in clean-contaminated head and neck oncological surgery. J Craniomaxillofac Surg 35:15

Smaill F, Hofmeyr GJ (2002): Antibiotic prophylaxis for caesarean section. Cochrane Database Syst Rev 3, CD000933

Suffoletta TJ, Jennings HR, Oh JJ et al. (2008): Continuous versus intermittent infusion of prophylactic cefoxitin after colorectal surgery: a pilot study. Pharmacotherapy 28: 1133

Tamayo E, Gualis J, Flórez S et al. (2008): Comparative study of single-dose and 24-hour multiple-dose antibiotic prophylaxis for cardiac surgery. J Thorac Cardiovasc Surg 136: 1522

Tejirian T, DiFronzo LA, Haigh PI (2006): Antibiotic prophylaxis for preventing wound infection after breast surgery: a systematic review and metaanalysis. J Am Coll Surg 203:729

Tita AT, Owen J, Stamm AM et al. (2008): Impact of extended-spectrum antibiotic prophylaxis on incidence of postcaesarean surgical wound infection. Am J Obstet Gynecol 199: 303

Trilla A, Mensa J (1997): Preoperative antibiotic prophylaxis. In: Wenzel RP (ed): Prevention and control of nosocomial infections. Williams & Wilkins, Baltimore, 867

Wacha H, Hoyme U, Isenmann R et al. (2010): Perioperative Antibiotika-Prophylaxe. Empfehlungen einer Expertenkommission der Paul-Ehrlich-Gesellschaft für Chemotherapie e.V. Chemother J 19: 70

Waltrip T, Lewis R, Young V et al. (2002): A pilot study to determine the feasibility of continuous cefazolin infusion. Surg Infect (Larchmt) 3: 5

Weber WP, Marti WR, Zwahlen M et al. (2008): The timing of surgical antimicrobial prophylaxis. Ann Surg 247: 918-926

Widmer A (2009): The team will consistently use methods known to minimize the risk for surgical site infection. In: Gawande A, Weiser TG (Hrsg.) WHO guidelines for safe surgery. WHO, Geneva: 43-72

Widmer A, Battegay M (2010): Postoperative Wundinfektionen. Internist 51(2): 142-153. DOI: 10.1007/s00108-009-2414-y

Kapitel 6

Anonymous (1996): Preliminary report: biosafety analysis of one-way backflow valves for multiple patient use of low osmolar intravenous contrast solution. Can Commun Dis Rep 22: 28-31

Bundesverband der gesetzlichen Unfallkassen (2008): GUV-Regel-Biologische Arbeitsstoffe im Gesundheitswesen und in der Wohlfahrtspflege, www.unfallkassen.de

Centers for Disease Control and Prevention (1990): Postsurgical infections associated with an extrinsically contaminated intravenous anesthetic agent. California, Illinois, Maine and Michigan, MMWR Morb Mortal Wkly Rep 25: 426-427

Chen KT, Chen CJ, Chang PY, Morse DL (1999): A nosocomial outbreak of malaria associated with contaminated catheters and contrast medium of a computed tomographic scanner. Infect Control Hosp Epidemiol 20: 22-25

Danchaivijitr S, Theeratharathorn R (1989): Comparison of effects of alcohol, chlorhexidinecream, and iodophore cream on venous catheter associated infections. J Med Assoc Thai 72 [Suppl 2]: 39-43

Deutsche Gesellschaft für Krankenhaushygiene (2003): Gemeinsame Erklärung zum Erwerb der Sachkunde für die Instandhaltung von Medizinprodukten in der ärztlichen Praxis. Hyg Med 28: 10

Engels I, Hartung D, Schmidt-Eisenlohr E (1997): Das krankenhaushygienische Labor. In: Daschner F (Hrsg.) 2. Überarbeitete Auflage (1997) Praktische Krankenhaushygiene und Umweltschutz. Springer Verlag Berlin Heidelberg: 341-362

Garland JS, Dunne WM Jr, Havens P et al. (1992): Peripheral intravenous catheter complications in critically ill children: a prospective study. Pediatrics 89: 1145–1150

Gastmeier P, Lode H, Rüden H (1999): Was ist bei der beatmungsassoziierten Pneumonie gesichert? Evaluation einiger kontroverser Präventionsmaßnahmen im Umgang mit Beatmungs- und Absaugsystemen. Deutsche Medizinische Wochenschrift 124: 1241-1244

Gesetz zur Verhütung und Bekämpfung von Infektionskrankheiten beim Menschen (Infektionsschutzgesetz - IfSG) (2000): BGBl. I S. 1045-1077, zuletzt durch Art. 1 des Gesetzes vom 28. Juli 2011 (BGBl. I S. 1622) geändert

Herwaldt LA, Pottinger J, Coffin SA (1999): Nosocomial infections associated with anesthesia. In: Mayhall CG (Hrsg.) Hospital Epidemiology and Infection Control. Williams & Wilkins, Baltimore: S 847-874

KRINKO (2000): Anforderungen der Hygiene bei Operationen und anderen invasiven Eingriffen. Bundesgesundheitsblatt 43: 644-648

KRINKO (2011): Anforderungen an die Hygiene bei Punktionen und Injektionen. Bundesgesundheitsblatt 54: 1135-1144

Mattner F, Bange FC, Meyer E, Seifert H, Wichelhaus TA, Chaberny IF (2012): Prävention der Ausbreitung von multiresistenten gramnegativen Erregern; Vorschläge eines Experten-Workshops der Deutschen Gesellschaft für Hygiene und Mikrobiologie. Ärzteblatt 3: 108-110

Medizinproduktegesetz vom 06.08.1998 sowie 2. Gesetz zur Änderung des Medizinproduktegesetzes (2. MPG-ÄndG) vom 13.12.2001; BGBl I 2001: 3586-3606

Melnyk PS, Shevchuk YM, Conly JM, Richardson CJ (1993): Contamination study of multiple-dose vials. Ann Pharmacother 27: 274-278

KRINKO, Bundesinstitut für Arzneimittel und Medizinprodukte (BfArM) (2001): Empfehlungen zu den Anforderungen an die Hygiene bei der Aufbereitung von Medizinprodukten. Bundesgesundheitsblatt 44: 1115-1126

Tabori E, Zinn GC (2003): Bauliche Hygienemaßnahmen beim ambulanten Operieren. Ambulant Operieren 4: 158-162

Trautmann M, Zauser B, Wiedeck H, Buttenschon K, Marre R (1997): Bacterial colonization and endotoxin contamination of intravenous infusion fluids. J Hosp Infect 37: 225-236

Tripepi-Bova KA, Woods KD, Loach MC (1997): A comparison of transparent polyurethane and dry gauze dressings for peripheral i.v. catheter sites: rates of phlebitis, infiltration, and dislodgment by patients. Am J Crit Care 6: 377-381

Verordnung über das Errichten, Betreiben und Anwenden von Medizinprodukten (Medizinprodukte-Betreiberverordnung-MPBetreibV) vom 29.06.1998; BGBl I: 1762-1769

Kapitel 7

Axmann S, Hauer T (2010): Validierung von Sterilisatoren – haben die Sporenpäckchen ausgedient? Krankenhaushygiene up2date 5: 21-30

BKV 2010, Leitfaden zur Medizinprodukteaufbereitung, www.bkv.de; Daschner F, Rüden H (1999): Ist eine Validierung von Dampfsterilisationsprozessen notwendig? Das Krankenhaus 9: 609–612

DGKH Deutsche Gesellschaft für Krankenhaushygiene, Berufsverband der Deutschen Hygieniker, DGSV-Deutsche Gesellschaft für Sterilgutversorgung (2003): Gemeinsame Erklärung zum Erwerb der Sachkunde für die Instandhaltung von Medizinprodukten in der ärztlichen Praxis. Hygiene und Medizin 28: 408

DGSV Deutsche Gesellschaft für Sterilgutversorgung e.V.: Flussdiagramm zur Einstufung von Medizinprodukten http://www.dgsv-ev.de/data/allgemein-kritisch.pdf

DIN EN ISO 17665-1 (2006): Sterilisation von Produkten für die Gesundheitsfürsorge – Feuchte Hitze – Teil 1: Anforderungen an die Entwicklung, Validierung und Lenkung der Anwendung eines Sterilisationsverfahrens für Medizinprodukte

Heudorf U (2011): Kleinsterilisatoren-Mindestanforderungen. Stadtgesundheitsamt Frankfurt

Heudorf U, Hofmann H, Kutzke G, Otto U (2012): 10 Jahre Infektionsschutzgesetz: Infektionshygienische Überwachung von ambulanten Einrichtungen nach §36 Abs.1 und 2 IfSG. Gesundheitswesen 2012: 74-P18

KRINKO (2001); Bundesinstitut für Arzneimittel und Medizinprodukte (2001): Empfehlung: Anforderungen an die Hygiene bei der Aufbereitung von Medizinprodukten. – Bundesgesundheitsblatt 44: 1115-1126

KRINKO (2012): Anforderungen an die Hygiene bei der Aufbereitung von Medizinprodukten. Bundesgesundheitsblatt 55: 1244-1310

Oberverwaltungsgericht (2010) Urteil des OVG NRW vom 29.09.2010., Az.: 13 A 2422/09

Scherrer M (2002): Zu viel Aufwand bei der Sterilisation ? Klinikmanagement aktuell 4: 86-87

Scherrer M (2005): Aufbereitung von Medizinprodukten – was ist notwendig? - Ambulant Operieren 12: 108-113

Scherrer M, Bauer M, Zinn GC (2006): Umweltschonende Aufbereitung von Medizinprodukten. – In: Daschner F, Dettenkofer M, Frank U, Scherrer M (Hrsg.): Praktische Krankenhaushygiene und Umweltschutz, 3. Auflage, 141-161, Berlin Springer

Schoenemann B, Bauer T (2005): Modellprojekt Praxisbegehung. Ambulant Operieren 12: 17-22

Underwood E (1998): Good Manufacturing Practice. – In: Russell AD, Hugo WB, Ayliffe GAJ (Hrsg.): Principles and Practice of Disinfection, Preservation and Sterilization. 3. Auflage, 376–394 Blackwell Science Oxford

Weidenfeller P, Reick D, Bittighofer PM (2011): Leitfaden Praxishygiene. LGA BW

Kapitel 8.1

Axmann S, Tabori E (2007): Aktuelles vom Robert Koch-Institut. Ambulant Operieren 2: 56-62

Ayliffe G.A.J. (1991): Role of the environment of the operating suite in surgical wound infection. Reviews of Infectious Diseases, 13, Suppl. 10: 800-804

Berufsverband für Arthroskopie - Mitteilungen der BVASK (2011): Shaverblätter in der Arthroskopie: Einmalgebrauch oder Wiederaufbereitung? Arthroskopie; 24 (3): 249-252

Casewell MW (1998): The nose: an underestimated source of Staphylococcus aureus causing wound infection. J Hosp Infect; 40 (Suppl B): S3-S11

Casewell MW, Hill RL (1986): The carrier state: methicillin-resistant Staphylococcus aureus. J Antimicrob Chemother;18 (Suppl A): 1-12

De Melker HE, de Melker RA (1996): Dog bites: publications on risk factors, infections, antibiotics and primary wound closure. Ned Tijdschr Geneeskd; 140 (13): 709-713

Dettenkofer M, Grießhammer R, Scherrer M, Daschner F (1999): Einweg- versus Mehrweg-Patientenabdeckung im Operationssaal. Chirurg 70: 485-492

Deutsche Gesellschaft für Orthopädie und Orthopädische Chirurgie (2008): Hygienemaßnahmen bei intraartikulären Punktionen und Injektionen. AWMF-Leitlinie Nr. 029/006. www.awmf.de

Europäisches Komitee für Normung Juni 2002: Schlussentwurf prEN 13795-1 Examination gloves as barriers to hand contamination in clinical practice. (www.cenorm.org)

Geffers Ch et al.: Prävention postoperativer Wundinfektionen. „Evidence-based" - Empfehlungen, Zentralbl Chir 2001; 126: 84-92

A, Della-Latta P, Todd B et al. (2004): Outbreak of extended-spectrum beta-lactamaseproducing Klebsiella pneumoniae in a neonatal intensive care unit linked to artificial nails. Infect Control Hosp Epidemiol 25: 210-215

Gawenda M (1996): Therapeutische Sofortmaßnahmen und Behandlungsstrategien bei Bissverletzungen. Dtsch Ar tebl.; 93 (43): 2776-2780

Hallock GG (1996): Dog bites of the face with tissue loss. J Craniomaxillofac Trauma; 2 (3): 49-55

Hauer T, Rüden H, Daschner F (1998): Anforderungen der Gesetzlichen Unfallversicherung (GUV) an Krankenhäuser, die sich an der stationären Behandlung Arbeitsunfallverletzter beteiligen: Stellungnahme des Nationalen Referenzzentrums für Krankenhaushygiene. Chirurg. 69: 924-927

Hauer Th et al. (2002): Sinnvolle und nicht sinnvolle Hygienemaßnahmen in der Chirurgie. Der Chirurg 4: 375-379

Hedderwick SA, McNeil SA, Lyons MJ, Kauffman CA (2000): Pathogenic organisms associated with artificial fingernails worn by healthcare workers. Infect Control Hosp Epidemiol 21: 505-509

Henry FP, Purcell EM, Eadie PA (2007): The human bite injury: a clinical audit and discussion regarding the management of this alcohol fuelled phenomenon. Emerg Med J. 24(7): 455-458. DOI: 10.1136/emj.2006.045054

Hübner N.-D. et al. (2006): Effect of a 1 min hand wash on the bactericidal efficacy of consecutive surgical hand disinfection with standard alcohols and on skin hydration, Int. J. Hyg. Environ.-Health 209: 285–291 (oder http://www.egms.de/pdf/journals/dgkh/2006-1/dgkh000013.pdf)

Kampf G, Voss A, Widmer AF (2006): Die chirurgische Händedesinfektion zwischen Tradition und Fortschritt. HygMed 31[7+8]: 316-321

Kappstein I, Schulgen G, Waninger J, Daschner F (1993): Mikrobiologische und ökonomische Untersuchungen über verkürzte Verfahren für die chirurgische Händedesinfektion. Chirurg 64: 400-405

Kappstein I (2004): Nosokomiale Infektionen, 3. Auflage 2004, Zuckschwerdt Verlag München

Kappstein I (2007): Die Luft als Erregerreservoir für postoperative Wundinfektionen (Teil 1 und 2). Krankenhaushygiene up2date 2: 53-67 u. 161-180

Klein M (2008): Voll beherrschbare Risiken. Deutsches Ärzteblatt; 105 (17): 915-916

KRINKO (2000): Anforderungen der Hygiene bei Operationen und anderen invasiven Eingriffen. Bundesgesundheitsblatt 8: 644-647

Korniewicz DM et al. (1989): Nursing research, 38 (3): 144-146

Korniewicz DM et al. (1990): J. Clin. Microbiol., 28 (4): 787-788

Kramer A, Assadian O, Frank M, Bender C, Hinz P (2010): Working Section for Clinical Antiseptic of the German Society for Hospital Hygiene: Prevention of post-operative infections after surgical treatment of bite wounds. GMS Krankenhaushyg Interdiszip; 5 (2): Doc12. DOI: 10.3205/dgkh000155, URN: urn:nbn:de:0183-dgkh0001554

Krizek TJ, Robson MC (1975): Evaluation of quantitative bacteriology in wound management. Am J Surg 130: 579-584

KRINKO und Berufsverband der Deutschen Chirurgen (1997): Anhang zur Anlage zu Ziffern 5.1 und 4.3.3 Anforderungen der Hygiene beim ambulanten Operieren in Krankenhaus und Praxis der Richtlinie für Krankenhaushygiene und Infektionsprävention. Bundesgesundheitsblatt 40: 361-365

KRINKO (2000): Anforderungen der Hygiene bei Operationen und anderen invasiven Eingriffen. Bundesgesundheitsblatt 43: 644-648

KRINKO und Bundesinstitut für Arzneimittel und Medizinprodukte (2001): Empfehlung zu Anforderungen an die Hygiene bei der Aufbereitung von Medizinprodukten. Bundesgesundheitsblatt 44: 1115-1126

KRINKO (2007): Prävention postoperativer Infektionen im Operationsgebiet, Bundesgesundheitsblatt 50: 377-393

KRINKO (2011): Anforderungen an die Hygiene bei Punktionen und Injektionen. Bundesgesundheitsblatt 54: 1135-1144

Krohn J, Seifert D, Kurth H, Püschel K, Schröder AS (2010): Gewaltdelikte mit menschlichen Bissverletzungen. Analyse von 143 Verletzungsfällen. Rechtsmed; 20(1): 19-24

Kurz A, Sessler DI, Lenhardt RA (1996): Study of wound infections and temperature group: Perioperative normothermia to reduce the incidence of surgical-wound infection and shorten hospitalization. N Engl J Med;334: 1209-1215

Lidwell OM, Lowbury EJL, Whyte W, Blowers R, Stanley SJ, Lowe D (1982): Effect of ultraclean air in operating rooms on deep sepsis in the joint after total hip or knee replacement: a randomised study. BrMedJ; 285: 10-14

Loeb MB, Wilcox L, Smaill F, Walter S, Duff Z (1997): A randomized trial of surgical scrubbing with a brush compared to antiseptic soap alone. Am J Infect Control 25: 11-15

Loftus RW, Koff MD, Burchman CC, Schwartzman JD, Thorum V, Read ME, Wood TA, Beach ML (2008): Transmission of pathogenic bacterial organisms in the anesthesia work area. Anesthesiology; 109(3): 399-407

Mangram AJ, Horan TC, Pearson ML, Silver LC, Jarvis WR and the Hospital Infection Control Practices Advisory Committee, HICPAC (1999): Guideline for prevention of surgical site infection, 1999. Infection Control and Hospital Epidemiology 20: 247-80

McNeil SA, Foster CL, Hedderwick SA, Kauffman CA (2001): Effect of hand cleansing with antimicrobial soap or alcohol-based gel on microbial colonization of artificial fingernails worn by health care workers. Clin Infect Dis 32: 367–372

Moolenaar RL, Crutcher JM, San Joaquin VH et al. (2000): A prolonged outbreak of Pseudomonas aeruginosa in a neonatal intensive care unit: did staff fingernails play a role in disease transmission? Infect Control Hosp Epidemiol 21: 80–85

Medizinproduktegesetz (MPG) – Neufassung am 7. August 2002. BGBl. I S. 3146

Medizinprodukteverordnung (MepV) vom 17. Oktober 2001 (Stand April 2010)

Nicolai P, Aldam CH, Allen PW (1997): Increased awareness of glove perforation in major joint replacement. A prospective, randomised study of Regent Biogel Reveal gloves. J Bone Joint Surg Br 79: 371–373

Parry MF, Grant B, Yukna M et al. (2001): Candida osteomyelitis and diskitis after spinal surgery: an outbreak that implicates artificial nail use. Clin Infect Dis 32: 352–357

Porteous J (2002): Artificial nails. Very real risks. Can Oper Room Nurs J 20: 16-17, 20-11

Pottinger J, Burns S, Manske C (1989): Bacterial carriage by artificial versus natural nails. Am J Infect Control 17: 340-344

Pavletic MM (2002): Pedicle Grafts. In: Slatter D (ed.) Textbook of Small Animal Surgery. Philadelphia Saunders: 292-321

Rehork B, Rüden H (1991): Investigations into the efficacy of different procedures for surgical hand disinfection between consecutive operations. J Hosp Infect 19: 115-127

Saiman L, Lerner A, Saal L et al. (2002): Banning artificial nails from health care settings. Am J Infect Control 30: 252-254

Schneeberger AG, Gilbart MK, Sheikh R, Gerber C, Ruef C (2009): Nonpurulent low-grade infection as cause of pain following shoulder surgery: preliminary results. Musculoskelet Surg 93: 71–77

Schuster A, Institut für Umweltmedizin und Krankenhaushygiene am Universitätsklinikum Freiburg (2000): Vortrag vor dem Baden-Württembergischen Arbeitskreis Umweltschutz im Krankenhaus e.V. 17. Februar 2000

Tabori E (2005): Der hygienische Maßanzug – welche Hygienemaßnahmen sind beim Ambulanten Operieren sinnvoll. Ambulant Operieren. 2: 56-61

Tabori E, Zinn GC (2003): Bauliche Hygienemaßnahmen beim Ambulanten Operieren. Ambulant Operieren. 4: 158-162

Toles A (2002): Artificial nails: are they putting patients at risk? A review of the research. J Pediatr Oncol Nurs 19: 164-171

Technische Regeln für Biologische Arbeitsstoffe (TRBA) 250 (BArbBl. vom 22. Oktober 2003 Heft 11, S. 53, berichtigt am 1. Oktober 2006; BArbBl. Heft 10, S. 61)

Truscott WM (1996): First Hand, 3 (1): 1-4

Tunevall TG (1991): Postoperative wound infections and surgical face masks: a controlled study. World J Surg 15: 383–387

Von Eiff C, Becker K, Machka K et al. (2001): Nasal carriage as a source of Staphylococcus aureus bacteremia. Study Group. N Engl J Med; 344: 11-16

Waldron DR, Zimmerman-Pope N (2002): Superficial Skin Wounds. In: Slatter D (ed.) Textbook of Small Animal Surgery. Philadelphia Saunders: 259-274

Weidenfeller P, Reick D, Bittighofer PM (2011): Hygiene in der Arztpraxis und beim ambulanten Operieren. Leitfaden des LGA Baden-Württemberg

Wertheim HF, Vos MC, Ott A et al. (2004): Risk and outcome of nosocomial Staphylococcus aureus bacteraemia in nasal carriers versus noncarriers. Lancet; 364: 703-705

Winslow EH, Jacobson AF (2000): Can a fashion statement harm the patient? Long and artificial nails may cause nosocomial infections. Am J Nurs 100(9): 63-5

Kapitel 8.2

Artunay O, Yuzbasioglu E, Rasier R, Sengul A, Bahcecioglu H (2009): Incidence and management of acute endophthalmitis after intravitreal bevacizumab (Avastin) injection. Eye (Lond) 23: 2187-2193

Bialiasiewicz AA (1991): Nosokomiale Infektionen in der Augenheilkunde unter besonderer Berücksichtigung der postoperativen Infektionen, Augenärztliche Fortbildung, 14-17

Gesetz zur Verhütung und Bekämpfung von Infektionskrankheiten beim Menschen (IfSG) vom 28. juli 2012 BLGl I 41 2011; 1622-1630

Elston RA et al. (1991): Postop-Endophthalmitis, J.Hosp.Inf. ,17-23

Epidemiologisches Bulletin 23/2012, 215-217

Gottsch JD (1999): Prevention and control of epidem. keratocon. in a teaching eye institute. Ophthal. Epidemiol. 6: 29-39

Heudorf U, Hofmann H, Kutzke G, Otto U (2003): Hygiene beim ambulanten Operieren, Bundesgesundheitsblatt 46: 756-764

Kampf A, Voss A (2006): Sonderdruck Hygiene und Medizin 07/08

Kappstein I, Schulgen G, Waninger J, Daschner F (1993): Mikrobiologische und ökonomische Untersuchungen über verkürzte Verfahren für die chirurgische Händedesinfektion. Chirurg 64: 400-405

KRINKO (2000): Anforderungen der Hygiene bei Operationen und anderen invasiven Eingriffen. Bundesgesundheitsblatt 43: 644-648

KRINKO (2011): Anforderungen an die Hygiene bei Punktionen und Injektionen. Bundesgesundheitsblatt 54: 1135-1144

Lidwell OM, Elson RA, Lowbury EJ, Whyte W et al. (1987): Ultraclean air and antibiotics for prevention of postoperative infection. A multicenter study of 8052 joint replacement operations. Acta Orthop Scand 58: 4

Medizinproduktegesetz vom 06.08.1998 sowie 2. Gesetz zur Änderung des Medizinproduktegesetzes (2. MPG-ÄndG) vom 13.12.2001; BGBl I: 3586-3606

Meierhans R (1998): Wie viel Klimatechnik braucht eine OP-Abteilung? Krh.-Hyg. + Inf. Verh. 20 Heft 1: 7-12

Meyer C, Mennel S, Eter N (2007): Endophthalmitisrate mit und ohne topische postoperative Antibiotikagabe nach intraviteraler Avastin-Injektion. Der Ophthalmologe 11: 952-957

Mielke M (2005): Schriftliche Stellungnahme zur Instrumentenaufbereitung in der Ophthalmochirurgie

Richtlinie für Krankenhaushygiene und Infektionsprävention Anforderungen der Hygiene beim ambulanten Operieren in Krankenhaus und Praxis. Anhang zur Anlage zu Ziffern 5.1 und 4.3.3. (1997) Bundesgesundheitsblatt 37: 226–229

Task Force vCJK (2002): Die Variante der Creutzfeldt-Jakob-Krankheit (vCJK) - Epidemiologie, Erkennung, Diagnostik und Prävention unter besonderer Berücksichtigung der Risikominimierung einer iatrogenen Übertragung durch Medizinprodukte, insbesondere chirurgische Instrumente – Abschlussbericht der Task Force vCJK zu diesem Thema. Bundesgesundheitsblatt 45: 376-394

Tost F (2002): Vorbereitung vor augenchirurgischen Eingriffen bei Kontaktlinsenträgern. Hyg. Med. 11: 455-458

TRBA 250 (2007)

Vereinbarung von Qualitätssicherungsmaßnahmen beim Ambulan-ten Operieren gemäß §14 des Vertrages nach § 115b Abs. 1 SGB V; Deutsches Ärzteblatt 1994; 91: A2124-2127

Verordnung über das Errichten, Betreiben und Anwenden von Medizinprodukten (Medizinprodukte-Betreiberverordnung-MPBetreibV) vom 29.06.1998; BGBl I: 1762-1768

Vertrag über die Förderung ambulant durchgeführter Katarakt-Operationen in der Vertragsärztlichen Versorgung, Rheinisches Ärzteblatt 12/2003, 73-83

Weidenfeller P, Reick D, Bittighofer PM (2011): Hygiene in der Arztpraxis und beim ambulanten Operieren, Leitfaden des LGA Baden-Württemberg

Weidenfeller P, Reick D (2011): Hygienemanagement in der augenärztlichen Praxis, Teil 1: Grundlagen. Zeitschrift für Praktische Augenheilkunde und Augenärztliche Fortbildung 11: 525-534

Weidenfeller P, Reick D (2011): Hygienemanagement in der augenärztlichen Praxis, Teil 2: Medizinprodukte, Sterilisation, Kontrollen. Zeitschrift für Praktische Augenheilkunde und Augenärztliche Fortbildung 12: 575-584

Weist K, Rüden H (2000): RLT-Anlagen für ambulante Operationen? medizin & technik, Ambulant Operieren 4, 154-164

Kapitel 8.2.2

ASHP Therapeutic Guidelines on Antimicrobial Prophylaxis in Surgery, draft 2011 (http://www.ashp.org/)

Barry P, Behrens-Baumann W, Pleyer U, Seal DV (2007): ESCRS Guidelines on prevention, investigation and management of post-operative endophthalmitis, Version 2. Dublin: European Society for Cataract & Refractive Surgeons

Bialasiewicz AA, Welt R (1991): Präoperative mikrobiologische Diagnostik vor elektiven intraokularen Eingriffen und Infektionsprophylaxe mit Tobramycin-Augentropfen. Ergebnis einer multizentrischen Studie. Klin Monatsbl Augenheilkd 198: 87-93

Bialasiewicz AA (2000): Nosokomiale Infektionen in der Augenheilkunde unter besonderer Berücksichtigung der postoperativen Infektionen. Augenärztliche Fortbildung 1991: 14

Binder CA et al. (1999): Preoperative infection prophylaxis with 1% polyvidon-iod solution based on the example of conjunctival staphylococci. Ophthalmologe 96: 663–667

Dallison IW et al. (1989): Topical antibiotic prophylaxis for cataract surgery: a control trial of fusidic acid and chloramphenicol. Aust NZJ Ophtalmol 17: 289-293

DGII (2005): Leitlinie zur Prophylaxe und Therapie von Endophthalmitiden. http://www.dgii.org

Elston RA et al. (1991): Postop-Endophthalmitis. J Hosp Inf: 17

Ferguson AW, Scott JA, Mcgavigan J, Elton RA, McLean J, Schmidt U, Kelkar R, Dhillon B (2003): Comparison of 5% poviclone-iodine solution against 1% poviclone-iodine solution in preoperative cataract surgery antisepsis: a prospective randomised double blind study. British Journal Of Ophthalmology 87: 163-167

Gesetz zur Verhütung und Bekämpfung von Infektionskrankheiten beim Menschen (IfSG) (2001). Bundesgesundheitsblatt: 1045-1077

Gottsch JD (1996): Surveillance and control of epidemic keratoconjunctivitis. Trans Am Ophthalmol Soc 94: 539

Gray TB et al. (1993): Fusidic acid prophylaxis before cataract surgery: patient self-administration. Aust NZJ Ophtalmol 21: 99-103

Heimann C, König B, Schuster G, König W, Behrens-Baumann W (1998): Perioperative Keimbesiedlung von Lidern und Bindehaut: Untersuchung zur Antisepsis. 96. Jahrestagung der DOG

Heudorf U, Hofmann H, Kutzke G, Otto U (2003): Hygiene beim ambulanten Operieren. Bundesgesundheitsblatt 46: 756-764

Kappstein I, Schulgen G, Waninger J, Daschner F (1993): Mikrobiologische und ökonomische Untersuchungen über verkürzte Verfahren für die chirurgische Händedesinfektion. Chirurg 64: 400-405

KRINKO (2000): Anforderungen der Hygiene bei Operationen und anderen invasiven Eingriffen. Bundesgesundheitsblatt 43: 644-648

Lidwell OM, Elson RA, Lowbury EJ, Whyte W et al. (1987): Ultraclean air and antibiotics for prevention of postoperative infection. A multicenter study of 8052 joint replacement operations. Acta Orthop Scand 58: 4

Medizinproduktegesetz vom 06.08.1998 sowie 2. Gesetz zur Änderung des Medizinproduktegesetzes (2. MPG-ÄndG) vom 13.12.2001; BLGl I: 3586-3606

Mielke M (2005): Schriftliche Stellungnahme zur Instrumentenaufbereitung in der Ophthalmochirurgie

Medizinproduktegesetz vom 06.08.1998 sowie 2. Gesetz zur Änderung des Medizinproduktegesetzes (2. MPG-ÄndG) vom 13.12.2001; BLGl I: 3586-3606

Mistlberger A et al. (1997): Anterior chamber contamination during cataract surgery with intraocular lens implantation. J Cataract Refract Surg 23: 1064-1069

Ness T, Kern WV, Frank U, Reinhard T (2011): Postoperative nosocomial endophthalmitis: is perioperative antibiotic prophylaxis advisable? A single centre's experience. J Hosp Infect. 78: 138-142

Peacock JE (1997): Eye infections. In: Wenzel RP (Ed.). Prevention and control of nosocomial infections. 3. Aufl., Williams & Wilkins, Baltimore: 977-993

Perry LD et al. (1977): Preoperative topical antibiotics and lash trimming cataract surgery. Ophthalmic surg 8: 44-48

Richtlinie für Krankenhaushygiene und Infektionsprävention (1994): Anforderungen der Hygiene beim ambulanten Operieren in Krankenhaus und Praxis. Anhang zur Anlage zu Ziffern 5.1 und 4.3.3. Bundesgesundheitsblatt 37: 226-229

Schmitz S, Dick HB, Krummenauer F, Pfeiffer N (1999): Endophthalmitis in cataract surgery: results of a German survey. Ophthalmology 106: 1869

Task Force vCJK (2002): Die Variante der Creutzfeldt-Jakob-Krankheit (vCJK) – Epidemiologie, Erkennung, Diagnostik und Prävention unter besonderer Berücksichtigung der Risikominimierung einer iatrogenen Übertragung durch Medizinprodukte, insbesondere chirurgische Instrumente – Abschlussbericht der Task Force vCJK zu diesem Thema. Bundesgesundheitsblatt 45: 376-394

Vereinbarung von Qualitätssicherungsmaßnahmen beim Ambulanten Operieren gemäß § 14 des Vertrages nach § 115 b Abs. 1 SGB V (1994); Deutsches Ärzteblatt 91: A2124-2127

Verordnung über das Errichten, Betreiben und Anwenden von Medizinprodukten (Medizinprodukte-Betreiberverordnung – MPBetreibV) vom 29.06.1998; BLGl I: 1762-1768

Vertrag über die Förderung ambulant durchgeführter Katarakt-Operationen in der Vertragsärztlichen Versorgung. Rheinisches Ärzteblatt 12/2003: 73-83

Weber DJ et al. (1999): Nosocomial ocular infections. In: Mayhall GC (Ed.). Hospital epidemiology and infection control. 2. Aufl., Lippincott Williams & Wilkins, Philadelphia: 287-299

Kapitel 8.3

Eickmann U, Falcy M, Fokuhl I, Rüegger M, Bloch M (2010): Chirurgische Rauchgase – Gefährdungen und Schutzmaßnahmen. Arbeitsmed.Sozialmed.Umweltmed.; 46: 014-023

KRINKO (2011): Anforderungen an die Hygiene bei Punktionen und Injektionen; Bundesgesundheitsblatt 54: 1135-1144

RKI (1997): Anhang zur Anlage zu Ziffern 5.1 und 4.3.3 Anforderungen der Hygiene beim ambulanten Operieren in Krankenhaus und Praxis. Bundesgesundheitsblatt 40 (1997): 361-365

STIKO (2011): Mitteilung der Ständigen Impfkommission am Robert Koch-Institut Empfehlungen der Ständigen Impfkommission (STIKO) am Robert Koch-Institut/Stand: Juli 2011. Epid Bull 30/2011: 275-294

Tabori E, Hermann J, Strittmatter B, Furtwängler A, Herold A, Kirsch J, Lenhard J, Pommer G, Schmidt-Lauber M, Kolbert G, Meier zu Eissen J, Osterholzer G, Giensch M, Raulf F, Peleikis H (2010): Leitfaden und Empfehlungen für die Hygiene in der Koloproktologie. Herausgegeben vom Berufsverband der Coloproktologen Deutschlands (BCD). coloproctology; 32: 147-152

Tabori E, Strittmatter B, Furtwängler A, Herold A, Kirsch J, Lenhard J, Pommer G, Hermann J, Osterholzer G, Giensch M, Raulf F, Peleikis H (2010): Leitfaden und Empfehlungen für die Hygiene in der Koloproktologie – Teil 2. Herausgegeben vom Berufsverband der Coloproktologen Deutschlands (BCD). coloproctology; 32: 356-364

Weidenfeller P, Reick D, Bittighofer PM (2011): Hygiene in der Arztpraxis und beim Ambulanten Operieren. Leitfaden des LGA Baden-Württemberg

Weyandt GH (2010): Neue operative Ansätze zur Sanierung anogenitaler HPV-Infektionen. Hautarzt 62:28-33

Kapitel 8.4

Ganz H (2001): Infektionsschutz und Hygiene in speziellen medizinischen Bereichen. Hals-Nasen-Ohrenheilkunde. In: Kramer A, Heeg P, Botzenhart K (Hrsg.): Krankenhaus- und Praxishygiene. 1. Auflage: 519-524. Urban und Fischer Verlag. München, Jena

Geiss HK (2000): HNO-Endoskopie in der Praxis. Wie viel Hygiene muss sein? Laryngo-Rhino-Otologie 79: 680-681

KRINKO (2000): Richtlinie für Krankenhaushygiene und Infektionsprävention. Anlage C 5.3.: Anforderungen der Hygiene bei Operationen und anderen invasiven Eingriffen. Bundesgesundheitsblatt 43: 644-648

KRINKO (2004): Richtlinie für Krankenhaushygiene und Infektionsprävention. Anlage C 2.2.: Anforderungen der Hygiene an die Aufbereitung von Medizinprodukten. Bundesgesundheitsblatt 44: 1115-1126

Martiny H (2000): Endoskope in der HNO-Klinik. Hygiene und Medizin 9: 372-373

Street I, Hamann J, Harries M (2006): Audit of nasendoscope disinfection practice. Surgeon 4 (1): 11-13

Weidenfeller P, Reick D, Bittighofer PM (2011): Hygiene in der Arztpraxis und beim Ambulanten Operieren. Leitfaden des Landesgesundheitsamtes Baden-Württemberg, Stuttgart

Kapitel 8.5

Barbeau J, Ten Bokum L, Gauthier C, Prevost AP (1998): Cross-contamination potential of saliva ejectors used in dentistry. Journal of Hospital Infection 40: 303-311

Checchi L, Montebuglioni L, Samaritani S (1998): Contamination of the turbine air chamber: a risk of cross infection. Journal of Clinical Periodontology 25: 607-611

Deutscher Arbeitskreis für Hygiene in der Zahnmedizin (2003): Hygieneleitfaden. 6. Auflage

Gräf W, Kunz, B, Loisil B (1995): Zur hygienischen Aufbereitung dentaler Übertragungsinstrumente (Hand- und Winkelstücke, Turbinen) in der zahnärztlichen Praxis. Zentralbl. Hygiene und Umweltmedizin 1: 72-83

Jorgensen MG, Detsch SG, Wolinsky LE (1999): Disinfection and monitoring of dental water lines. General Dentology 10: 152-156

KRINKO (2000): Richtlinie für Krankenhaushygiene und Infektionsprävention. Anlage C 5.3. Anforderungen der Hygiene bei Operationen und anderen invasiven Eingriffen. Bundesgesundheitsblatt 43: 644-648

KRINKO (2006): Richtlinie für Krankenhaushygiene und Infektionsprävention. Anlage H 2. Empfehlungen zu Hygienemaßnahmen in der Zahnheilkunde

Marsh P, Martin MV (1999): Oral Microbiology. 4th edition. Reed Educational and Professional Publishing London

Metelmann H (2001): Infektionsschutz und Hygiene in speziellen medizinischen Bereichen. Mund-, Kiefer- und Gesichtschirurgie. In: Kramer A, Heeg P, Botzenhart K (Hrsg.): Krankenhaus- und Praxishygiene. 1. Auflage: 469-473. Urban und Fischer Verlag. München, Jena

Mielke M, Reutmeier B, Neumann K, Jatzwauk L, (2005): Zahnärztliche Absauganlagen – ein potenzieller Übertragungsweg für Hepatitisviren. Hygiene und Medizin 30: 452-458

Pietsch M, Kraft B, Koch HU (2002): Leistungsgrenzen der Wasserdesinfektion in Dentaleinheiten. Aseptica 1: 18-19

Sümnig W, Voigt M, Kramer A (2001): Infektionsschutz und Hygiene in speziellen medizinischen Bereichen. Zahn-, Mund- und Kieferheilkunde. In: Kramer A, Heeg P, Botzenhart K (Hrsg.): Krankenhaus- und Praxishygiene. 1. Auflage: 612-624. Urban und Fischer Verlag. München, Jena

Verordnung über das Errichten, Betreiben und Anwenden von Medizinprodukten (Medizinprodukte-Betreiberverordnung – MPBetreibV) vom 29.06.1998. BLGl I: 1762

Williams HN, Johnson A, Kelley J, Baer J, King TS, Mitchell B, Hassler JF (1995): Bacterial contamination of the water supply in newly installed dental units. Quintessence International 26: 331-337

Kapitel 8.6

Brühl P (2001): Infektionsschutz und Hygiene in der Urologie. In: Kramer A, Heeg P, Botzenhart K: Krankenhaus- und Praxishygiene 1. Auflage, 496-518. Urban und Fischer Verlag, München

Johnson JR et al. (2006): Systematic review: Antimicrobial urinary catheters to prevent catheter-associated urinary tract infection in hospitalized patients. Ann. Intern. Med. 144: 116-126

Kramer A, Rudolph P, Werner HP, Klebingat KJ (2001): Intermittierender Katheterismus der Harnblase. Hygiene und Medizin 1: 14-19

Knopf HJ (2004): Infektionsprävention in der Urologie. Transurethrale Drainage der Harnblase durch präkonnektierte Drainagesysteme. Hygiene und Medizin 29 Suppl. 1: 10-11

KRINKO (2000): Richtlinie für Krankenhaushygiene und Infektionsprävention. Anlage C 5.3.: Anforderungen der Hygiene bei Operationen und anderen invasiven Eingriffen. Bundesgesundheitsblatt 43: 644-648

KRINKO (2004): Richtlinie für Krankenhaushygiene und Infektionsprävention. Anlage C 2.2.: Anforderungen der Hygiene an die Aufbereitung von Medizinprodukten. Bundesgesundheitsblatt 44: 1115-1126

Piechota H, Pannek J (2007): Katheterdrainage der Harnblase. Stand der Technik und Bedeutung für die Infektionsprävention. Hygiene und Medizin 32(9): 336-344

Rutala WA, Weber DJ (2004): Reprocessing endoscopes: United States perspective. Journal of Hospital Infection 56: 27–39

Stöhrer M, Sauerwein D (2001): Der intermittierende Katheterismus bei neurogener Blasenfunktionsstörung. Urol (B) 41: 362–368

Weidenfeller P, Reick D, Bittighofer PM (2011): Hygiene in der Arztpraxis und beim Ambulanten Operieren. Leitfaden des Landesgesundheitsamtes Baden-Württemberg, Stuttgart

Kapitel 8.7

BfARM und RKI, Bundesgesundheitsblatt 44 (2001): 1115-1126

Centers for Disease Control and Prevention (1999): Guideline for prevention of surgical site infection. Inf Contr Hosp Epidemiol 4: 247-278

Daschner F, Frank U (2006): Antibiotika am Krankenbett. 13. Aufl., Springer Medizin Verlag Heidelberg

Epidemiologisches Bulletin 21 (2005)

Faro S (1993): Review of vaginitis. Infectious Diseases in Obstetrics and Gynecology 1:153–161

Frank U, Tacoconelli E (2009): The Daschner Guide to In-Hospital Antibiotic Therapy. Springer Medizin Verlag Heidelberg

Hamilton HW, Hamilton KR, Lone FJ (1977): Preoperative hair removal. Can J Surg 20: 269–271, 274–275

Hauer T, Tabori E, Petersen EE, Rüden H, Daschner F (2000): Sinnvolle und nicht sinnvolle Hygienemaßnahmen in der Frauenheilkunde und Geburtshilfe. Geburtsh Frauenheilk 60: 290–296

Heudorf U, Hofmann H, Kutzke G, Otto U (2007): Aufbereitung von Ultraschallsonden im Krankenhaus – ein nicht zu vernachlässigendes Thema. Hygiene & Medizin 32: 183-186

Kappstein I (2001): Hygienische Maßnahmen in der Operationsabteilung – was ist nachgewiesenermaßen übertrieben? Arzneim.-, Therapie-Kritik 33: 213–219

Kappstein I (2009): Nosokomiale Infektionen – Prävention, Labor-Diagnostik, Antimikrobielle Therapie. 4. Auflage. Thieme Verlag Stuttgart

Lynch W, Davey PG, Malek M, Byrne DJ, Napier A (1992): Cost effectiveness – analysis of the use of chlorhexidine detergent in preoperative whole body disinfection in wound infection prophylaxis. J Hosp Infect 21: 179-191

Mangram AJ, Horan TC, Pearson ML, Silver LC, Jarvis WR and the Hospital Infection Control Practices Advisory Committee (1999): Guideline for prevention of surgical site infection. Infection Control and Hospital Epidemiology 20: 247-280

Mead PB (1993): Prevention and control of nosocomial infections in obstetrics and gynecology. In: Wenzel RP (ed) Prevention and control of nosocomial infections, 2nd edn. Williams & Wilkins, Baltimore: 776-795

Millar LK et al. (1997): Urinary tract infections complicating pregnancy. Infect Dis Clin North Am 11: 13–26

Petersen EE (2011): Infektionen in Gynäkologie und Geburtshilfe. 5. Auflage. Georg Thieme, Stuttgart

KRINKO und Berufsverband der Deutschen Chirurgen (1997):Anhang zur Anlage zu Ziffern 5.1 und 4.3.3 Anforderungen der Hygiene beim ambulanten Operieren in Krankenhaus und Praxis der Richtlinie für Krankenhaushygiene und Infektionsprävention. Bundesgesundheitsblatt 40: 361–365

KRINKO (2000): Anforderungen der Hygiene bei Operationen und anderen invasiven Eingriffen. Bundesgesundheitsblatt 43: 644–648

RKI (2004): Prüfung und Deklaration der Wirksamkeit von Desinfektionsmitteln gegen Viren. Bundesgesundheitsblatt 47: 62-66

Rotter ML, Larson SO, Cooke EM, Dankert J, Daschner FD, Greco D et al. (1988): A comparison of the effects of preoperative whole body bathing with detergent alone and with detergent containing chlorhexidine-gluconate on the frequency of wound infections after clean surgery. The European Working Party on Control of Hospital Infections. J Hosp Inf 11: 310-320

Sood AK, Bahrani-Mostafavi Z, Stoerker J, Stone K (1994): Human papillomavirus DNA in LEEP plume. Infectious Dis-eases in Obstetrics and Gynecology 2: 167-170

Tabori E (2006): Gynäkologie – In: Daschner F, Dettenkofer M, Frank U, Scherrer M (Hrsg.): Praktische Krankenhaushygiene und Umweltschutz, 3. Auflage, Springer, Berlin

Tabori E, Strittmatter B, Furtwängler A, Herold A, Kirsch J, Lenhard B, Pommer G, Hermann J, Osterholzer G, Giensch M, Raulf F, Peleikis H (2010): Leitfaden und Empfehlungen für die Hygiene in der Koloproktologie – Teil 2. Coloproctology; 32: 356-364

Weidenfeller P, Reick D, Bittighofer PM (2011): Hygiene in der Arztpraxis und beim Ambulanten Operieren. Leitfaden des Landesgesundheitsamtes Baden-Württemberg, Stuttgart

WHO (2012): Global action plan to control the spread and impact of antimicrobial resistance in Neisseria gonorrhoeae. http://whqlibdoc.who.int/publications/2012/9789241503501_eng.pdf

Kapitel 9

Brandt C, Hansen S, Sohr D, Daschner F, Rüden H, Gastmeier P (2004): Finding a method for optimizing risk adjustment when comparing surgical-site infection rates. Infect Control Hosp Epidemiol 25: 313-8

Dettenkofer M, Wenzler-Rottele S, Babikir R, Bertz H, Ebner W, Meyer E, Rüden H, Gastmeier P, Daschner FD (2005): Hospital Infection Surveillance System for Patients with Hematologic/Oncologic Malignancies Study Group. Surveillance of nosocomial sepsis and pneumonia in patients with a bone marrow or peripheral blood stem cell transplant: a multicenter project. Clin Infect Dis 40: 926-31

Emori TG, Culver DH, Horan TC, Jarvis W, White J, Olson D, Banerjee S, Edwards J, Martone W, Gaynes R, Hughes J (1991): National Nosocomial Infection Surveillance System (NNIS): Description of surveillance methodology. Am J Infect Control 19: 19-35

Gastmeier P, Geffers C, Sohr D, Dettenkofer M, Daschner F, Rüden H (2003): Five years working with the German nosocomial infection surveillance system (Krankenhaus-Infektions- Surveillance-System). Am J Infect Control 31: 316-21

Gastmeier P, Sohr D, Just HM, Nassauer A, Daschner F, Rüden H (2000): How to survey nosocomial infections. Infect Control Hosp Epidemiol 21: 366-70

Gastmeier P, Geffers C, Rüden H, Daschner F, Hansis M, Kalbe P, Schweins M, Mielke M, Nassauer A (2003): Erläuterungen zu den Empfehlungen der KRINKO zur Surveillance von postoperativen Wundinfektionen in Einrichtungen für das ambulante Operieren. Bundesgesundheitsblatt 46: 765-69

Gastmeier P (2004): Nosocomial infection surveillance and control policies. Curr Opin Infect Dis 17: 295-301

Gastmeier P, Brandt C, Sohr D, Babikir R, Mlageni D, Daschner F, Rüden H (2004): [Surgical site infections in hospitals and outpatient settings. Results of the German nosocomial infection surveillance system (KISS)] Bundesgesundheitsblatt 47: 339-44

Gastmeier P, Daschner F, Rüden H (2005): Reduktion nosokomialer Infektionen durch Surveillance. Dtsch Ärztebl 102: A 2098-101

Harbarth S, Sax H, Gastmeier P (2003): What proportion of nosocomial infections is preventable? A tentative evaluation of published reports. J Hosp Infect 54: 258-66

Hirsemann S, Sohr D, Gastmeier K, Gastmeier P (2005): Risk factors for surgical site infections in a free-standing outpatient setting. Am J Infect Control 33: 6-10

Horan T, Gaynes R (2004): Surveillance of nosocomial infections. In: Mayhall C (ed): Hospital Epidemiology and Infection Control. Lippincott Williams & Wilkins, Atlanta, GA S. 1659-89

Mlangeni D, Babikir R, Dettenkofer M, Daschner F, Gastmeier P, Rüden H (2005): AMBU-KISS: quality control in ambulatory surgery. Am J Infect Control 33: 11-4

Mlangeni D, Babikir R, Dettenkofer M, Daschner FD, Gastmeier P (2004): AMBU-KISS: Hygienisches Qualitätsmanagement beim Ambulanten Operieren. Ambulant Operieren 2: 50-2

National Nosocomial Infections Surveillance System (2004): National Nosocomial Infections Surveillance (NNIS) System Report, data summary from January 1992 through June 2004, issued October 2004. Am J Infect Control 32: 470-85

KRINKO (2001): Mitteilung zur Surveillance (Erfassung und Bewertung) von nosokomialen Infektionen (Umsetzung von § 23 IfSG. Bundesgesundheitsblatt 44: 523-36

RKI/NRZ (Nationales Referenzzentrum für Surveillance von nosokomialen Infektionen): Definitionen nosokomialer Infektionen (CDC-Definitionen). Stand 01/2011; www.nrz-hygiene.de

Wenzel RP (1995): The economics of nosocomial infections. J Hosp Infect 31: 79-87

Zuschneid I, Schwab F, Geffers C, Rüden H, Gastmeier P (2003): Reduction of central venous catheter associated bloodstream infection through surveillance. Infect Control Hosp Epidemiol 24: 501-05

Kapitel 10

Ayliffe GAJ (1991): Role of the environment of the operating suite in surgical wound infection. Reviews of Infectious Diseases, 13, Suppl 10: 800-804

Beldi G, Bisch-Knaden S, Banz V, Mühlemann K, Candinas D (2009): Impact of intraoperative behavior on surgical site infections. Am J Surg. 198(2): 157-162

Bischoff WE, Sander U, Sander J (1994): Raumlufttechnische Anlagen im Operationsalltag – eine praxisnahe Untersuchung. Zentralblatt für Hygiene 195: 306-318

BQ gGmbH (2009), National External Quality Assessment. Düsseldorf

Brandt (2005) persönliche Mitteilung. Institut für Hygiene und Umweltmedizin, Charité – Universitätsmedizin Berlin

Brandt C, Hott U, Sohr D et al. (2008): Operating room ventilation with laminar airflow shows no protective effect on the surgical site infection rate in orthopedic and abdominal surgery. Ann Surg 248: 695-700

Breier AC, Brandt C, Sohr D, Geffers C, Gastmeier P: Laminar Airflow Ceiling Size (2011): No Impact on Infection Rates Following Hip and Knee Prosthesis. Infection Control and Hospital Epidemiology, Vol. 32, 11: 1097-1102

Cacciari P, Giannoni R, Marcelli E, et al. (2004): Cost evaluation of a ventilation system for operating theatre: an ultraclean design versus a conventional one. Ann Ig. 16: 803-809

Dettenkofer M, Scherrer M, Hoch V, Glaser H, Schwarzer G, Zentner J, Daschner F (2003): Shutting down operating theatre ventilation when the theater is not in use: Infection Control and Environmental aspects. Infection Control and Hospital Epidemiology 24: 596-600

DGHM-Kommission für Krankenhaus- und Praxishygiene der Sektion Hygiene und Gesundheitswsesen (III) (1989): Hygienische Abnahmeprüfung und hygienische Kontrollen nach DIN 1946 Teil 4 Raumlufttechnische Anlagen in Krankenhäusern. Bundesgesundheitsblatt 6: 239-241

DGKH – Deutsche Gesellschaft für Krankenhaushygiene, SGSH Schweizerische Gesellschaft für Spitalhygiene, ÖGHMP Österreichische Gesellschaft für Hygiene, Mikrobiologie und Präventivmedizin (2002): Leitlinienentwurf: Ausführung und Betrieb von raumlufttechnischen Anlagen (RLT-Anlagen) in Krankenhäusern. Hygiene und Medizin 27: 106-113

Emergency Care Research Institute ECRI (1986): Surgical Drapes, Health Devices 15: 111

Engesæter L et.al. (2003): Antibiotic prophylaxis in total hip arthroplasty. Acta Orthop Scand. 74 (6): 644-651

Gastmeier P, Breier AC, Brandt C (2012): Influence of laminar airflow on prosthetic joint infections: a systematic review. Journal of Hospital Infection 81:73-78

Geffers C, Gastmeier P, Daschner F, Rüden H (2001): Prävention postoperativer Wundinfektionen. Zentralblatt Chirurgie 126: 84-92

Hooper GJ, Rothwell AG, Frampton C, Wyatt MC (2011): Does the use of laminar flow and space suits reduce early deep infection after total hip and knee replacement? The ten-year results of the New Zealand Joint Registry. The Journal of Bone and Joint Surgery. Vol. 93-B (1): 85-90

Kappstein I (2001): Literaturübersicht über die Bedeutung der Luft als Erregerreservoir im OP-Gebiet. http://www.dgkh.de/cgi-local/byteserver.pl/pdfdata/leitlinie_kh.pdf

Kramer A, Külpmann R, Wille F, Christiansen B, Exner M, Kohlmann T, Heidecke CD, Lippert H, Oldhafer K, Schilling M, Below H, Harnoss JC, Assadian O (2010): Infektiologische Bedeutung von Raumlufttechnischen Anlagen (RLT-A) in Operations- und Eingriffsräumen. Zentralbl Chir 135: 11-17

KRINKO (2000): Anforderungen an die Hygiene bei Operationen und anderen operativen Eingriffen. Bundesgesundheitsblatt 43: 644-648

KRINKO (2007): Prävention postoperativer Infektionen im Operationsgebiet. Bundesgesundheitsblatt 50: 377-393

KRINKO (2010): Anforderungen an die Hygiene bei der medizinischen Versorgung von immunsupprimierten Patienten. Bundesgesundheitsblatt 53: 357-388

KRINKO (2010): Die Kategorien in der Richtlinie für Krankenhaushygiene und Infektionsprävention – Aktualisierung der Definitionen. Bundesgesundheitsblatt 53: 754-756

KRINKO (2010): Kommentar der KRINKO zur DIN 1946-4 (2008). Epid Bull 4/2010: 34

Krizek TJ, Robson MC (1975): Evaluation of quantitative bacteriology in wound management. Am J Surg 130: 579-584

LGA M-V – Landesgesundheitsamt Mecklenburg-Vorpommern – Arbeitsgruppe Krankenhaushygiene (2004): Raumanforderungen und Umgebungsbedingungen für die Durchführung invasiver Maßnahmen in Gesundheitseinrichtungen. http://www.mkk.de/cms/media/pdf/aemter/gesundheitsamt/hygiene/rahmenhygieneplaene/invMassnahmen.pdf

Lidwell OM, Elson RA, Lowbury EJ, et al. (1987): Ultraclean air and antibiotics for prevention of postoperative infection. A multicenter study of 8,052 joint replacement operations. Acta Orthop Scand. 58: 4-13

Lidwell OM, Lowbury EJ, Whyte W et al. (1983): Airborne contamination of wounds in joint replacement operations: the relationship to sepsis rates. J Hosp Infect 4: 111-131

Lidwell OM, Lowbury EJL, Whyte W, Blowers R, Stanley SJ, Lowe D (1982): Effect of ultraclean air in operating rooms on deep sepsis in the joint after total hip or knee replacement: a randomised study". Br Med J 285: 10-14

Lipsett AP (2008): Do We Really Need Laminar Flow Ventilation in the Operating Room to Prevent Surgical Site Infections? Ann Surg 248: 701-704

Liu Y, Moser A, Harimoto K (2003): Numerical Study of Airborne Particle Transport in an Operating Room. International Journal of Ventilation 2: 103-110

Mangram AJ, Horan TC, Pearson ML, Silver LC, Jarvis WR and the Hospital Infection Control Practices Advisory Committee (1999): Guideline for prevention of surgical site infection. Infection Control and Hospital Epidemiology 20: 247–80

Meierhans R et al. (2001): Heizung, Lüftung, Kühlung. In Kramer et al. (Hrsg.): Krankenhaus- und Praxishygiene. Urban & Fischer-Verlag

Miner AL, Losina E, Katz JN et al. (2007): Deep infection after total knee replacement: impact of laminar airflow systems and body exhaust suits in the modern operating room. Infection Control and Hospital Epidemiology 28: 222–226

Nelson JP (1999): The operating room environment and its influence on deep wound infection. In: The hip. Proc 5th open scientific Meeting of the Hip Society, St.Louis: Mosby; 1977: zit. Lew DP, Pittet D, Waldvogel FA: Infections that complicate the insertion of prosthetic devices. In: MayhallCG, ed. Hospital Epidemiology and Infection Control, Philadelphia: Lippincott: 1190

ÖNORM H 6020 Lüftungstechnische Anlagen für medizinisch genutzte Räume – Projektierung, Errichtung, Betrieb, Instandhaltung, technische und hygienische Kontrollen. Ausgabe: 2007-02-01

RKI (2012): Deutsche Daten im Rahmen der ersten europäischen Prävalenzerhebung zum Vorkommen nosokomialer Infektionen und zur Antibiotikaanwendung. Epi Bull 26: 239-240

RKI-Kommission und Berufsverband der Deutschen Chirurgen (1997): Anhang zur Anlage zu Ziffern 5.1 und 4.3.3 Anforderungen der Hygiene beim ambulanten Operieren in Krankenhaus und Praxis der Richtlinie für Krankenhaushygiene und Infektionsprävention. Bundesgesundheitsblatt 40: 361–365

Rüden H, Gastmeier P, Daschner F, Schumacher M (1996): Nosokomiale Infektionen in Deutschland. Epidemiologie in den alten und neuen Bundesländern. Deutsche medizinische Wochenschrift 121: 1281-1287

Ruef CH, Troillet N (2001): Lüftung im Spital – spitalhygienische Aspekte: I. Operationsabteilungen. Swiss-Noso 8

Scherrer M, Rüden H (2006): Technische Hygiene – In: Daschner F, Dettenkofer M, Frank U, Scherrer M (Hrsg.): Praktische Krankenhaushygiene und Umweltschutz, 3. Auflage, 218-232, Springer, Berlin

Scherrer M (2003): Hygiene and room climate in the operating room. Min Invas Ther & Allied Technol 12(6): 293-299

Sehulster L, Chinn RY (2003): Guidelines for environmental infection control in health-care facilities. Recommendations of CDC and the Healthcare Infection Control Practices Advisory Committee (HICPAC). MMWR Recomm Rep. 52(RR-10): 1-42

Tabori E (2005): Der hygienische Maßanzug – welche Hygienemaßnahmen sind beim ambulanten Operieren sinnvoll? Ambulant Operieren 2: 1-6

Tabori E (2010): Nicht Mangel an Vorschriften, sondern Mangel an Disziplin gefährdet Patienten. Chirurgenmagazin 44:44-46

Weidenfeller P, Reick D, Bittighofer PM: (2011): Hygiene in der Arztpraxis und beim Ambulanten Operieren. Leitfaden des Landesgesundheitsamtes Baden-Württemberg, Stuttgart

Weist K, Rüden H (2000): RLT-Anlagen für ambulante Operationen? Ambulant Operieren 4: 154-156

Werner H-P, Feltgen M (1998): Qualität von OP-Abdeckmaterialien und OP-Mänteln. Hyg Med 23 (Suppl 1): 1

Whyte W (1988): The role of clothing and drapes in the operating rooms. J Hosp Infect 11 (Suppl C): 2

Kapitel 11

Behrends H.-B., Cremer H, Rink C (2001): Weg vom Weg – der Weg zur richtigen Entsorgung – Arbeitsmaterialien zur ökologischen Entsorgung für Arztpraxen und Kliniken. Ärztekammer Niedersachsen Hannover

Behrends H.-B. (2001): Leitfaden für den Umweltschutz in Klinik und Praxis. Ärztekammer Niedersachsen Hannover

LAGA Länderarbeitsgemeinschaft Abfall (2002): Richtlinie über die ordnungsgemäße Entsorgung von Abfällen aus Einrichtungen des Gesundheitsdienstes. Erich Schmidt Verlag GmbH & Co., Berlin

Scherrer M, Kowalska M (2002): Praxis der Kanülenentsorgung. Müllmagazin, 2:53

Scherrer M (2003): LAGA-Richtlinie: Wieder Ordnung im Müll, Klinikmanagement aktuell 80: 84-85

Kapitel 12

Badura B, Strodtholz S (1999): Qualitätsförderung, Qualitätsforschung und Evaluation im Gesundheitswesen. In: Schwartz FW, Badura B, Leidl R, Raspe H, Siegrist J (Hrsg.): Das Public Health Buch. Urban & Fischer, München: 574-584

Deutsches Institut für Normung (2008): DIN EN ISO 9001: 2008, Beuth-Verlag, Berlin

Kassenärztliche Bundesvereinigung (2012): Häufig gestellte Fragen zum Thema Qualitätsmanagement, www.kbv.de

Kassenärztliche Vereinigung Nordrhein (2005): Qualitätsmanagement für die Praxis, KVNO extra (dies ist eine Publikation der KVNO)

Zinn GC, Tabori E, Weidenfeller P (2008): Praxishygiene und Qualitätsmangement. Verlag für medizinische Praxis, Pürgen

Kapitel 13

Ayliffe GA (1991): Role of the environment of the operating suite in surgical wound infection. Rev. Infect Dis. 13 Suppl 10: S800-S804

Bundesgesundheitsamt (1996): Hygienische Untersuchungen in Krankenhäusern und anderen medizinischen Einrichtungen. Anlage zu Ziffer 5.6 der Richtlinie für Krankenhaushygiene und Infektionsprävention. Anon. Richtlinie für Krankenhaushygiene und Infektionsprävention, Loseblattsammlung, Gustav Fischer, Stuttgart

Centers for Disease Control and Prevention (CDC) (2001): Draft Guideline for Environmental Infection Control in Healthcare Facilities, 2001. Healthcare Infection Control Practices Advisory Committee (HICPAC)

Centers for Disease Control and Prevention (CDC) (1997): Guide-lines for prevention of nosocomial pneumonia. MMWR.Morb.Mortal.Wkly. Rep. 46:1-79

Daschner F, Dettenkofer M (1996): Dekontamination von Umgebung und Patienten auf Intensivstationen. Anon. Zentralblatt für Chirurgie 121: 35-36

Daschner F (1997): Praktische Krankenhaushygiene und Umweltschutz 2 ed., Springer Verlag, Berlin

Dharan S, Mourouga P, Copin P, Bessmer G, Tschanz B, Pittet D (1999): Routine disinfection of patients' environmental surfaces. Myth or reality? J Hosp.Infect. 42: 113-117

Dietlein E, Exner M (2001): Hygienisch-mikrobiologische Überwachung. In: Kramer A, Heeg P, Botzenhart K, editors. Krankenhaus- und Praxishygiene. 1 ed. München: Urban & Fischer Verlag : 725-65

DIN 58946 Teil 8 (1986): Dampf-Sterilisatoren; Klein-Sterilisatoren; Prüfung auf Wirksamkeit. Beuth Verlag, Berlin

DVGW-Arbeitsblatt W 551/April 2004: Trinkwassererwärmungs- und Trinkwasserleitungsanlagen; Technische Maßnahmen zur Verminderung des Legionellenwachstums; Planung, Errichtung und Betrieb und Sanierung von Trinkwasserinstallationen. Regelwerk des DVGW e.V.; www.dvgw.de

Exner M, Kistemann T (2004): Bedeutung der Verordnung über die Qualität von Wasser für den menschlichen Gebrauch (Trinkwasserverordnung 2001) für die Krankenhaushygiene. Bundesgesundheitsblatt 47: 384-391

Höller C, Krüger S, Martiny H, Tschaler R (2005): Qualitätssicherung von Reinigungs- und Desinfektionsprozessen. Anforderungen. Prüfmethoden. Dokumentation. Loseblattsammlung. Behr's Verlag, Hamburg

KRINKO (2004): Richtlinie für Krankenhaushygiene und Infektionsprävention. Anlage C 5.7.: Anforderungen der Hygiene bei der Aufbereitung flexibler Endoskope und endoskopischen Zusatzinstrumentariums. Bundesgesundheitsblatt 44: 1115-1126

KRINKO (2010): Kommentar zur DIN 1946-4. Epid Bull 4/35

Lewis DA, Weymont G, Nokes CM, et al. (1990): A bacteriological study of the effect on the environment of using a one- or two-trolley system in theatre. J Hosp Infect 15: 35-53

Maki DG, Alvarado CJ, Hassemer CA, Zilz MA (1982): Relation of the inanimate hospital environment to endemic nosocomial infection. N.Engl.J Med 307: 1562-1566

McGowan JE Jr. (1981): Environmental factors in nosocomial infection – a selective focus. Rev.Infect Dis. 3: 760-769

Nationales Referenzzentrum für Krankenhaushygiene (NRZ) (1999): Umgebungsuntersuchungen im Krankenhaus. Arzneimittel-, Therapie-Kritik 1:229–32

Rhame FS (1992): The inanimate environment. In: Bennet JV, Brachmann PS, editors. Hospital infections. 3rd ed. Boston: Little, Brown and Company :299–333

Trinkwasserkommission (2011): Erste Verordnung zur Änderung der Trinkwasserverordnung vom 3. Mai 2011. BBGl I, Nr. 21 vom 11. Mai 2011, S. 748–774

Umweltbundesamt (UBA) (2006): Hygienisch-mikrobiologische Untersuchung im Kaltwasser von Wasserversorgungsanlagen nach § 3 Nr. 2 c TrinkwV, aus denen Wasser im Sinne des § 18, 1 TrinkwV für die Öffentlichkeit bereitgestellt wird. Bundesgesundheitsblatt 7: 693-696

Weber DJ, Rutala WA (1997): Environmental issues and nosocomial infections. In: Wenzel RP, editor. Prevention and control of nosocomial infections. 3rd ed. Baltimore: Williams & Wilkins : 491-506

Weidenfeller P, Reick D, Bittighofer PM (2011): Hygiene in der Arztpraxis und beim Ambulanten Operieren. Leitfaden des Landesgesundheitsamtes Baden-Württemberg, Stuttgart

Kapitel 14

Heintz M (2010): Textilhygiene in der Arztpraxis: Sauber ist nicht gleich sauber; Dtsch Ärztebl 107(45): 15

ISSA (International Social Security Association) (2011): Chirurgische Rauchgase - Gefährdungen und Schutzmaßnahmen ISSA, Hamburg

Jamieson DJ et al. (2006): Emerging Infections and Pregnancy. Emerg Inf Dis 12 1638

Kralj N, Hofmann F (2009): Technischer Infektionsschutz bei medizinischen Interventionen, ecomed-Verlag, Landsberg/Lech, ISBN 978-3-609-16426-7

Nienhaus A (2010): Gefährdungsprofile – Unfälle und arbeitsbedingte Erkrankungen in Gesundheitsdienst und Wohlfahrtspflege, ecomed-Verlag, Landsberg/Lech, ISBN 978-3-609-16433-5

Scholz C et al. (2009): Schwangerschaft und maternales Immunsystem. Gynäkologe 42 25

Steinert W, Wittmann A (2010): Arbeitsschutz in Arztpraxen: Unterschätztes Risiko. Dtsch Ärztebl 107 (38), 19

Zschernak S (2007): Umgang mit Komplexität bei der Arbeitsgestaltung am Beispiel Arbeitsschutz im Operationssaal. Diss. TU Berlin

Kapitel 15

Ali H, Nash JQ, Kearns AM, Pichon B, Vasu V, Nixon Z, Burgess A, Weston D, Sedgwick J, Ashford G, Mühlschlegel FA (2012): Outbreak of a South West Pacific clone Panton e Valentine leucocidin-positive meticillin-resistant Staphylococcus aureus infection in a UK neonatal intensive care unit. Journal of Hospital Infection; 80: 293-298

Boelaert JR, van Landuyt HW, Gorts BZ, De Baere YA, Messer SA, Herwaldt LA (1996): Nasal and cutaneous carriage of Staphylococcus aureus in hemodialysis patients: the effect of nasal Mupirocin. Infect Control Hosp Epidemiol 17: 809-811

Boyce JM (1993): Methicillin-resistant Staphylococcus aureus in hospitals and long-term care facilities: microbiology, epidemiology, and preventive measures. Infection Control and Hospital Epidemiology 13: 725-737

Casewell MW, Hill RLR (1986): The carrier state: methicillin-resistant Staphylococcus aureus. J Antimicrob Chemother 18: 1-12

Centers for Disease Control and Prevention (1999): Four pediatric deaths from community-acquired methicillin-resistant Staphylococcus aureus – Minnesota and North Dakota, 1997–1999. JAMA; 282: 1123-1125

Centers for Disease Control and Prevention (2003): Methicillin-restistant Staphylococcus auerus infections among competitive sports participants – Colorado, Indiana, Pennsylvania and Los Angeles County 2000-2003. MMWR; 52 (33): 793-795

Chapnick EK, Gradon JD, Kreiswirth B, Lutwick LI, Schaffer BC, Schiano ThD, Levi MH (1996): Comparative killing kinetics of methicillin-resistant Staphylococcus aureus by Bacitracin or Mupirocin. Infect Control Hosp Epidemiol 17: 178-180

Chadwick PR, Beards G, Brown D, et al. (2000): Management of hospital outbreaks of gastro-enteritis due to small roundstructured viruses. J Hosp Infect; 45: 1-10

Cox RA, Conquest C (1997): Strategies for management of healthcare staff colonized with epidemic methicillin-resistant Staphylococcus aureus. J Hosp Infect 35: 117-127

Crowcroft N, Maguire H, Fleming M, Peacock J, Thomas J (1996): Methicillin-resistant Staphylococcus aureus: investigation of a hospital outbreak using a case-control study. J Hosp Inf 34: 301-309

David MZ, Daum RS (2010): Community-associated methicillin-resistant Staphylococcus aureus: epidemiology and clinical consequences of an emerging epidemic. Clin Microbiol Rev; 23: 616-687

de Bruin et al. (2006): Norovirus genigroups I and II. J Virol Meth 137, 259-264

DeLeo FR, Otto M, Kreiswirth BN, Chambers HF (2010): Community-associated methicillin-resistant Staphylococcus aureus. Lancet; 375: 1557-1568

Dominguez TJ (2004): It's not a spider bite, it's community-acquired Methicillin-resistant Staphylococcus aureus. J Am Board Fam Pract 17 (3): 220-226

Dziekan G, Hahn A, Thune K, Schwarzer G, Schafer K, Daschner F et. al. (2000): Methicillin-resistant Staphylococcus aureus in a teaching hospital: Investigation of nosocomial transmission using a matched case-control study. Hosp Infect 46: 263-270

Edmond MB, Wenzel RP, Pasculle AW (1996): Vancomycin-resistant Staphylococcus aureus: perspectives on measures needed for control. Ann Intern Med 124: 329-334

García-Álvarez L, Holden MTG, Lindsay H, Webb CR, et al. (2011): Methicillin-resistant Staphylococcus aureus with a novel mecA homologue in human and bovine populations in the UK and Denmark: a descriptive study. Lancet Infect Dis 11: 595-603

Gehrke C, Steinmann J, Goroncy-Bermes P (2004): Inactivation of feline calicivirus, a surrogate of norovirus (formerly Norwalk-like viruses), by different types of alcohol in vitro and in vivo. J Hosp Infect; 56: 49-55

Goldman DA (1992): Vancomycin-resistant Enterococcus faecium: headline news. Infection Control and Hospital Epidemiology 1992; 13: 695-699

Goossens H, Jabes D, Rossi R, Lammens C, Privitera G, Courvalin P (2003): European survey of vancomycin-resistant enterococci in at-risk hospital wards and in vitro susceptibility testing of ramoplanin against these isolates. J. Antimicrob. Chemother. 51: 5-12

Habarth S, Martin Y, Rohner P, Henry N, Auckenthaler R, Pittet D (2000): Effect of delayed infection control measures on a hospital outbreak of methicillin-resistant Staphylococcus aureus. J Hosp Infect 46: 43-49

Heuck D, Fell G, Hamouda O, Claus H, Witte W (2000): Erste Ergebnisse einer überregionalen Studie zur MRSA-Besiedlung bei Bewohnern von Alten- und Pflegeheimen. Hygiene und Medizin 25: 191-192

Hirai Y (1991): Survival of bacteria under dry conditions; from a viewpoint of nosocomial infection. J Hosp Inf 19: 191-200

Höpken ME, Dreesman J, Braulke C, Heuck D, Witte W (2001): MRSA-Besiedlung in einem Alten- und Pflegeheim: Risikofaktoren und Prävalenz. Hyg Med 26: 225-230

Howser J., Vanderbilt University Medical Center 18.03.2005, Tennessee, USA

Hudson IRB (1994): The efficacy of intranasal mupirocin in the prevention of staphylococcal infections: a review of recent experience. J Hosp Inf 27: 81-98

Jappe U, Heuck D, Strommenger B, et al. (2008): Staphylococcus aureus in dermatology outpatients with special emphasis on community-associated methicillin-resistant strains. J Invest Dermatol; 128: 2655-2664

Kauffman CA, Terpenning MS, He X, Zarins LT, Ramsey MA, Jorgenson KA (1993): Attempts to eradicate methicillin-resistant Staphylococcus aureus from a long term care facility with the use of mupirocin ointment. Am J Med 94: 371-378

Kluytmans JAJW, Manders MJ, van Bommel E, Verbrugh H (1996): Elimination of nasal carriage of Staphylococcus aureus in hemodialysis patients. Infect Control Hosp Epidemiol 17: 793-797

Köck R, Mellmann A, Schaumburg F, Friedrich AW, Kipp F, Becker K (2011): The epidemiology of methicillin-resistant Staphylococcus aureus (MRSA) in Germany. Dtsch Arztebl Int 108 (45): 761-767

Kohlenberg A, Schwab F, Geffers C, Behnke M, Rüden H, Gastmeier P (2008): Time-trends for Gram-negative and multidrug-resistant Gram-positive bacteria associated with nosocomial infections in German intensive care units between 2000 and 2005. Clin Microbiol Infect; 14: 93-96

Kramer A et al. (2004): Konsensusempfehlung zur Auswahl von Wirkstoffen für die Wundantiseptik. Hyg Med 5: 147-157

Kresken M, Hafner D (2000): Resistenzsituation bei klinisch wichtigen Infektionserregern in Mitteleuropa gegenüber Chemotherapeutika in Mitteleuropa. Chemother J 9: 51-86

KRINKO (1999): Empfehlung zur Prävention und Kontrolle von Methicillin-resistenten Staphylococcus aureus-Stämmen (MRSA) in Krankenhäusern und anderen medizinischen Einrichtungen. Bundesgesundheitsblatt 42: 954-958

KRINKO (2012): Hygienemaßnahmen bei Infektionen und Besiedlung mit multresistenten gramnegativen Stäbchen. Bundesgesundheitsblatt 55: DOI 10.1007/s00103-012-1549-5

Layton MC, Patterson JE (1994): Mupirocin resistance among consecutive isolates of oxacillin-resistant and borderline oxacillen-resistant Staphylococcus aureus at a university hospital. Antimicrob Agents Chemother 38: 1664-1667

Lessing MPA, Jordens JZ, Bowler ICJ (1996): When should healthcare workers be sreened for methicillin-resistant Staphylococcus aureus? J Hosp Infect 34: 205-210

Liassine N, Frei R, Jan I, Auckenthaler R (1998): Characterization of Glycopeptide-Resistant Enterococci from a Swiss Hospital. J Clin Microbiol 36 (7): 1853-1858

Linke S, Gemein S, Koch S, Gebel J, Exner M (2011): Orientierende Studien zur Inaktivierung von Staph. aureus beim Wäscheprozess. Hyg Med 36-1/2: 25-29

Löffler B, Hussain M, Grundmeier M et al. (2010): Staphylococcus aureus panton-valentine leukocidin is a very potent cytotoxic factor for human neutrophils. PLoS Pathog; 6: e1000715

Lye WC, Leong SO, Lee EJ (1993): Methicillin-resistant Staphylococcus aureus nasal carriage and infections in CAPD. Kidney Int 43: 1357-1362

Maier J, Melzl H, Reischl U et al. (2005): Panton-Valentine leukocidin positive methicillin-resistant Staphylococcus aureus in Germany associated with travel or foreign family origin. Eur J Clin Microbiol Infect Dis; 24: 637-639

Mest DR, Wong DH, Shimoda KJ, Mulligan ME, Wilson SE (1994): Methicillin-resistant Staphylococcus aureus in the surgical intensive care unit; preoperative nasal colonization increases the risk of postoperative infection. Anesth Analg 78: 644-650

Mielke M, Werner G, Pfeiffer Y, Witte W (2010): Das Problem der nosokomialen Infektionen und Antibiotikaresistenz (http://www.rki.de/DE/Content/Infekt/Krankenhaushygiene/Nosokomiale_Infektionen/Uebersicht_NI.pdf?__blob=publicationFile

Mortimer EA, Wolinsky E, Gonzaga AJ, Rammelkamp CH (1966): Role of airborne transmission in staphylococcal infections. Br Med J 1: 319-322

Nicas M, Best D (2008): A Study Quantifying the Hand-to-Face Contact Rate and Its Potential Application to Predicting Respiratory Tract Infection. Journal of Occupational and Environmental Hygiene 5: 347–352 (DOI: 10.1080/15459620802003896)

Nicholson T, Milne R, Stein K, DEC Report No. 76 (2001): Screening staff for methicillin resistant Staphylococcus aureus (MRSA). Internetseite von 2001 unter www.doh.gov.uk/research/swro/rd/publicat/dec/dec76.htm

Noble WC, Virani Z, Cree R (1992): Cotransfer of vancomycin and other resistance genes from Enterococcus faecalis NCTC 12201 to Staphylococcus aureus. FEMS Microbiol Lett 93: 195-198

Parras F, del Guerrero MC, Bouza E, Blazquez MJ, Moreno S, Menarguez MC, Cercenado E (1995): Comparative study of Mupirocin and oral Co-Trimoxazole plus topical fusidic acid in eradication of nasal carriage of methicillin-resistant Staphylococcus aureus. Antimicrob Agents Chemother 39: 175-179

Pittet D, Hugonnet S, Harbarth S, et al. (2000): Effectiveness of a hospital-wide programme to improve compliance with hand hygiene. Lancet; 356: 1307-1312

Pittet D, Boyce JM (2001): Hand hygiene and patient care: pursuing the Semmelweis legacy. Lancet Infect Dis: 9-20

Pittet D, Allegranzi B, Sax H, Dharan S, Pessoa-Silva CL, Donaldson L, Boyce JM (2006): Evidence-based model for hand transmission during patient care and the role of improved practices. Lancet Infect Dis; 6: 641-652

Reagan DR, Doebbeling BN, Pfaller MA (1991): Elimination of coincident Staphylococcus aureus nasal and hand carriage with intranasal application of mupirocin calcium ointment. Ann Intern Med 114: 101-106

Reybrouck G, Borremans A (1995): Untersuchungen zur Verbreitung des Methicillin-resistenten Staphylococcus aureus in einem Universitätsklinikum mit Akutversorgung. Hyg Med 20: 392-399

RKI (1996): Epidemiologisches Bulletin 49/96: 337-338

RKI (2004): Community acquired MRSA weltweit und in Deutschland. Epidemiologisches Bulletin 5: 33-36

RKI (2008): Ratgeber Infektionskrankheiten – Merkblätter für Ärzte: Erkrankungen durch Norwalk-ähnliche Viren (Norwalk-like-Viren)

Saji M, Taguchi S, Uchiyama K, Osono E, Hayama N, Ohkuni H (1995): Efficacy of gentian violet in the eradication of methicillin-resistant Staphylococcus aureus from skin lesions. J Hosp Infect 31: 225-228

Schmid R, Oehme G, Schalasta G, Brookmann (2004): PCR assay and automated sample preparation BMC Infect Dis 4, 15

Schonten MA, Hoogkamp-Konstanje JAA, Meis JFG, Voss A, European VRE Study Group (2000): Prevalence of vancomycin-resistant enterococci in Europe. Eur. J. Clin. Microbiol. Infect. Dis. 19: 816-822

SHEA. MUto CA, Jernigan JA, Ostrowsky BE, Richet HM, Jarvis WR, Boyce JM, Farr BM (2003): SHEA guideline for preventing nosocomial transmission of multidrug-resistant strains of Staphylococcus aureus and enterococcus. Infect Control Hosp Epidemiol 24 (5): 362-386

Stelfox HT, Bates DW, Redelmeier DA (2003): Safety of patients isolated for infection control. JAMA 290 (14): 1899-1905

Strausbaugh LJ, Jacobson C, Sewell DL, Potter S, Ward TT (1991): Methicillin-resistant Staphylococcus aureus in extended-care facilities. Infect Control Hosp Epidemiol 12: 36-45

Tabori E, im Interview mit Marina Reif (2012): Sag mir, wo die Keime sind... Die neue Hygienegesetzgebung macht Hygienemanagement zur Chefsache. KU Gesundheitsmanagement 4: 17-20

Tacconelli E, Carmeli Y, Aizer A, Ferreira G, Foreman MG, D'Agata EMC (2003): Mupirocin prophylaxis to prevent Staphylococcus aureus infection in patients undergoing dialyses: a meta-analysis. Clin Infect Dis 37: 1629-1638

Thornley CN, Emslie NA, Sprott TW, Greening GE, Rapana JP: Recurring Norovirus Transmission on an Airplane. Clin Infect Dis 2011; 53: 515

VandenBergh MFQ, Kluytmans JAJW, van Hout BA, Maat APWM, Seerden RJ, McDonnel J, Verbrugh HA (1996): Cost-effectiveness of perioperative Mupirocin nasal ointment in cardiothoracic surgery. Control Hosp Epidemiol 117: 786-792

Von Baum H, Schmidt C, Svoboda D, Bock-Hensley O, Wendt C (2002): Risk factors for methicillin-resistant Staphylococcus aureus carriage in residents of German nursing homes. Infect Control Hosp Epidemiol 23: 511-515

Von Baum H, Dettenkofer M, Föll M, Heeg P, Sernetz S, Wendt C (2008): Consensus-Empfehlung Baden-Württemberg: Umgang mit MRSA-positivem Personal. Hyg Med 33 [1/2]: 25-29

Voss A, Milatovic D, Wallrauch-Schwarz C, Rosdahl VT, Braveny I (1994) Methicillin-resistant Staphylococcus aureus in Europe. Eur J Microbiol Infect Dis 13: 50-55

Wendt C, Rüden H, Edmond M (1998): Vancomycin-resistente Enterokokken. Epidemiologie, Risikofaktoren und Prävention. Dt Ärztebl 95: A-1604-1611

Werner G, Willems RJL, Hildenbrandt B, Klare I, Witte W (2003): Influence of transferable genetic determinants on the outcome of typing methods commonly used for Enterococcus faecium. J. Clin. Microbiol. 41: 1499-1506

Witte W, Klare I, Fock R (1996): Chemotherapeutikaresistenz bei bakteriellen Infektionserregern und infektiöser Hospitalismus: Zu einzelnen multiresistenten Erregern und zu Maßnahmen gegen ihre Ausbreitung in Krankenhäusern. Infektionsepidemiologische Forschung, Robert Koch-Institut II: 8–13

Zakrzewska-Bode A, Muytjens HL, Liem KD, Hoogkamp-Korstanje JAA (1995): Mupirocin resistance in coagulase-negative staphylococci, after topical prophylaxis for the reduction of colonization of central venous catheters. J Hosp Inf 31: 189-193

Zinderman CE, Conner B, Malakooti MA, LaMar JE, Armstrong A, Bohnker BK (2004): Communitiy-acquired Methicillin-resistant Staphylococcus aureus among military recuits. Emerg Infect Dis 10 (5): 941-944

Zingg W (2012): Extended-Spectrum-Betalactamase (ESBL)-produzierender gramneg. Erreger. SPSU-Jahresbericht 2011. BAG Bulletin 38/2 (17.09.2012): 650-651

Kapitel 16

Gesetz über Medizinprodukte (Medizinproduktegesetz - MPG) vom 2. August 1994 (BGBl. I S. 3146), geändert durch Art. 1 der VO vom 20. Juni 2007 (BGBl. I S. 1066)

Gesetz zur Verhütung und Bekämpfung von Infektionskrankheiten beim Menschen (Infektionsschutzgesetz) vom 20. Juli 2000 (BGBl. I 1045 -77)

Heudorf, U.; Hofmann, H.; Kutzke, G.; Otto, U. (2003): Hygiene beim Ambulanten Operieren. Ergebnisse der infektionshygienischen Überwachung von Einrichtungen für Ambulantes Operieren in Frankfurt am Main durch das Gesundheitsamt. Bundesgesundheitsblatt 9: 756 - 764

Heudorf U (2003) Hygienische Missstände in einer Arztpraxis, was tun? – Ein Fallbericht. Das Gesundheitswesen 65: 409-412

Heudorf U (2011): Zehn Jahre Infektionsschutzgesetz: Hygiene beim ambulanten Operieren in der Arztpraxis – Daten des Amtes für Gesundheit in Frankfurt am Main. Hygiene und Medizin 36: 202-209

KRINKO (2010): Richtlinie für Krankenhaushygiene und Infektionsprävention, Urban & Fischer, München

Niemer U (2001): Das neue Infektionsschutzgesetz. Gesundheitswesen 63 Suppl. 2, 136-138

Okpara-Hofmann J (2012) Knackpunkte beim ambulanten Operieren. Hygiene und Medizin 37: 124-130

Pharmazie- und Medizinprodukte-Zuständigkeitsverordnung des Landes Baden-Württemberg vom 17. Oktober 2000 (BGBl. I, 694), zuletzt geändert durch Verordnung vom 19. Februar 2010 (GVBl. 2010, 329)

Schoenemann, B., Bauer, T. (2005): Modellprojekt Praxisbegehung. Ambulant Operieren 1: 17-23

Verordnung über das Errichten, Betreiben und Anwenden von Medizinprodukten (Medizinprodukte-Betreiberverordnung –ff MPBetreibV) vom 29. Juni 1998, geändert durch Art. 386 der VO vom 31. Oktober 2006 (BGBl I S. 2407)

Weidenfeller, P., Reick, D.; Bittighofer P. M. (2011): Leitfaden Praxishygiene des Landesgesundheitsamtes Baden-Württemberg.

Weidenfeller, P.; Reick, D.; Zöllner, I. (2011): Aufgaben des Öffentlichen Gesundheitsdienstes bei der Infektionsprävention. Krankenhaushygiene up2date 6: 53 - 66

Zinn GC; Tabori, E.; Weidenfeller P. (Hrsg.) (2008): Praxishygiene und Qualitätsmanagement. Verlag für medizinische Praxis, Pürgen

Kapitel 17

Gesetz zur Verhütung und Bekämpfung von Infektionskrankheiten beim Menschen (Infektionsschutzgesetz - IfSG) (2000): BGBl. I S. 1045-1077, zuletzt durch Art. 1 des Gesetzes vom 28. Juli 2011 (BGBl. I S. 1622) geändert

Felsing H.-H., Rüden H, Zinn GC, Schweins M (2005): Hygienepläne für ambulant-operative Praxen, Ambulant Operieren, 2: 64-66

Heudorf U, Hoffmann H, Kutzke G, Otto U (2003): Hygiene beim ambulanten Operieren. Bundesgesundheitsblatt 46: 756-764

Klett S (2007): Infektionshygienische Überwachung ambulant operierender Einrichtungen; Landeshauptstadt München, Referat Gesundheit und Umwelt (Sachgebiet „Infektionshygiene/Medizinalwesen", RGU-GS 22); www.kvb.de

Zinn GC, Tabori E, Weidenfeller P (2008): Praxishygiene und Qualitätsmanagement, Verlag für Medizinische Praxis, Pürgen

Stichwortverzeichnis

D

E

F

G

L

M

N

O

P

Q

R